SOPHROLOGIE

Dr. Raymond Abrezol

BEWUSST HEILEN

mit

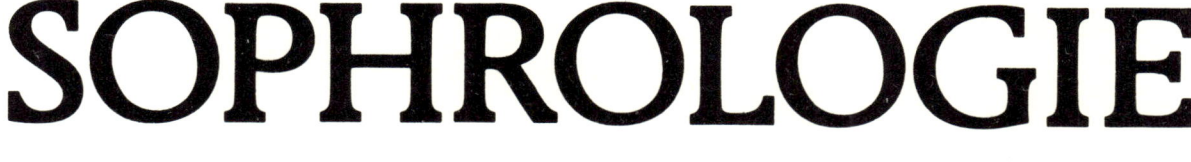

SOPHROLOGIE

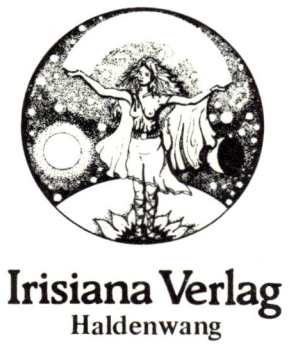

Irisiana Verlag
Haldenwang

Der Titel der bei Editions Du Signal
erschienenen Originalausgabe lautet:
"Sophrologie et Medecin de Demain"

Deutsche Übersetzung: Dr. Philipp Zindel
Umschlaggestaltung: Wolfgang Jünemann

1980
ISBN 3-921417-25-2
Die französische Originalausgabe ist erschienen bei
Editions Du Signal, 30, route du Signal, CH-1018 Lausanne
©der deutschen Ausgabe 1979 by Irisiana Verlag, Haldenwang
published by arrangement with Editions Du Signal, Lausanne

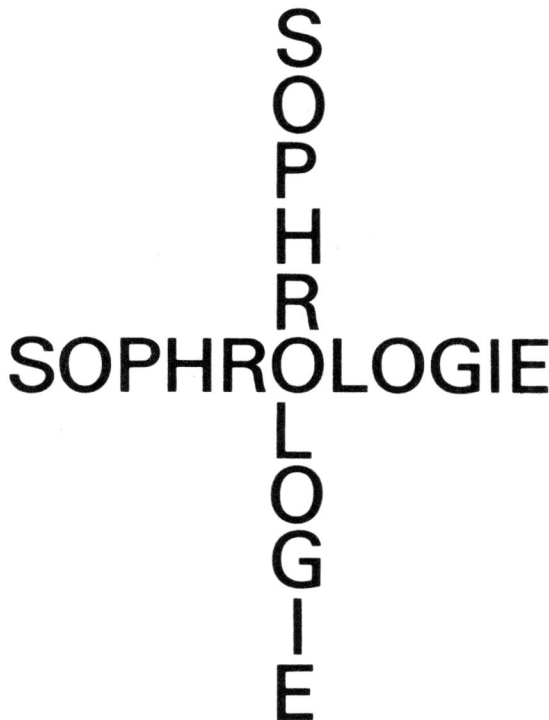

INHALTSVERZEICHNIS

9	*Vorwort*
11	*Einführung*
14	*Danksagung*

17 - 34   *Kapitel I*
Allgemeines über die Sophrologie
Betrachtung über das Bewußtsein und dessen verschiedene Zustände

35 - 46   *Kapitel II*
A. Grundbegriffe des pathologischen Bewußtseins
B. Alltägliche Bewußtseinszustände
C. Das gewöhnliche Bewußtsein

47 - 59   *Kapitel III*
Das gewöhnliche Bewußtsein
Der Schlaf (Allgemeines)

61 - 74   *Kapitel IV*
Die Formen der Schlaflosigkeit und ihre Behandlungsmöglichkeiten

75 - 85   *Kapitel V*
Die Träume und die Theorien von Freud und Jung

87 - 91   *Kapitel VI*
Die Übertragung

93 - 109   *Kapitel VII*
Die vorübergehenden oder gewöhnlichen zeitweiligen Bewußtseinszustände

111 - 117   *Kapitel VIII*
Die seltenen Bewußtseinszustände

119 - 137   *Kapitel IX*
Die sophronischen Bewußtseinszustände
Die Entspannung

139 - 149   *Kapitel X*
Die sophronischen Bewußtseinszustände (2. Teil)

151 - 167   *Kapitel XI*
Die sophronischen Bewußtseinszustände (3. Teil)

169 - 177   *Kapitel XII*
Die sophronischen Bewußtseinszustände (4. Teil)
Überwache Zustände und Atmung

219 - 228   *Kapitel XVI*
Sophronisierungstechniken

229 - 232   *Kapitel XVII*
Originaltechnik zur Behandlung der Störungen des Herzrhythmus

233 - 268   *Kapitel XVIII*
Sophrotherapie und klinische Fälle

269 - 272   *Kapitel XIX*
Sophrologie und Musiktherapie

273 - 282   *Kapitel XX*
Sophropädagogik

283 - 294   *Kapitel XXI*
Allgemeines über die Parapsychologie

295 - 325   *Kapitel XXII*
Betrachtung über die Organisation des Lebens

327 - 333   *Schlußwort*

334 - 363   *Glossar*

364   *Biographie*

Jede Emotion findet unausweichlich durch den Körper ihren Ausdruck

R. A.

Vorwort

Als Dr. Abrezol mich bat, ein Vorwort zu seinem Buch über die Sophrologie zu schreiben, erhob sich für mich die Frage, ob ich wirklich fähig sei, den Wert dieser Arbeit richtig einzuschätzen. Denn, wir müssen es wohl zugeben, wir gehören einer Generation von Ärzten an, die im Laufe ihres Studiums wohl einen Psychiatrieunterricht erhalten haben, doch man hat völlig vergessen, uns den Grundstock der praktischen Psychologie beizubringen. Daß die körperlichen und die seelischen Krankheiten voneinander völlig abgesondert wurden, entsprach zwar dem Bedürfnis, die einen wie die anderen besser untersuchen zu können, aber falsch war es, aus einer allzu rationalistischen Erziehung heraus die Rolle des Bewußtseinszustands bei den verschiedenen organischen Krankheiten schmälern zu wollen. Was ich bei Dr. Abrezol bewundere, ist der Mut, den er gehabt hat, alle diese Probleme unter dem Blickwinkel der Sophrologie neu zu überdenken. Mit seinem handfesten praktischen Sinn ging er daran, das menschliche Wesen mit seinem oft unüberschaubaren Gewirr von Unordnungen, die sich im riesigen Kellergewölbe unseres Unbewußten ansammeln und aus denen ab und zu kleine vulkanische Auswürfe ins Gebiet des Bewußten auftauchen, wiederzufinden. Es braucht viel Mut und Kühnheit, um die ausgetretenen Wege des technischen Klassizismus der Zahnheilkunde zu verlassen, um Therapien, die sich an das Bewußtsein und von dort an den Organismus wenden, zuerst zu erlernen und dann zu lehren. Das ist uns Ärzten eine wichtige Lektion, denn, obwohl wir seit langem mehr oder weniger intuitiv, mehr oder weniger bewußt, eingesehen haben, daß die Trennung in Körper und Seele eine Absurdität darstellt, haben wir nie systematisch versucht zu rekonstruieren, was der Mensch alles ist. Es ist klar - und Dr. Abrezol unterstreicht es mit Recht - daß sich im Arzt-Patient-Verhältnis Übertragung und Gegenübertragung einstellen können und somit ein Klima des Vertrauens und der Geborgenheit entstehen kann, in dem sich die krankheitsbedingten Bewußtseinsveränderungen am ehesten auflösen können. Aber häufig spielen sich diese Beziehungen ausschließlich auf der intuitiven Ebene ab, wo sie doch aus einer gewissen Bewußtmachung Nutzen ziehen könnten. Und doch waren die psychologischen Therapie-Methoden den Griechen schon wohlbekannt. Wahrscheinlich hat sich ursprünglich Prof. Caycedo, der Gründer der Sophrologie, zumindest teilweise von ihnen inspirieren lassen. Durch das gesamte Werk Dr. Abrezols hindurch findet man den Namen dieses Meisters, der aufgrund seiner gesamten Persönlichkeit und seiner Kenntnisse bewundert wird.

Da ich nicht in der Lage bin, die Elemente, welche die einzelnen Kapitel dieses großartigen Werkes zusammensetzen, objektiv zu beurteilen, möchte ich stattdessen einige Eindrücke anführen, die ich im Umgang mit Sophrologen gewonnen habe. So habe ich z.B. das Vergnügen gehabt, vor ein paar Jahren auf einem Kongreß einer praktischen Demonstration von Zahnimplantationen beizuwohnen. Die Patienten wurden sophronisiert. Das heißt, daß der Zahnarzt auf einem schmerzunempfindlichen, blutleeren Halbkiefer arbeitete, ohne ein Medikament, ohne eine anästhesierende Spritze gebraucht zu haben, ganz einfach eine psychologische Methode. Nach beendeter Arbeit kam das Schmerzgefühl wieder, und es fing wieder an zu bluten. Ich fand das Ganze großartig, besonders aufgrund meiner schlechten Erfahrungen, die ich bei meinen eigenen Zahnarztbesuchen gesammelt hatte!

Mit der Zeit habe ich verstanden, daß mit einem geeigneten Training manche Kranke - oder auch Gesunde - nicht nur ihre äußeren Reaktionen, sondern auch die ihres Innern, ihres Organismus, besser beherrschen können. Was für eine außergewöhnliche therapeutische Waffe in einer Zeit, da der Medikamentenmißbrauch eine echte Geißel der Menschheit geworden ist. Am Ende dieses Werks wird uns die Unterwanderung unseres Unbewußten durch eine Werbung, die andere Interessen verfolgt als das Wohl der Menschen, gut dargelegt. Die Verabreichung von Medikamenten abzustellen oder zu verringern, ist mir seit jeher als eines der höchsten Ziele der medizinischen Therapie vor Augen gestanden; und doch muß man zugeben, daß sie in akuten, ganz bestimmten Situationen unentbehrlich sind. Im Grunde geht es auch gar nicht darum: Niemand denkt daran, die leiseste Kritik anzubringen, wenn man in einer schlimmen Situation eine Wendung herbeiführen will und dazu zeitlich begrenzt geeignete Medikamente aus den Gruppen, die zu den großen Errungenschaften der modernen Medizin gehören, anwendet. Doch der systematische Gebrauch von Beruhigungsmitteln bei der geringsten Unannehmlichkeit, von Schlafmitteln bei der kleinsten Schlafstörung, um nur die wichtigsten zu nennen, erscheint mir als eine gefährliche Verirrung der Therapie, wenn man sie überhaupt noch so nennen kann. Es ist vor allem dieser bestimmte Sektor, auf dem mir die Anwendung psychologischer Methoden wie der Sophronisation am nützlichsten erscheint; zunächst wegen des Resultats, das sie als solche erbringen kann, dann auch durch das Aufheben von Medikationen, die durch sie überflüssig geworden sind.

Mehr noch, die Entwicklung der modernen Medizin führt zu einer Depersonalisierung, bei der der Patient eine Zahlentafel wird, in die ein Computer Ordnung zu bringen hat. Was macht man mit all den Bewußtseinszuständen wie Angst, Furcht, Ängstlichkeit, deren sich früher der Hausarzt in seiner Praxis angenommen hat, die aber jetzt in allen möglichen Laboratorien verschwinden?

Abrezol - und sein Freund Dr. Dumont, den zu vergessen ungerecht wäre - zeigt uns einen Weg auf, wie wir versuchen können, unsere Patienten in ihrer Gesamtheit wiederzuentdecken. Aus diesem Grund liebe ich dieses Buch, obwohl ich nicht immer sicher bin, ob die Begeisterung den Autor nicht etwas zu weit führt. Ich schätze auch die Abwechslung zwischen Kapiteln, die für den Nicht-Eingeweihten schwer verständlich sind und anderen, leicht verständlichen, aufschlußreichen, wie dem über die kultischen Trancen des Voodoo, in dem das erzählerische Talent Dr. Abrezols mit großem Geschick zur Geltung kommt. Sein wissenschaftlicher Geist tritt im letzten Teil des Buches besonders zutage, wo er eine schon reichhaltige Kasuistik bespricht und seine experimentelle Arbeit, die er in den USA durchgeführt hat, um die direkten Auswirkungen zu beweisen, die die Sophronisation auf die Leistungen von Sportlern haben kann, darlegt. Kurzum, ein angenehmes Buch, das die Arbeit eines Pioniers, eines leidenschaftlichen, zutiefst menschlichen Mannes darstellt, und das den Vorteil hat, daß es eine Aneinanderreihung von gegenseitig abgrenzbaren Kapiteln ist, da es sich in der Tat um mehrere, die verschiedenen Aspekte der Sophrologie darstellenden Lektionen handelt.

Prof. Charles Hahn

Einführung

Ich schaue dich an, du schaust mich an, wir tauschen ein fast unmerkliches Lächeln aus: es hat eine *Kommunikation* stattgefunden. Wir haben uns auf subtile Art verstanden, wie es mit klaren Worten unmöglich wäre; der Zauber wäre verschwunden. Es bestand also schon tief in jedem von uns eine psychische Struktur, die bereit war, diese Mitteilung zu interpretieren; diese Struktur befindet sich, wie man weiß, auf einer unbewußten Ebene. Dieses Phänomen nennen wir "averbale Kommunikation", und wir kommunizieren unser ganzes Leben lang auf diese Art und Weise, ohne es zu merken.

Ich rede dich an, du hörst mir zu, dann höre ich deiner Antwort zu; diesmal handelt es sich um einen verbalen Austausch, und was wir gesagt haben, könnte schriftlich wiedergegeben werden. Aber trotz der scheinbaren Genauigkeit dieser Kommunikationsform werden wir nie wissen, was bei jedem von uns noch alles hinter den Worten steckt.

Du schließt die Augen, ich rede zu dir: ich *sophronisiere* dich. Auch das ist eine Kommunikationsform, die aber diesmal nur in eine Richtung zu gehen scheint, mit dem Ziel, dich im Dunkel deines Seins zu erreichen. Im Laufe dieses Vorgangs hat es den Anschein, daß du bereit bist, dich verändern zu lassen, und man beobachtet dann, daß sich die Art des Redens der üblichen Dialektik entzieht. Eine bestimmte Stimmlage, ein bestimmtes Vorgehen verursacht in dir eine Art des Einsinkens, mit dem du einverstanden bist. Manche Leute behaupten, daß du dabei bestimmte Stadien durchläufst, die man als hypo-"dies" und kata-"das" katalogisieren könnte... Vielleicht sagt man das, um eine gewisse Sicherheit zu gewinnen, im Glauben, mit wissenschaftlichen Marksteinen unser ängstliches Vorrücken ins unbekannte Land abzustecken? Es fehlt im Grunde genommen nur noch ein Markierungslichtlein als Orientierungspunkt; aber die einzige durchsichtige Stelle in deinem Körper, das sind deine Augen, und die sind geschlossen. Doch selbst wenn sie offen sind, wer kann sich rühmen, in ihnen lesen zu können?

Und dennoch:

Es stimmt, daß ich dir durch dieses Mittel, so ungeschickt es auch sein mag, helfen kann, eine fast unglaubliche Reise in dein inneres Selbst zu machen; du wirst vielleicht an unbekannten Gestaden deiner Gedanken und deiner Erinnerungen an Land gehen können; oder in den Sphären deiner Gefühlswelt kreisen können, um ihre Leidenschaften wiederzuerleben oder um ihre Ängste zu bändigen; oder schließlich wirst du vielleicht die unzugänglichen Mechanismen deines *vegetativen Körpers* erreichen, um ihre Reflexe zu verändern oder um den Schmerz aus ihm zu vertreiben. Und genau das ist es, was den *Sophrologen* so fasziniert.

Nun ist der Zeitpunkt gekommen, über das *Unbewußte* zu reden. Die erste Frage, die man sich stellen könnte, ist die: "Weshalb hat der Mensch ein Unbewußtes?" Diese Frage führt sogleich zur nächsten: "Haben die Tiere auch ein Unbewußtes?" Da sie so sehr in das Spiel der instinktiven Automatismen eingespannt sind, ist man geneigt anzunehmen, daß ihre ganze Psyche rein unbewußt ist. Da diese Idee aber nicht akzeptabel ist, was kann dann wohl das Wesen des Bewußtseins der Tiere sein? An welchem Punkt der Entwicklungsgeschichte ist dieser Funke aufgesprungen? Oder, logischer gefragt:"War das Phänomen des Bewußtseins die eigentliche Voraussetzung für das Auftreten des Lebens? Gibt es vielleicht Bewußtsein in jeder Zelle, in jedem organischen Molekül ... und noch darüber hinaus?" Der Wissenschaftler sieht sich hier gezwungen, die Frage zu stellen: "Weshalb hat der Mensch eine bewußte Psyche?" Lassen wir den Philosophen eine Antwort wagen. Der Biologe hingegen wird sich fragen, weshalb das menschliche Hirn normalerweise unfähig ist, das volle Bewußtsein von allem zu haben und somit die EINHEIT zu erlangen, von der die Yogis sprechen.

Was wir mit Bestimmtheit wissen, ist, daß sich das menschliche Hirn, wenn es reibungslos funktionieren soll, gegen ein Übermaß an klarem Bewußtsein schützen muß. Die Automatismen des Gehens, des Autofahrens, die Bewegungen im Beruf oder die des Künstlers, die vegetativen Phänomene werden durch die unbewußten Instanzen gesteuert, und somit befreien sie das schöpferische Denken von diesen Aufgaben. Dieses *kybernetische* Schutzsystem ist zwar unerläßlich, aber es ist so gebieterisch, daß es über sein praktisches Ziel hinausschießt, denn auf der Gefühlsebene ist es gerade dieser übermäßige Schutz, gegen den der Psychoanalytiker zu kämpfen hat. Das Unbewußte existiert, weil die Zeit existiert. Die Informationen, die es beinhaltet, werden sorgfältigst verdrängt und nur tröpfchenweise und in entstellter Weise herausgelassen.

In der Psychologie hat man sich daran gewöhnt anzunehmen, daß es in uns zwei psychische Systeme gibt: das eine ist bewußt, das andere unbewußt. Sie sollen quasi wie zwei getrennte Reservoirs sein, zwei Gehirne oder zwei Gehirnteile, die man chirurgisch voneinander trennen könnte. Es fehlt in der Science-fiction-Literatur ein Roman mit dem Titel: "Der Mann, der sein Unbewußtes verlor."

Vielleicht wäre es Zeit, eine andere These vorzuschlagen, und zwar: Wir haben nur ein psychisches Organ, das *Engramme* erarbeitet; je nach den Umständen leuchten diese Engramme auf oder sie sind unsichtbar. In den drei Beispielen von Kommunikation, die wir eingangs erwähnt haben, stellen wir fest, in welchem Maße diese beiden Phänomene ineinander verstrickt sind: In der averbalen Kommunikation scheint alles im Dunkeln zu geschehen, und doch bleiben wir uns des Blickes des anderen bewußt und ebenso der Anziehung oder der Abstoßung, mit der er auf uns wirkt. In der verbalen Kommunikation strömt etwas Unformulierbares in dem Fluß der Wörter mit. Und schließlich, in der sophronischen Situation, ist es so, daß der bewußte Wille des einen das Unbewußte des anderen mit wohlerwogenen Worten zu erreichen versucht. Es handelt sich dabei um ein fast unmögliches Unterfangen, da diese beiden Systeme nicht in der gleichen Sprache reden, da die Logik des einen darauf abzielt, die Unlogik des anderen zu manipulieren, und da sich ihre Temporalitäten nicht decken. Die ganze Strategie besteht darin, verbale Helfer zu finden. Und zwar findet man sie in den Bildern und in den *Symbolen*.

Diese Art der Dialektik, die wir noch sehr unvollkommen anwenden, nennt man *Suggestion*.

An den Enden der Kette, die durch diese drei Kommunikationsmethoden gebildet wird, könnten wir noch zwei weitere anhängen.

Bei der ersten verfolgt man das Ziel, die unbewußte Komponente auszuschalten; es ist die Welt der Logik, der Philosophie, der Mathematik und bis zu einem gewissen Grad auch der allgemeinen *Semantik*.

Bei der zweiten, die ihr diametral entgegengesetzt ist, findet sich die *Telepathie*, der vollkommenste, aber auch geheimnisvollste Kommunikationsmodus. Wird der Mensch eines Tages fähig sein, diese Fähigkeit zu beherrschen, oder ist es vielleicht in Wirklichkeit so, daß wir - wie man immer mehr annimmt - im Laufe der Entwicklungsgeschichte deren Gebrauch verloren haben, so als ob die Logik allmählich in uns diese Funktion lahmgelegt hätte? Sind wir vielleicht parapsychische Invaliden?

Wie auch immer dieses weit zurückliegende Abenteuer ausgesehen haben mag, der heutige Mensch muß richtig beurteilt werden mit seiner unausweichlichen psychischen Dualität, die seine Geschichte, seine Dramen, seine Leiden und seine religiösen Vorstellungen begründet.

Jeder von uns unterhält ständig einen inneren Dialog; das beginnt vielleicht schon in der Zeit des intrauterinen Lebens. Man hat nämlich festgestellt, daß der Fötus eine psychische Aktivität zeigt, die offenbar als Echo auf die der Mutter reagiert und sich außer durch *elektroenzephalographische* Veränderungen durch Körperbewegungen und besonders durch REM (schnelle Augenbewegungen, auf die im Kapitel über den Schlaf näher eingegangen wird) ausdrückt.

Wir tragen immer unseren inneren Kriegszustand mit uns herum, und manchmal werden wir seinetwegen krank.

Dann, wenn die Revolution in uns schwelt, ist es schwierig, sich selbst zu lenken. Wir brauchen, um den Frieden wiederherzustellen, eine Hilfe von außen. Man nennt das *Psychotherapie*.

Genau in dieser Disziplin möchte der Sophrologe seine Techniken entwickeln. Um zu Verhandlungen ins Lager der Feinde vordringen zu können, muß zuerst durch die Technik der Suggestion die Wachsamkeit der Wachposten herabgesetzt werden. Den Grad der Wachsamkeit herabzusetzen, ist das Wesen all dieser Methoden, deren bekannteste leider einen sehr zweideutigen Namen trägt: die *Hypnose*.

Jedermann kann die Hypnose und die Suggestion anwenden. Kein Gesetz verbietet irgend jemandem, sie anzuwenden, um sich selber besser zu kontrollieren, um seine Selbstsicherheit oder seine angebliche Macht über andere zu verstärken, um seine intellektuellen oder sportlichen Leistungen zu verbessern oder gar um sich in Gesellschaft zu amüsieren.

Aber die Erfahrung zeigt, daß es sich trotz allem um ein gefährliches Spiel handelt. Das bewußte Ich ist gezwungen, gewisse Appelle zu verdrängen und sich an häufig lächerliche Verteidigungshilfen zu klammern, um sich an die Oberfläche seiner Psyche halten zu können. Taucht es tiefer, so ertrinkt es.

In der therapeutischen Situation, wo ja das Abhängigkeitsverhältnis stärker ist, nimmt auch das Risiko und proportional dazu die Verantwortung zu.

Wenn einerseits die Suggestion bei der Heilung helfen kann, so kann sie andererseits auch die Störung selber herbeiführen. Trotzdem - oder besser gesagt gerade deswegen - träumt der Sophrologe von einer erweiterten Medizin, in der der Arzt lernen würde, das *Wort* als Medikament zu gebrauchen. Die Hauptschwierigkeit bei der Verwirklichung dieses Fortschritts ist nicht, ihm die Techniken beizubringen, sondern ihn so weit zu bekommen, daß er akzeptiert, daß er persönlich betroffen ist. Und dagegen wehrt er sich noch. Nur wenige unter uns sind bereit, sich derart zu engagieren.

Ist sich der Sophrologe dieser Verantwortung bewußt, so kann er nicht umhin, all das neu zu erlernen, was er zu wissen meinte oder was er glaubte, mit gutem Recht nicht wissen zu brauchen. Er muß sich an alle Lebensbereiche, in denen die Psyche eine Rolle spielt, heranwagen. Und wo in der Gesamtheit der menschlichen Tätigkeiten wäre ein Bereich, wo man behaupten könnte, daß sie keine Rolle spiele?

Dies ist die Erklärung dafür, weshalb dieses Werk so viele Themen bespricht. Abrezol und ich selbst haben uns in dieses Abenteuer gestürzt, und wir sind noch immer darin.

Die Sophrologen unter unseren Freunden wissen, wie verschieden wir beide sind und daß die Ehre, aber auch die Mühe, dieses Werk verwirklicht zu haben, dem Unternehmungslustigeren von uns beiden zukommt.

A. Dumont

Danksagung

Dieses Werk ist das Protokoll von Vorträgen, die in mehreren Ländern vor der Öffentlichkeit oder vor Ärzten gehalten wurden. Manche Kapitel wurden abgeändert und angepaßt, um ein leichteres Lesen zu ermöglichen. Allzu wissenschaftliche Ausdrücke wurden bewußt vermieden. Das Ganze vermittelt einen Gesamteindruck über die Sophrologie. Manche Themen werden als Zusatz behandelt und stehen nur indirekt mit dem zentralen Thema in Zusammenhang (beispiel: die Parapsychologie).

Die kursiv geschriebenen Fachausdrücke werden in alphabetischer Reihenfolge im Glossar erläutert. Auf diese Weise sind alle Texte jedermann, ohne Rücksicht auf das Bildungsniveau zugänglich.

Mein aufrichtiger Dank gilt:

Frau K. Bolay, die meine zahlreichen, unleserlichen und häufig schwer verständlichen Manuskripte entziffert, getippt und geordnet hat.

Dr. Armand Dumont aus Genf, mit dem wir von Anfang an die Sophrologie - mit manchen Enttäuschungen und manchen Freuden - in der Welt verbreitet haben. Ich danke ihm dafür, daß er sich bereit erklärt hat, die Einleitung zu diesem Buch zu schreiben. Er ist ein wahrer Freund und wird es immer bleiben.

Dr. Francois Gay aus Paris, der den Umschlag und die Abbildungen dieses Buches künstlerisch gestaltet hat.

Prof. Charles Hahn aus Lausanne und Genf, Spezialist für Gefäß- und Herzchirurgie, der uns seit den Anfängen unserer Schule immer ermutigt und unterstützt hat. Er hat mich mit seinem Vorwort beehrt.

Dr. J. Barry und Dr. R. Puncernau aus Bordeux und Paris, den eminenten Spezialisten in Parapsychologie, die mir ihre Kenntnisse in diesem spannenden Gebiet vermittelt haben.

Prof. Jacques Lavier aus Montpellier für die wunderbaren Erkenntnisse, die er mir in der traditionellen chinesischen Medizin eröffnet hat.

Dr. Jean-Pierre Hubert und seiner Frau Francette aus Paris für die beträchtliche Arbeit, die sie für die Verbreitung der Sophrologie in Frankreich geleistet haben und noch leisten.

Dr. Roland Cahen aus Paris, dem Übersetzer des Werkes von C.G. Jung, für die Kenntnisse, die er mir auf dem Gebiet der analytischen Psychologie vermittelt hat.

Herrn Pierre Schwaar aus La Chaux-de-Fonds in der Schweiz, dank dem die Sophroprophylaxe auf breiter Basis entstanden ist. Seine beträchtliche Arbeit wird sicher einen großen Einfluß auf die zukünftige Entwicklung der Sophrologie haben.

Ich danke auch all denen, die mir von nah und fern geholfen haben oder noch helfen, die Sophrologie in Frankreich, Italien, Belgien, Deutschland, in der Schweiz, in Brasilien und in den USA, und bald auch in anderen Ländern zu verbreiten. Mein Dank gilt auch Prof. M.H. Friedman des Jefferson Medical College in Philadelphia, der mir die Möglichkeit geboten hat, in seinen wunderbaren modernen Laboratorien Forschungen zu treiben.

Kapitel I

Allgemeines über die Sophrologie Betrachtung über das Bewußtsein und dessen verschiedene Zustände

Allgemeines über die Sophrologie
Betrachtungen über das Bewußtsein und dessen
verschiedene Zustände

Was wir sind, ist die Konsequenz dessen, was wir gedacht haben.

Dhammapada

Was ist Sophrologie?

Die Sophrologie ist eine neue wissenschaftliche Richtung, eine Schule, die 1960 in Spanien von Prof. A. Caycedo, einem Psychiater kolumbianischer Abstammung, ins Leben gerufen wurde.

Im Jahr 1970 feierte diese neue Schule ihr zehnjähriges Bestehen; zu diesem Anlaß fand vom 1. bis 5. Oktober in Barcelona ein Weltkongreß statt, dem mehr als 1500 Therapeuten aus 26 Ländern und aus allen Sparten der Medizin beiwohnten.

Diese stattliche Teilnehmerzahl am ersten großen Sophrologentreffen rechtfertigt die Behauptung, daß die Sophrologie kein Mythos ist, sondern eine Realität, deren Entwicklung noch lange nicht abgeschlossen ist. Sie nimmt einen immer wichtigeren Platz in der Medizin ein, wobei sie die traditionellen Therapien harmonisch ergänzt.

1975 fand, wieder in Barcelona, der zweite Sophrologie-Weltkongress statt. Die infolge der Erkrankung des Präsidenten Franco gespannte politische Lage stellte die Organisatoren vor zahlreiche Probleme. Dennoch war der Kongreß hinsichtlich der Beteiligung ein Erfolg.

Trotz dieses eindeutigen Erfolgs gibt es jedoch nur eine geringe Zahl von Ärzten, die von der Existenz und der wissenschaftlichen Zielsetzung dieser Schule etwas wissen.

Dieses Buch dient der Absicht, Ärzte und Öffentlichkeit darüber zu informieren, wie wichtig es für die Entwicklung der modernen Medizin ist, sich mit den Phänomenen des "menschlichen Bewußtseins" zu befassen.

Die Sophrologie wird von Angehörigen des ärztlichen Standes häufig, und manchmal sogar ziemlich heftig, bekämpft, doch das ist völlig normal und verständlich, da es sich ja um eine neue Wissenschaft handelt. Man sieht sich hier dem Phänomen gegenüber, das Jung unter der Bezeichnung "Misoneismus" beschrieben hat und das soviel bedeutet wie "Hass auf alles, was neu ist, was die ausgetretenen Wege verläßt".

Jede neue Entdeckung auf jedem Gebiet ruft fast automatisch eine ablehnende Haltung hervor, und zwar besonders bei denjenigen, deren Ansicht bis dahin Gültigkeit hatte.

Man denke nur an die Schwierigkeiten, die Bell, Semmelweis, Pasteur, Edison oder Curie erlebten, als sie ihre großen Entdeckungen machten. Wurden sie nicht aufs heftigste kritisiert? Und auch noch heutzutage wird alles, was nicht im festgefügten Rahmen der Universitäten geboren wurde, für völlig wertlos gehalten und systematisch in Verruf gebracht.

Die meisten sogenannten Koryphäen fühlen sich fast immer verpflichtet, jede neue Theorie oder Technik, die nicht ihrem Ressort entstammt, zu verwerfen.

Auch die Sophrologie konnte diesem Schicksal nicht entgehen, und erst jetzt, nach 15 Jahren geduldiger Verbreitungsarbeit beginnt sie, bei der Ärzteschaft Interesse zu erwecken.

Der *Neologismus* "Sophrologie", auf dessen Etymologie, d.h. auf dessen sprachlichen Ursprung wir später eingehen werden, wurde im August 1961 auf dem Wiener Kongreß von Dr. Caycedo vorgeschlagen. Diese neue Richtung hat es sich zur Aufgabe gemacht, von neuzeitlichen Auffassungen ausgehend die Veränderungen des menschlichen Bewußtseins zu studieren, die durch psychologische, chemische, physikalische und andere Mittel hervorgerufen werden, sowie deren therapeutische, prophylaktische und pädagogische Anwendung, nicht zuletzt auch für Forschungszwecke.

Im Programm des Weltkongresses von Barcelona ist zu lesen: "Das fundamentale Thema des ersten Sophrologie-Weltkongresses ist das menschliche Bewußtsein, sowie die Erforschung seiner Phänomene und seiner Veränderungen. Alle Vorträge, Mitteilungen und Arbeiten, die während des Kongresses vorgetragen werden, stehen in Zusammenhang mit diesem zentralen Thema, das unter den verschiedensten Blickwinkeln angegangen wird." ... "Nach mehreren Jahrhunderten ist die offizielle Medizin in ihrem Bemühen gescheitert, eine auf Apparaturen und Systemen aufgebaute Wissenschaft zu konstruieren, in der der menschliche Geist entweder gar nicht in Betracht gezogen oder bestenfalls als ein Apparat mehr innerhalb des Ganzen akzeptiert wurde."

"Überraschender noch erscheint es, daß sogar die Psychologie bis in die allerjüngste Vergangenheit auf Gesichtspunkte gestützt werden konnte, die den fundamentalsten und wesentlichsten Teil des Menschen völlig außer acht ließen, nämlich das Bewußtsein."

Die Sophrologie ist also bestrebt, einen Beitrag zu der Erforschung der Phänomene des menschlichen Bewußtseins zu leisten, wobei sie sich bemüht, diesem den gebührenden Platz innerhalb des heutigen Wissensstandes einzuräumen. Sie versucht auch zu vermeiden, in eine abstrakte Denkweise zu verfallen, die Bewußtsein ohne Biologie und ohne Verbindung zu der Welt verstünde.

Das menschliche Bewußtsein ist seinem Wesen nach *transzendent*. Der Therapeut oder der Forscher ist im Umgang mit ihm häufig gezwungen, es mit gewissen metaphysischen Problemen zu konfrontieren. Das führt ihn allmählich zu einer veränderten Auffassung von der Kunst des Heilens, des Existierens und des Lebens überhaupt. Von seinen technischen Errungenschaften und von den Naturkräften, die er zunehmend zu beherrschen beginnt, fasziniert, entfremdet sich der heutige Mensch immer mehr seinem eigenen inneren Universum. "Erkenne dich selbst und überlasse die Natur den Göttern", sagte Sokrates zurecht.

Der Arzt unserer Tage nimmt auf mehr oder weniger bewußte Weise am Pseudo-Fortschritt von heute teil, obwohl dieser seine Kunst auf eine allzu materialistische Auffassungsweise zu reduzieren droht. Kurzum, er läuft Gefahr zu vergessen, daß hinter dem menschlichen Körper ein beseeltes Wesen steht, das eine bewußte und vor allem eine unbewußte Psyche besitzt. Und gerade in der Verhinderung dieser zunehmenden Vermaterialisierung liegt die große Bedeutung der Sophrologie.

Etymologie des Wortes "Sophrologie"

"Das Wort Sophrologie ist ein Neologismus, den ich als Basis für die Studien des großen Historikers Pedro Lain Entralgo über den Gebrauch und die Anwendung der therapeutischen Sprache im klassischen Altertum vorgeschlagen habe. Man sieht dort, daß im alten Griechenland die Heilsprache, damals *"Epode"* genannt, seit der Zeit Homers gebraucht wurde. Diese "Epode" durchlief einen Rationalisierungsprozeß, der seinen deutlichsten Ausdruck in der Zeit Platons erreichte. Das Wort "Sophrosyne" erscheint zum ersten Mal im Dialog des Charmides (Platon) als Beschreibung eines speziellen "psychosomatischen" Zustandes, der beim Kranken durch die Wirkung der Sprache - Terpnos Logos - hervorgerufen wird." [1]

---

[1] Caycedo A.: Progrès en Sophrologie, Enciclopedia sofrologica

Schon im griechischen Altertum wurde die verbale Therapie angewendet. Wir können z.B. an einer Stelle von Homers Odyssee lesen, wie Odysseus von einem Eber am Bein verletzt wird und von Utolikos und seinen Söhnen "mit Verbänden und sanften Gesängen" behandelt wird, "um die Blutung zu stillen".

Die Griechen nützten die therapeutische Wirkung der Sprache mit Hilfe von Zauberworten, indem sie die mythologischen Götter anriefen oder indem sie in monotoner Weise sprachen *(Terpnos Logos)*. Die Sophrologie hat dem "Wort" einen Platz im Komplex der heutigen Therapie zurückgegeben und hat die Wirkungen der Sprache auf die Psyche des Menschen erforscht. Da die Modulation der Wörter ein typisches Charakteristikum des Menschen ist, nämlich das zweite Pawlow'sche Signalsystem, ist es naheliegend, daß wir sie zu therapeutischen Zwecken gebrauchen können. Der Gebrauch des *Terpnos Logos* ist nur eine der Facetten der Sophrologie.

Das Wort "Sophrologie" kann etymologisch auf zwei Arten unterteilt werden, je nach den griechischen Wurzeln, auf die man sich bezieht, und zwar:

Σωφρονίϸω - sophronizo

1. ich mache maßvoll, vernünftig, weise
2. a) ich erteile eine Lehre, ich korrigiere, ich bestrafe
   b) ich zügle, ich halte im Zaume

- logos

Lehre, Wissenschaft.

In diesem Sinn ist die Sophrologie eine Wissenschaft, die es uns ermöglicht, eine Lehre zu erteilen, zu korrigieren, Dinge und Gefühle im Zaume zu halten, aber auch maßvoll, vernünftig und weise zu machen.

Diese Definition läßt erkennen, daß die Sophrologie über ihre verschiedenen praktischen Anwendungen hinaus uns dazu bringt, unseren Geist zu kultivieren und unsere allgemeine Lebensanschauung zu verändern.

Nach dieser Interpretation sollte uns also die Sophrologie maßvoll und weise machen. Sie gestattet überdies, anderen beizubringen, wie sie ihr *psychosomatisches* Gleichgewicht aufrechterhalten oder wiederherstellen können.

σῶφρων - sophron

bedeutet wörtlich: gesund im Geist oder gesund im Herzen;

nach Wörterbuch wäre die Definition:

1. vernünftig, vorsichtig, weise
2. maßvoll in den Wünschen, keusch, züchtig

Wir finden hier die gleiche Etymologie wie bei "sophronizo" wieder.

Daneben bedeutet der Ausdruck "sophrosyne" (Dialog des Charmides, Platon) "Weisheit".

Bei den Sophrologen am gebräuchlichsten und bekanntesten schließlich ist die Wortunterteilung nach drei Wurzeln, nähmlich wie folgt:

σῶϱ - sos

intakt, heil, unfehlbar, gelassen, heiter

φϱήν - phren

jede Membran, Hülle, die ein Organ umgibt, wie

1. Hülle des Herzens
2. Hülle der Leber
3. Haut irgendeines inneren Körperorgans

- logos

Lehre, Wissenschaft.

Im poetischen Sinn jedoch hat das Wort "phren" eine Bedeutung, die noch besser zu passen scheint, nämlich: Herz, Hirn, und zwar das eine wie das andere im Sinne des Sitzes von Gefühl, Intelligenz und Willen.

20

Aufgrund dieser Etymologie können wir die Sophrologie definieren als die Kunst, Gehirn und Herz heil und gesund zu machen.

Wenn wir die Wurzel "sos" im Sinne von Ruhe, Gelassenheit, Heiterkeit und "phren" im Sinne von Gehirn betrachten, so können wir schließlich folgende Definition geben: die Sophrologie ist die Beschäftigung mit und Lehre von den Mitteln, mit denen die Ruhe des Gehirns zu erreichen ist. Diese zweite Bedeutung bezieht sich auf den praktischen, medizinischen, wissenschaftlichen Teil der Sophrologie.

Zusammenfassend lassen sich in der Sophrologie zwei Teile unterscheiden, nämlich:
ein erster rein wissenschaftlicher Teil:

a) Therapie (Behandlung der funktionellen Krankheiten)
b) Prophylaxe (Vorbeugung gegen dieselben Krankheiten)
c) Pädagogik (Vorbereitung auf Ereignisse wie Geburt, chirurgische Eingriffe, Prüfungen und sportliche Leistungen)

ein zweiter, philosophischer Teil:

eine Lebensauffassung, eine bestimmte Art zu denken, zu sein, und für den Arzt eine neue Einstellung zum Patienten.

Welches Ziel auch immer verfolgt wird, die Sophrologie darf in jedem Fall nur durch speziell ausgebildete Therapeuten angewandt werden. Nur Mediziner oder Ausübende entsprechender Heilberufe sind dazu befugt.

Das Emblem der sophrologischen Schule (Abb. I.1)

Die Schlange ist schon seit eh und je ein äußerst bedeutsames Symbol, schon seit der Altsteinzeit. Schon in dieser lang vergangenen Zeit symbolisierte sie das Leben. Die Schlange bildet die Grundlage für zahlreiche primitive Religionen (z.B. Voodoo); sie verkörpert das belebende und das erhaltendes Element. Auf den Menschen übertragen ist sie ein zweifaches Symbol, nämlich für die Seele und die *Libido*.

"Als fundamentaler *Archetyp*, der mit den Ursprüngen des Lebens und der Phantasie verbunden ist, hat die Schlange überall in der Welt ihre symbolischen und scheinbar höchst widersprüchlichen Wertigkeiten beibehalten. Und die positivsten unter ihnen, auch wenn sie einst in unserer Geschichte auf dem Index standen, beginnen, wieder aus ihrem Verließ aufzutauchen, um dem Menschen Harmonie und Freiheit zurückzugeben. Die Dichtkunst, die schönen Künste und die Medizin haben sich mit dieser Aufgabe befaßt, sie, die ja schon immer die Schlange als Wahrzeichen führten." ... "So hält also auch noch heute, inmitten und trotz unserer turbulenten Zeit, Athene, die Göttin allen wahren Wissens in der Hand und auf der Brust die Schlange, aus der Dionysos, Satan und die Kaiser von China entsprungen sind."[1]

In unserem Fall symbolisiert die Schlange die Medizin als solche (Thot, Aeskulap). Sie windet sich um eine zweischenkelige Stimmgabel. Der linke Schenkel stellt die materialistische, auf die Physiologie ausgerichtete Medizin dar. In dieser kümmert sich der Arzt um die Krankheit und betreibt eine vorwiegend *symptomatische Medizin*. Auf diesem Ast befindet sich auch die Chirurgie, der somatische Teil der psychosomatischen Medizin und schließlich jede Medizin, die auf der Trilogie "bestimmte Krankheit = bestimmtes Symptom = bestimmtes Medikament" aufbaut.

Im Gegensatz dazu stellt der rechte Schenkel die völlig auf die Psyche ausgerichtete Medizin dar. Er umfaßt die Psychologie, die Psychoanalyse und einen Teil der Psychiatrie. Die letztere steht allerdings eher mit dem physiologischen Schenkel in Beziehung, denn sie verwendet in zunehmendem Maße Drogen in der Therapie von Neurosen und Psychosen.

Auf dem rechten Schenkel finden wir die Theorien Freuds wie auch die Jungs, Adlers, Kleins und den psychischen Teil der psychosomatischen Medizin.

Die Lotusblume, aus der die Stimmgabel entspringt, versinnbildlicht die orientalische Medizin sowie die philosophischen Auffassungen des Orients. Sie stellt uns in Bezug zu allen Therapien, die aus dem fernen Osten kommen, wie z.B. die traditionelle chinesische Medizin, Yoga, Zen, um nur die wichtigsten zu nennen.

Die Ketten an den Seiten des wappenartigen Emblems stellen symbolisch die Vereinigumg aller Sophrologen der Welt dar.

Der Wahlspruch *Ut conscientia noscatur*, " auf daß das Bewußtsein bekannt werde", bezeichnet das Ziel der Forschungen der sophrologischen Schule.

Das Symbol der Sophrologie will unser Bild vom Menschen darstellen, nämlich: der Mensch ist unteilbar und seine drei Ebenen (körperliche, psychische und metaphysische) sind eng miteinander verbunden. Die Idee ist nicht neu: vor mehreren Jahrtausenden wurde in der chinesischen Tradition "der gesunde Mensch"folgendermaßen geschrieben: 壽 . Der obere, himmlische, metaphysische Teil des Menschen wird durch einen Halbkreis dargestellt. Der psychische Teil durch das Kreuz, das Symbol des Lebens, und schließlich der körperliche, irdische Teil durch das halbe Quadrat.

Die unerläßliche Bedingung für Gesundheit ist, daß sich im Menschen diese drei Teile in Harmonie miteinander befinden.

---

[1] Laffont Robert: Dictionnaire des Symboles

Abbildung I.1

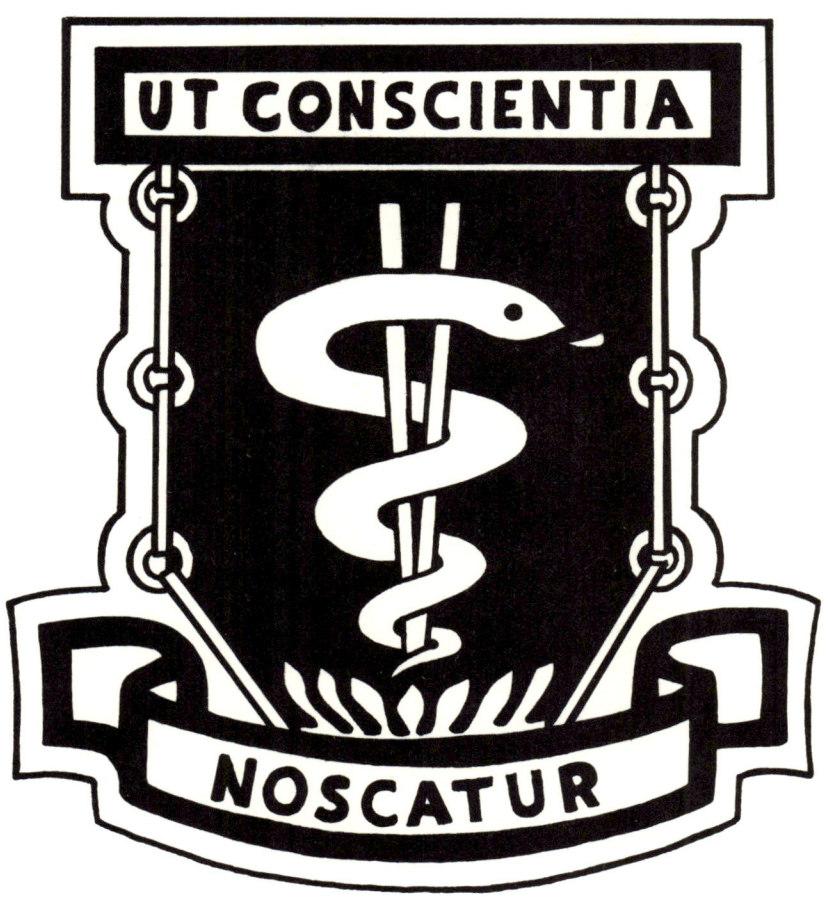

Definition der Sophrologie

Nach diesen etwas trockenen etymologischen Betrachtungen sei hier die genaue Definition der Sophrologie, wie sie in neueren Wörterbüchern steht, angeführt:

"Die Sophrologie ist die Lehre aller Veränderungen von Bewußtseinszuständen beim Menschen, wie man sie durch psychologische, physische oder chemische Mittel erreichen kann, sowie die Lehre von den möglichen Anwendungen derselben in der medizinischen Therapie, in der Prophylaxe und in der Pädagogik."

Die wissenschaftliche Erforschung der Bewußtseinszustände bezieht sich immer auf den Wachzustand, der in der elektroenzephalographischen Aufzeichung den Alpha-Wellen entspricht. Diese Forschung führt uns zu einer viel menschlicheren Therapie, zu einer richtigeren Selbsterkenntnis, zu einem besseren Verständnis für andere und zu einer harmonischeren Lebensweise.

Durch die Sophrologie erlangen wir tiefere Kenntnisse in der Psychologie und in der Physiologie. Wir erforschen die Wechselwirkungen, die ständig zwischen den eng gekoppelten drei Ebenen des Menschen (metaphysische, psychische und somatische Ebene) stattfinden. Die Sophrologie sieht den Menschen stets nur in seiner Einheit Geist-Körper-Psyche. Diese drei Elemente dürfen auf keinen Fall voneinander getrennt werden, denn das Ungleichgewicht des einen hat automatisch das Ungleichgewicht der beiden anderen zur Folge.

Abbildung I.2

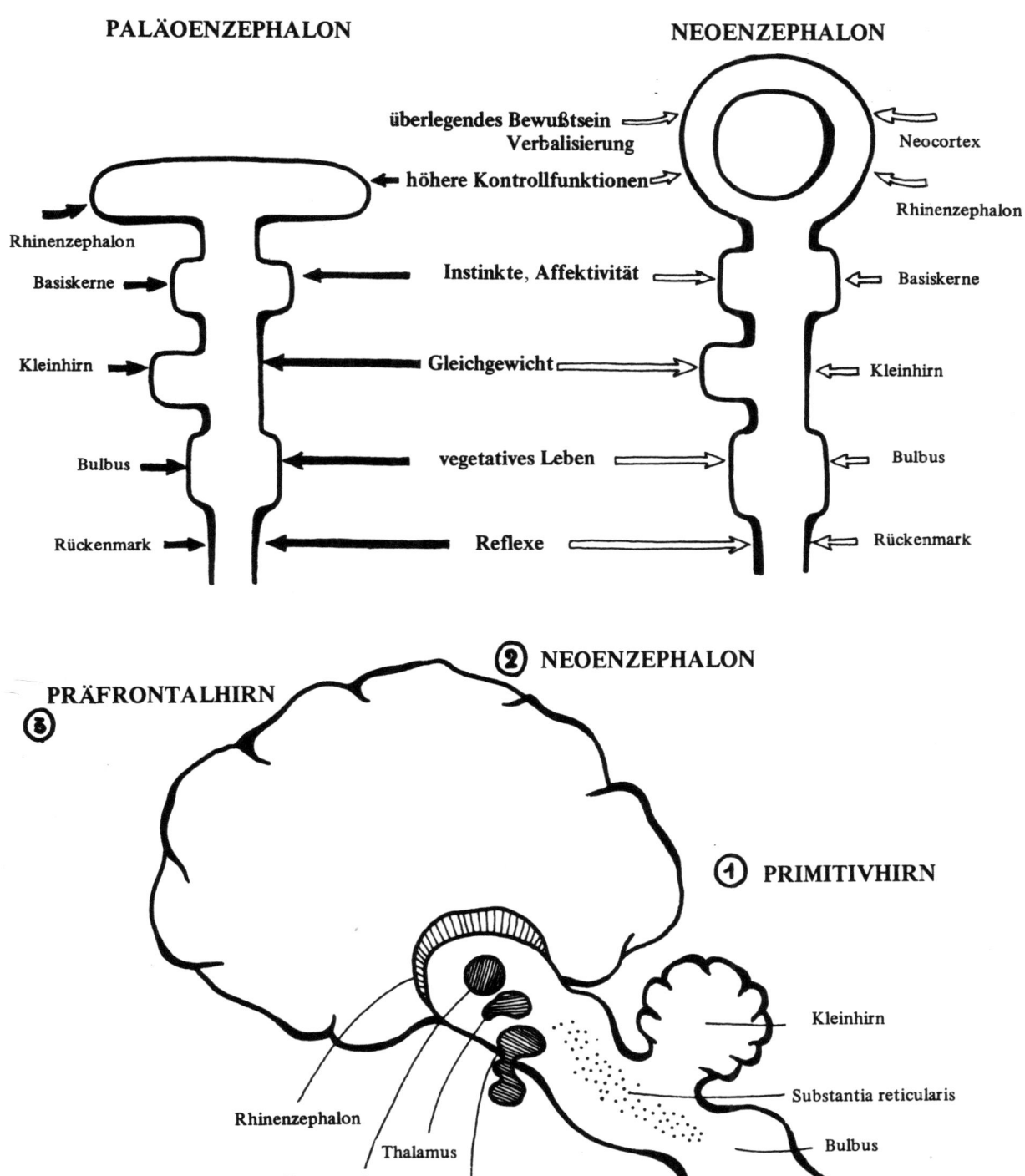

PALÄOENZEPHALON

NEOENZEPHALON

überlegendes Bewußtsein
Verbalisierung

Neocortex

höhere Kontrollfunktionen

Rhinenzephalon

Rhinenzephalon

Basiskerne

Instinkte, Affektivität

Basiskerne

Kleinhirn

Gleichgewicht

Kleinhirn

Bulbus

vegetatives Leben

Bulbus

Rückenmark

Reflexe

Rückenmark

PRÄFRONTALHIRN

③

② NEOENZEPHALON

① PRIMITIVHIRN

Kleinhirn

Substantia reticularis

Rhinenzephalon

Bulbus

Thalamus

Rückenmark

Corpus striatum

Hypothalamus

25

Das Bewußtsein

Dieser abstrakte Begriff hat die meisten großen Denker zu zahlreichen philosophischen Abhandlungen veranlaßt. Bevor wir nun von den verschiedenen Bewußtseinszuständen sprechen, erscheint es uns nützlich, einige Erläuterungen über das Bewußtsein an sich zu geben.

Das überlegende Bewußtsein ist dem *Homo sapiens* eigen und unterscheidet ihn von den Tieren. Das Gehirn des Menschen ist gegenüber dem der Tiere beträchtlich komplexer gestaltet, wogegen letztere viel besser ausgebildete Instinkte haben als wir. Dennoch können bei gewissen Tieren - wie bei den höheren Affen und Delphinen - als "intelligent" zu bezeichnende Handlungen ständig beobachtet werden.

Das menschliche Gehirn ist gegenüber dem des Tieres um eine sehr große Anzahl von Hirnrindenneuronen (ungefähr 16 bis 18 Milliarden) reicher, was es ihm ermöglicht hat, eine neue Dimension zu erlangen, die spezifisch für die Gattung Mensch ist: das überlegende Bewußtsein.

Es ist nicht nur die größere Anzahl von hochentwickelten Zellen, die dem menschlichen Gehirn seine spezifischen Fähigkeiten verleiht, sondern es sind vor allem die komplexeren Verknüpfungen.

Der wichtige Teil des Gehirns, der Hirnrinde oder Kortex genannt wird, gehört dem Neoenzephalon (oder Neuhirn) an, im Gegensatz zum Paleoenzephalon (oder Primitivhirn) der Tiere, in welchem sich die ganze Zone der Instinkte befindet. Der Mensch besitzt wohlgemerkt beide Gehirne (Abb. I.2). Wir können noch das für den Menschen spezifische präfrontale Gehirn hinzufügen, dessen Funktion noch nicht völlig bekannt ist. Die Fähigkeit, sich in Worten auszudrücken, und das Abstraktionsvermögen, welches das schöpferische ebenso wie das logische Denken ermöglicht, entspringen dem Neoenzephalon.

In einer vielfach kopierten Zusammenfassung des Sophrologiekurses der ersten Stufe schreibt mein Freund A. Dumont:
"Das Tier ist bewußt,
der Mensch weiß, daß er bewußt ist,
das Bewußtsein ist sich seiner Existenz bewußt geworden."
Und er fährt fort:
"Der Mensch hat zunächst die Gegenstände seiner Umgebung kennengelernt, dann hat er versucht, sich selber kennenzulernen. Aber ungeachtet aller Fortschritte der Wissenschaft und trotz der noch so kühnen Forschungen der Psychologie sind wir noch weit davon entfernt, die wesentlichsten Elemente unseres täglich erfahrenen seelischen Lebens erklären zu können, also z.B. den Willen, das Gedächtnis oder das Bewußtsein.

Der größte Teil unseres psychischen Geschehens ist unbewußt. Die Zentren des vegetativen Lebens und die Reflexhandlungen funktionieren ohne ein Eingreifen unseres Willens. Wir können unser Herz nicht anhalten, wir können die Peristaltik unserer Gedärme nicht durch den Willen verändern usw. Dennoch spüren wir wohl, daß bestimmte unserer Handlungen frei sind, d.h. daß man sie tun oder lassen kann. Je willentlicher uns eine Handlung erscheint, desto mehr Bewußtsein tritt darin zutage." [1]

Unser Körper verfügt über zwei Nervensysteme. Das erste, das zerebrospinale, das Zentralnervensystem, steht unter der Herrschaft des Willens (System der umweltbezogenen Muskulatur). Das zweite, das neurovegetative Nervensystem, das wiederum in einen sympathischen und in einen parasympathischen Anteil unterteilt ist, funktioniert automatisch. Gemäß der klassischen Physiologie ist es von unserem Willen nicht beeinflußbar.

Dennoch ist es durch eine entsprechende Schulung möglich, in beträchtlichem Maß auf dieses zweite System einzuwirken. Durch gewisse Selbsterziehungs- und Entspannungsmethoden lassen sich die als automatisch bekannten Funktionen (Herz, Atmung, Verdauung usw.) teilweise steuern.

---

[1] übersetzt nach: Abrezol R. und Dumont A.: Cours de sophrologie 1er degré

26

Aber kommen wir zu unserem Thema zurück: das Bewußtsein. Nach Teilhard de Chardin soll Bewußtsein schon bei den Einzellern existieren. Man spricht dann von Bio-Bewußtsein. Die Kontinuität dieses Phänomens durch alle Entwicklungsformen des Tierreichs hindurch endet beim Menschen mit dem Erscheinen einer neuen Dimension, dem Abstraktionsvermögen, welches die Sprache und das Denken ermöglicht. Das Tier denkt in Bildern, während der Mensch zusätzlich mit Symbolen und in Worten denkt. Abstrakte Begriffe wie Schönheit, Gerechtigkeit, Unendlichkeit, Liebe usw. sind für das menschliche Denken spezifisch. Die Assoziationen, die das Gehirn in einem gegebenen Augenblick herstellt, nennt man Schemen.

"Jedes gegebene Schema, das sich in das Bild des Ichs integriert, ist bewußt; andernfalls ist es unbewußt." (Chauchard).

Nach Horace B. English ist Bewußtsein die Gesamtheit des Vorganges, in einem bestimmten Augenblick bewußt zu sein, d.h. wahrzunehmen, sich zu erinnern, sich vorzustellen, zu denken, zu wünschen, zu lieben, zu befürchten usw. Dieser Ausdruck wird nicht nur für den Vorgang des Bewußt-seins gebraucht, sondern auch für das "Weshalb", aufgrund dessen man bewußt ist, das heißt für die Gedanken, die Wahrnehmungen und auch für die Emotionen, wenn diese introspektiv beobachtet werden.

Man könnte sagen, daß das überlegende Bewußtsein das Gefühl ist, zu existieren. Tatsächlich handelt es sich um etwas Erlebtes. Wir kennen es daher, daß wir es täglich erleben und es im Schlaf verlieren. Doch weder den Philosophen noch den Psychologen ist es bisher gelungen, es zu definieren.

Wir können im Psychologiewörterbuch von H. Piéron [1] nachlesen: "Bewußtsein...ist, wie Hamilton es bemerkt hat, nicht definierbar, insofern es den subjektiven und nicht mitteilbaren Aspekt des psychischen Geschehens bezeichnet, von dem man, außer bei sich selbst, nur das kennen kann, was sich im Verhalten eines Menschen äußert."

Das Bewußtsein ist ein wesentliches Element des Menschen, das ihn von seiner Geburt bis zu seinem Tod begleitet und das ohne Unterlaß in Tätigkeit ist. Das Bewußtsein hat vier Eigenschaften:
1. es ist einmalig und ursprünglich
2. es ist unteilbar und unvergleichbar
3. es ist *transzendent*
4. es ist dynamisch.

Sowohl im Wachzustand als auch im Schlaf steht es nie still: wenn das der Fall ist, so bedeutet das den Tod.

Das Bewußtsein kennt verschiedene veränderliche Zustände, die man "Bewußtseinszustände" nennt. Wenn es auch noch nicht möglich ist, eine befriedigende Definition des Bewußtseins zu geben, so ist es doch möglich, durch Verhaltensbeobachtung mittels moderner elektronischer Registriermöglichkeiten seine Veränderungen zu beobachten.

Unsere Psyche schwankt ständig von einem Bewußtseinszustand zum anderen. Um herauszufinden, was sich dabei verändert, haben wir als eines der uns verfügbaren Mittel das Studium der elektrischen Wellen, die von den Neuronen der äußeren Schicht des Gehirns (Hirnrinde) ausgesandt werden und die mit Hilfe von hochempfindlichen elektronischen Geräten aufgezeichnet werden können. Diese Geräte heißen Elektroenzephalographen und die aufgezeichneten Kurven Elektroenzephalogramme (EEG). Diese Instrumente können mit sehr hoher Präzision die elektrischen Veränderungen unserer Neuronenaktivität erfassen. Sie leisten uns bei unseren Forschungen wertvolle Dienste. Um genauere Auskünfte über die Tätigkeit der Neuronen zu erhalten, kann man Elektroden benützen, die in direkten Kontakt mit der Hirnmasse gebracht werden können; man spricht von Elektrokortikographen. Dieses Verfahren wäre an sich ideal, nur kann es zu experimentellen Zwecken am Menschen kaum Anwendung finden.

[1] Piéron H.: Vocabulaire de la psychologie PUF

Das Anlegen der Elektroden ans Gehirn selbst ist nicht schmerzhaft. Nur der Durchgang durch die Haut, durch den Schädelknochen und durch die drei faserigen Hüllen (Hirnhäute) des Hirns schmerzt. Es ist überraschend festzustellen, daß die Hirnmasse für Schmerz unempfindlich ist, wo sie doch die Zentren enthält, die uns über das Vorhandensein des letzteren informieren.

Die meisten Bewußtseinszustände sind durch eine für sie jeweils typische elektrische Welle im EEG charakterisiert. Zum Beispiel wird der aufmerksame Wachzustand von schnellen, sogenannten β (Beta)-Wellen begleitet, der Schlaf von langsamen, sogenannten λ (Delta)-Wellen usw. Wir werden darauf im Abschnitt, der sich mit den Alphagenen befaßt, zurückkommen.

Bestimmte Bewußtseinszustände werden von mehreren verschiedenen Arten von Wellen begleitet, und häufig sind für die Interpretation dieser Kurven Spezialisten erforderlich. Es gibt sogar Computer für die EEG-Auswertung, die mit großer Geschwindigkeit arbeiten und so für die Wissenschaftler eine beträchtliche Zeitersparnis darstellen.

Abbildung I.3

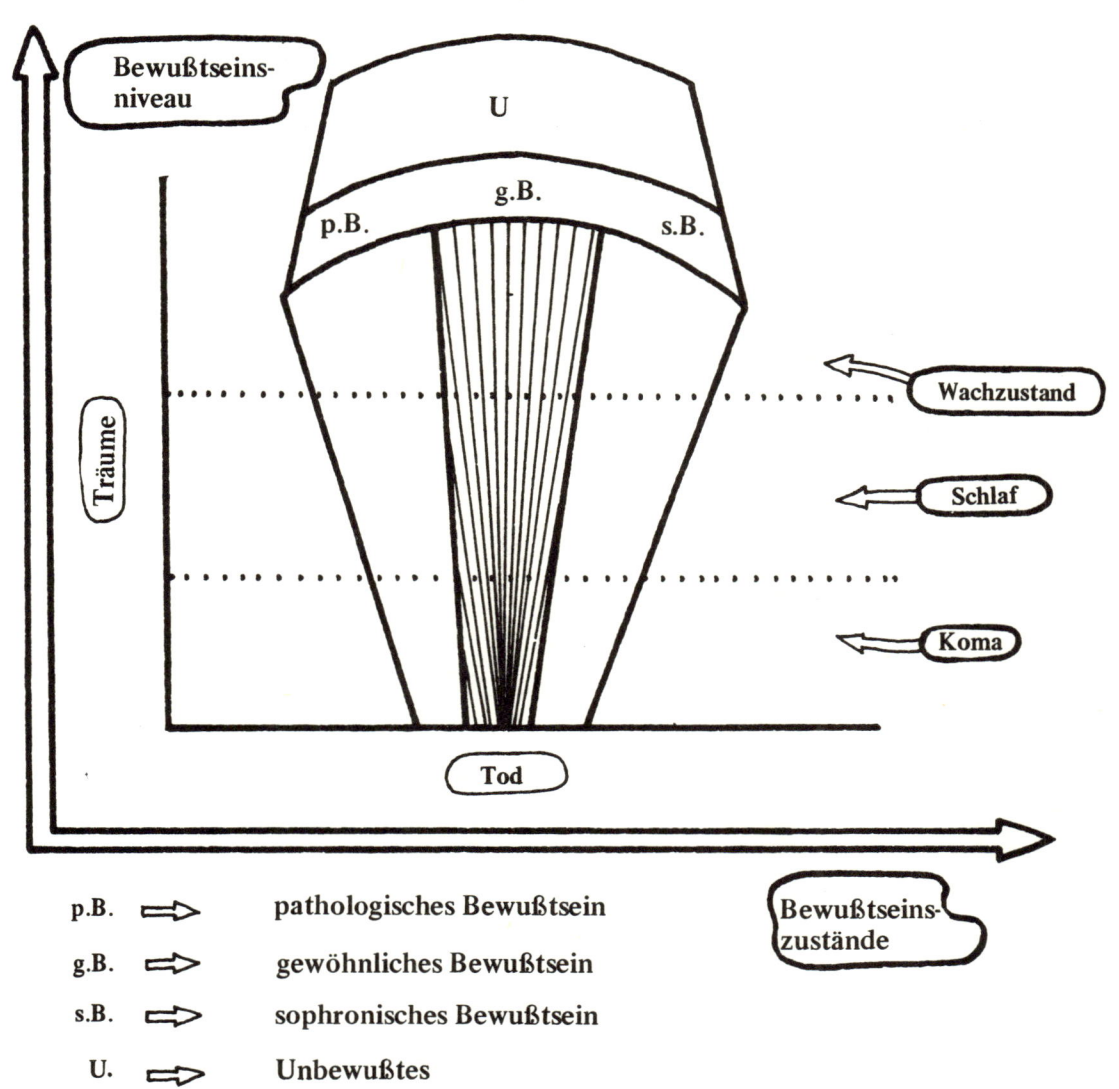

p.B. ⇒ pathologisches Bewußtsein

g.B. ⇒ gewöhnliches Bewußtsein

s.B. ⇒ sophronisches Bewußtsein

U. ⇒ Unbewußtes

Abbildung I.4

BEWUSSTSEINSZUSTÄNDE

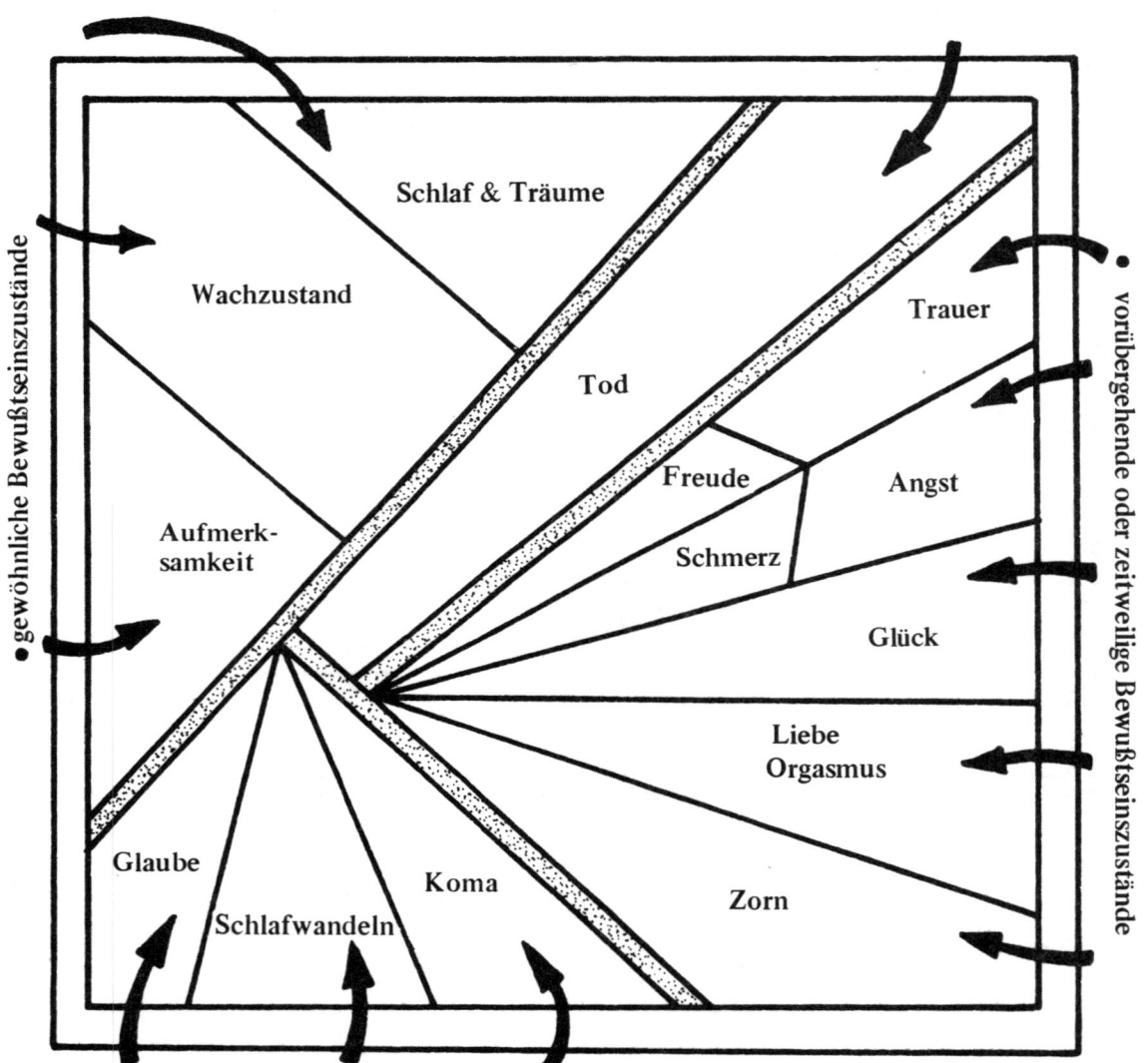

seltene oder außergewöhnliche Bewußtseinszustände

30

Abbildung I.5

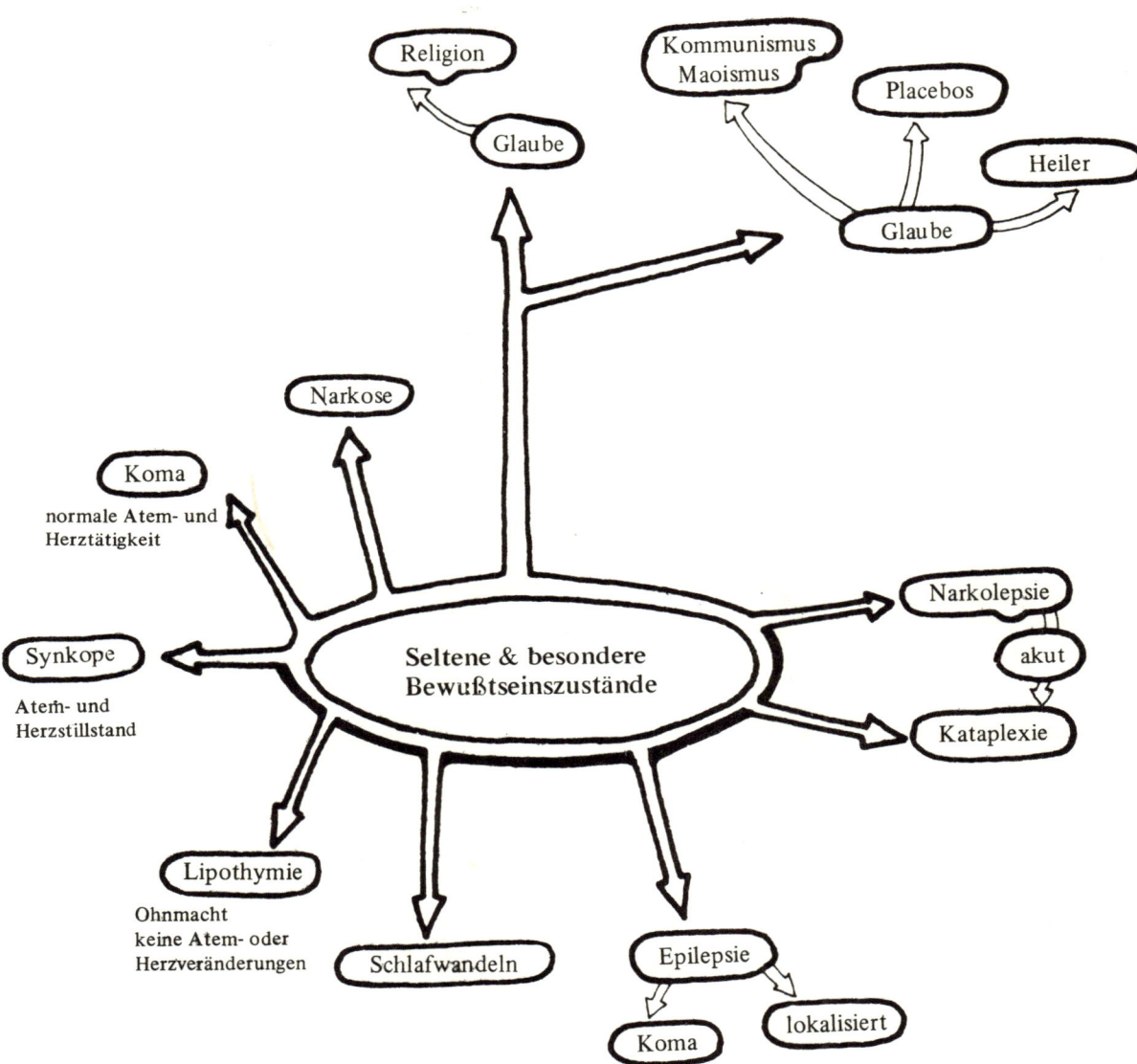

diese Zustände können auch als pathologische Bewußtseinszustände betrachtet werden

Abbildung I.6

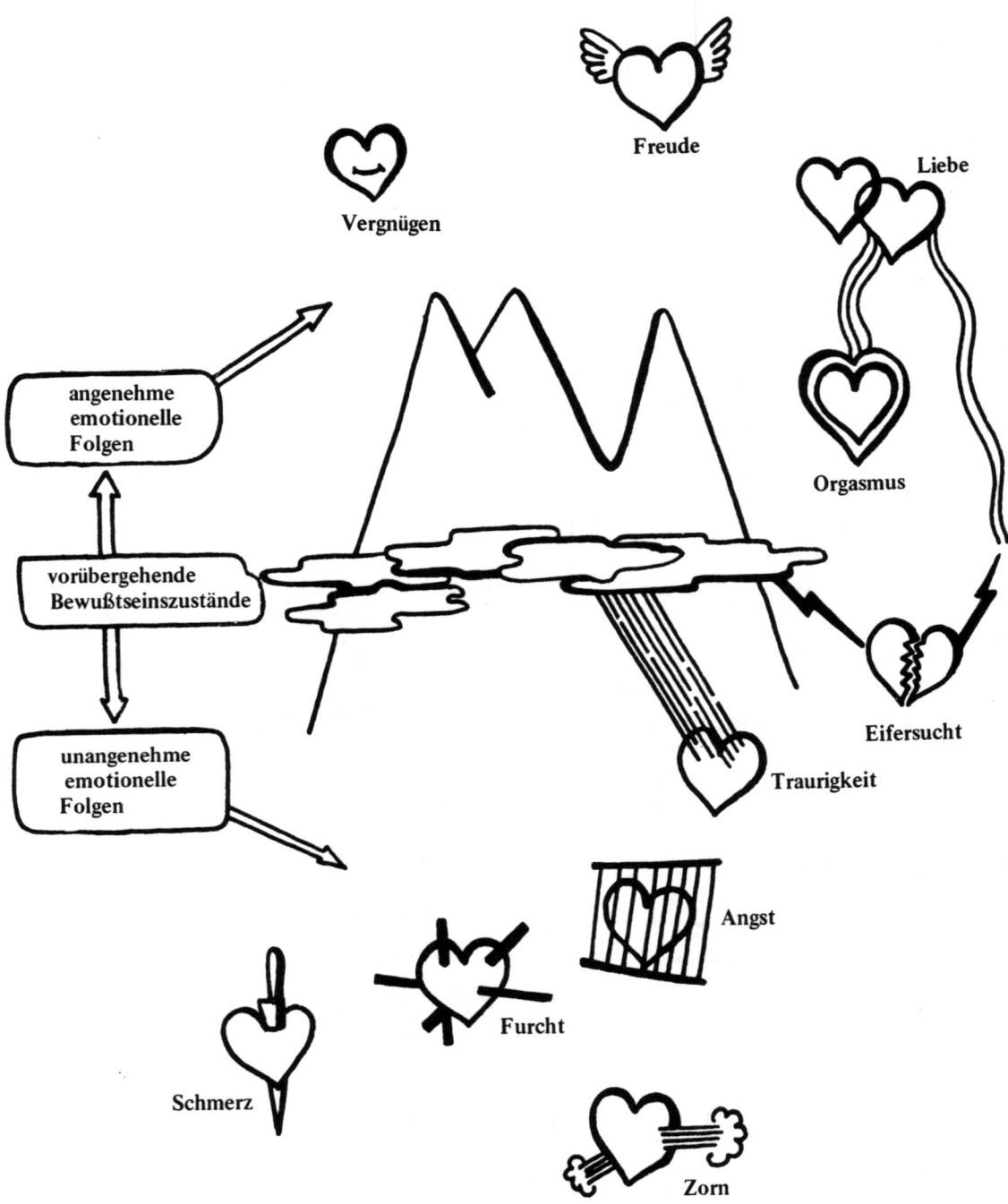

Abbildung I.7

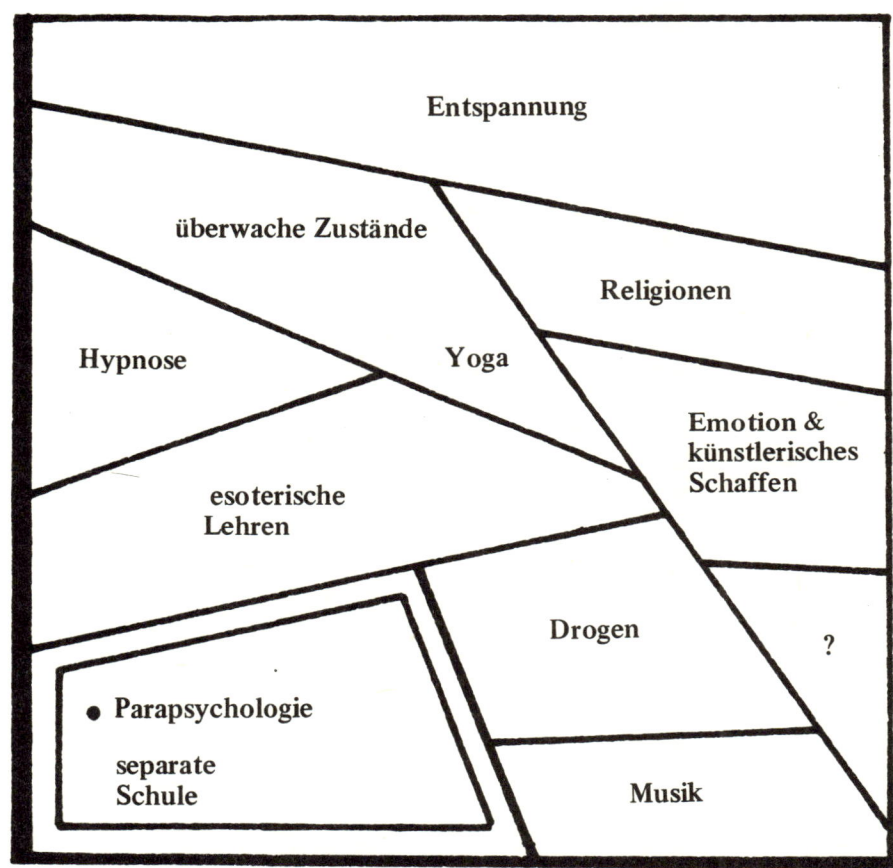

Entspannung

überwache Zustände

Religionen

Hypnose

Yoga

Emotion &
künstlerisches
Schaffen

esoterische
Lehren

Drogen

?

● Parapsychologie

separate
Schule

Musik

● sophronische Bewußtseinszustände

Die Bewußtseinszustände

Beim Stand unseres heutigen Wissens scheint es uns schwierig, die verschiedenen Bewußtseinszustände des Menschen mit letzter Genauigkeit zu klassifizieren. Um den Inhalt dieses Buches verständlicher zu machen, schien es uns jedoch zweckmäßig, eine mehr oder weniger willkürliche Systematisierung zu wagen. Diese Klassifizierung ist sicher ungenau, enthält Lücken und Mängel, wofür der Verfasser die alleinige Verantwortung übernimmt. Sie bietet jedoch den verschiedenen Kapiteln einen Rahmen.

Als Arbeitshypothese können die Bewußtseinszustände in drei große Kategorien eingeteilt werden:
1. pathologische Bewußtseinszustände
2. gewöhnliche Bewußtseinszustände
3. sophronische Bewußtseinszustände

Die Abbildung I.3 zeigt, daß innerhalb jeder einzelnen dieser Kategorien das Individuum verschiedene Wachsamkeitsebenen durchlaufen kann, vom aufmerksamen Wachzustand bis zum Schlaf oder sogar noch weiter bis zum Koma und zum Tod, dem Aufhören jeglichen Bewußtseins. Unter dem Bewußtsein befindet sich das Unbewußte, das in der Bestimmung des Bewußtseinszustandes eine äußerst wichtige Rolle spielt.

Wir haben jede dieser drei Kategorien in mehrere Untergruppen unterteilt (Abbildung I.4, I.5, I.6, I.7). Die pathologischen Bewußtseinszustände werden wir absichtlich unberücksichtigt lassen, da sie ins Gebiet der Psychiatrie gehören und in unserem Rahmen nicht zur Diskussion stehen.

Die Abb. I.3 zeigt die gewöhnlichen Bewußtseinszustände. Die einzigen wirklichen gewöhnlichen Zustände sind der Schlaf und die Träume, das Wachen und die aufmerksame Wachsamkeit. Aus diesem Grund nehmen wir in den Abbildungen I.4 und I.5 die vorübergehenden gewöhnlichen Zustände und die außergewöhnlichen Bewußtseinszustände wieder auf.

Die verschiedenen Mittel, um in das sophronische Bewußtsein zu gelangen, sind aus Abb. I.7 ersichtlich. Im Laufe der folgenden Kapitel werden diese Abbildungen erläutert.

Kapitel II

A. Grundbegriffe des pathologischen Bewußtseins

B. Alltägliche Bewußtseinszustände

C. Das gewöhnliche Bewußtsein

A. Grundbegriffe des pathologischen Bewußtseins
B. Alltägliche Bewußtseinszustände
C. Das gewöhnliche Bewußtsein

Konzentration ist die Voraussetzung für den Erfolg.

R.A.

Gewiß für den, der geboren wurde, ist der Tod, und gewiß für den, der gestorben ist, ist die Geburt; deshalb sollte das Unausweichliche keine Bekümmernis verursachen.

Bhagavad-Gita

Der Tod zwingt uns einzugestehen, daß der Mensch nur wenig ist.

Juvenal

A. Grundbegriffe des pathologischen Bewußtseins

Das pathologische Bewußtsein durchläuft mehrere Ebenen, welche auf den Abbildungen dargestellt sind, d.h. den Wachzustand, den Schlaf, das Träumen, das Koma, um schließlich mit dem Tod zu enden. Zum pathologischen Bewußtsein gehören alle großen Darstellungen der herkömmlichen Psychopathologie. Wir haben nicht die Absicht, hier die verschiedenen Gruppen von *Neurosen*, von *Psychosen* und von *Psychopathien* zu besprechen. Alle diese Krankheiten betreffen die Hirnfunktion und werden von der Sophrologie im Hinblick auf die Bewußtseinsveränderungen, die sich bei diesen verschiedenen Störungen zeigen, untersucht. Im besonderen stellen wir fest, daß der nykthemerale (Schlaf-Wach-)Rhythmus sehr häufig durch die psychopathologischen Zustände gestört wird. Über die Veränderungen des Rhythmus hinaus werden die meisten Störungen aus dem psychischen Bereich von mehr oder minder starken Veränderungen des Bewußtseins begleitet.

Zum Beispiel wird die Melancholie von Traurigkeit begleitet, die Manie von expansiver Euphorie und von Traurigkeit. In der Psychastenie finden wir die sogenannte Derealisation, das heißt, ein Gefühl von Nicht-Wirklichkeit der Gegenstände, die in der Außenwelt wahrgenommen werden. Es tritt das auf, was Janet den Verlust des Realitätsgefühls nennt. Die Angstneurose - heutzutage ja so häufig - wird sehr häufig von Gefühlen der Furcht begleitet, wobei letztere als ein besonderer Bewußtseinszustand bezeichnet werden kann. Wir könnten hier die lange Liste aller pathologischen Zustände anführen, der psychotischen oder neurotischen Zustände, und wir könnten alle Bewußtseinsveränderungen, die jeden dieser Zustände begleiten, untersuchen.

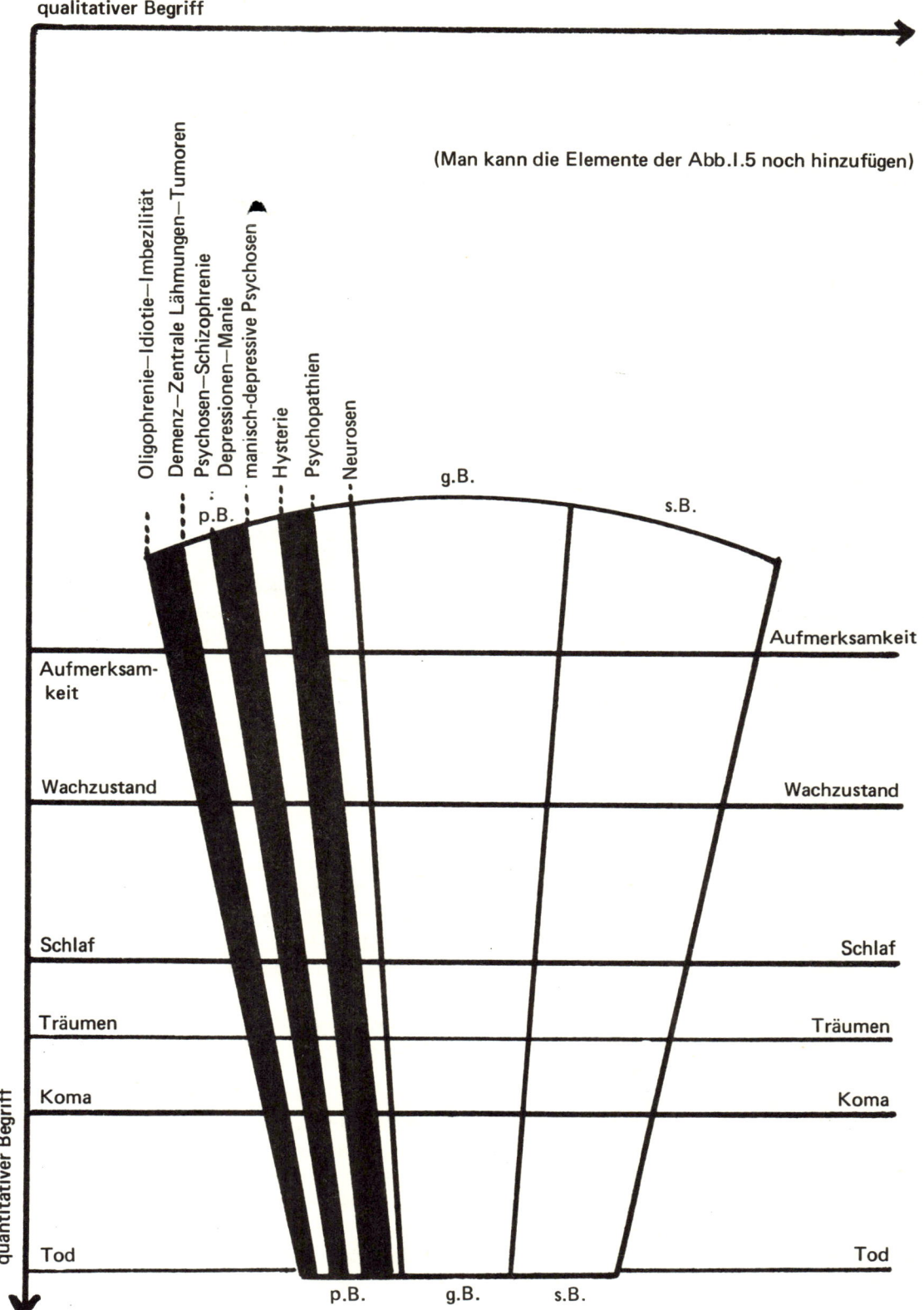

qualitative Begriff

(Man kann die Elemente der Abb. I.5 noch hinzufügen)

Oligophrenie—Idiotie—Imbezilität
Demenz—Zentrale Lähmungen—Tumoren
Psychosen—Schizophrenie
Depressionen—Manie
manisch-depressive Psychosen
Hysterie
Psychopathien
Neurosen

g.B.

s.B.

p.B.

quantitativer Begriff

Aufmerksamkeit

Wachzustand

Schlaf

Träumen

Koma

Tod

Aufmerksamkeit

Wachzustand

Schlaf

Träumen

Koma

Tod

p.B.   g.B.   s.B.

37

Wir erlauben uns jedoch, dieses Thema nicht länger auszuführen, und wir bitten den Leser, sich in Fachliteratur über Psychiatrie eingehender zu informieren.

Beiläufig erwähnen möchten wir noch, daß zu den pathologischen Bewußtseinszuständen auch die geistige Retardierung, die *Pick'sche Krankheit,* die *Alzheimer'sche Krankheit,* die *arteriopathische Demenz* und die *senile Demenz,* sowie die durch chronischen Alkoholmißbrauch verursachten Bewußtseinsveränderungen gehören.

Die durch Drogen herbeigeführte Bewußtseinsveränderung ist schwieriger zu klassifizieren. In manchen Fällen versetzen die Drogen den Menschen in einen "sophronischen" Zustand, aber häufig führen sie ihn leider in ein pathologisches Bewußtsein. Wir werden in einem späteren Vortrag auf die Drogen zurückkommen.

Je weiter man sich vom gewöhnlichen Bewußtsein weg in das "pathologische" Feld hineinbewegt, desto weniger wird die sophronische Therapie wirken und desto ausgeprägter wird die "Auflösung des Bewußtseins" sein (Abb II.1). Bei der *Oligophrenie,* bei stärkstem und mittlerem Schwachsinn, in diesen Extremfällen hat der Mensch kein Bewußtsein mehr, er ist unheilbar. Die *Schizophrenie* liegt schon näher beim gewöhnlichen Bewußtsein. Den Forschungsarbeiten und Therapieversuchen von Spezialisten wie Dr. Donnars und Dr. Cahen in Frankreich, sowie Dr. Gubel in Argentinien, zufolge sollen spektakuläre Ergebnisse in der Behandlung von gewissen Psychosefällen erzielt worden sein. Diese Fälle sind jedoch noch zu neu und zu wenig zahlreich, um schlüssig zu sein. Die Sophrologie eröffnet möglicherweise neue therapeutische Wege in der Psychiatrie, insbesondere für die Behandlung der Schizophrenie, einer Krankheit, die bis heute noch ungenügend verstanden wird und schwer zu behandeln ist. Der davon befallene Patient lebt in seinem Unbewußten, das Bewußtsein ist aufgelöst, der symbolische halluzinatorische Zustand herrscht vor. Die sophrologische Schule ordnet die Hysterie von den Neurosen getrennt ein. Wir betrachten die *Hysterie* als schwerer und als vom gewöhnlichen Bewußtsein weiter entfernt als die Neurosen und die Psychopathien. Die Klassifizierung der psychischen Störungen ist im Augenblick noch unklar. Die Meinungen der verschiedenen psychiatrischen Schulen gehen darüber auseinander.

B. Alltägliche Bewußtseinszustände

Der Tod - Gibt es eine Wiedergeburt?

Im Grunde entspricht der Tod dem Verschwinden des Bewußtseins. Wie wir am Anfang dieses Vortrags sahen, dient die Alpha-Welle des Wachzustands als Bezugspunkt für unsere Forschungen. Jede Änderung dieser Welle entspricht einer Bewußtseinsveränderung. Seit dem Aufkommen von Wiederbelebungstechniken ist die beste Möglichkeit, den eingetretenen Tod zu diagnostizieren, nicht mehr der Herzstillstand, sondern das Ausfallen der elektroenzephalographischen Wellen, d.h. der Gehirnströme.

Man kann behaupten, daß der Tod sein Werk vollbracht hat, wenn das EEG eine horizontale Linie zeigt, ohne jegliche Welle. Das wichtigste Anzeichen für den Eintritt des Todes ist das Aussetzen der elektrischen Hirntätigkeit.

Die Kardinalfrage, die sich die ganze Menschheit stellt, ist die, was der Tod und was den Menschen nach diesem "Übergang" erwartet. Dieses Problem ängstigt fast alle Menschen, doch es bleibt vorläufig - und vermutlich für immer - eine Unbekannte! Die meisten von uns hoffen, daß nach dem Tod irgend etwas weiter bestehen bleibt. Die Hoffung im Tod ist das Leben ... oder besser gesagt, irgendein geheimnisvolles "höheres Leben".

Es gibt, besonders im Abendland, eine richtiggehende Todesneurose, eine *Zwangsneurose,* der fast niemand entgeht. Im Orient, besonders in den Religionen, bei denen man an die Wiedergeburt glaubt, wird der Tod ohne jegliche Angst, ja sogar als ein Wohltäter, aufgenommen.

Sonst aber lebt jeder in Erwartung und Sorge hinsichtlich des sicheren Todes, der mehr oder weniger ferne liegt, aber unausweichlich kommt. Cousin schrieb zurecht: "Das Prinzip eines möglichen Überlebens ist mehr als ein geheimer Herzenswunsch, es ist eine Art lebenswichtiges Bedürfnis des Geschöpfs, und es ist so dringend, daß selbst seine noch so entschiedenen Gegner nicht wenig Mühe haben, ihm zu entrinnen."

Eine der größten Freuden, die man der Menschheit bereiten könnte, wäre der Beweis der Möglichkeit und der Realität des Lebens nach dem Tode. Natürlich sind wir so weit noch nicht, ungeachtet der tiefschürfenden Studien von seriösen Forschern, insbesondere von namhaften Psychologen.

An der Universität von Jaipur in Indien versucht eine Gruppe von Forschern, die Phänomene der "Wiedergeburt" wissenschaftlich zu beweisen. Sie untersuchen seit Jahren konkrete Fälle, die möglicherweise mit den Theorien eines Lebens nach dem Tode in Beziehung gebracht werden können. Diese Fälle werden "Fälle von extrazerebralem Gedächtnis" genannt. Hier ein Beispiel, wie es Dr. Banerjee [1] in einem parapsychologischen Bulletin berichtet.

Es handelt sich um die Geschichte eines Mädchens namens Swarna Lata Mishra. Sie wurde am 2. März 1948 im Dorfe Shahpura im Distrikt von Tikamgarh (Madhya Pradesh) geboren. Als sie dreieinhalb Jahre alt war, wohnte sie mit ihren Eltern in Panna, einem anderen Dorf des Madhya Pradesh.

Eines Tages brachte sie ihr Vater nach Jabalpur, eine der bedeutendsten Städte dieses Staates. Auf dem Heimweg nach Panna, als sie durch die etwa 90 km weiter nördlich gelegene Stadt Katni kamen, bat Swarna Lata den Lastwagenfahrer, der sie fuhr, er solle "diese Querstraße einschlagen, die zu meinem Haus führt". Wenig später, als alle in Katni Tee tranken, erklärte Swarna Lata "der Tee wäre besser, wenn man ihn bei mir zuhause, gleich nebenan, nähme."

Diese Aussagen erweckten das Interesse des Vaters, und das noch weit mehr, als er hörte, wie das Mädchen den anderen Kindern erklärte, sie habe "früher einmal" in Katni gewohnt, und ihr Familienname sei damals Pathak gewesen. Einige Zeit später begann das Mädchen Lieder zu singen und Tänze zu tanzen, die nur sie kannte, und die ihren Angehörigen unbekannt waren. Von da an sprach sie immer wieder von ihrer Familie "von früher", wobei sie alle möglichen Einzelheiten erzählte, die ihren Eltern unbekannt waren.

Bald darauf wechselten diese ihren Wohnort und zogen nach Chatarpur. Bis dahin hatten Swarna Latas Eltern ihre Aussagen zwar aufgenommen, ohne ihnen aber große Wichtigkeit beizumessen, denn sie glaubten, es handle sich um kindliche Phantasiegeschichten. Aber 1958 (sie war also 10 Jahre alt) begegnete die Familie Mishra einer Dame, der Swarna Lata geradeheraus erklärte, "sie habe sie früher einmal in Katni gekannt". Diese Dame war wirklich aus Katni und verkehrte in der Tat unter anderem mit einer Familie Pathak. Sie bestätigte die Einzelheiten, die das Mädchen seit mehr als 6 Jahren erzählte. Dann wurde Dr. Banerjee hinzugezogen. Er berichtet folgendes:

"Ich kam im März 1959 in Chatarpur an. Zwei Tage lang fragte ich das Mädchen aus und notierte unter anderem neun präzise Einzelheiten über das Haus der Familie Pathak in Katni. Dann begab ich mich nach Katni, wo ich im Hause der Pathaks die Dinge genau so vorfand, wie das Mädchen sie mir beschrieben hatte. Bis dahin (ich konnte mich vergewissern) wußte die Familie Mishra nicht, um welche Familie Pathak es sich in den Erzählungen ihrer Tochter handelte. Ich selber konnte sie nur aufgrund der Beschreibung finden, die diese mir vom Haus gegeben hatte. Als ich diese Familie kennenlernte, stellte sich heraus, daß alle lebensgeschichtlichen Einzelheiten, die Swarna Lata angab, genau mit dem Leben eines Pathak-Mädchens namens Biya übereinstimmten, das im Jahre 1939 gestorben war, nachdem sie einen gewissen Chintamani Padey aus Maihar geheiratet hatte. Mehrere Mitglieder der Familie Pathak beschlossen daraufhin, Swarna Lata einen Besuch abzustatten. Diese erkannte sie wieder. Sie wurde später nach Katni, dann nach Maihar gebracht. In dieser letzteren Stadt erkannte sie zahlreiche

---

[1] Dr. Banerjee: Bulletin de parapsychologie, Bd. 5, Nr. 4 1963/64, S. 197

Personen. Sie erkannte auch die Örtlichkeiten wieder und gab die Veränderungen an, die seit Biyas Tod erfolgt waren."

Im Laufe seiner Nachforschungen stellte Dr. Banerjee fest, daß alle topographischen und anderen Einzelheiten, die das Mädchen nannte, einer 18 Jahre zurückliegenden Wirklichkeit entsprachen. Die Beschreibung des Hauses der Pathak, die von den einzelnen Familienmitgliedern ausgeübten Berufe, alle Angaben Swarna Latas entsprachen den Gegebenheiten, die beim Tode Biyas existiert hatten.

Ein interesssanter Fall wurde auch in der Türkei, einem islamischen Land, dem jeder Reinkarnationsgedanke fremd ist, beobachtet und untersucht. Es handelt sich um einen Knaben, der sich daran erinnerte, daß er von drei seiner Arbeiter am 31. Januar 1956 zusammen mit seiner Frau und seinen Kindern ermordet wurde. Bei seiner Geburt im Jahre 1959 trug dieser kleine Knabe auf dem Scheitel ein tiefes Mal, ähnlich einer Narbe. Dieses Mal verschwand nach zwei Jahren. Im Alter von 18 Monaten sagte der kleine Ismail, als er noch nicht lange sprechen konnte: "Ich habe das hier satt, ich will wieder heim mit meinen Kindern."

Einigermaßen beunruhigt stellte ihm sein Vater verschiedene Fragen und fragt ihn auch nach seinem Namen. Das kleine Kind antwortete: "Ich heiße Abeit Suzulmus (dies war der Name des 1956 ermordeten Mannes), ich war zweimal verheiratet und bin ermordet worden. Ich bin an einer Kopfverletzung gestorben." Nachdem er sich den Namen nochmals hatte bestätigen lassen, bat der Vater das Kind, ihn "zu ihm nach Hause" zu führen, und das tat es auch. An Ort und Stelle angekommen, erkannte es die Mitglieder seiner Familie wieder, nannte sie bei ihrem Namen und gab ihre Berufe an.

Das Kind zeigte auch den Ort des Verbrechens und beschrieb dieses vollständig. Dazu erklärte es, daß ein gewisser Abdul Razok ihm eine große Geldsumme schulde. Niemand wußte von dieser Schuld noch von diesem Mann. Bei den Nachforschungen, die sofort eingeleitet wurden, fand man ihn, und er gab zu, Abeit Suzulmus eine große Summe Geldes schuldig zu sein.

Dieses Kind, damals drei Jahre alt, erkannte auch seine erste Frau, die er verstoßen hatte, weil sie unfruchtbar war, und nannte sie bei ihrem Namen.

Achtzig ähnliche Fälle, von denen manche noch viel eindrucksvoller sind, wurden bis heute untersucht. Sie sind hochinteressant und aufregend, aber unserer Meinung nach beweisen sie im Augenblick noch nichts. Man kann die Erklärung für solche Phänomene im ererbten Gedächtnis unsrer Ahnen, im kollektiven Unbewußten beispielsweise, finden. Es wäre zu einfach, so ohne weiteres die Möglichkeit eines Weiterlebens nach dem Tode anzunehmen: für den Augenblick jedenfalls halten wir die Beweise für ungenügend.

Um den Tod zu verstehen, müßte man zuerst wissen, was das Leben ist. M. Oraison schreibt [1] :

"Was wir Leben nennen, ist möglicherweise nur das Auftreten einer bestimmten Art von Molekülkombinationen. Diese Kombination erreicht allerdings eine Strukturierung, deren Komplexität erstaunlich ist; dies noch viel mehr auf biochemischer Ebene als auf der leichter zu beobachtenden Ebene der Anatomie und der Physiologie. Und das augenfällige Charakteristikum dieser schwindelerregenden Molekülstruktur liegt gerade in ihrer Vergänglichkeit. Das Altern und der Tod sind spezifisch für die lebende Struktur. Der Tod ist biologisch gesehen die natürliche Vollendung des Lebens."

Man kann sich vorstellen, was passieren würde, wenn wir nicht stürben. Die Überbevölkerung würde die Grenzen des Unerträglichen erreichen, es gäbe sehr bald mehrere Einwohner pro Quadratmeter, die Menschen könnten sich nicht mehr ertragen.

Der Gedanke an eine mögliche Wiedergeburt läuft einem Rationalisten zuwider, er ist unvorstellbar. Je mehr man darüber nachdenkt, umso mehr wird man sich bewußt, daß der Tod als ein natürlicher und logischer Faktor erscheint, nämlich als der, der das Leben überhaupt ermöglicht. Wenn man das Leben in seiner Gesamtheit betrachtet, so gibt es zwei Faktoren,

---

[1] übersetzt nach: Oraison M.: La mort – et puis après? Le Signe/Fayard

die allem ausnahmslos gemeinsam sind: die Geburt und der Tod. Während die Geburt in der Zeit (insofern man die Existenz dieses Faktors akzeptiert) der Erkenntnis zugänglich ist, ist es der Tod nicht.

Wie wir oben gesehen haben, wissen auch wir nicht, was der Tod ist. Die Ärzte können ihn nicht genau beschreiben. Sie können ihn anhand von augenscheinlichen Zeichen feststellen, aber seine tiefere Ursache bleibt ihnen verborgen.

1966 kannte man zwei Kriterien für den Tod: Aussetzen der Atmung und Aussetzen der Kreislauftätigkeit. Aber diese Merkmale haben sich als ungenügend erwiesen. Der Tod eines Menschen ist nicht so einfach, er läuft innerhalb eines ziemlich langen Zeitraumes ab. Man kann über den Tod eines Menschen erst dann absolut sicher sein, wenn die ersten eindeutigen Zeichen des Zerfalls auftreten. Die ersten Organe, die diesen Vorgängen anheimfallen, sind die *Nebennieren.*

Das Aufkommen der Wiederbelebungstechniken hat diese Tatsachen und die Anschauungen über den Tod völlig verändert.

Heutzutage kann man Verwundete durch *künstliche Beatmung,* durch *Herzmassage* und durch *Infusionen* am Leben erhalten. Das bedeutet, daß das Aussetzen der Herztätigkeit und der Atmung nicht mehr als Kriterien des Todes betrachtet werden können. So kam man dazu, auf den Bewußtseinszustand und dessen Untersuchung zurückzugreifen oder, wenn man so will, auf die Untersuchung der elektrischen Gehirntätigkeit mit Hilfe der EEG-Registrierung. Wenn die dabei entstehenden EEG-Aufzeichnungen waagrechte Linien sind, so kann man mit Sicherheit sagen, daß der Betreffende tot ist, selbst wenn das vegetative Leben dank moderner Verfahren bestehen bleibt. Wenn das Gehirn tot ist, ist es auch der Mensch.

Man muß sich also damit abfinden und den Tod als eine völlig normale, natürliche und alltägliche Angelegenheit ansehen, als die logische Vollendung allen Lebens, als einen Sinn in sich selbst.

C. Das gewöhnliche Bewußtsein

Wir haben als Arbeitshypothese die gewöhnlichen Bewußtseinszustände in drei Untergruppen unterteilt:
1. Die *alltäglichen Zustände,* die den Bewußtseinszuständen entsprechen, durch die jeder Mensch automatisch und ständig hindurchgeht;
2. die *zeitlich beschränkten* oder *vorübergehenden* Zustände, die den Bewußtseinsveränderungen entsprechen, welche gewisse Gefühle oder Emotionen vorübergehend begleiten. Jeder Mensch erlebt diese Zustände von Zeit zu Zeit im Laufe seines Lebens;
3. die *gewöhnlichen, aber seltenen* oder *außerordentlichen* Zustände, die auch Bewußtseinszustände sind, aber nur von manchen Menschen unter ganz besonderen Umständen erlebt werden.

Diese Zustände werden, einer nach dem anderen, von der Sophrologie erforscht werden, zuerst nur mit dem Ziel, den Menschen besser zu kennen, also zu Forschungszwecken, dann aber auch im Hinblick auf therapeutische Anwendungen.

Es ist nicht daran zu denken, sie alle in der Therapie anzuwenden, aber einige sind dennoch geeignet, aktiv zur Heilung funktioneller Krankheiten beizutragen.

Der aufmerksame Wachzustand und die Konzentration

Ein Mensch, der nachdenkt, der einer Rundfunksendung oder einem Vortrag zuhört, der eine Schulstunde hält oder der auf irgendeine andere Weise aufmerksam ist, befindet sich im Zustand aufmerksamen Wachseins, das im EEG einer β (Beta)-Welle entspricht, mit einer Frequenz von 18 bis 32 Zyklen pro Sekunde. Das bedeutet, daß die elektrische Tätigkeit seines Hirns intensiver als im gewöhnlichen Wachzustand (α (Alpha)-Wellen von 8 bis 12 Zyklen pro Sekunde) ist. Konzentration ruft β (Beta)-Wellen hervor. Sie wird zu therapeutischen Zwecken, besonders um die Schmerzschwelle herabzusetzen, verwendet.

Bei der *schmerzlosen Geburt* beispielsweise hat die beschleunigte Atmung unter anderem zum Ziel, die *Kreißende* zu zwingen, sich auf die Atmung zu konzentrieren und sie zu beherrschen. Auf diese Weise denkt sie nicht mehr an den wunden und schmerzhaften Bereich ihres Körpers, was die Schwelle der Schmerzempfindung stark herabsetzt.

Der im Kampf verletzte Soldat spürt seine Verletzung nicht, solange er mit anderen Dingen beschäftigt ist. Wenn jemand leidet, ist es gut ihm beizubringen, wie er seine Aufmerksamkeit auf etwas anderes als auf sein Leiden lenken kann. Die Kranken, die sich auf ihren Schmerz konzentrieren, steigern dessen Intensität und können an nichts anderes mehr denken. Die Konzentration ist eine wesentliche Etappe in der Erhöhung des Bewußtseins. Um den Samadhi-Zustand (Kontemplation) zu erreichen, müssen Yogis unbedingt durch die Konzentration gehen, auf welche dann die Meditation folgt. Jeder von uns müßte lernen, sich besser zu konzentrieren, um sich nicht von den alltäglichen Problemen und von der häufig störenden Phantasie ablenken zu lassen. Die Konzentration ist eine Handlung, durch die wir unsere Energie oder unsere Aufmerksamkeit auf einen von uns bestimmten Gegenstand richten.

Anstatt unsere Gedanken sich zersplittern zu lassen, sollte man lernen, sie zu beherrschen. Die geistige Zerstreutheit ist das Los der meisten Menschen, und sie stellt einen beträchtlichen Energieverlust dar.

Unser Gehirn muß fähig sein, sich auf die zu verwirklichende Sache zu konzentrieren, ohne sich ablenken zu lassen. Es gibt zahlreiche Übungen zur Verbesserung der Konzentrationsfähigkeit; sie dürfen jedoch nicht allzu lange gemacht werden, da man sonst Gefahr läuft, daß sie zu einer zwangshaften Idee werden. Es ist gut, dieses Training im Wechsel mit Ruhepausen zu betreiben.

Beim Erlernen einer Entspannungsmethode (siehe Kapitel über Entspannung) ist die fundamentale Voraussetzung die Fähigkeit sich zu konzentrieren. Man muß fähig sein, seine Phantasie zu meistern und sich nicht in Träumerei abgleiten zu lassen. Die Konzentrationsfähigkeit steht in direktem Zusammenhang mit dem Gedächtnis. Je besser man in der Lage ist, die schmarotzende Phantasie auszuschalten, desto höher wird unser Erinnerungsvermögen. Das Gedächtnis, ein zugleich bewußtes und unbewußtes, bioelektrisches und chemisches Phänomen, sollte ganz erheblich ausgebaut werden. Der Leser wird gebeten, sich in der einschlägigen Literatur zu orientieren.

Es folgen einige summarisch beschriebene Konzentrationsübungen, die von jedem durchführbar sind. Man soll prinzipiell mit kurzen und einfachen Übungen beginnen. Wir werden schrittweise zu mehr oder weniger komplexen und immer schwierigeren Techniken übergehen.

- Beobachten Sie einen einfachen Gegenstand (Füllfederhalter, Schachtel usw.), schauen Sie ihn ungefähr eine Minute lang an, wobei sie ihn in alle Richtungen drehen: schließen Sie dann die Augen, versuchen Sie, ihn sich im Geist vorzustellen und ihn in jeder Einzelheit zu beschreiben - das etwa eine Minute lang. Wenn Sie eine Einzelheit vergessen haben, so öffnen Sie die Augen und schauen sich an, was Ihnen entfallen ist. Wenn Sie sich an diese einfache Übung gewöhnt haben, gehen Sie zu einem komplizierteren Gegenstand über (Uhr, Ziergegenstand usw.) und verlängern Sie die Übung auf 2 Minuten. Während dieser zwei Minuten darf kein anderes Bild als der Gegenstand, auf den Sie sich konzentrieren, auftauchen.

Sollten andere Bilder Ihre Übung stören, so beginnen Sie von neuem, bis Sie sich ausschließlich auf den gewählten Gegenstand konzentrieren können.

- Sind Sie dank dieser ersten Übung erst einmal etwas eingeübt, dann nehmen Sie ein Schachbrett, auf dem Sie oder noch besser jemand anderes einige Figuren willkürlich verteilt haben. Gehen Sie schrittweise vor, indem Sie die Anzahl der Figuren jedesmal erhöhen.

Betrachten Sie dieses Schachbrett aufmerksam eine Minute lang, dann verdecken Sie es und zeichnen Sie das Schachbrettmuster auf ein Blatt Papier, und zwar mit der jeweiligen Stellung, Art und Farbe der Figuren auf. Kontrollieren Sie das Resultat.

- Legen Sie sich auf Ihr Bett und schließen Sie die Augen. Beschreiben Sie Ihr Zimmer in jeder Einzelheit; ist Ihnen etwas entfallen, so öffnen Sie die Augen und schauen Sie nach.

Ziehen Sie in Gedanken die Schubladen auf und beschreiben Sie deren Inhalt. Sie können diese Übung ungefähr 10 Minuten lang durchführen. Diese Übung kann Ihnen abends helfen einzuschlafen.

- Gehen wir jetzt zu den *Assoziationstests* über. Versuchen Sie zuerst, einen größeren Gegenstand etwa 3 Minuten lang ausführlich zu beschreiben. Sie müssen 75 bis 100 Wörter finden, die mit dem gewählten Gegenstand in direktem Zusammenhang stehen. Zum Beispiel: Lokomotive: Rad, Pfeife, Motor, Rauch, Kolben, Achse, Mechaniker etc.

- Die nächste Übung ist gleichzeitig ein Gesellschaftsspiel. Es geht darum, eine Kette von Assoziationen zu bilden. Die Übung ist beendet, wenn das Ursprungswort wieder aufkommt. Der Kreis kann nach Belieben vergrößert werden, und man kann eine zeitliche Begrenzung festlegen, z.B. 5 Minuten oder auch mehr.

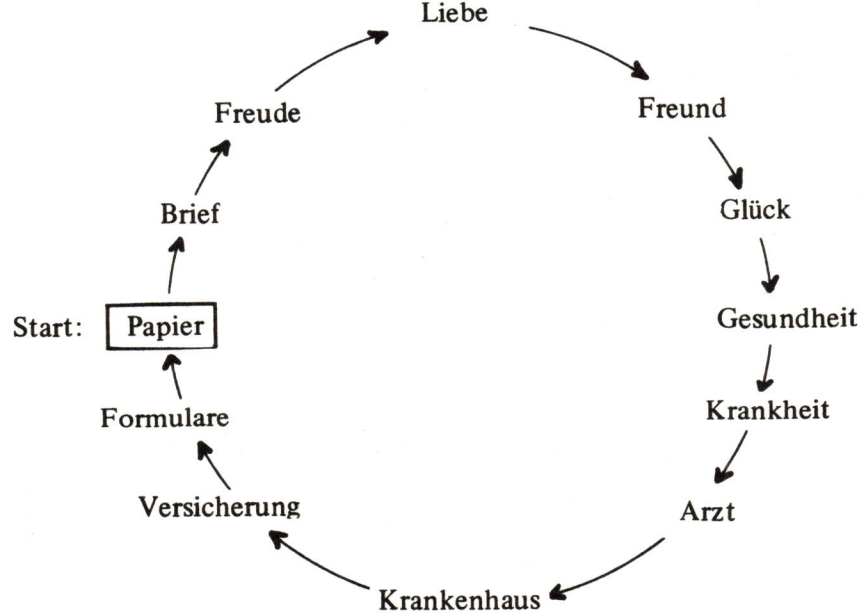

- Die letzte Übung ist ein bißchen komplizierter. Sie besteht darin, die vier Assoziationswege zu benützen und auf jedem von ihnen möglichst viele Wörter zu suchen. Man macht es zweckmäßigerweise schriftlich.

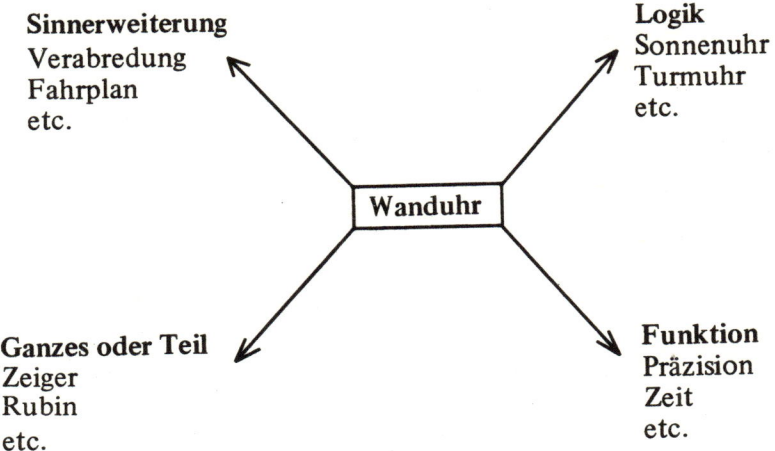

Die vier Assoziationen sind: Sinnerweiterung, Logik, Analyse (Teil oder Ganzes), Funktion. Sie können natürlich den Gegenstand aussuchen, der Ihnen zusagt, die Hauptsache ist, daß Sie die größtmögliche Anzahl von Wörtern in jeder Serie finden.

- Wir schlagen Ihnen nun einige unterhaltsame Übungen vor, die aus den Intelligenztests stammen; versuchen Sie, möglichst schnell die Lösungen zu finden (Antwort siehe S. 46):

1. Ergänzen Sie die fehlende Zahl:

   2   5   8   11   —

2. Unterstreichen Sie das nicht passende Wort:

   Haus Iglu Bungalow Büro Hütte

3. Ergänzen Sie die fehlende Zahl:

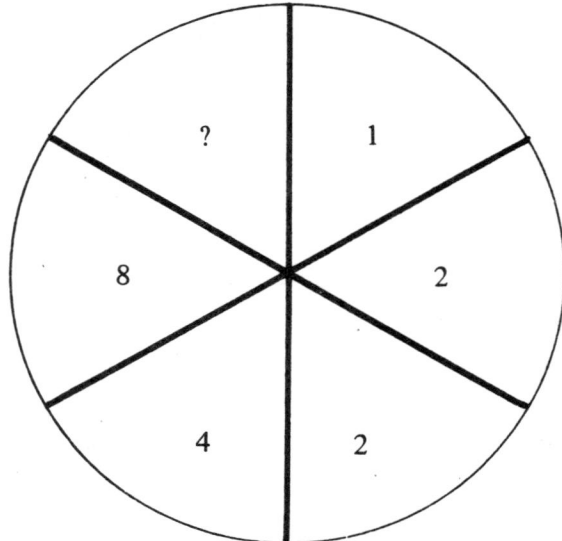

4. Welches der 6 numerierten Zeichen gehört in das leere Quadrat? (Tragen Sie nur die Nummer des Zeichens ein.)

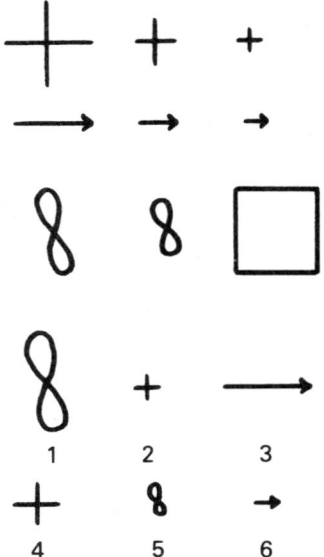

5. Tragen Sie die fehlende Zahl und den fehlenden Buchstaben in die leeren Felder ein:

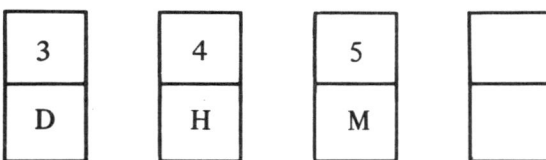

6. Ein anderes recht bekanntes Spiel kann als Konzentrationsübung abgewandelt und verwendet werden. Es geht wie folgt: Suchen Sie sich willkürlich 7 Buchstaben des Alphabets aus. Versuchen Sie, innerhalb von anderthalb Minuten mit diesen Buchstaben möglichst viele Wörter zusammenzustellen.
Beispiel: S L I F E T R
              Liter, Seil, Fest, Tier, Ei, First, Liste, Reis usw.
7. Lassen Sie auf einem Schachbrett einige Figuren aufstellen, und zwar zuerst nur solche mit der gleichen Farbe. Schauen Sie das Spiel 30 Sekunden lang an und nennen Sie dann die Stellung und die Art der einzelnen Figuren. Steigern Sie allmählich die Anzahl der Figuren, und vermischen Sie dann Schwarz und Weiß. Diese Übung fördert schrittweise das Gedächtnis und das Konzentrationsvermögen.

Alle diese an sich leichten Übungen werden Sie nach einiger Übungszeit in die Lage versetzen, Ihr Gehirn weitgehend von störenden Gedanken zu befreien und Ihre Konzentrationsfähigkeit zu steigern. Gleichzeitig bereiten diese Übungen Sie auf die Entspannungsübungen vor, in denen der Gegenstand Ihrer Konzentration entweder Ihr eigener Körper oder sonst ein Gegenstand sein wird. Die Konzentration bildet einen Zugang zu den Zuständen höheren Bewußtseins, und sie ist ein Teil des aufmerksamen Wachzustandes.

Antwort zu den Fragen auf Seite 44 und 45

1. 14 (es handelt sich um eine Reihe, in der jede Zahl um 3 größer ist als die vorangehende, also 2+3=5 5+3=8 usw.)
2. Büro (das einzige Wort, das keine Form von Wohnhaus bezeichnet)
3. 32 (im Uhrzeigersinn multiplizieren Sie die vorgefundene Zahl mit der vorangehenden, also 1x2=2 2x2=4 2x4=8 usw.)
4. 5 (in den zwei Vorlagen ist die Reihenfolge durch abnehmende Größe gekennzeichnet)
5. 6   S   (Buchstaben: Zum vorangehenden Buchstaben die Zahl, die im Feld darüber steht, dazuzählen).

Kapitel III

Das gewöhnliche Bewußtsein
Der Schlaf (Allgemeines)

Das gewöhnliche Bewußtsein: Der Schlaf (Allgemeines)

Für viele ist der Schlaf nichts als ein Zufluchtsort.

R.A.

Der Schlaf

Dieses Thema erscheint uns sehr wichtig zu sein, und wir werden uns deshalb etwas länger dabei aufhalten. Wir sind ja alle direkt von der Bewußtseinsveränderung, welche das Schlafen darstellt, betroffen. Wenn man bedenkt, daß der Mensch ungefähr 23 Jahre seines Lebens schläft, so scheint es interessant, den neurologischen Vorgang dieses Phänomens, das alle beseelten und sogar unbeseelten Wesen betrifft, zu untersuchen.

Tatsächlich spricht man auch im Pflanzenreich von Schlaf. Es gibt zahlreiche Beobachtungen hinsichtlich der Stellung, die die Blätter während der Nacht einnehmen, im Gegensatz zu ihrer Stellung am Tage. Manche Pflanzen richten ihre Blätter am Abend auf oder sie lassen sie sinken. Diese Schlaf-Wach-Bewegungen sind besonders bei gewissen Hülsenfrüchten offensichtlich (Klee, Akazie, Bohnen). Die Mimose ist fast die interessanteste bezüglich ihrer *nyktotropen* Bewegungen. Unterdrückt man künstlich die Belichtungs- und die Dunkelheitsperioden des Tages und der Nacht, so geht der Rhytmus einige Zeit lang weiter, wie wenn die Pflanze ein organisches Gedächtnis besäße. Es scheint, daß diese Phänomene nur wenig Gemeinsames mit dem Schlaf der Tiere besitzen, welcher vom Gehirn aus kontrolliert wird, wie wir später sehen werden.

Man weiß, daß es Tiere gibt, die nicht schlafen. Und dennoch haben alle in ihren Beschäftigungen einen Tag-Nacht-Rhythmus. Sogar das Plankton steigt nachts an die Meeresoberfläche und sinkt bei Tageslicht in die Tiefe. In diesem Fall spricht man von Phototropismus. Man kann indessen von wirklichem Schlaf nur bei den Vögeln und den höheren Säugern sprechen. Ihr Schlaf unterscheidet sich von dem unsrigen. Pferde schlafen im Stehen, Stelzenvögel auf einem Bein, Fledermäuse mit dem Kopf nach unten, die Enten im Schwimmen und manche Vögel in vollem Fluge.

Der Direktor des Züricher Zoologischen Gartens, Professor Hediger, unterscheidet zwischen kurzschlafenden (2 Stunden von 24, Elefanten), mittellang schlafenden (8 Stunden von 24, Menschen) und langschlafenden Wesen (12 oder mehr Stunden von 24, Vögel und Affen).

Es gibt andere Tiere, die sehr kurz und leicht schlafen, wie die Wiederkäuer. Schließlich dauert bei einigen Tieren der Schlaf nur einige Minuten(Giraffen, Delphine) (Abb. III.1).

Über den Schlaf wurden schon zahlreiche Studien gemacht, besonders in Frankreich und in den Vereinigten Staaten. Seit sehr langer Zeit bereits möchte der Mensch verstehen, warum und wie er schläft. Dank der ungemein schnell fortgeschrittenen Entwicklung der Elektronik wurden nun Methoden entwickelt, um Beobachtungen an schlafenden Menschen vorzunehmen. Die Elektroenzephalographen und die *Elektromyographen*, welche sehr empfindlich auf - auch noch so geringe - Veränderungen in der Tätigkeit unserer Hirnzellen und Muskelzellen reagieren, haben die Entdeckung des Schlafrhythmus ermöglicht.

Es gibt nicht nur den Schlaf-Wach-Rhythmus, sondern auch innerhalb des Schlafrhythmus selbst noch einen besonderen, für das Verständnis dieses Phänomens interessanten und aufschlußreichen Rhythmus.

Abbildung III.1

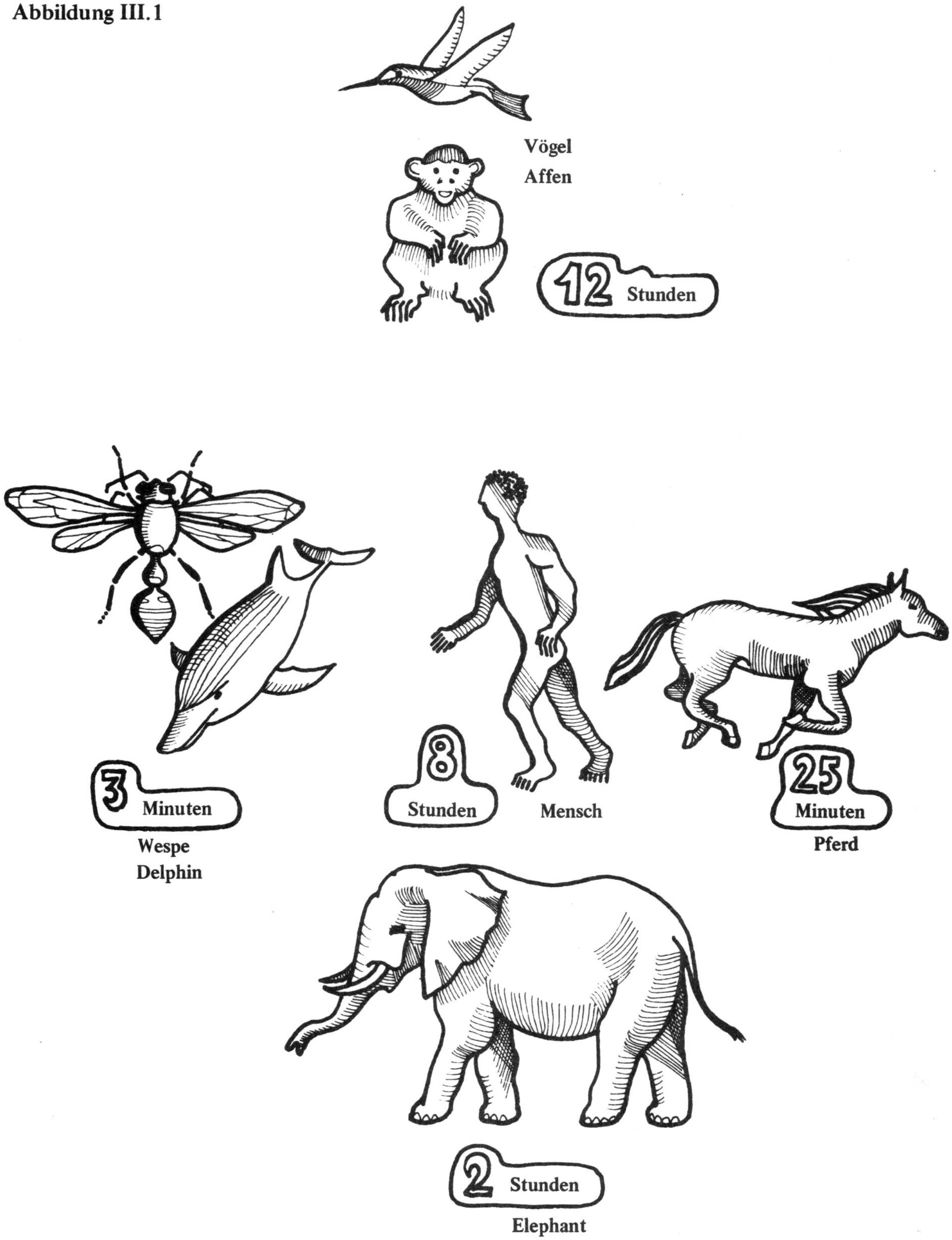

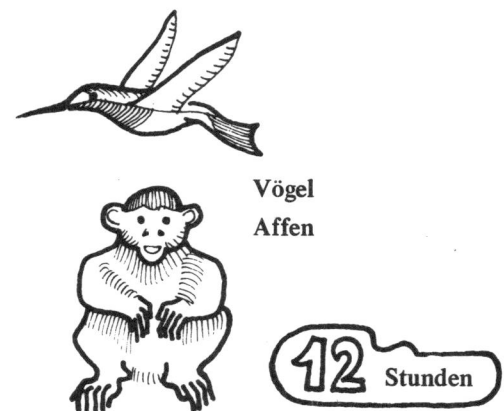

Vögel
Affen

12 Stunden

3 Minuten
Wespe
Delphin

8 Stunden
Mensch

25 Minuten
Pferd

2 Stunden
Elephant

Schon im Jahr 1939 veröffentlichte Professor Kleitman von der Universität Chicago ein Werk mit dem Titel "Schlaf und Wachzustand", das er 1963 überarbeiten wollte, jedoch die fundamentalen Änderungen, die sich in diesen 25 Jahren in den Theorien über den Schlaf vollzogen hatten, zwangen ihn, sein Buch völlig neu zu schreiben.

Zahlreiche Hypothesen wurden über den Schlaf aufgestellt. Hartley war der Ansicht, daß der Schlaf auf den Druck des Blutes auf das Hirn zurückzuführen sei. Andere sprachen von chemischen Phänomenen und behaupteten, der Schlaf werde durch einen toxischen Zustand hervorgerufen, der wiederum aus mangelnder Sauerstoffzufuhr entstehe, oder auch durch Anhäufung von Säuren in den Körperflüssigkeiten.

Es wurden auch biologische Theorien, die den Schlaf in die Kategorie der Instinkte einreihen, vorgebracht.

Und schließlich versuchte man noch mit neurologischen Theorien das Phänomen zu erklären, indem man annahm, daß die Hirnrindenzellen fähig sind, die nervlichen Übermittlungsvorgänge zu unterbrechen, um sich so zu regenerieren.

Es scheint, daß das Gehirn während des Schlafs in der Lage ist, sich ebenso zu verhalten wie im Wachzustand, nur die positiven Reaktionen auf das motorische System finden nicht statt. Die Reaktionsmöglichkeit scheint selektiv zu sein. Das Klingeln des Telephons wird zum Beispiel eine Mutter nicht aus dem Schlaf holen, während der geringste Schrei ihres Kindes sie unverzüglich wecken wird.

Die ersten entscheidenden Schritte in der Erforschung des Schlafes wurden in der Abteilung Professor Kleitmans in Chicago gemacht. Die Grundlagen der heutigen Theorien über den Schlaf wurden durch das Studium des Ruhe- und des Wachzustands bei Neugeborenen entwickelt.

"Wie das so häufig geschieht, wurde der erste objektive Anhaltspunkt für das Träumen rein zufällig entdeckt. Während einer Untersuchung über die klinischen Variationen des Schlafes beim Neugeborenen beobachtete ein Assistent namens Eugene Aserinsky, daß sich die Augen der Kinder unter den geschlossenen Augenlidern noch einige Zeit nachdem die größeren Körperbewegungen mit dem Eintritt des Schlafes aufgehört hatten weiterbewegten.

"Die Augenbewegungen setzten von Zeit zu Zeit immer wieder ein und hörten wieder auf, und sie waren als erste zu beobachten, wenn die Kinder erwachten. Aserinsky dachte, daß diese Augenbewegungen mehr über die aktiven und die ruhigen Phasen des Schlafes aussagten als es die weniger subtilen Körperbewegungen tun konnten." [1]
(Der Verfasser hatte die Ehre, Eugene Aserinsky, derzeit Professor an der "Jefferson Medical School in Philadelphia", persönlich kennenzulernen.)

Aufgrund besagter Beobachtung begann man den Schlaf beim Erwachsenen zu untersuchen. Es wurden richtiggehende Schlaflaboratorien geschaffen, in denen freiwillige Schläfer (meist Studenten, die dafür 3 Dollar pro Nacht erhielten) mit einer Vielzahl von Elektroden versehen an verschiedene *Computer* angeschlossen und so während ihres Schlafs beobachtet wurden.

Professor Kleitman und Dr. Aserinsky beschlossen, das Elektroenzephalogramm (EEG) - das die elektrischen Hirnströme bis auf das 1-Millionenfache zu verstärken vermag - zusammen mit Elektroden, die die Augenbewegungen aufzeichnen können, zu verwenden. Diese Bewegungen können nämlich entweder durch den Elektromyographen (EMG) oder durch Elektroden kontrolliert werden, welche man oberhalb und unterhalb der Augen befestigt und die eine Messung der unterschiedlichen elektrischen Spannung bei den Augenbewegungen erlauben. Ebenfalls werden Herz- und Atemrhythmus der Schlafenden gemessen.

Zu den beiden bereits genannten Forschern gesellte sich ein junger Assistent Professor Kleitmans, Doktor Dement, der kilometerlange Aufzeichnungen analysierte. Der Elektroenzephalograph braucht nämlich ungefähr anderthalb Meter Papier in der Minute. Eine Nacht von

---

[1] übersetzt nach Mackenzie N.: Les rêves. Tallandier

8 Stunden Schlaf bedeutet also 720 Meter Papier. Das regelmäßige Auftreten - ungefähr alle 90 Minuten - von schnellen Augenbewegungen fiel den Forschern auf. Diese Bewegungen wurden in den Vereinigten Staaten REM (Rapid Eye Movements) und in Frankreich MRY (Mouvements Rapides des Yeux) genannt.

Diese REM wurden von einer eindeutigen Veränderung der elektischen Hirntätigkeit, bei einer erheblichen Beschleunigung der Wellen, begleitet. Als die Forscher weiter ihre Untersuchungen in diese Richtung verfolgten, kamen sie auf den Gedanken, die Schlafenden während der REM-Phasen zu wecken. Von 190 Fällen traten beim Erwachen in 152 Fällen Träume mit den damit verbundenen Beschleunigungen der Herz- und Atemrhythmen auf. Im Anschluß an diese überraschenden Resultate wurden in zahlreichen Laboratorien ähnliche Forschungen unternommen. Man stellte dann fest, daß es einen sehr exakten Schlafrhythmus gibt und daß alle Menschen ausnahmslos träumen und ihre "Dosis an Träumen" benötigen.

Um diesen Rhythmus gut zu verstehen, wollen wir kurz die elementaren Grundlagen der Elektroenzephalogramme zusammenfassen: Ein wacher Mensch (Wachzustand), der an nichts denkt, zeigt Alpha (α)-Wellen von ungefähr 10 Schwingungen pro Sekunde (diese Wellen sind sehr unstabil und immer von kurzer Dauer, außer im Entspannungszustand); wenn der gleiche Mensch nachdenkt (Zustand aufmerksamen Wachseins), so zeigt er Beta (β)-Wellen von ungefähr 25 Schwingungen pro Sekunde.

Im Tiefschlaf zeigt die Aufzeichnung eine starke Verlangsamung bis zu 3 Wellen pro Sekunde. Es ist die Delta (λ)-4-Welle. Es gibt noch allerlei Zwischenstadien (Gammawellen, Delta-1, -2, -3-Wellen, Theta (∂)-Wellen).

Wie läuft bei einem normalen schlafenden Erwachsenen eine Nacht ab? (Abb. III.2) Viele Leute lesen oder schauen das Fernsehprogramm an, bevor sie schlafen gehen. Sie sind dann im aufmerksamen Wachzustand (Beta). Dann gehen sie in eine kurze Entspannung über (Alpha), dann ins Dösen. Daraufhin kommt eine Phase der Träumerei, auf die ein leichter Schlaf folgt (Alpha + Delta) und dann rasch ein immer tieferer Schlaf, den man nacheinander Delta 1, Delta 2, Delta 3, Delta 4 nennt (der letztere entspricht einem sehr tiefen Schlaf, der dem Koma nahekommt). Dieses Stadium wird nur am Anfang der Nacht, in den ersten 90 Minuten des Schlafs erreicht.

Dann scheint der Schlafende zu erwachen (Beta-Wellen), er steigt wieder sehr nahe an den Wachzustand herauf, und sein Gehirn beginnt wieder mit einer sehr großen elektrischen Aktivität. Es ist eine der paradoxen Phasen des Schlafes, die im Zusammenhang mit den REM und den Träumen stehen. Diese erste Phase, oder der erste Traum, dauert im Durchschnitt 9 Minuten, und nachher kehrt der Schlafende in die langsamen Wellen (Delta-3-Schlaf) zurück, aber weniger tief als zu Beginn des Schlafes. 90 Minuten später tritt die zweite paradoxe Traumphase auf, die diesmal aber ungefähr 19 Minuten dauert.

Dann folgt ein neuer Abstieg in den Schlaf (Delta 2), wieder 90 Minuten lang, und wiederum 21 Minuten lang Auftreten von REM-Phasen, und so weiter. Jedesmal wird die Traumphase länger, so daß gegen Ende der Nacht, nach sieben Stunden Schlaf, der letzte Traum ungefähr 30 Minuten dauert.

Im allgemeinen erinnern wir uns leichter an Träume, aus denen wir erwacht sind. Das geschieht z.B. bei Alpträumen und beim letzten Traum einer Nacht, der sehr häufig durch das Klingeln des Weckers unterbrochen wird. Die anderen Träume sind völlig verblaßt, bleiben nicht in unserem bewußten Gedächtnis haften und werden ins Unbewußte zurückgedrängt.

Jetzt, da wir den Rhythmus des Schlafes kennengelernt haben, wollen wir versuchen, zu verstehen, was er zu bedeuten hat.

Professor Kleitman selbst wollte den Versuch wagen und forderte seine Studenten auf, ihn durch alle Mittel am Schlaf zu hindern, und zwar bis an die Grenze seiner körperlichen und seelischen Widerstandskraft.

Eine Versuchsperson, der der Schlaf eine Woche lang entzogen wird, bekommt Halluzinationen: ihr geistiger Zustand wird immer schlechter, was bis zu Lebensmüdigkeit führen kann. Die

Sinne werden überempfindlich. Das geringste Geräusch wird zum tosenden Lärm, verschiedene Bilder treten auf, wie nach Einnahme von halluzinogenen Drogen aber mit dem Unterschied, daß diese Bilder eindeutig unangenehm sind. Beim Menschen kann dieses Experiment jenseits dieser Grenze nicht ohne Gefahr weiterverfolgt werden. Katzen hingegen, die man durch elektrische Stimulation am Schlafen hindert, sterben alle systematisch nach spätestens 20 Tagen.

Man kann also daraus schließen, daß der Schlaf lebensnotwendig ist. Aber welche seiner Phasen ist nun die wichtigste? Der tiefe Schlaf oder das Träumen (paradoxe Phase)? Um das zu beantworten, werden wir uns auf die bereits durchgeführten Versuche beziehen.

Erstes Experiment: Der Schlafende wird jedesmal, wenn eine paradoxe Phase im EEG auftritt, durch einen elektrischen Reiz geweckt. Die übrige Zeit läßt man ihn schlafen. Er kann also schlafen, sogar tief, aber man entzieht ihm seine Träume; das Ergebnis gleicht dem totalen Schlafentzug, und der Versuch kann nicht länger als 14 Tage lang durchgeführt werden. Sehr schnell treten Halluzinationen und eine kaum beherrschbare Überreiztheit auf. Jenseits von 14 Tagen wären die Risiken für die körperliche und psychische Gesundheit des Probanden zu schwerwiegend.

Der seiner Träume beraubte Mensch neigt dazu, seinen Schlafzyklus durcheinander zu bringen und er produziert jedesmal, wenn man ihn wieder einschlafen läßt, spontan eine paradoxe Phase. Man hat auch festgestellt, daß in der ersten Nacht nach ein oder zwei schlaflosen Nächten gehäuft paradoxe Phasen auftreten, so als ob die Versuchsperson ihren Mangel an Träumen nachholen wollte.

Zweites Experiment: Wenn man gegenteilig vorgeht, also die Versuchsperson nur während der paradoxen Phasen schlafen läßt und sie während der übrigen Zeit wachhält, so reduziert sich ihr Schlaf auf weniger als zwei Stunden. Das Experiment kann über mehrere Monate weitergeführt werden, ohne daß irgendeine körperliche oder psychische Störung auftaucht.

Zusammenfassend können wir sagen, daß das wichtigste Phänomen im Schlaf der Traum ist; ein Mensch kann nicht leben ohne zu träumen.

Neben diesen Phänomenen hat man auch feststellen können, daß während des Träumens (paradoxe Phase, REM) das Herz schneller schlägt, daß die Atmung beschleunigt ist, daß der elektrische Hautwiderstand sich verändert und daß die Muskulatur entspannter ist. Diese Beobachtung ist interessant, denn sie findet als allererste statt, kurz vor dem Auftreten der REM. Auch geht fast immer eine Erektion mit den REM-Phasen einher.

Es ist auch erwähnenswert, daß während der REM-Phasen die elektrische Stromstärke, die benötigt wird, um die Versuchsperson zu wecken, viel höher ist als während des Deltaschlafs. Das ist gleichbedeutend mit der Behauptung, daß in Wirklichkeit der Schlaf während der Träume viel tiefer ist als in den anderen Phasen, trotz der stärkeren Aktivität des Gehirns.

Die Abb. III.2 wäre also falsch. Um die tatsächlichen Verhältnisse wiederzugeben, müßte man die Ebenen des Träumens unter die anderen Phasen zeichnen.

Der Schlaf ist ein komplexer physiologischer Vorgang, der zu seiner Verwirklichung der Steuerung von spezialisierten Hirnzentren bedarf.

Wir versuchen nun zwei Fragen zu beantworten:
1. Welche sind diese Nervenzentren?
2. Wie kann man den Schlaf beeinflussen?

Alle Psychiater haben die Wichtigkeit des Schlafes für das seelische Gleichgewicht erkannt, aber es ist sehr wahrscheinlich, daß, nur vom psychologischen Standpunkt aus gesehen, die Träume wichtiger für die Erhaltung des Gleichgewichts sind als der Schlaf selber.

Auf jeden Fall geht das eine nicht ohne das andere; der Tag-Nacht-Rhythmus, sowie der Eigenrhythmus des Schlafs, passen sich in die großen Rhythmen der Natur, die unser ganzes Universum bestimmen, ein. Man muß nur an die Drehung der Erde um ihre eigene Achse und um die Sonne zu denken, an die des Mondes um die Erde, sowie an die Bewegungen unseres

Abbildung III.2

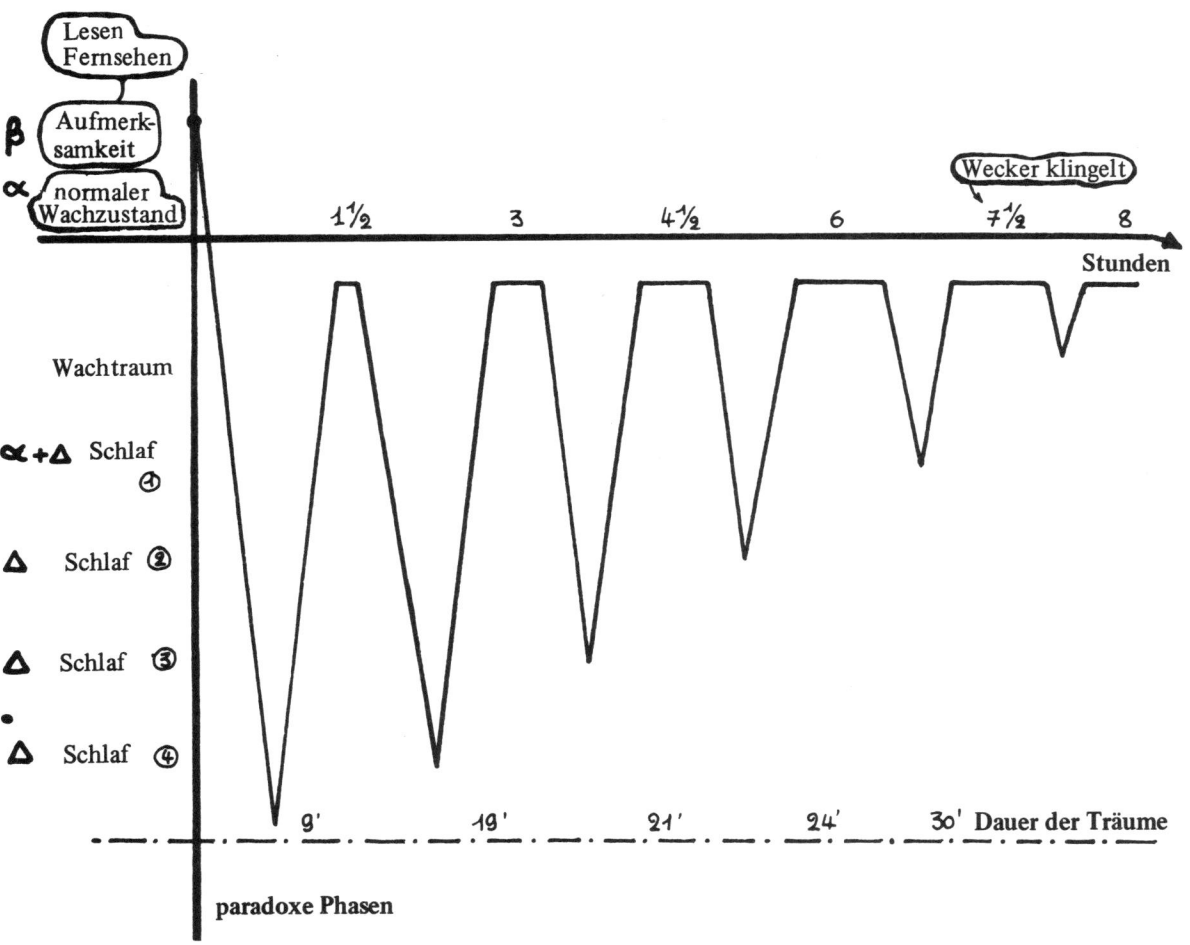

SCHLAFZYKLUS

Sonnensystems als Ganzes, welche alle in sehr exaktem, rhythmischem Ablauf stattfinden. Uns näherstehend finden wir den Rhythmus der Jahreszeiten, der Gezeiten, der Wanderungen der Tiere, des Tages und der Nacht, des Herzens, der Atmung, des Menstruationszyklus, und nicht zu vergessen die physiologisch-chemischen Rhythmen, die unseren ganzen Organismus bis zur kleinsten Zelle unseres Körpers bestimmen.

Selbst das Atom entgeht diesen Rhythmen nicht; die *Elektroden* kreisen nämlich um die *Protonen* mit einer bestimmten Geschwindigkeit, wie ein Planet um die Sonne.

Die vegetativen Umstellungen, die man während des Schlafes beobachten kann, lassen die Einstellung des Körpers auf Ruhe erkennen. Der Puls verlangsamt sich, der arterielle Blutdruck sinkt, die peripheren Gefäße weiten sich (daher Schwitzen), die Drüsenausscheidungen nehmen ab, der Metabolismus sinkt.

In seiner Monographie "Die physiologische Uhr", die 1963 erschien, beschreibt Bunning 40 verschiedene 24-Stunden-Rhythmen, unter denen wir folgende anführen möchten: die Ausscheidung des Harns, des Wassers, des Harnstoffs, des Kaliums, des Natriums, mit einem Tagesmaximum und einem nächtlichen Minimum, die Ausscheidung der Nebennierenhormone, die nachts abnimmt und tagsüber zunimmt, die Veränderungen des Herzrhythmus, der Atmung, des arteriellen Blutdrucks, der Anzahl der roten Blutkörperchen, die während der Nacht abnimmt usw.

Wie wir schon erwähnt haben, wurden viele Theorien vorgeschlagen, um den Schlaf und seine Mechanismen zu erklären.

Die Existenz von Ponogenen, von Abfallstoffen, die im Blut zirkulieren, kann durch Experimente mit Hunden belegt werden, und zwar durch Hirndurchblutungskreuzung: wenn man nämlich den Gehirnkreislauf eines ausgeruhten Hundes mit dem eines müden Hundes verbindet, so schläft der erste Hund ein.

Diese Versuche enthalten sehr viele Auslegungsschwierigkeiten, und im Augenblick haben wir noch nicht genügend Beweise, um die Ergebnisse dieses Versuchs als exakt und schlüssig bezeichnen zu können.

Die Erfahrungen aus der Neurophysiologie haben uns gezeigt, daß es im Gehirn zwei Zentren gibt, die eng miteinander verbunden sind: das Schlafzentrum und das Wachzentrum. Es ist praktisch unmöglich, diese beiden Zentren getrennt zu untersuchen, den es gibt zwischen ihnen eine ständige Wechselwirkung, die dem Tag-und-Nachtrhythmus zugrunde liegt.

Abbildung III.3

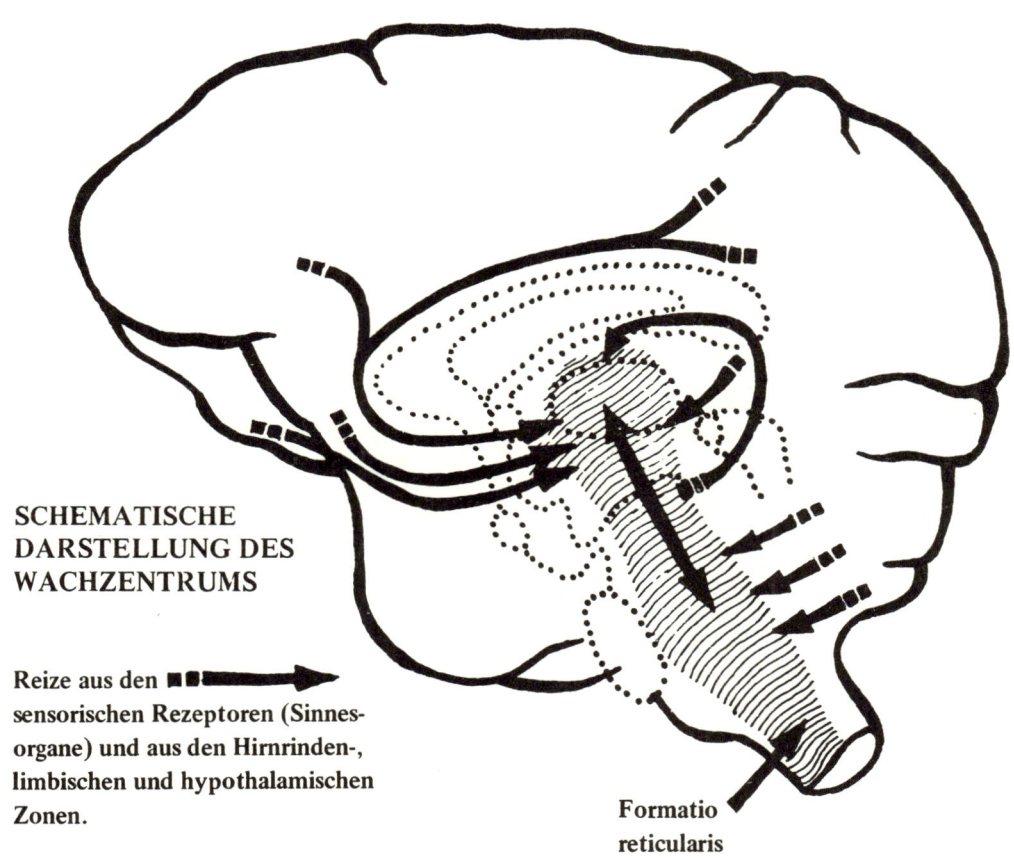

SCHEMATISCHE DARSTELLUNG DES WACHZENTRUMS

Reize aus den ▪▪▬▶ sensorischen Rezeptoren (Sinnesorgane) und aus den Hirnrinden-, limbischen und hypothalamischen Zonen.

Formatio reticularis

Abbildung III.4

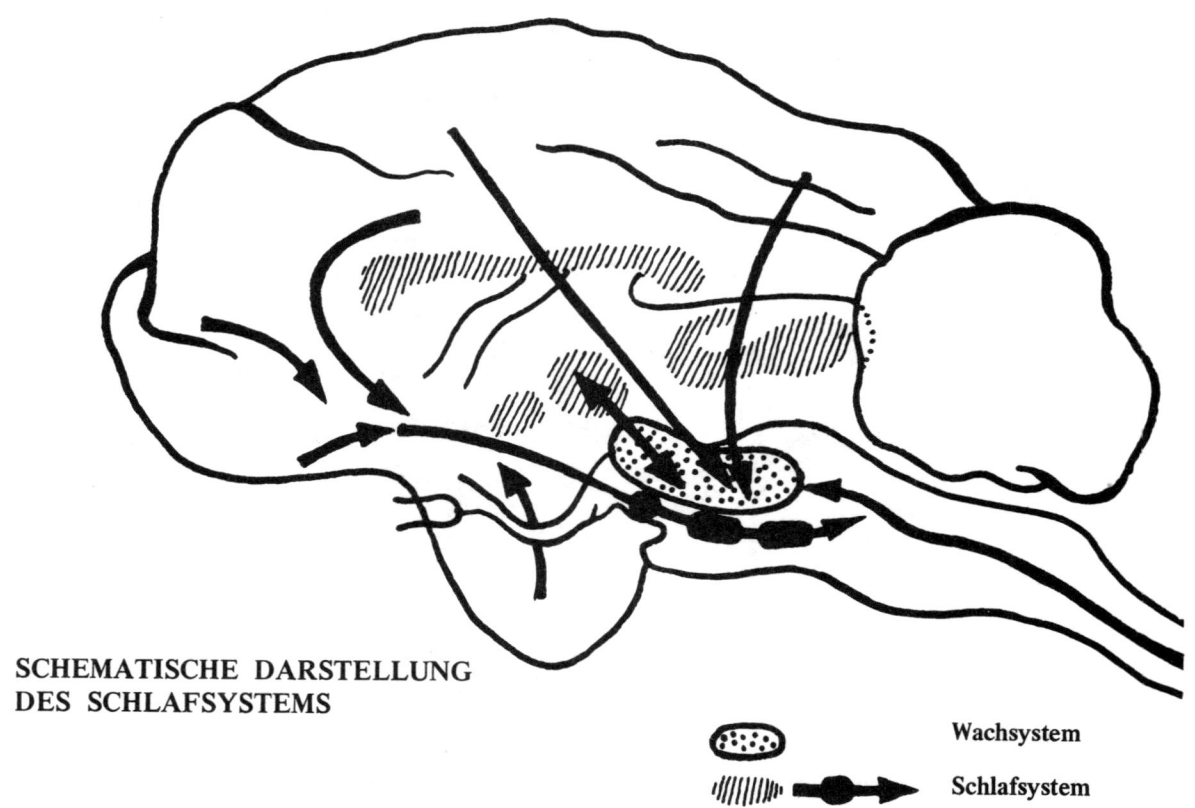

SCHEMATISCHE DARSTELLUNG
DES SCHLAFSYSTEMS

Wachsystem

Schlafsystem

Nach HERNANDEZ PEON 1964

Wo befinden sich diese Zentren?

Um dieses komplizierte Thema erläutern zu können, sehen wir uns leider gezwungen, auf den folgenden Seiten mehr wissenschaftliche Ausdrücke zu gebrauchen.

Die neurophysiologischen Experimente haben das Bestehen eines Zentrums im *Zwischenhirn* nachgewiesen. Eine elektrische oder chemische Reizung dieses Zentrums führt beliebig zum Schlaf der Versuchsperson. Man nimmt heute an, daß dieses Zentrum sich auf dem Boden des dritten *Ventrikels* befindet, daß es um das *Infundibulum* zentriert ist, nach vorne bis zur Gegend des *Chiasma opticum* reicht und nach hinten bis zu den *Corpora mamillaria*; seitlich überragt es das Tuber cinereum und die hypothalamische Gegend nicht (Abb. III.3). Das Schlafzentrum steht in enger Verbindung zur Hirnrinde und mit der Substantia reticularis, dem Sitz des Wachzentrums. Dieser letztgenannte Punkt ist besonders wichtig.

Der Wachzustand wird durch ein großflächiges Zentrum geregelt, welches durch das sogenannte aufsteigende retikuläre System *(SRAA)* gebildet wird und sich in der *Mittelhirn-* und in der *Bulbärgegend* ausbreitet. Reizt man es, so löst es einen normalen Wachzustand aus (Abb. III.4).

Nach den neuesten Theorien unterteilt sich das retikuläre System in ein aktivierendes und in ein hemmendes System *(SRIA)*, was die Schaltkreise noch komplizierter gestaltet.

Diese zwei Zentren, das Schlaf- und das Wachzentrum, sind unaufhörlich tätig, und es ist nur das Vorherrschen des einen oder des anderen, welches den Schlaf oder den Wachzustand hervorruft. Es ist wichtig festzuhalten, daß diese Zentren eine ununterbrochene Aktivität zeigen und daß nur das Vorherrschen des einen über das andere unseren Zustand bestimmt. Dies steht im Gegensatz zu verschiedenen oben angeführten Theorien. Das Bestehen dieser Zentren wurde vornehmlich durch Versuche an Katzen nachgewiesen. Wenn man sie reizt, sei es durch einen elektrischen Schock oder durch eine Azetylcholin-Injektion, so erfolgt augenblicklich eine Veränderung der elektroenzephalographischen Wellen. Reizt man das Wachzentrum, so erfolgt die sogenannte "arousal reaction" (Überwachheitsreaktion), die mit dem Ende der Stimulation sofort wieder aufhört. [1]

Betrachten wir Abbildung III.5

Das EEG zeigt zuerst eine Alphawelle, eine Ruhewelle, dann nach Reizung eine Hyperbetawelle (eigentlich handelt es sich um eine Gammawelle). Beim Aussetzen letzterer tritt unverzüglich die anfängliche Alphawelle wieder auf. Wird das gleiche Experiment am Schlafzentrum durchgeführt, mit anfänglichem Ruhezustand (Alphawellen), so schläft die Katze sofort ein. Es tritt eine sehr langsame Deltawelle auf, ein Zeichen des Schlafes; nach Absetzen der Reizung schläft das Tier ungefähr 20 Minuten weiter, bevor es wieder erwacht. Wenn wir das Schlafzentrum reizen, bleibt die Wirkung noch einige Zeit nach den Reizungen bestehen, ein Phänomen, das beim Wachzentrum nicht auftritt, denn dort beobachtet man eine unverzügliche Rückkehr zur ursprünglichen Welle.

Die Schlaf- und Wachzentren treten nur in normale Funktion, wenn sie ständig mit der Hirnrinde und unter sich verbunden sind. Trennen wir die *afferenten Bahnen* zu diesen Zentren ab, so fällt das Tier sofort in einen Zustand totaler Erschöpfung (*Prostration*).

Diese Zentren funktionieren auf harmonische Weise, die Hoffmann-La-Roche [2] "optimale Synergie" nennt. Die Schlafphase entspricht der trophotropen Phase oder Phase der introvertierten Energie (nach innen gerichtete Energie; Wiederaufbau der Energie), während die Wachphase der ergotropen Phase oder Phase der extravertierten Energie (nach außen gerichtete

[1] Hernãndez Peon R.: Central neuro-humoral transmission in sleep and wakefulness. Symposium sur la physiologie, la pharmacologie et la clinique du sommeil. Zürich 1964

[2] A.F. Hoffmann-La-Roche: Euhypnotique "Mogadon" Roche.
Nouvelle introduction 1965.

Abbildung III.5

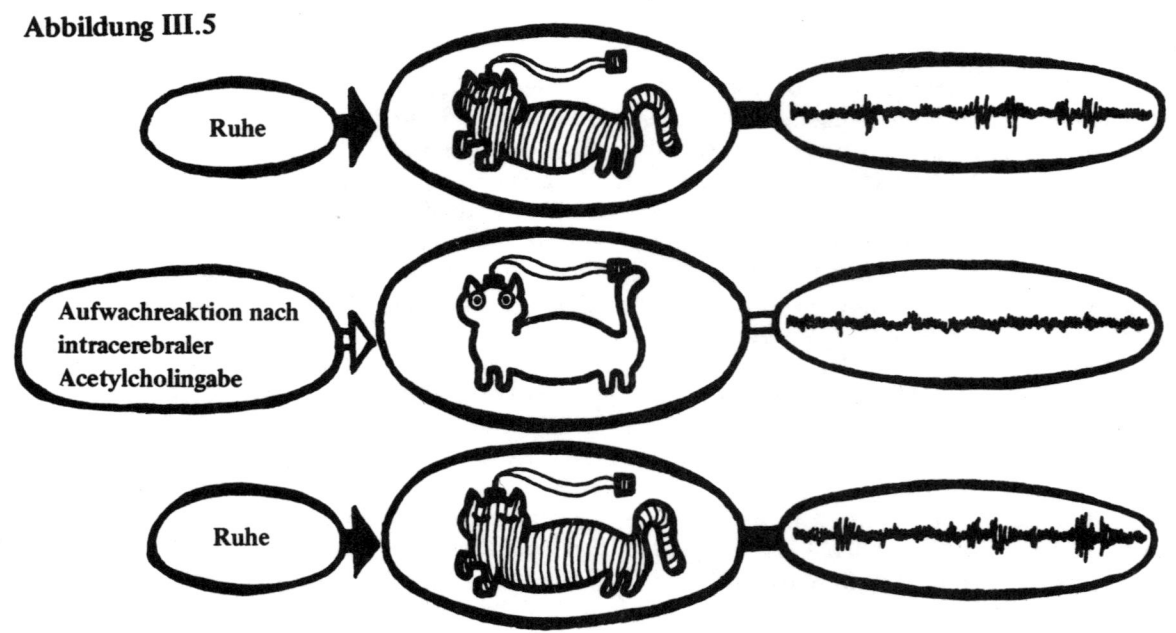

AUFWACHREAKTION
nach lokaler Acetylcholingabe in den vorderen Teil des Nucleus ruber (nach Hernandez Peon 1963)

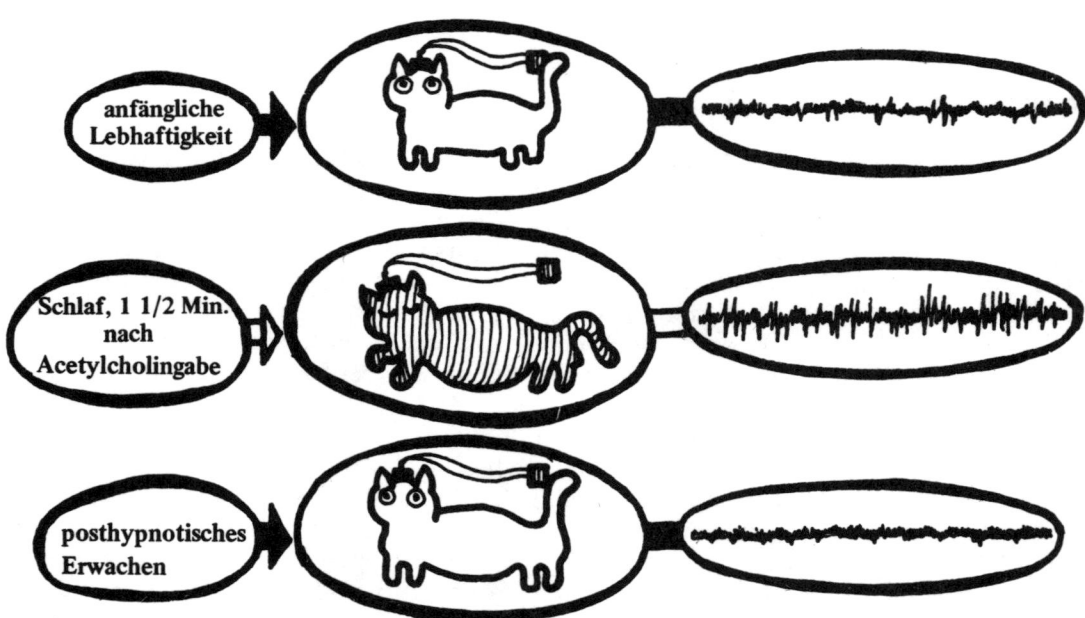

SCHLAF UND ELEKTROCORTICOGRAMM
nach lokaler Acetylcholingabe in den Hypothalamus (nach Hernandez Peon 1963)

Abbildung III.6

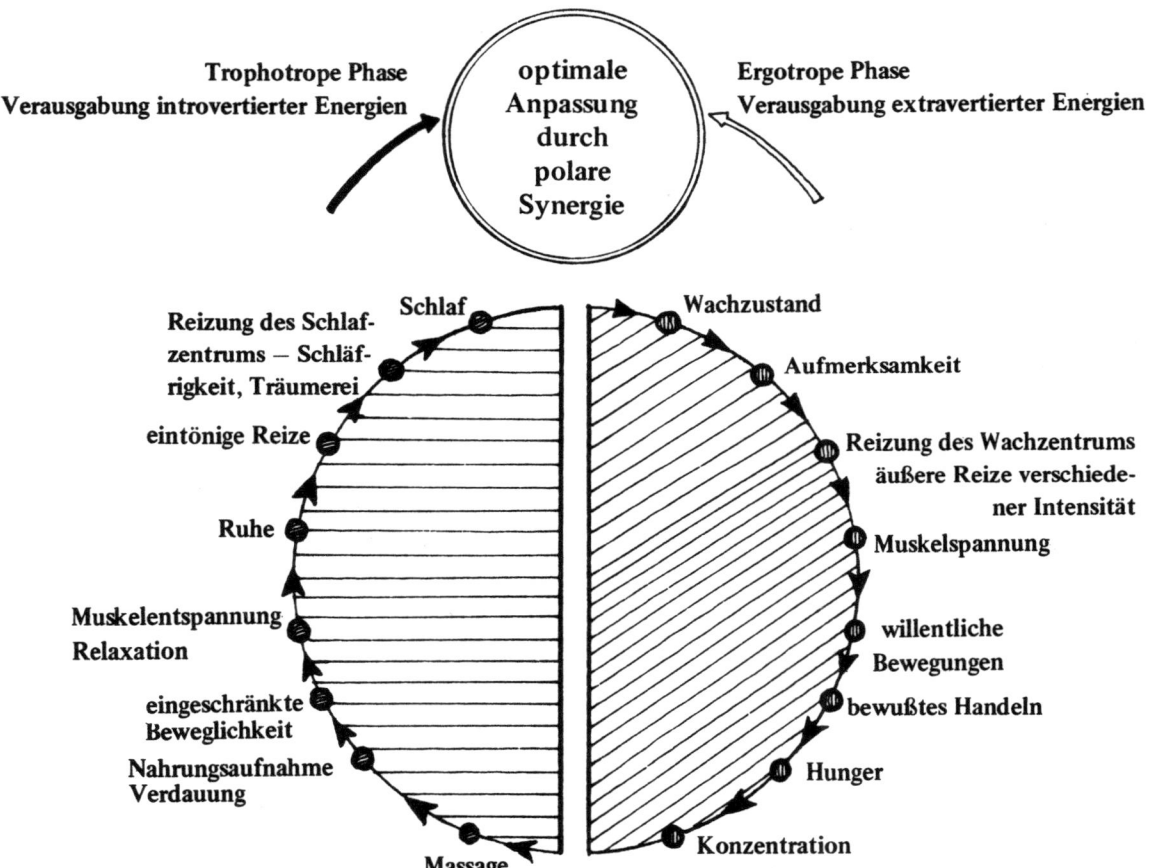

Trophotrope Phase
Verausgabung introvertierter Energien

optimale
Anpassung
durch
polare
Synergie

Ergotrope Phase
Verausgabung extravertierter Energien

Schlaf

Reizung des Schlaf-
zentrums — Schläf-
rigkeit, Träumerei

eintönige Reize

Ruhe

Muskelentspannung
Relaxation

eingeschränkte
Beweglichkeit

Nahrungsaufnahme
Verdauung

Massage

Wachzustand

Aufmerksamkeit

Reizung des Wachzentrums
äußere Reize verschiede-
ner Intensität

Muskelspannung

willentliche
Bewegungen

bewußtes Handeln

Hunger

Konzentration

Energie; Energieverbrauch) entspricht. Wir sehen in Abb. III.6, daß die Reizung der Schlaf- und Wachzentren durch mehrere ganz bestimmte Zustände hervorgerufen werden kann, die alle die Tendenz haben, uns je nach ihrer Intensität entweder in Richtung Schlaf oder in Richtung Wachzustand zu führen. Jeder weiß, daß z.B. die Verdauung durch Reizung des Schlafzentrums die Tendenz zum Dösen verursacht, während umgekehrt der Hunger, das Suchen nach Nahrung, eine Reizung des Wachzentrums bewirkt und das Schlafen verhindert.

Der linke Teil der Skizze gibt uns Beispiele von Situationen und Zuständen, die den Schlaf erleichtern, und rechts werden uns solche gezeigt, die das Wachen verstärken.

Die Entspannung gehört zu den schlafanregenden Mitteln, was beweist, daß die später beschriebenen Entspannungsmethoden das Auftreten des Schlafes fördern und geeignet sind, die meisten Formen von Schlaflosigkeit zu bekämpfen.

Auf der Ebene der Hirnrinde kann der "Wille" mitwirken, indem er eine Reizung beider Zentren bewirkt, sei es durch den Wunsch, wach zu bleiben, auch wenn man sehr müde ist, sei es durch den Wunsch zu schlafen oder sich auszuruhen. Die Sinnesreizempfänger, deren Bahnen ja durch den *Hypothalamus* führen, sind in der Lage, beide Zentren zu reizen, je nach *Stimulus*.

Hier einige Beispiele, die ein besseres Verständnis ermöglichen werden: Eine sanfte Massage macht automatisch müde und löst den Wunsch zu schlafen aus; es findet eine Reizung des Schlafzentrums statt und wahrscheinlich auch eine Hemmung des Wachzentrums. Ist hingegen die Massage heftig und von Stößen begleitet, so hält sie uns durch Reizung des Wachzentrums und vielleicht auch durch Hemmung des Schlafzentrums wach. Wir stellen fest, daß in beiden Fällen der Tastsinn angesprochen wird, aber daß die Intensität des Stimulus ausschlaggebend ist.

Das gleiche Phänomen kann durch die Reizung des Gehörsinns ausgelöst werden: Wenn wir uns eine sanfte Musik anhören, dann entspannen wir uns und schlafen schließlich oft ein. Wenn wir aber "Pop-Musik" anhören, bleiben wir wach. Es ist auch derselbe Sinn, der angesprochen wird, wenn wir eine Sophronisierung vornehmen; indem man eine eintönige, gleichförmige Stimmlage wählt, bewirkt man indirekt eine Reizung des Schlafzentrums, ohne jedoch ganz den Schlaf zu erreichen. Es tritt lediglich ein Entspannungszustand von unterschiedlicher Tiefe auf, bei dem im EEG ein Vorherrschen der Alphawellen zu beobachten ist.

Aufgrund des Gesagten können wir folgende Regel aufstellen: Die gleichförmige, monotone Anregung oder die Ruhigstellung irgendeiner Sinnesnervendigung führt zu einer Reizung des Schlafzentrums, wohingegen die akute Reizung dieser gleichen Nervenendigungen das Wachzentrum stimuliert. Die Reizungen werden vermutlich von Hemmungen des entgegengesetzten Zentrums begleitet.

Kapitel IV

Die Formen der Schlaflosigkeit und ihre Behandlungsmöglichkeiten

Die Formen der Schlaflosigkeit und ihre Behandlungsmöglichkeiten

Die Schlaflosigkeit ist das äußere Zeichen eines Ungleichgewichts

R.A.

Nachdem wir die Frage "Was geschieht im Hirn und welche sind die betroffenen Zentren?" beantwortet haben, wollen wir nun folgendes sehr wichtiges Problem angehen: Wie kann man den Schlaf beeinflussen?

Jeder zweite Amerikaner und jeder dritte Franzose klagt über Schlaflosigkeit. Die neuesten Statistiken schätzen die Anzahl von Franzosen, die jeden Abend Schlafmittel einnehmen, auf drei Millionen; allein in Frankreich werden monatlich drei Millionen fünfhunderttausend Schlafmittelpackungen verkauft, was einer jährlichen Geldausgabe von fünfhundert Millionen Francs entspricht. [1]

Die Anzahl Amerikaner, die jeden Abend Schlafmittel brauchen, liegt bei der unwahrscheinlichen (aber leider wahren) Zahl von zwanzig Millionen. Es werden in den USA jährlich fünfzig Millionen Dollar für Schlafmittel ausgegeben, und die gleichen Amerikaner geben für Tranquilizers zweihundertfünfzig Millionen Dollar aus. [2]

Sie geben übrigens ebensoviel für Aufputschmittel aus. Nur eine einzige Million von den 190 Millionen Einwohnern der USA nehmen niemals Schlafmittel ein, also 0,5 % der Bevölkerung.

Diese Zahlen geben uns zu denken. Wir wollen nun versuchen zu erklären, weshalb es so viele Leute gibt, die Tabletten einnehmen, und wie man den Schlaf ohne chemische Mittel verbessern kann.

"Die psychologischen Tests zeigen, daß Leute, die gut schlafen, ein harmonischeres Familien- und Berufsleben führen, daß sie leichter mit ihren Pflichten fertigwerden und den Widerwärtigkeiten und Unannehmlichkeiten des Lebens besser begegnen als diejenigen, die schlecht schlafen. Der französische Volksmund nennt mit Recht "mauvais coucheur" (schlechter Schlafgenosse) denjenigen, der schlecht mit seiner Umgebung auskommt, wobei man davon ausgeht, daß er schlecht schläft, weil er einen schlechten Charakter hat. Aber anstatt zu erkennen, daß er schlecht schläft, weil er schlecht lebt, anstatt seine Hygiene und seinen Lebensstil neu zu überdenken, erwartet der moderne Mensch von der medizinischen Wissenschaft die Pille, die ihm seinen Kinderschlaf zurückbringen soll." (Übersetzt nach J. Handler).

Aber was ist denn diese Schlaflosigkeit?

Ist der Schlaf einmal gestört, so muß man als Erstes den Grund dafür finden. Ob nun diese Schlaflosigkeit ernste Gründe hat oder nicht, sie ist in jedem Fall lästig und kann zu schwerwiegenden Störungen führen. Der erste banale Grund ist die Angst, nicht einschlafen zu können. Eine merkwürdige Sache: Je mehr man die Schlaflosigkeit befürchtet, umso hartnäckiger wird sie.

[1] Handler J.: Livre de la santé. Ed. Rencontre, Band 16
[2] Beuer W.W.: Insomny sleep dreams. Essanders special Ed. USA

Abbildung IV.1

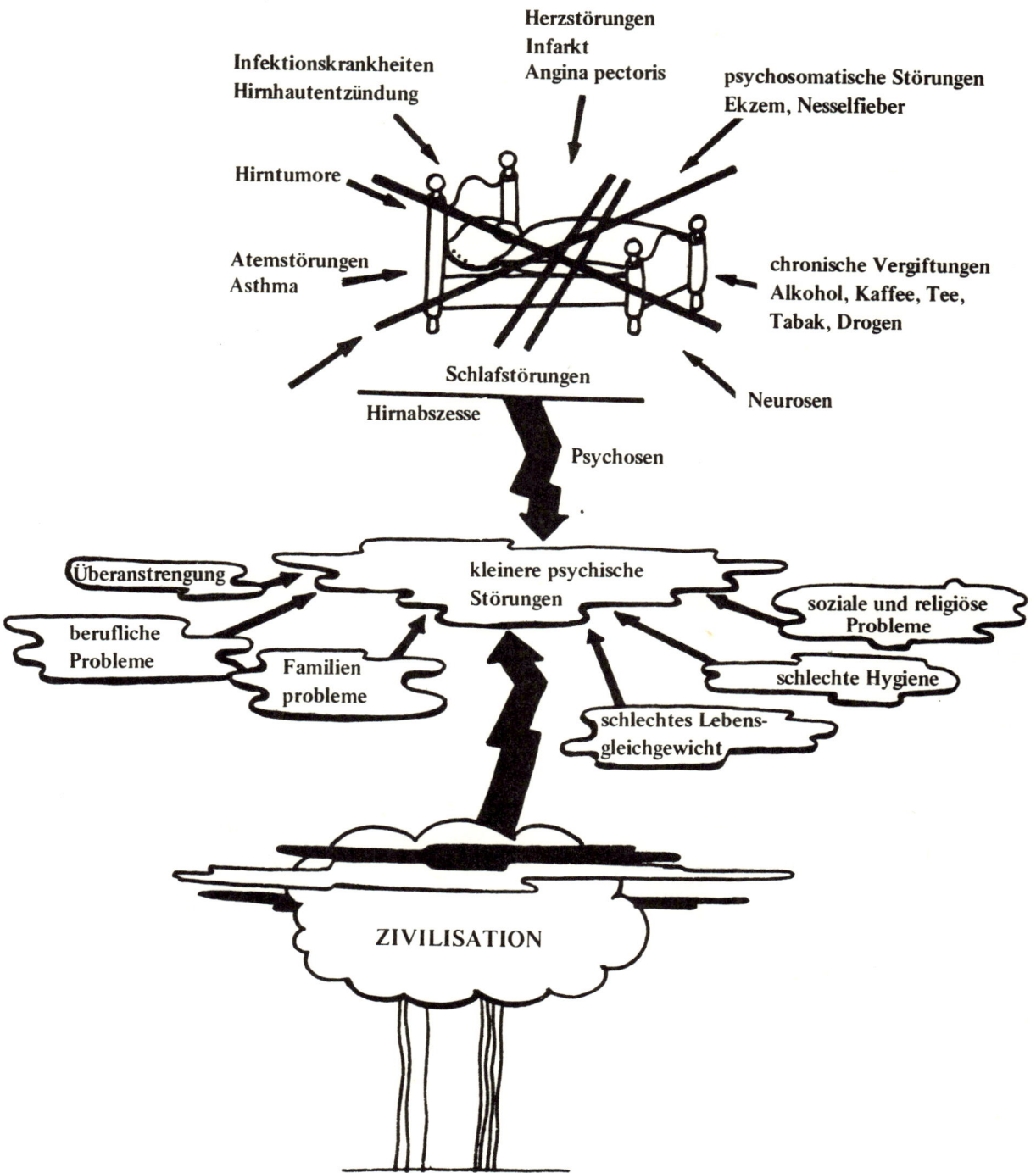

Wir wollen nun kurz die anderen Gründe, die den normalen Schlaf stören können, untersuchen.

Für einen Mangel oder ein Übermaß an Schlaf können Infektionskrankheiten verantwortlich sein (z.B. Schlafkrankheit als Folge eines Stiches durch die Tsetse-Fliege in Afrika). Gewisse schwere bakterielle Infektionen wie die Meningitis (Hirnhautentzündung) können zu Schlafstörungen bis hin zum Koma führen.

Hirngeschwülste und Hirnabszesse, welche die Schlaf- oder Wachzentren mit befallen, können einen tiefen Schlaf oder aber auch Schlaflosigkeit verursachen.

Die Schlaflosigkeit ist aber vor allem eine durch unsere Zivilisation bedingte Krankheit. Ein Großteil der Patienten, die unter schweren psychosomatischen Störungen leiden (insbesondere Herzstörungen und Atemstörungen) ist im allgemeinen von Schlaflosigkeit geplagt. In solchen Fällen können *Hypnotika* bei Beginn der Behandlung sehr nützlich sein. Diese Gruppe von Patienten stellt aber nur einen sehr kleinen Prozentsatz der Schlaftablettenkonsumenten dar. Schlaflosigkeit ist vor allem der Anfang einer leichten psychischen Entgleisung, die meist mit Hygienefehlern, falscher Lebensweise und auch mit chronischen Vergiftungen zusammenhängt.

Alkohol-, Kaffee-, Tee- oder Tabakmißbrauch sind alleine schon die Ursache vieler Fälle von Schlaflosigkeit. Doch die Hauptgründe sind Überforderung, Probleme, die wir häufig selber schaffen, übermäßiges Streben nach Geld, auch Angst, die durch unsere Zivilisation und unseren schnellen Lebensrhythmus verursacht wird, die Besorgnis um den nächsten Tag und die Ungesichertheit der Zukunft, familiäre, soziale, berufliche, politische und noch viele andere Probleme (Abb. IV.1).

Die Psychiater wissen wohl, daß die Schlaflosigkeit ein Hauptzeichen der Psychosen und ein Alarmzeichen bei psychosomatischen und neuropathischen Störungen ist. Unter diesem Blickwinkel muß man die Schlaflosigkeit, unter der so viele Menschen leiden, und zwar besonders die Bewohner der Ballungszentren, betrachten.

Es handelt sich also um eine Unangepaßtheit an das familiäre, berufliche, soziale Milieu und auch um eine tiefe Unzufriedenheit. Ein Mensch im psychosomatischen Gleichgewicht hat keine Schlafprobleme. Dieser Mensch ist auch immer seltener anzutreffen.

Wie kann man Schlaf finden?

Das erste, was einem hier einfällt, ist das Einnehmen einer Tablette, die den Schlaf herbeiführen kann. Es ist natürlich eine einfache Lösung, doch sie entbehrt jeglicher Vernunft.

Vor allem muß der schlaflose Patient verstehen, daß der Mangel an Schlaf, ebenso wie dessen schlechte Qualität, Zeichen eines unausgewogenen Lebens sind. Befragt er sich selbst ehrlich, sei es im Anschluß an eine Unterredung mit einem Arzt, sei es durch *Introspektion*, "wenn er versteht, daß die Gefühlsüberreizung, in der er sich eingerichtet hat, das Zeichen eines tiefgreifenden Unbehagens ist, so wird er seinen Schlaf wiederfinden"[1].

Als zweites muß der schlaflose Patient seinen Lebensstil neu überdenken, indem er alle Reizstoffe enthaltenden Genußmittel wie Alkohol, Kaffee, Tabak, amphetaminhaltige Mittel, Übermaß an Essen so weit wie möglich ausschaltet.

Er muß sich eben darüber klar werden, daß der Schlaf zu den großen Zyklen der Natur gehört, daß er im Rahmen seiner Möglichkeiten regelmäßig zur gleichen Zeit zu Bett gehen muß und daß er größere Mahlzeiten am Abend vermeiden muß. Ein Spaziergang vor dem Schlafen hat eine ausgezeichnete Wirkung auf die Schlafqualität.

---

[1] übersetzt nach Handler J.: Livre de la santé. Ed. Rencontre, Band 16

Um einen guten, erholsamen Schlaf zu erreichen, müssen wir vier wesentliche Punkte beachten:
1. über genügend Zeit verfügen
2. eine gute Liegestellung und einen bequemen Schlafplatz haben
3. möglichst sich von allen Sorgen lösen
4. sich vor möglichen Sinnesreizen schützen.

1. Über genügend Zeit verfügen

Die Anzahl von Stunden, die wir für den Schlaf benötigen, hängt von zahlreichen Faktoren ab, unter denen die wichtigsten sind: das Alter, der Beruf und die Persönlichkeit. Sie können selbst abschätzen, wieviel Zeit Sie für den Schlaf benötigen, in dem Sie folgende Frageliste beantworten [1]:
a) Reichen die gewohnten Stunden Schlaf nicht aus, um Sie ausgeruht zu machen?
b) Ist das Aufstehen am Morgen für Sie die mühseligste Sache des ganzen Tages?
c) Schlafen Sie über Ihrer Arbeit ein?
d) Sind Sie zu müde, um sich einmal selber etwas Zeit zu gönnen?
e) Werden Sie ohne ersichtlichen Grund reizbar?
Wenn Sie alle diese Fragen mit Ja beantworten, so bedeutet das, daß Sie mehr Schlaf brauchen oder daß Sie sich einer allgemeinen ärztlichen Untersuchung unterziehen sollten, um die Ursache iher Schlaflosigkeit herauszufinden.

Die durchschnittliche Schlafdauer für einen Erwachsenen beträgt acht Stunden. Kinder brauchen mehr, alte Menschen weniger. Jugendliche müssen während der intensiven Wachstumsperiode viel schlafen. Die Mittagsruhe nach dem Mittagessen kann etwas Ausgezeichnetes sein, vorausgesetzt allerdings, daß sie nur kurze Zeit dauert; ist sie zu lange, so verschwindet das abendliche Schlafbedürfnis, und der Schlafzyklus läuft Gefahr zu entgleisen.

2. Eine gute Liegestellung und eine bequemen Schlafplatz haben

Legen Sie sich nicht unmittelbar nach einer ausgiebigen Mahlzeit zu Bett. Vermeiden Sie Kaffee-, Tee- oder Kakaogenuß am Abend (siehe Kapitel über Stimulantien, Medikamente und Drogen). Trinken Sie lieber ein Glas warme Milch, das fördert den Schlaf, eine bekannte, wenn auch nicht erklärbare Tatsache. Auch ein lauwarmes Bad erleichtert den Schlaf, während ein kaltes Bad anregend wirkt. Wie schon erwähnt, ist ein kleiner Spaziergang empfehlenswert, hingegen ist ein aufregender Roman oder Film zu vermeiden, besonders wenn er brutal ist. Bestimmte Spiele, die eine starke Konzentration erfordern wie Schach oder Bridge, können ebenfalls den Schlaf stören.

Das Bett muß von guter Qualität sein, vorzugsweise mit einer harten Matratze, und es darf nicht knarren. Vermeiden Sie zu straff gespannte Leintücher (Bettlaken), zu schwere Zudecken oder Oberbetten (die am besten aus Federn sein sollen). Benützen Sie so viele Kopfkissen, wie es Ihnen am angenehmsten ist. Die Vorstellung, man müsse ohne Kopfkissen besser schlafen, ist falsch, jeder muß nach seinem Bedürfnis handeln. Bekleiden Sie sich leicht, oder noch besser, schlafen Sie nackt.

Vermeiden Sie Nylon und andere synthetische Fasern, sie sind elektrostatisch und verhindern eine gute Hautatmung sowie eine normale Schweißabsonderung.

Die einzunehmende Stellung ist individuell verschieden. Die Idee, auf der linken Seite zu schlafen sei schlecht für das Herz, ist absurd. Es ist jedoch zu empfehlen, mit leicht hochge-

---

[1] Bauer W.W.: Insomny sleep dreams. Essanders special Ed.USA

lagerten Füßen zu schlafen, da diese Stellung den venösen Rückstrom fördert.

Nach der chinesischen Tradition sollte man sein Bett immer mit dem Kopf nach Norden und den Füßen nach Süden ausrichten.

3. Möglichst sich von allen Sorgen lösen

Versuchen Sie folgende Methoden:
- Schließen Sie Ihre persönlichen Sachen in Ihrem Schreibtisch ein
- Legen Sie Ihre Post nicht neben das Bett
- Vergnügen Sie sich nach getaner Arbeit
- Denken Sie an die angenehmen Dinge des Tages
- Versuchen Sie, Ihren Geist von allen Sorgen zu lösen
- Lernen Sie, sich zu entspannen.

Dieser letzte Punkt ist ganz wesentlich, und wir werden später darauf zurückkommen.

4. Sich vor möglichen Sinnesreizen schützen

Das Schlafzimmer muß ein ruhiger Raum, d.h. vor Lärm so gut wie nur möglich geschützt sein. Viele Menschen, die in der Nähe einer verkehrsreichen Straße oder einer Eisenbahnlinie schlafen, behaupten, sie hätten sich an den Lärm gewöhnt. Es stimmt, daß eine gewisse Gewöhnung stattfindet, aber sobald der gewohnte Lärm aus irgendeinem Grunde aussetzt (z.B. Strassenarbeiten), so tritt Schlaflosigkeit auf. Manche Geräusche, wie das Ticken einer Wanduhr, Wind, Regen können uns beim Einschlafen helfen. Jeder akute Sinnesreiz aber hat die gegenteilige Wirkung. Man muß ferner allzu viel Helligkeit vermeiden, denn die Dunkelheit ist ein wichtiger Faktor für einen guten Schlaf.

Die Raumtemperatur im Schlafzimmer muß angemessen sein, d.h. der Unterschied zwischen Außen- und Innentemperatur darf nicht mehr als 7 bis 8 Grad betragen. Es ist besser, das Fenster offenzulassen. Durch unsere Atmung reichern wir die Luft mit Kohlenstoff an, und der Prozentsatz an Sauerstoff nimmt ab. Die Gegenwart von grünen Pflanzen oder Blumen im Schlafzimmer ist nachts zu vermeiden, denn diese geben viel Kohlensäure ab (nur nachts), was die Luft an Sauerstoff verarmen läßt. Das beste Mittel, zu einem guten Schlaf zu kommen, ist ein harmonisches Leben zu führen und zu lernen, sich zu entspannen (Abb. IV.2).

Es gibt künstliche, nicht-chemische Mittel zum Herbeiführen des Schlafs, wie zum Beispiel eine Schallplatte mit elektronischer Musik oder ein kleiner Fernsehapparat, der ein blaues Licht ausstrahlt, das dank eines einfachen Reglerkreises im Rhythmus der individuellen Atmung zu- und abnimmt. Eine Apparatur, die in den Vereinigten Staaten viel von sich reden gemacht hat, ist ein kleiner Plattenspieler, der dumpfe, rhythmische Brumm- und Plätschergeräusche von sich gibt, die sich 70 mal in der Minute wiederholen. Diese seltsame "Musik" ahmt die Geräusche der mütterlichen Herztätigkeit nach, so wie sie der Fötus in der Gebärmutter wahrnimmt. Man benützte diese "Musik" jedesmal, wenn ein Säugling mitten in der Nacht erwachte. Dieser meinte dann, im Bauch der Mutter zu sein, und schlief beruhigt wieder ein. Es gibt einen anderen kleinen Apparat, den Depolisator nach Vincent, der auch den Schlaf herbeiführen kann. Es handelt sich um einen elektrischen Draht, der am einen Ende geerdet ist (z.B. an einen Heizkörper angeschlossen) und am anderen Ende mit einem Finger des Schlafenden verbunden ist. Dazwischen befindet sich ein Widerstand, der es ermöglicht, die Depolarisation des Schlafenden mit einem automatischen Pendelreglersystem zu regulieren. Dieser Apparat baut auf der Tatsache auf, daß wenn unser Körper positive Energie verliert, das Übermaß an negativer Energie eine Reizung des Schlafzentrums bewirkt, die ihrerseits wahrscheinlich mit einer Hemmung des Wachzentrums einhergeht.

Abbildung IV.2

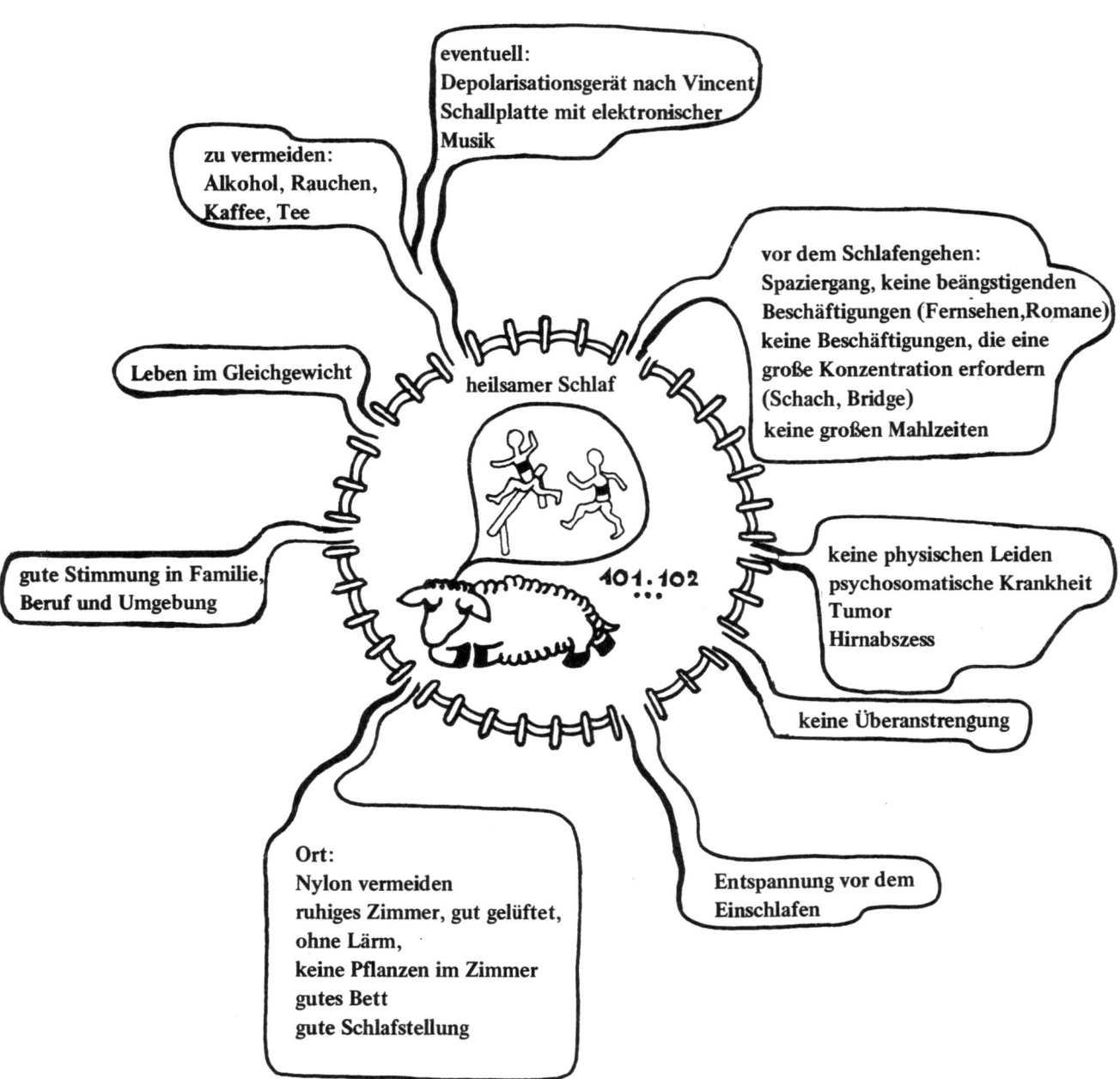

Neben all diesen Tricks, die auf keinen Fall schaden, gibt es natürlich noch die Plage unseres Jahrhunderts: die Medikamente, die Schlafdrogen, die oft sehr schlimme Vergiftungsfaktoren darstellen.

Vergiftung durch Schlafmittel

Dieser Abschnitt betrifft jeden Leser direkt oder indirekt. Wieviele sind nicht der Versuchung ausgesetzt, eine Tablette einzunehmen, nur aus Angst, nicht schlafen zu können! Diese Schlafmittel sind nichts anderes als Drogen, die man leicht, sogar ohne ärztliches Rezept, erwerben kann. An sich wäre es doch naheliegend, daß kein Schlafmittel oder anderes derartiges Medikament ohne Verordnung eines Arztes ausgehändigt werden dürfte. Es sollte ein strenges Gesetz gegen den freien Verkauf dieser "sozialen Seuche" erlassen werden. Es gäbe dann weniger Vergiftungen und weniger oft sehr gefährliche Unfälle, die die Betroffenen für den Rest ihres Lebens schädigen können; denn die Ausscheidung der chemischen Produkte erfolgt erst ein paar Tage nach ihrer Einnahme und oft nur unvollständig (Abb. IV.3).

Wer regelmäßig Schlafmittel einnimmt, setzt sich einer Anhäufung dieser Medikamente im Organismus aus. Als Folge davon tritt dann eine Schädigung oder gar Zerstörung gewisser Organe wie der Leber oder der Nieren auf. Es gibt zwei Arten der Schlafmittelvergiftung [1] :
1. die akuten Vergiftungen
2. die chronischen Vergiftungen.

1. Die akuten Vergiftungen (Abb. IV.4)

Sie können zufällig (Versehen, Narkosezwischenfall) oder absichtlich (Selbstmordversuch) eintreten. Die Barbiturate sind nach dem Kohlenmonoxyd die meistgebrauchten Selbstmordmittel. Die wesentlichen Symptome sind: schwere Atemdepression, Blutdruckabfall, Koma und Tod. Das Koma ist das Hauptzeichen. Ihm geht, während der Dauer von höchstens einer Stunde, eine präkomatöse Phase voraus, die einer Alkoholvergiftung ähnlich ist, nämlich zusammenhangloses Reden, unsicherer Gang, Kopfschmerzen, manchmal Erbrechen. Im komatösen Stadium ist der Betroffene bewegungslos und reagiert auf keinen Reiz mehr, sein Gesicht ist geschwollen und feucht, das Bewußtsein ist tiefgreifend verändert, worauf ein völliger Bewußtseinsverlust erfolgt.

Man kann sich fragen, ob das Koma, wie auch der Tod, zu den Kategorien der Bewußtseinszustände gehört, welche die Sophrologie angehen, da ja kein Bewußtsein mehr vorhanden ist. Das "Barbituratkoma" unterscheidet sich jedoch von den andern Formen des Komas, die wir später im Zusammenhang mit den außergewöhnlichen Bewußtseinszuständen behandeln werden. Die Atmung ist langsam und tief, aber sie kann manchmal auch schnell und oberflächlich sein. Im allgemeinen sinkt der Blutdruck ab. Man kann einen Nystagmus (Augenbewegungen), eine Mydriasis (Erweiterung der Pupille), eine Herabsetzung der Reflexe, eine Hypotonie, eine Hyperthermie und eine Anurie (Aussetzen der Urinausscheidung) beobachten.

Die Prognose bei solchen Vergiftungen, die alles andere als selten sind, hängt von den folgenden Faktoren ab:
1. von der eingenommenen Substanz; die Barbiturate verursachen schneller Atemdepressionen als die anderen Hypnotika;

---

[1] Delphaut J.: Les hypnotiques. Ed. Que sais-je? 1066 PUF

Abbildung IV.3

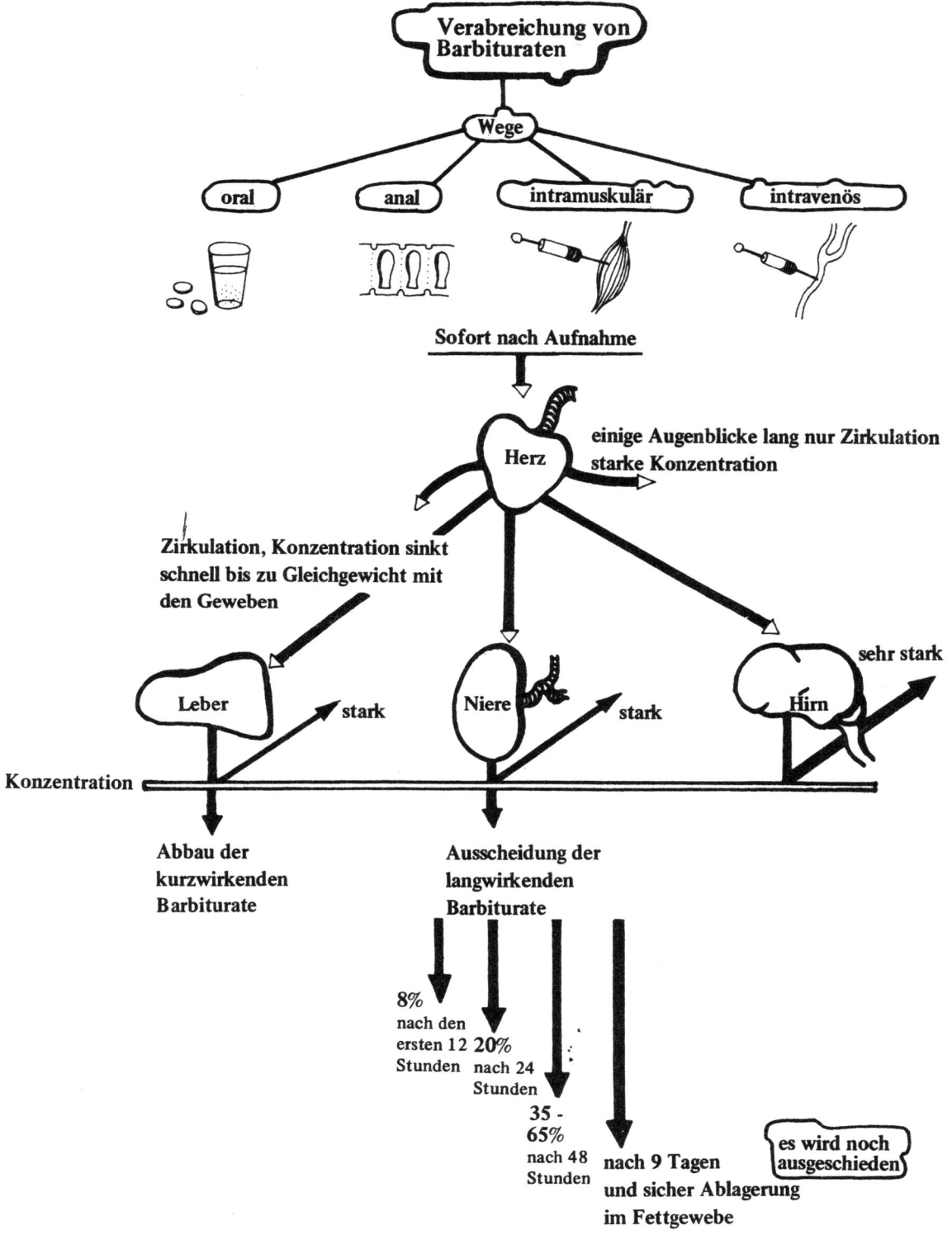

2. vom Alter, vom Geschlecht und vom Gesundheitszustand des Betreffenden;
3. von der Zeit, die seit der Einnahme verflossen ist (manchmal genügt eine Magenspülung, wenn die Droge noch nicht ins Blut übergegangen ist);
4. vom Zustand des Vergifteten, von der Tiefe des Komas und von den aufgetretenen zum Teil schon irreversiblen Schädigungen.

Im ganzen gesehen wird die Prognose günstig, wenn der Patient 36 Stunden überlebt, aber es dauert vier Tage, bis man den Patienten als außer Gefahr ansehen kann.

Ist die Vergiftung leicht, kann man im allgemeinen ein allmähliches Wiedererscheinen des normalen Bewußtseins beobachten, welchem aber eine Phase von Verwirrtheit und Erregung, häufig auch mit Kopfschmerzen und beträchtlichem Schwächegefühl, vorausgeht.

Ist die Vergiftung sehr schwer, so erfolgt der Tod nach einigen Stunden.

In beiden Fällen kann man allerlei Früh- oder Spätsymptome beobachten, welche die Lungen (Bronchopneumonie, Lungenabszeß), das Herz-Kreislaufsystem (Geschwüre und Rötungen), das Nervensystem (Depressionen, Nervenentzündungen), die Muskeln *(Myalgien)* und schließlich die Leber betreffen können. Dieser letztere Fall tritt besonders bei Menschen mit empfindlicher Leber auf und wenn die Vergiftung durch Nicht-Barbiturate verursacht wurde (der Abbau geschieht größtenteils in der Leber).

Behandlung der akuten Vergiftungen

Wir möchten nicht allzu weit auf Einzelheiten dieses Themas eingehen. Es soll jedoch darauf hingewiesen werden, daß die Therapie sich hier in eine medikamentöse und in eine allgemeine Behandlung unterteilen läßt.

Die allgemeine Behandlung ist wie folgt zusammenzufassen: Magenspülung (wenn der Patient nicht im Koma liegt), *Tracheotomie,* Sauerstofftherapie, *künstliche Beatmung* usw. Man verbindet die Gabe von Medikamenten mit dieser Behandlung. Die Gesamtheit dieser Methoden nennt man Reanimation oder Wiederbelebung.

Heutzutage besteht die beste Therapie darin, das Gift möglichst schnell zu entfernen. Nach A. Galli und R. Leluc (les thérapeutiques modernes, Ed. Que sais-je? Nr. 922, 1961) stützt sich diese Technik auf folgendes Prinzip:

Die Alkalisierung des Blutes erhöht die Ausscheidungsrate der Barbiturate durch den Harn beträchtlich, denn eine Erhöhung des pH (Säure-/Basen-Verhältnis) des Harns senkt die Aufnahme dieser Substanzen stark. Man benützt 14 %-ige *isotonische* Natriumcarbonatlösungen (3 bis 4 Liter pro 24 Stunden bis zum Erwachen des Patienten, oder dann hypertonische Lösungen (einen halben bis einen ganzen Liter pro 24 Stunden). Letzteres System ist Patienten vorbehalten, die *intubiert* sind und bei denen man künstlich beatmen kann. Man muß dann häufige Elektrokontrollen machen, sowie Kontrollen des Säure-Basen-Gleichgewichts. In Verbindung mit der allgemeinen Wiederbelebung hat sich diese Behandlung als sehr erfolgreich erwiesen, besonders bei Vergiftungen mit langwirkenden Barbituraten (Phenobarbital). Ebenso zum Zwecke einer schnellen Ausscheidung hat man die *Hämodialyse* an der künstlichen Niere angewendet.

2. Die chronischen Vergiftungen (Abb. IV.5)

Diese Art Vergiftung ist bei weitem die häufigste und dramatischste. Sie verdankt ihre Existenz der Verantwortungslosigkeit des "zivilisierten" Menschen und seiner Sucht nach Bequemlichkeit. Die Hauptursache liegt im übermäßigen Konsum von Schlafmitteln, wodurch im Organismus eine Anhäufung dieser Substanzen stattfindet. Dazu kommt, daß die Gewohnheit, regelmäßig Schlafmittel einzunehmen, eine sogenannte Gewöhnung herbeiführt, d.h. eine Im-

Abbildung IV.4

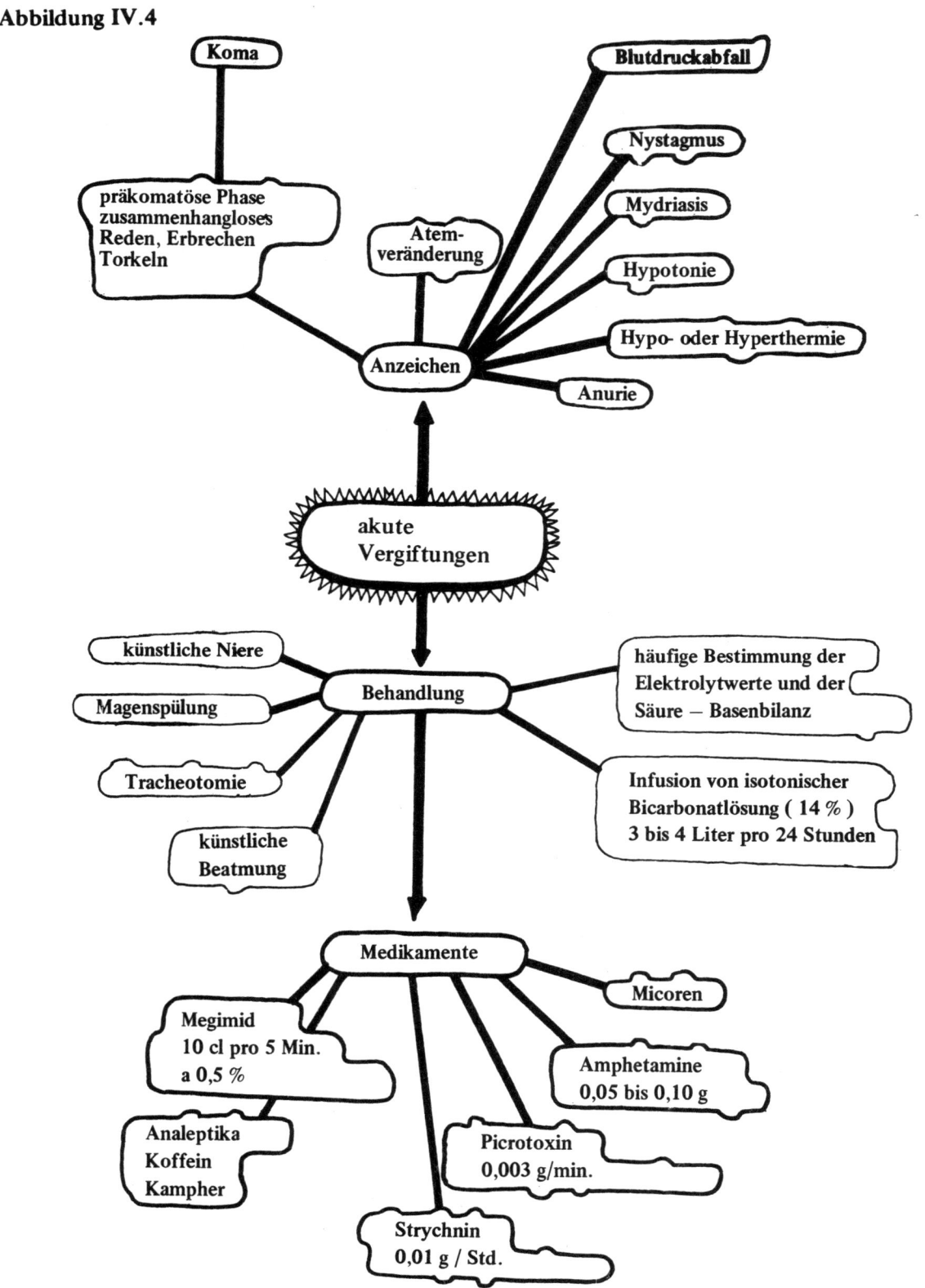

Abbildung IV.5

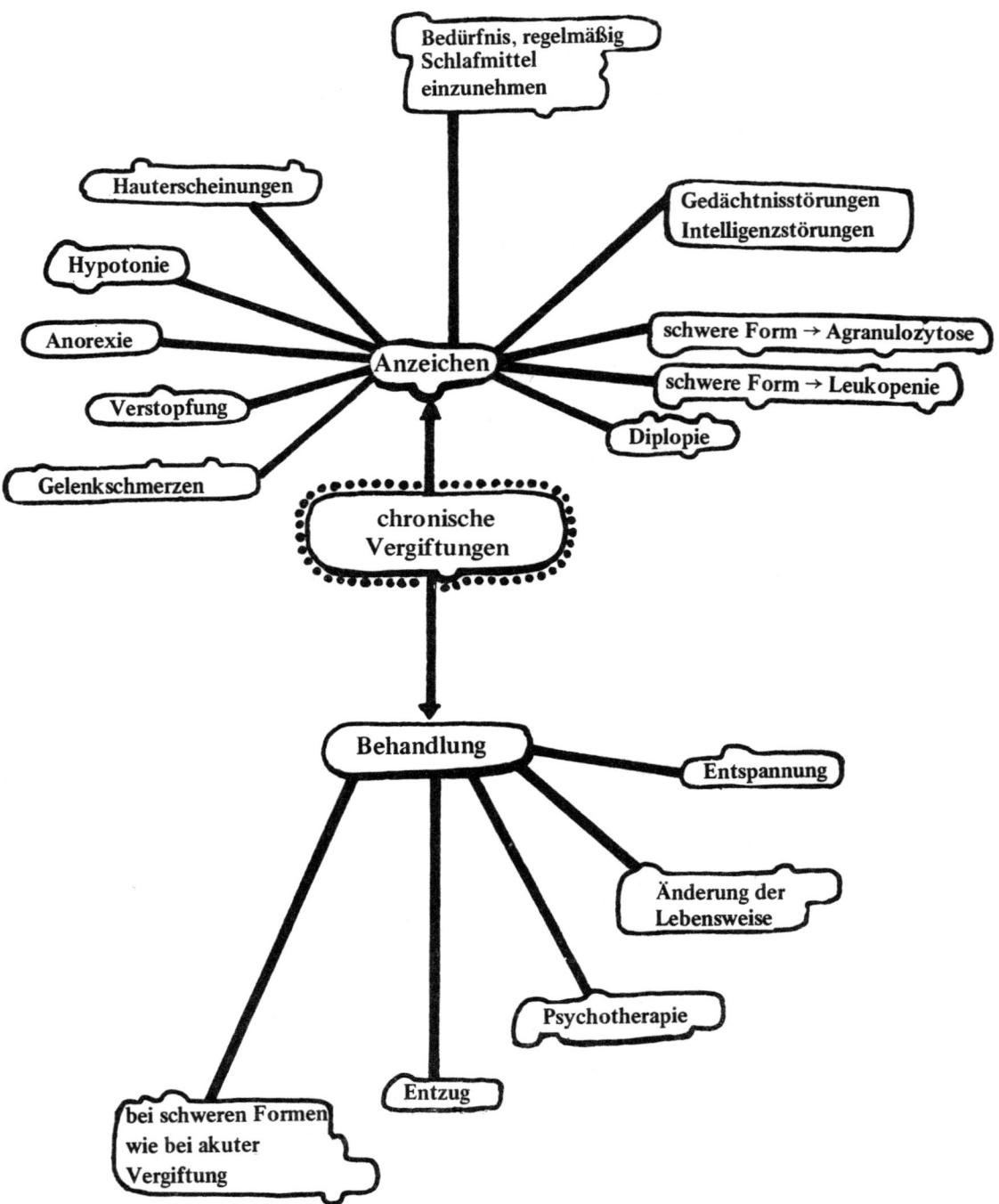

munität, die man toxischen Substanzen gegenüber entwickelt, wenn man sie zuerst in kleinen und dann in allmählich zunehmenden Dosen zu sich nimmt. Am Anfang genügt eine Tablette, um den Schlaf herbeizuführen, nach einiger Zeit braucht man zwei, dann immer stärkere Dosen, da diese Mittel wegen der Gewöhnung weniger wirksam werden. (Das gleiche Phänomen findet man bei bestimmten Drogen.)

Der freie Verkauf und die Werbung für solche Produkte sind skandalös. Die beigefügten Prospekte rühmen immer die Vorteile, aber vergessen oft, auf die Gefahren hinzuweisen.

Welche sind die häufigsten Störungen, die durch den Mißbrauch von Schlafmitteln hervorgerufen werden?

a) Störungen an der Haut

Sie treten im allgemeinen ziemlich spät auf und äußern sich vor allem in Form von Rötungen und Jucken im Gesicht und an den Schleimhäuten (Mund, Scheide). Diese Phänomene können auch bei den geringsten Dosierungen schon auftreten; manchmal kommt es sogar zu Akrozyanose (Blaufärbung der Extremitäten) und zu Pigmentierungen.

b) Psychische Störungen

Sie sind die wichtigsten; sie zeigen zahlreiche Ähnlichkeiten mit dem Alkoholismus und sind von Individuum zu Individuum verschieden. Dazu gehören: Verschlechterung des Gedächtnisses, der Urteilskraft, des Verständnisses; Auftreten von verschiedenen gestörten Gemütszuständen wie Verwirrung, Halluzinationen; Charakterveränderungen wie Asozialität, Reizbarkeit; Zunehmen der Schlaflosigkeit, häufige Kopfschmerzen. Diese Erscheinungen sind häufig begleitet von Schwindel, Gleichgewichtsstörungen, Sehstörungen wie Diplopie (Doppelsehen), Ophthalmoplegie (Lähmung), Nystagmus (schnelle Augenbewegungen). Andere körperliche Störungen wie *Anorexie*, chronische Verstopfung, *Hypotonie* oder Gelenkschmerzen, ähnlich der Arthritis, können ebenfalls auftreten. Gewisse Substanzen können, wenn man sie zu häufig einnimmt, eine Leukopenie oder eine Agranulozytose (schwere Störungen der weißen Blutkörperchen) zur Folge haben. Nimmt man sie während der Schwangerschaft, so können sie bei den Neugeborenen Mißbildungen verursachen.

Es gibt heute eine echte Schlafmittelsucht, die auf psychologischer Ebene einer echten Drogensucht gleichgestellt werden kann, also der Abhängigkeit von beispielsweise Morphium, Heroin, Haschisch, Peyotl und anderen, von denen später noch zu sprechen sein wird. Die Gefahren sind zwar nicht so groß, aber es entsteht ebenfalls eine Abhängigkeit des Menschen von diesen toxischen chemischen Stoffen. Menschen, die Medikamente mißbrauchen, riskieren eine Neurose. Alle Ärzte bestätigen, daß der Mißbrauch von Barbituraten oder anderen Schlafmitteln eine Verminderung der geistigen Fähigkeiten des Menschen zur Folge haben kann.

Achtzehn Stunden nach der Einnahme dieser Medikamente zeigen die psychologischen Tests, die die Intelligenzleistung messen, noch Störungen. Die Wirkung eines Barbiturats, das man abends einnimmt, verlängert sich noch lange bis in den nächsten Tag hinein. Die Arbeit leidet darunter, die Reflexe sind eindeutig abgeschwächt, was das Unfallrisiko, besonders im Straßenverkehr erheblich erhöht. Ohne Verordnung und absolute Indikation eines Arztes ist das regelmäßige Einnehmen von Schlafmitteln einem langsamen Selbstmord gleichzusetzen.

Behandlung der chronischen Vergiftungen

Ist die Vergiftung relativ schwer und setzt man die Mittel relativ schnell ab, so kann man ein *Abstinenzsyndrom* auslösen, das sich aber von dem unterscheidet, das man bei den Heroinsüchtigen, den Morphiumabhängigen und bei den Opiumrauchern sieht. Die Zeichen sind: Halluzinationen, Delirium, Zittern und Krämpfe, sowie eine hartnäckige Schlaflosigkeit. In solchen Fällen muß man wie bei den akuten Vergiftungen vorgehen. Die *Agranulozytose* ist besonders schlimm; ihre Ursache kann auch der Mißbrauch bestimmter Schmerzmittel sein.

Bei den weniger schlimmen chronischen Vergiftungen - welche die Mehrzahl der Fälle darstellen - genügt im allgemeinen das Absetzen der Medikamente als einzige Maßnahme, um die Störungen allmählich zum Verschwinden zu bringen, ohne daß wesentliche Spuren davon zurückbleiben; in anderen Fällen ist eine Psychotherapie unumgänglich. Es ist unerläßlich, daß der Süchtige einsieht, daß die beste Therapie in einer Änderung der Lebensgewohnheiten und im Erlernen von Entspannungsmethoden besteht.

Wir möchten daran erinnern, daß jeder Medikamenten- und Drogenmißbrauch das Zeichen einer psychischen Störung neurotischer Art ist. Bei einem plötzlichen Absetzen der Medikamente kann der latente neurotische Zustand sich in Form einer neurotischen Depression mit Neigung zu Selbstmord äußern. In diesem Fall ist die Psychotherapie für eine wirksame und vollständige Behandlung unumgänglich.

Es ist leicht, am Abend eine Tablette zum Einschlafen zu nehmen, auch wenn man am nächsten Morgen eine andere zum Wachwerden nehmen muß. Diese Versuchung ist aber viel zu gefährlich.

Unser Körper ist nicht dafür gemacht, solche toxischen Gifte aufzunehmen. Vermeiden Sie also im Rahmen des Möglichen, sie zu benützen, und betrachten Sie die Einnahme von Schlafmitteln als eine Ausnahmetherapie.

Kapitel V

Die Träume und die Theorien von Freud und Jung

Die Träume und die Theorien von Freud und Jung

Der Traum ist der königliche Weg zum Unbewußten.

S. Freud

Das Unbewußte schafft unaufhörlich seine Träume und Phantasmen.

C.G. Jung

Wir haben im Vorhergehenden gesehen, daß der Schlaf und die Träume nicht voneinander zu trennen sind, daß der eine automatisch den anderen begleitet. Wir haben festgestellt, daß vom physiologischen Standpunkt aus die Traumphasen lebenswichtig sind, und daß sie von einer deutlichen Veränderung der Hirnstromwellen, der sogenannten paradoxen Phase, begleitet werden. Wir können also das Träumen als einen besonderen Bewußtseinszustand, den die Sophrologie zu untersuchen hat, betrachten. Aber bis jetzt haben wir das Träumen nur vom physiologischen Gesichtspunkt aus betrachtet. Jetzt wollen wir es auf der psychologischen Ebene angehen. Einmal mehr werden wir feststellen, daß die beiden Basiselemente, die den Menschen ausmachen (es gibt noch andere, aber wir verzichten auf deren Besprechung, um den Leser nicht zu verwirren), das Soma (Körper) und die Psyche, engstens miteinander verbunden und voneinander untrennbar sind. Träume sind daher physische Rückwirkungen psychischen Ursprungs.

Wir werden hier das Problem der Traumdeutung nicht angehen; es gehört zur Psychoanalyse. Wir werden uns einfach damit begnügen, ihren Ursprung sowie ihre Nützlichkeit auf psychologischer Ebene kennenzulernen.

Um das Phänomen "Traum" zu verstehen, ist es unumgänglich, einige Kenntnisse der allgemeinen Psychologie in Erinnerung zu rufen, ohne sich jedoch in Einzelheiten zu verlieren.

Sigmund Freud und Carl Gustav Jung haben das zeitgenössische Denken völlig umgestaltet. Schon lange vor ihnen suchte man auf der ganzen Welt nach der Bedeutung des "Traumes". Er ist ein menschliches und universelles Erlebnis; alle Menschen schlafen und träumen, auch wenn sie sich manchmal nicht erinnern können, geträumt zu haben. In den primitiven Gesellschaften sah man die Träume oft als Botschaften der Götter oder der Dämonen an, die Vorhersagen von Freude oder Leid bedeuteten.

Die Völker des Orients glaubten, daß während der Träume die Seele den Körper verlasse, um in einem geistigen Universum umherzuschweifen. Die Träume waren der Ursprung zahlloser Glaubensformen, künstlerischer Schöpfungen und sogar von Staatsentscheidungen politischer und militärischer Art.

Von der Antike bis zum Ende des letzten Jahrhunderts hatte sich das Wissen bezüglich der Träume kaum weiterentwickelt. Sokrates und Platon wußten genausoviel wie *Kant* oder *Schopenhauer*. Drei wesentliche Elemente ermöglichten es, das Verständnis für dieses Phänomen weiter zu entwickeln:

1. Das Auftreten der Psychoanalyse zu Anfang dieses Jahrhunderts;
2. Die wissenschaftlichen Forschungen auf dem Gebiet der Physiologie, von denen wir weiter oben schon berichtet haben;
3. Die Entdeckung der halluzinogenen Drogen (LSD 25, Meskalin), welche geistige Zustände hervorrufen, die mit den Träumen und gewissen Arten von Geisteskrankheiten vergleichbar sind.

Wir haben schon wiederholt darauf hingewiesen (und das kann nicht genug betont werden), daß der Mensch ein Ganzes ist, bestehend aus Soma und Psyche. Das Soma ist unterteilbar in verschiedene Systeme und in konkret greifbare Organe, die wissenschaftlich untersucht werden können. Es ist möglich, an ihnen anatomische, biologische, *histologische* und physiologische Untersuchungen vorzunehmen, die genau dem entsprechen, was die materialistische Wissenschaft erwartet: sehen, berühren, messen, erklären, verstehen. Die Psyche ist wie das Soma in mehrere Teile unterteilbar, aber hier auf intuitive Weise, ohne die Möglichkeit der Messungen und der histologischen Schnitte. Und doch handelt es sich auch um Wissenschaft, wenn auch nicht in dem materialistischen Sinn, den die Wissenschaftler ihr geben wollen.

Wir kommen nicht darum herum, zu akzeptieren, daß die Unterteilungen der Psyche, wie sie von Forschern wie Freud und Jung gemacht wurden, streng empirisch, aber nicht minder wahr sind.

Man kann die Psyche in zwei wesentliche Teile unterteilen: in das Bewußte und das Unbewußte. Vor Freud hat man auch schon die Existenz des Unbewußten für wahrscheinlich gehalten, aber es als einen Teil des Bewußten angesehen.

Freud vertrat die Ansicht, daß das Bewußtsein der kleinste Teil des geistigen Prozesses sei und daß der größte Teil der psychischen Sphäre, welche die menschliche Existenz beherrscht, ihm völlig verborgen sei. Das Unbewußte (das kollektive Unbewußte (Jung) und das persönliche Unbewußte) ist die Basis jeden Gedankens und jeden Verhaltens, ob es sich nun um Träume, *Fehlleistungen*, Körperbewegungen, zwanghafte Gedanken oder um eine künstlerische Schöpfung handelt. In einer etwas bildlicheren Sprache können wir sagen, daß wenn wir unsere Seele durch einen Eisberg im Ozean darstellen würden, daß dann der winzige aus dem Wasser ragende Anteil das Bewußtsein darstellen würde, während der ganze übrige, umfangreichste Teil unter der Oberfläche unserem Unbewußten entspräche.

Das Bewußtsein ist logisch, strukturiert, rational und drückt sich klar und verständlich aus. Im Gegensatz dazu ist das Unbewußte, wenn es in das Bewußtsein in Form von Träumen einbricht, unlogisch, unorganisiert und irrational.

"Die Traumbilder sind Produkte dessen, was man Imagination nennen könnte, das heißt eines geistigen Prozesses, der sich von demjenigen unterscheidet, der unser bewußtes Denken und unser bewußtes Verhalten steuert. Die Eigenheit der Imagination ist, daß sie nicht den Regeln der Logik, welche das rationale Denken in seinen Beziehungen zu realen Gegenständen und Situationen bestimmt, unterworfen ist. Es ist ein geistiger Prozeß, bei dem der Geist sich von der Wirklichkeit zurückzieht und sich die Welt so vorstellt, wie sie sein könnte und nicht so, wie sie ist. Man kann sagen, daß es eine kindliche Sicht der Welt ist oder eine Art der Wahrnehmung, die primitiver ist als die Wahrnehmungen des Bewußtseins... Es ist ein ganz besonderes Erleben, und es kann ebenso lebhaft sein wie ein wirkliches Erlebnis. In diesen Phantasievorstellungen kann der Mensch seine selbsterwählte Rolle spielen und durch Substitution Gefühle oder Wünsche befriedigen, deren Erfüllung ihm im täglichen Leben verwehrt ist oder die er vielleicht sogar kaum akzeptieren könnte... Kurzum, er kann gewisse Gefühle der Unzulänglichkeit auf diese Art kompensieren." (Übersetzt nach Mackenzie N., Tallandier Paris.)

Der Traum kommt vom Unbewußten und drückt sich daher auf symbolische, für unser logisches Bewußtsein unverständliche Art aus. Jedes Symbol hat eine Vielzahl von Bedeutungen. Es besitzt eine eigene psychische Energie und hat nicht für jeden Menschen die gleiche Bedeutung, ganz und gar nicht.

Das Wort "Sonne" z.B. wird für einen Afrikaner Trockenheit, Hungersnot und Elend bedeuten, während es für manchen von uns Gesundheit, Wärme, Reichtum oder gar Liebe, Leidenschaft, Glauben und Gott darstellen mag.

Es ist also der Reichtum an sekundären Bedeutungen, der die emotionelle Reaktion jedes Individuums auf ein symbolisches Bild bestimmt. Die Symbole und ihre Deutung können auf keinen Fall von ihrem persönlichen und kulturellen Zusammenhang gelöst werden. Es steht also fest, daß der gleiche Traum bei zwei verschiedenen Menschen bei weitem nicht die gleichen Bedeutungen hat. Deshalb sind Bücher, die angeblich die Bedeutung der Träume erklären können, absurd und entbehren jeglichen gesunden Menschenverstandes. Der Versuch, die Träume durch diese Art von Literatur zu deuten, kann sich verwirrend und irreführend auswirken.

Die Symbolik, die unseren Träumen zugrundeliegt, ist das subjektive Mittel, mit dem wir unser objektives Erleben des Lebens organisieren, indem wir unsere innersten emotionellen Reaktionen mit den Wahrnehmungen der uns umgebenden Umwelt mischen.

Durch diesen Begriff von Symbolik veranlaßt, befaßten sich Freud, Jung und andere mit der Fähigkeit des Menschen, Symbole (natürliche oder kulturelle) zu schaffen, und zwar in den Träumen, in den Künsten oder in anderen Lebensbereichen.

Die Meister der Psychoanalyse vertreten die Auffassung, daß die einzige gültige Art, Träume zu deuten, von der Annahme ausgehe, daß die Bilder in direktem Zusammenhang mit dem Träumer stehen und einen wichtigen Symbolgehalt haben. Die Symbole, die auf diese Weise aus dem Unbewußten in das Bewußte hochsteigen, sind also nicht irgendwelche, sondern sie stehen in enger Beziehung zu den tiefen Problemen des Träumers.

Diese Auffassung eröffnet einen entscheidenden Weg für die psychologische Therapie.

Trotz ihrer Unlogik haben die Träume eine Bedeutung, sie tragen eine Meldung ins Bewußte hinauf, sie sind das Hauptbindeglied zwischen Bewußtem und Unbewußtem. "Der Traum ist der königliche Weg zum Unbewußten." Freud hatte dies gegen Ende des letzten Jahrhunderts erkannt und in seinem 1899 erschienenen Buch *"Die Wissenschaft und die Träume"* niedergeschrieben.

Freud analysierte seine eigenen Träume. Er wurde so zum ersten Analysanden und gleichzeitig auch zum ersten Analytiker. Später versuchte er zu wiederholten Malen, zusammen mit Jung Träume zu deuten; doch in diesem Punkt fanden die beiden keine Einigung; ja, diese Unterschiedlichkeit der Auffassungen führte später sogar zu ihrer Trennung.

Als er seine eigenen Träume analysierte, fand Freud völlig vergessene Erinnerungen aus seiner Kindheit wieder. Er betonte die Wichtigkeit der Rolle des unbewußten Gedächtnisses in der Ausarbeitung der Träume: "Alles Traummaterial stützt sich zwangsläufig auf Spuren, die das Gedächtnis im Gehirn hinterläßt und die nicht unbedingt bewußte Erinnerungen zu sein brauchen."

Wir müssen hier nachdrücklich eine fundamentale Auffassung des Begriffs "Gedächtnis", der für die Erklärung der psychosomatischen Krankheiten unserer zivilisierten Welt von grundlegender Bedeutung ist, betonen. Das Gedächtnis ist ein absolutes Phänomen. Sämtliche Ereignisse, die bereits während der letzten Monate des Lebens im Mutterleib erlebt wurden und auch alle Emotionen, die uns seit der Geburt bewegt haben, sind tief in unser Gedächtnis eingegraben.

Wie die Psyche, so ist auch das Gedächtnis in einen bewußten und einen unbewußten Anteil unterteilt, wobei letzterer der wichtigere ist. Folglich ist die Mehrzahl unserer Emotionen in das unbewußte Gedächtnis "eingeprägt". *(Biochemisches Gedächtnis,* im Gegensatz zum bewußten Gedächtnis, das entweder *bioelektrisch* oder biochemisch sein kann.) Die Anhäufung von Ängsten, von *stress and strain*, beispielsweise, geschieht im unbewußten Gedächtnis. Wir erinnern uns bewußt nur an besonders markante Ereignisse unseres Lebens, die anderen stumpfen allmählich ab und werden zwangsläufig unbewußt oder zumindest unterbewußt. Diese Anhäufung von belastenden ("stressenden") Erinnerungen kann sich unter bestimmten Umständen in Träumen auswirken oder zu psychischen Äußerungen wie Neurosen führen, oder auch zu körperlichen Störungen (psychosomatischen Krankheiten), die einen Abwehrmechanismus darstellen, mit dessen Hilfe die Menschen Situationen ertragen können, die sonst unerträglich wären. Die im Unbewußten zurückgehaltenen Erinnerungen scheinen so gefährlich zu sein, daß der Betreffende nicht bereit sein kann, sie bewußt anzunehmen; sie werden "verdrängt" und entledigen sich ihrer mächtigen emotionellen Ladung in Form von körperlichen oder geistigen Symptomen.

78

Abbildung V.1

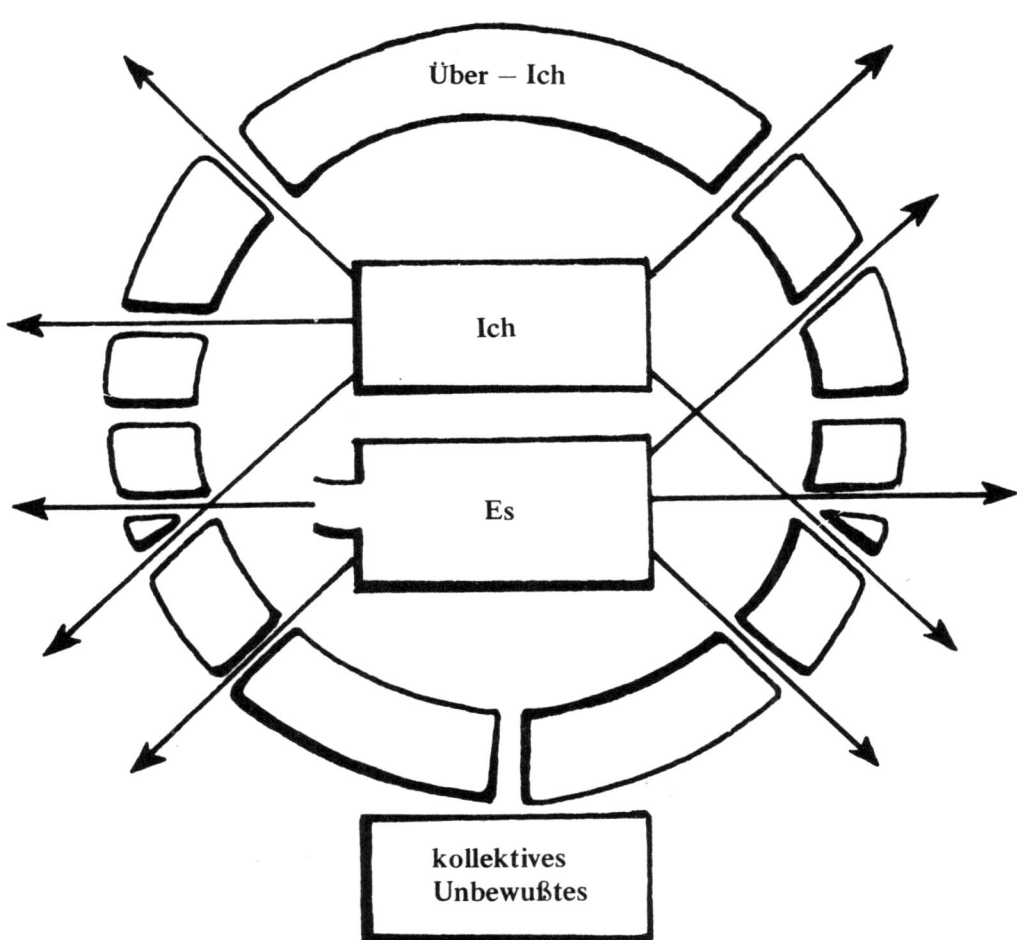

Primitive Gesellschaften

Über – Ich

Ich

Es

kollektives
Unbewußtes

Das Es und das Ich können sich trotz
der Hülle des Über – Ichs (welche nicht
lückenlos ist) äußern

Aber woher kommen diese Träume?

Wir haben gesehen, daß sie in unserem Unbewußten entstehen. Es gibt natürlich völlig logische Träume, die in diesem Fall im Bewußtsein geformt werden. Bei diesen muß man eher von Träumereien, von aktiver Phantasie sprechen, deren Ursprung in der Hirnrinde liegt und die in der Psychologie nur eine untergeordnete Rolle spielen.

Ein kurzer Überblick über die Freud'schen und Jung'schen Theorien scheint uns an dieser Stelle angebracht. Freud und Jung haben, jeder auf seine Weise, das Unbewußte unterteilt. Nach Freud werden wir mit dem "Es" geboren. In diesem Teil des persönlichen Unbewußten befindet sich das gesamte instinktive Leben, wie beim Tier auch. Das "Es" entwickelt zahlreiche Instinkte, deren Begriffe Freud schließlich vereinfacht hat, indem er sie wie folgt bezeichnete:

1. Lebensinstinkt, Eros, dessen Energie die *Libido* ist;
2. Todesinstinkt, Thanatos, dessen Energie keine der Libido gegenüberzustellende Bezeichnung erhalten hat.

Der Lebensinstinkt treibt das Lebewesen zur Erforschung seiner Umgebung, zu seiner Selbsterhaltung und zur Vermehrung.

Der Todesinstinkt äußert sich in seinem Bedürfnis, zu zerstören und zu versagen, was im Extremfall bis zur Selbstzerstörung führen kann.

Das "Es" wird vom Lustprinzip beherrscht und enthält auch die Sexualität. Im Laufe des Wachstums erwirbt sich das Kind seine spezifisch menschliche Differenzierung, wenn ein Teil seiner Psyche bewußt wird. Diese Unterscheidung vom Tier äußert sich besonders im Gebrauch der Sprache und durch das Bewußtwerden der eigenen Existenz. Auf dieser zweiten Ebene bilden die bewußte Psyche, der Wille, das Gedächtnis zusammen das, was Freud das "Ich" oder "Ego" nennt. Es taucht im Alter zwischen 2 und 5 Jahren auf. Das "Ich" wird vom Realitätsprinzip beherrscht, und das Leben in der Gesellschaft und die Erziehung schmieden es zurecht. Verpflichtungen, Verbote, Moral sind die Quelle einer dritten psychischen Instanz: des "Über - Ichs". Dieses stellt dem Willen des "Ichs" und seinem freien Urteil den moralischen und sozialen Zwang der Tradition und der Gesetze entgegen. Im "Über - Ich" befindet sich das Zensurprinzip. Das "Über - Ich" ist umso bereichernder, je zivilisierter die Gesellschaft ist, der das Individuum angehört.

Bei den Primitiven hat das "Über - Ich" auch eine große Bedeutung dank den Initiationsriten (Abb. V.1.). Das "Ich" (das "arme Ich", wie Freud sagte), das zwischen "Es" und "Über - Ich" liegt, hat den Auftrag, die instinktiven Triebe des "Es" mit der Zensur der Forderungen des "Über - Ichs" in Einklang zu bringen (diese Zensur ist ganz wesentlich für die Erklärung der Träume) und sie in Beziehung zu der Realität der äußeren Welt zu setzen (Abb. V.2.).

Die Träume, die sich auf symbolische Art äußern, sollen ihren Ursprung im "Es" haben und sollen - zumindest die meisten von ihnen - eine sexuelle Basis haben. Bevor sie ins Bewußtsein (ins "Ich") auftauchen, sollen sie durch das "Über - Ich" zensiert werden, welches nur einen Teil der Triebe des "Es" ins Bewußtsein hochsteigen lassen darf. Die Zensur verwandelt den allem zugrundeliegenden Wunsch des "Es" (ein Wunsch, der häufig in Zusammenhang mit dem Ödipuskomplex steht) in etwas weniger Gefährliches; dann erst tritt der erfaßbare Traum auf. Die Freud'sche Traumdeutung gründet sich auf den Ödipuskomplex beim Knaben und auf den Elektrakomplex beim Mädchen.

Im kindlichen Stadium gibt es im Unterbewußten eine sexuelle Rivalität zwischen Sohn und Vater, und demgegenüber eine sexuelle Anziehung zwischen Sohn und Mutter. Nach dieser Auffassung soll das Kind seinen Vater töten und mit seiner Mutter geschlechtliche Beziehungen

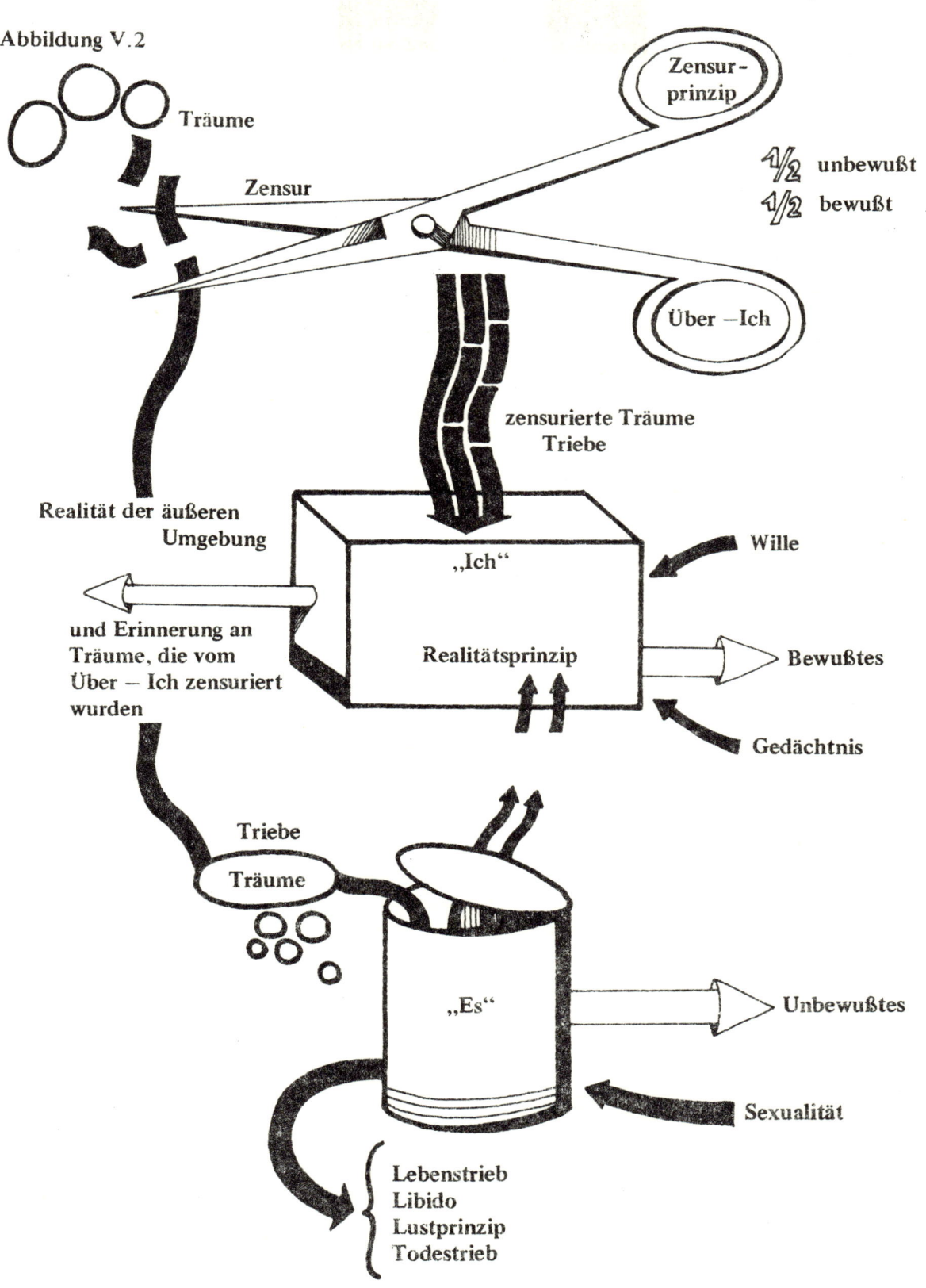

Abbildung V.2

Träume

Zensur

Zensurprinzip

½ unbewußt
½ bewußt

Über – Ich

zensurierte Träume
Triebe

Realität der äußeren Umgebung

"Ich"

Wille

und Erinnerung an Träume, die vom Über – Ich zensuriert wurden

Realitätsprinzip

Bewußtes

Gedächtnis

Triebe
Träume

"Es"

Unbewußtes

Sexualität

Lebenstrieb
Libido
Lustprinzip
Todestrieb

haben wollen. Diese völlig unbewußte Situation führt zu sehr vielen kindlichen Phantasien und zu zahlreichen Erwachsenenträumen, besonders, wenn dieser Ödipus- (oder Elektra-)komplex nicht durch eine normale psychische und sexuelle Entwicklung verarbeitet worden ist.

Die Folgen der Nicht-Verarbeitung dieses Komplexes sind vielfältig und verursachen Unangepaßtheiten an das Leben, die sich auf verschiedenste Weise äußern können [1] (vgl. Kapitel XXIII).

Ebenfalls nach Freud "erweist sich der Traum nach einer vollständigen Analyse als die Verwirklichung eines Wunsches...". "Es gibt zahllose Träume, die etwas anderes als sexuelle Wünsche befriedigen", wie Hunger, Durst usw. Würde nicht die Zensur des "Über - Ichs" auf die Triebe des "Es" einwirken, so würden die Träume plötzlich in unser Bewußtsein auftauchen und würden unerträglich, da sie im Träumer schreckliche Ängste entstehen lassen würden. Vielleicht sind Alpträume durch das "Über - Ich" ungenügend zensiert?

Nach Freud sind die Träume die Hüter des Schlafes und nicht deren Störenfriede, wie manche anderen glaubten. Er hatte schon betont, daß "die Traum-Analyse zur Kenntnis des archaischen Erbgutes des Menschen, zu dem, was ihm psychologisch angeboren ist, verhilft". Dieser Begriff wurde von Jung wiederaufgenommen und ausgearbeitet.

Freud hatte in seinen Traumforschungen besonders den Akzent auf deren auslösende Kräfte gelegt. Jung, Stekel, Adler, Rank und andere entwickelten andere Lehren, indem sie dem Traum an sich, seiner Struktur, seinem Symbolgehalt und seiner Deutung im Zusammenhang mit der Persönlichkeit und den Problemen des einzelnen Träumers mehr Wichtigkeit beimaßen.

Für Jung, der als einer der bedeutendsten Begründer des heutigen psychologischen Denkens gilt, ist der Traum ein lebenswichtiges Element der Psyche und spielt eine erstrangige Rolle für das Gleichgewicht des Menschen. Der Traum ist für das gute Funktionieren des Geistes unerläßlich, ob es sich nun um einen Gesunden oder um einen Geisteskranken handelt. Jung betrachtet den Traum als Boten der instinktiven Triebe des "Es", aber auch des kollektiven Unbewußten, über das wir später noch eingehender zu sprechen haben werden.

"Genau wie das menschliche Leben nicht auf diesen oder jenen Grundinstinkt beschränkt ist, sondern auf einer Vielzahl von Instinkten, Bedürfnissen...sowie von körperlichen und psychischen Faktoren beruht, so können auch die Träume nicht durch dieses oder jenes Element erklärt werden, was eine angenehm einfache Erklärung wäre....Keine Instinkttheorie wird je diese mächtige und geheimnisvolle Sache erfassen können: die menschliche Seele; ebensowenig die Träume, die deren Ausdruck sind....Es ist wahr, daß es Träume gibt, die verdrängte Wünsche oder Befürchtungen darstellen; aber gibt es irgendetwas, was der Traum nicht zu irgendeinem Zeitpunkt einmal darstellen könnte? Träume können ursprüngliche Wahrheiten, philosophische Erklärungen, Illusionen, Phantasiegebilde, Vorausschauen, irrationale Erlebnisse, ja, sogar telepathische Visionen und Gott weiß was noch alles ausdrücken." (Jung)

Jung hat eine weitgefaßtere Auffassung der Traumdeutung als Freud. Er betont mehr den *"metaphysischen"* und geistigen Aspekt des Phänomens. Der Traum ist für ihn einer der Wege, die der Mensch benützt, um das Geheimnis und den Sinn des Lebens zu erklären, und er ist auch eine Zusammenfassung der ungelösten Probleme seiner Vergangenheit.

Zitieren wir nochmals Jung [2] : "Ich habe keine Theorie über die Träume, ich weiß nicht, wie sie entstehen. Ich weiß nicht, ob meine Art, mit ihnen umzugehen, es verdient, Methode genannt zu werden. Ich teile alle Vorurteile meiner Leser der **Integrierung der Träume** gegenüber, denn diese ist das Summum an Ungewißheit und an Willkür. Aber andererseits weiß ich, daß wenn man genügend lange und genügend tief über einen Traum meditiert, wenn wir ihn unter

[1] Abrezol R.und Dumont A.:Cours de Sophrologie,1[er]degre

[2] übersetzt nach Jung C.G.: Ma vie, Ed. Gallimard

Abbildung V.3

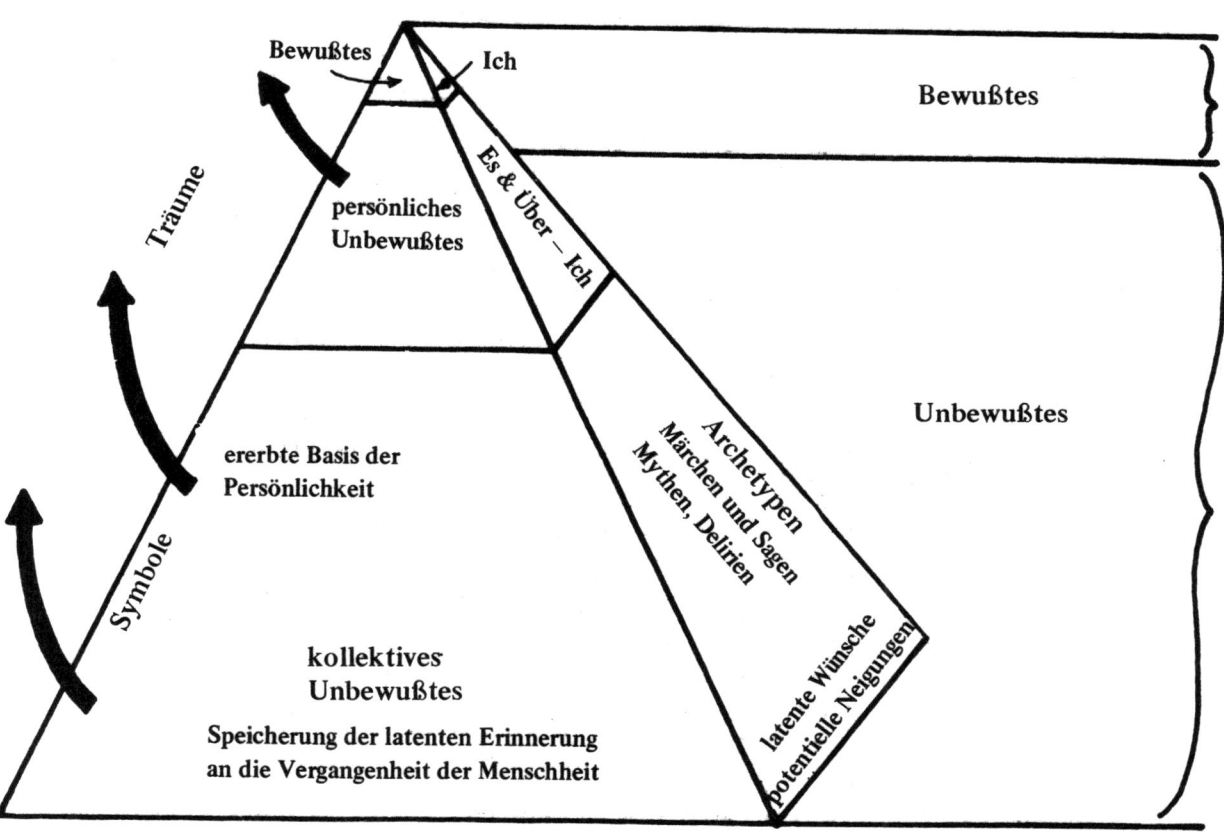

all seinen Gesichtswinkeln betrachten, daß dann fast immer etwas dabei herauskommt. Was nicht bedeutet, daß wir ihm eine wissenschaftliche Natur zusprechen oder ihn rationalisieren können, aber er ist ein praktischer und wichtiger Hinweis, der dem Patienten zeigt, in welche Richtung ihn das Unbewußte führt."

Der Traum ist ein "unbewußter psychischer Vorgang, der durch das Bewußtsein nicht kontrolliert wird...","In jedem von uns lebt noch ein anderer, den wir nicht kennen. Er spricht zu uns in den Träumen und zeigt uns, wie sehr anders er uns sieht, als wir selbst uns sehen."

"Wenn wir uns in einer schwierigen, vielleicht sogar unlösbaren Lage befinden, kann uns dieser Fremde in uns manchmal eine geeignete Erleuchtung bringen, und zwar in der Richtung, daß wir unsere Grundeinstellung, das heißt genau die Einstellung, die uns in diese schwierige Lage gebracht hat, ändern. Aber das Problem ist, diesen "Fremden" zu verstehen, das Band zwischen seiner symbolhaft ausgedrückten Botschaft und der Wirklichkeit der unlösbaren Situation aufzuzeigen."

Jung ist der Ansicht, es sei vorzuziehen, die Träume in Serien anzugehen, als sie isoliert zu betrachten. Träume sind häufig wie die Teile eines Theaterstücks in mehreren Aufzügen, und es kann sein, daß sie sich unaufhörlich wiederholen, wobei sie jedesmal andere Symbole benützen, die aber immer die gleiche Bedeutung haben.

Auch für Jung, wie für Freud, entspringen die Träume dem Unbewußten, aber nicht nur aus dem Freud'schen persönlichen Unbewußten, sondern auch aus dem kollektiven Unbewußten (ein Begriff, der von Jung eingeführt wurde).

Die Struktur der Psyche nach Jung ist komplexer als die nach Freud (Abb. V.3).

Im persönlichen Unbewußten befindet sich das Vergessene, das Verdrängte und jeder unterschwellige Gedanke. Das primordiale oder kollektive Unbewußte ist das gewaltige geistige Erbe der Entwicklung der Gattung Mensch, das in jedem Individuum wieder auftaucht. Es ist der Speicher der latenten Erinnerungen an die Vergangenheit der gesamten Menschheit, es ist die Basis jeder Persönlichkeit; auf ihm aufgebaut sind das "Ich" und das persönliche Unbewußte. Wollte man die Psyche des Menschen als Pyramide darstellen, so befände sich das kollektive Unbewußte an der Basis. Nimmt man es weg, so stürzt das Ganze ein. Jung betonte, daß alle latenten Wünsche aus diesem kollektiven Unbewußten kommen und daß unsere Erwartungen an die Welt zu einem großen Teil durch dieses geformt werden. Dieses Unbewußte ist weder organisiert noch strukturiert: es besitzt eine unabhängige Ordnung, die vom Bewußtsein nicht beeinflußt werden kann. Seine Inhalte ordnen sich um die Archetypen, ein anderer von Jung geprägter Begriff.

Als Archetyp bezeichnet man den Grundstock an alten Bildern, der dem gemeinsamen Schatz der Menschheit angehört und den man überall und immer in den Märchen und Legenden, in den Mythologien, in den Träumen und in Delirien wiederfindet. "Es sind **Niederschläge** von menschlichen Erfahrungen, die sich immer wiederholen" (Jung). Die Archetypen äußern sich in Form von Symbolen. "Wir wissen nicht, woher die Archetypen kommen, genausowenig wie wir den Ursprung der Seele kennen" (Dr. R.Cahen).

Jung hat sich ebenfalls mit der Deutung seiner eigenen Träume auseinandergesetzt; er sagt unter anderem: "Der Träumer wird von Bildern überfallen, die ihm widersprüchlich und lächerlich erscheinen; der Sinn für die Zeit ist verschwunden, und die banalsten Dinge können einen bezaubernden oder erschreckenden Aspekt bekommen. Es mag seltsam erscheinen, daß der unbewußte Geist seine Materialien so verschieden von den anscheinend disziplinierten Schemen, die wir unseren Gedanken im Wachzustand auferlegen können, bearbeitet... Der Logik nach haben sie keinen Sinn... Die Träume haben eine tiefe Bedeutung und sind nichts anderes als eine Äußerung unseres Unbewußten, das sich auf diese Weise auszudrücken sucht. Anstatt sich auf rationale Art auszudrücken, sprechen sie in archetypischen Bildern, die sich in Form von Symbolen zeigen."

Um dieses weite Gebiet der Träume darzulegen, ist man versucht, andere Gebiete aus den Theorien Jungs anzuführen, insbesondere die Begriffe Introversion, Extraversion, Animus und Anima, Persona und **Schatten**.

Die Introversion ist das allgemeine Abziehen des Interesses von der Umwelt und der Rückzug auf sich selber. Der introvertierte Mensch neigt dazu, sich für seine Umwelt wenig zu interessieren und alle Befriedigung in seiner eigenen Innenwelt zu suchen. Er bindet sich wenig, erscheint nachdenklich, schweigsam und unbeholfen in Gesellschaft. Im Gegensatz dazu neigt der Extravertierte dazu, seine Gefühle zu äußern. Er ist der Außenwelt gegenüber aufgeschlossen, gesellig, läßt seine Gefühle und seinen Charakter offen zutagetreten, sucht gefühlsmäßigen und intellektuellen Austausch mit anderen und blüht in menschlichem Kontakt auf.

Der *Animus* ist das männliche Element, das in jeder Frau existiert und die Anima das weibliche Element in jedem Mann. Die *Persona* ist das Gesicht, das jeder Mensch den anderen zeigt und das er zeigen möchte. Es ist eine Schutzmaske, welche die Schwächen oder die persönlichen Eigenschaften verbirgt, die man sogar in seinem Innersten nicht akzeptieren will und die man ablehnt. Das Gegenstück zur Persona ist der **Schatten**, der die unterdrückten und verwerflichen Teile unseres "Ichs" darstellt, die vom Bewußtsein nicht akzeptiert werden.

Das "Selbst" ist der zentrale Ursprung der gesamten psychischen Energie (die Jung'sche Libido). Es enthält zwei große archetypische Symbole, das des alten Weisen und das der großen Mutter, Ursprünge des chinesischen Yin und Yang, des männlichen und weiblichen Prinzips.

Die Träume werden sehr stark durch alle diese Faktoren beeinflußt, was deren Verständnis noch schwieriger macht. So wird zum Beispiel die Anima bei einem Mann immer in Form einer Frau im Traum erscheinen; der psychologische Typ des Träumers kann ebenfalls den symbolischen Ausdruck des Traumes beeinflussen. Der Traum ist also ein individuelles Phänomen, und in keinem Fall kann man darüber eine standardisierte Deutung abgeben. Nur Psychoanalytiker mit langer Erfahrung können ihn korrekt deuten.

Die Träume ermöglichen eine Erforschung des Grundes unseres Unbewußten und liefern uns wichtige Hinweise zum Verständnis psychischer Störungen. Der Mensch sollte sich besser kennenlernen, sollte lernen, sich besser zu verstehen und die Kräfte, die in ihm sind, besser zu meistern. Die Träume sind ein sicheres wenn auch ein kompliziertes Mittel für die Innenschau; vielleicht sind die *psychologischen Projektionstests* ein weiteres solches Mittel. Jeder Mensch meint, er kenne sich, er macht sich aber manchmal ein falsches Bild von dem, was er wirklich ist. Es besteht ein Unterschied zwischen dem, was man "zu sein glaubt", und dem, was man "ist". "Erkenne dich selbst und überlasse die Natur den Göttern", sagte Sokrates mit Recht. Heutzutage handelt der Mensch genau entgegengesetzt und läuft daher Gefahr, auf eine Katastrophe hinzusteuern. Er interessiert sich für die Natur, er erobert den Weltraum, aber er kennt sich selbst nicht und versucht nicht, sich kennenzulernen, so als hätte er Angst davor, die Wahrheit über sich selber zu erfahren.

Unsere allgemeine Tendenz ist, andere zu kritisieren und über sie zu urteilen. Man sieht den Splitter im Auge des Nachbarn, aber man übersieht den Balken im eigenen Auge. Im psychischen Bereich sind wir wie ein Mann am Rande des Urwalds; alles muß noch entdeckt werden. Nur schrittweise und tastend erweitern sich unsere Kenntnisse dank der Entdeckungen der Psychologie, der Neurologie und der Sophrologie. Indem der Mensch sich seiner unbewußten Kräfte, die ihn beseelen, immer besser gewahr wird, sollte er auch immer fähiger werden, sich zu vervollkommnen. Es sei hier das berühmte Zitat von Rabelais in Erinnerung gerufen "Wissen ohne Gewissen ist nur Verderben der Seele", d.h. das Erwerben von Wissen ohne moralische Bildung wird verurteilt. Viele moderne Wissenschaftler haben sich leider diesen Spruch nicht zum Leitsatz erkoren.

Die Träume tauchen als Produkte des Unbewußten in dem Bewußtsein auf. Es ist daher naheliegend und verständlich, daß sich die Sophrologen für dieses Phänomen interessieren und es in der Therapie zu verwenden versuchen.

Kapitel VI

Die Übertragung

Die Übertragung

Die therapeutische Beziehung ist die Quelle der meisten Heilungen.

R.A.

Mit einem lächelnden Gesicht verdoppelt ein Mensch die guten Eigenschaften, die er besitzt.

Abi-Taleb

Es ist für jeden Sophrologen von allergrößter Wichtigkeit, daß er die Übertragung kennt und mit ihr umzugehen weiß, um positive therapeutische Resultate zu erzielen.

Wie wir schon ausgeführt haben, sind die großen Spezialisten der Traumdeutung zu therapeutischen Zwecken die Psychoanalytiker. Dazu müssen sie intuitiv, sensibel und in der Lage sein, mit der Arzt-Patient-Beziehung (Gegenübertragung) und der Patient-Arzt-Beziehung (Übertragung) richtig umzugehen und sie geschickt einzusetzen. Diese Beziehung ist eine ganz wesentliche Basis der psychologischen Heilung, sowohl bei den psychischen Erkrankungen (Neurosen) als auch bei den funktionellen (psychosomatischen und psychogenen Erkrankungen). Im Rahmen dieses Werkes, das ganz allgemein informieren will, werden wir uns nur kurz bei der Übertragung aufhalten.

Die Übertragung ist nicht nur für die Durchführung der sophrologischen Therapie wesentlich, sondern auch in jeder menschlichen Beziehung, wie sie auch immer geartet sei. Ein Arzt, der es nicht versteht, mit der Übertragung umzugehen, wird viel weniger Heilungen erzielen können als sein Kollege, dem dies gelingt - und sei es.nur rein intuitiv, ohne deren Existenz bewußt zu kennen. Ein Großteil der Therapieerfolge in der Medizin ist nur die Frucht der Übertragung. Häufig haben Medikamente, Drogen und Spritzen nicht den geringsten Einfluß auf die Behandlung; es ist der Arzt, der durch das Vertrauen, das er einzuflößen weiß, durch seine Art, mit den Patienten zu reden, durch seine menschliche Wärme die Heilung erzielt. In diesem Fall zählt nicht das wissenschaftliche Wissen des Therapeuten, sondern seine Intuition, seine Persönlichkeit, seine Art, mit den Patienten umzugehen. Dies erklärt die Therapieerfolge von manchen "Heilern", die oft viel menschlicher als viele Ärzte sind.

Nach Dr. R. Cahen ist die Übertragung "die Gesamtheit der Projektionen, die der Patient in die Person seines Arztes investiert. Es ist ein Strauß von Projektionen".

Nach A. Hesnard ist die Übertragung "in der allgemeinen Psychologie eine Verschiebung, eine Versetzung von Emotionen von einem Objekt auf ein anderes. In der Psycholanalyse handelt es sich um ein Übertragen von Gefühlen, die der Patient einst seinen Eltern und seinen Erziehern gegenüber empfand, auf die aktuelle Person des Analytikers; ein Wiederaufleben von Gefühlen, das es dem Patienten ermöglicht, die von seiner Kindheitsumgebung in ihm erweckten Konflikte zu lösen, indem er sie mit dem neuen Maßstab des Erwachsenen und anhand einer anderen Person verstehen lernt... Die Übertragung, ein Spezialfall der zwischenmenschlichen Beziehung, verwirklicht in der psychoanalytischen Therapie eine Auseinandersetzung zwischen einerseits dem objektiv-klarsichtigen Analytiker, der wenig eingreift, und andererseits dem Analysanden, der mit seinen eigenen Problemen kämpft. Es ist ein dramatischer und sehr konkreter Prozeß, der in jeder Psychotherapie praktisch, aber unbeachtet, stattfindet, in der Psychoanalyse aber erkannt wird und so seinen Wert erhält und anwendbar wird. Als solcher ist dieser Prozeß zeitweilige Bedingung nicht nur für ein echtes Bewußtwerden des Kranken über die Ursprünge seiner Neurose, sondern auch für eine Wiederaufnahme seiner affektiven Entwicklung, deren Schwierigkeiten sich in seinen Symptomen ausdrücken". Diese Symptome können psychischer (Neurose) oder körperlicher (funktionelle Krankheiten) Natur sein.

Was bedeutet Abb. VI.1?

Betrachtet man einen Gegenstand, so nimmt man ihn zunächst wahr, dann projiziert man ihn. Damit diese Projektion stattfinden kann, muß der Begriff des Gegenstandes, die Vorstellung von ihm, seit der Geburt mitgetragen oder im Laufe des Lebens erworben worden sein. Eine falsche Projektion verfälscht die Wahrnehmung.

Die Wahrnehmung ist die Summe von Sinnesempfindungen plus Projektion. Schaut man einen Gegenstand an, so sieht man ihn; das ist eine reine Sinnesempfindung. Man bringt daraufhin eine Idee mit diesem Bild in Zusammenhang, und es wird eine Projektion.

Das gleiche Phänomen ereignet sich, wenn zwei Menschen zusammen sind. Wahrnehmung - Projektion beiderseits, also ein noch komplizierterer Fall als zwischen Mensch und Gegenstand.

Wenn wir extrem vereinfachen wollen, so können wir sagen, daß die Übertragung der "Strauß von Projektionen" ist, den der Patient (Nr. 1) in die Person seines Arztes (Nr. 2) investiert, welcher seinerseits nun seine eigenen Projektionen (Gegenübertragung) in seinen Patienten investiert. Die Übertragung, wie auch die Gegenübertragung, können sowohl positiv als auch negativ sein.

Jeder Therapeut sollte eine besondere Ausbildung genossen haben, damit er diese Kräfte meistern kann, denn wenn er ihnen erliegt, können Liebe, Leidenschaft oder Haß daraus entstehen. (Was in der folgenden Abbildung mit gepunkteten Linien dargestellt ist, ist für den Arzt gefährlich.) Es gibt leider viele Therapeuten, die unfähig sind, bewußt oder unbewußt diese Kräfte zu steuern, was häufig dazu führt, daß Therapie und Sexualität verwechselt werden. Das ist eines der Argumente, die für die Notwendigkeit einer soliden Ausbildung in Psychologie für alle Ärzte sprechen.

Andererseits sind die meisten behandelten Patienten funktionell erkrankt, mit anderen Worten sind sie Patienten mit einem neurotischen Hintergrund. Automatisch sind ihre Projektionen zerstörend, und mit der Zeit neigen sie dazu, den nicht gründlich geschulten Arzt aus dem Gleichgewicht zu bringen. Dies erklärt, weshalb Psychotherapeuten so häufig das Gleichgewicht verlieren. Eines der Ziele der Sophrologie ist, den Ärzten wirksame Mittel in die Hand zu geben, um sich gegen diese negativen und destruktiven Projektionen zu wappnen.

Wenn sich die Auswirkungen der Übertragung auf allen bewußten und unbewußten Ebenen positiv gestalten, so liegt Leidenschaft vor. Gestalten sie sich positiv in beiden Richtungen, aber auf neutrale Art, auf der Ebene des Unbewußten und des Bewußten, dann tritt die Liebe auf. Ist die Beziehung beiderseits völlig negativ, so können wir Haß aufseiten des einen Partners beobachten (Abb. VI.1). Selbstverständlich sind diese Schemata empirisch, aber sie scheinen die Übertragungs- und Gegenübertragungsphänomene gut zu erklären.

Wir können aus dem Gesagten ableiten, daß die Übertragung neben ihrem bemerkenswerten Einfluß in der Therapie unsere Gefühle in den zwischenmenschlichen Beziehungen überhaupt, ja sogar unser Gefühlsleben, steuert, und daß sie für die Therapie unerläßlich ist. In der sophrologischen Schule sprechen wir von sophronischem Bündnis.

Abbildung VI.1

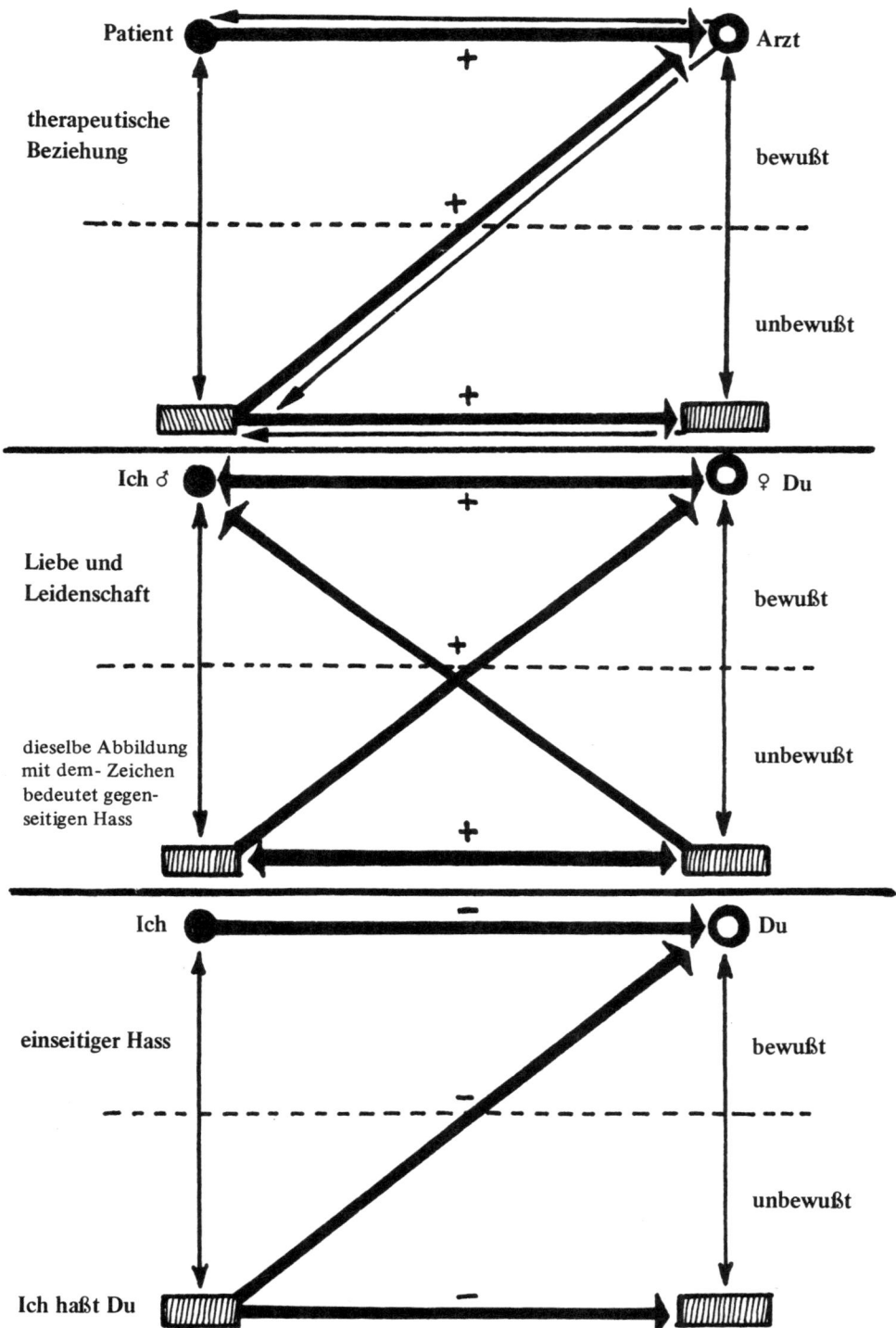

Kapitel VII

Die vorübergehenden oder gewöhnlichen, zeitweiligen Bewußtseinszustände

Die vorübergehenden oder gewöhnlichen, zeitweiligen Bewußtseinszustände

Wer für sein Vergnügen lebt, lebt in den Tag hinein und verliert an jedem Tag von neuem seinen Lebensgrund.

Plinius der Jüngere

Ein übertriebenes Gefühl macht blind.

R.A.

Diese Klassifizierung ist willkürlich. Es handelt sich mehr um Gefühle als um echte Bewußtseinszustände. Und dennoch bewirkt ein sehr heftiger Gefühlsausbruch eine Veränderung des Bewußtseinszustandes, die berücksichtigt werden muß.

Unter vorübergehenden Zuständen hat man alle Bewußtseinsveränderungen, die jeden von uns im Laufe unseres Lebens betreffen, zu verstehen, abgesehen von denjenigen, die wir schon in den vorangehenden Vorträgen besprochen haben.

Die vorübergehenden Bewußtseinszustände begleiten immer eine mehr oder weniger starke Emotion, das heißt eine angenehme oder unangenehme Empfindung, welche die *Hirnrinde* berührt. Die Emotion bewirkt über Reflexbahnen körperliche Erscheinungen, die sich häufig im ganzen Körper zeigen, wie Beschleunigung des Herzschlags, Verdauungsstörungen, Zittern, Beschleunigung oder Anhalten der Atmung, Veränderungen im Kreislauf usw. Alle dies Phänomene unterliegen nicht unserem Willen, aber wir nehmen sie bewußt wahr. (Abb. VII.1). Erst später wird das Phänomen in das Unbewußte verdrängt, wo es mehr oder weniger tief eingraviert wird.

"Die Erregbarkeit erfolgt also durch ausgedehnte Reaktionen: psychologische, physiologische, neurologische, muskuläre und Ausdrucksreaktionen. Die Erregbarkeit ist eine Elementarreaktion"[1].

Man kann von Hypererregbarkeit sprechen, wenn die Reaktion "die Grenzen überschreitet". Die Hypererregbarkeit ist also

a) eine in Anbetracht der Umstände zu intensive Reaktion;

b) eine in Anbetracht der Umstände zu langdauernde Reaktion,

c) eine in Anbetracht der Umstände zu oberflächliche Reaktion, das heißt, daß ein Mißverhältnis besteht zwischen dem Gefühl und der Reaktion, welche die Norm überschreitet (Äußerungen, die unverhältnismäßig stark sind und sinnlos oder deplaziert erscheinen, wie zum Beispiel, wenn jemand beim Anblick einer winzigen Maus oder einer Spinne laut aufschreit).

Bei Hypererregbarkeit sind alle Reaktionen übermäßig, z.B.:

- übertriebenes Lachen oder Weinen
- Erbleichen oder Erröten
- *Spasmen* des Gesichts und der Glieder
- Spasmen des Verdauungstraktes
- Blinzeln der Augenlider
- entgeisterter und unsteter Blick
- dissoziierte Bewegungen.

---

[1] übersetzt nach Daco P.: Les prodigieuses victoires de la psychologie moderne. Ed. Marabout

94

Abbildung VII.1

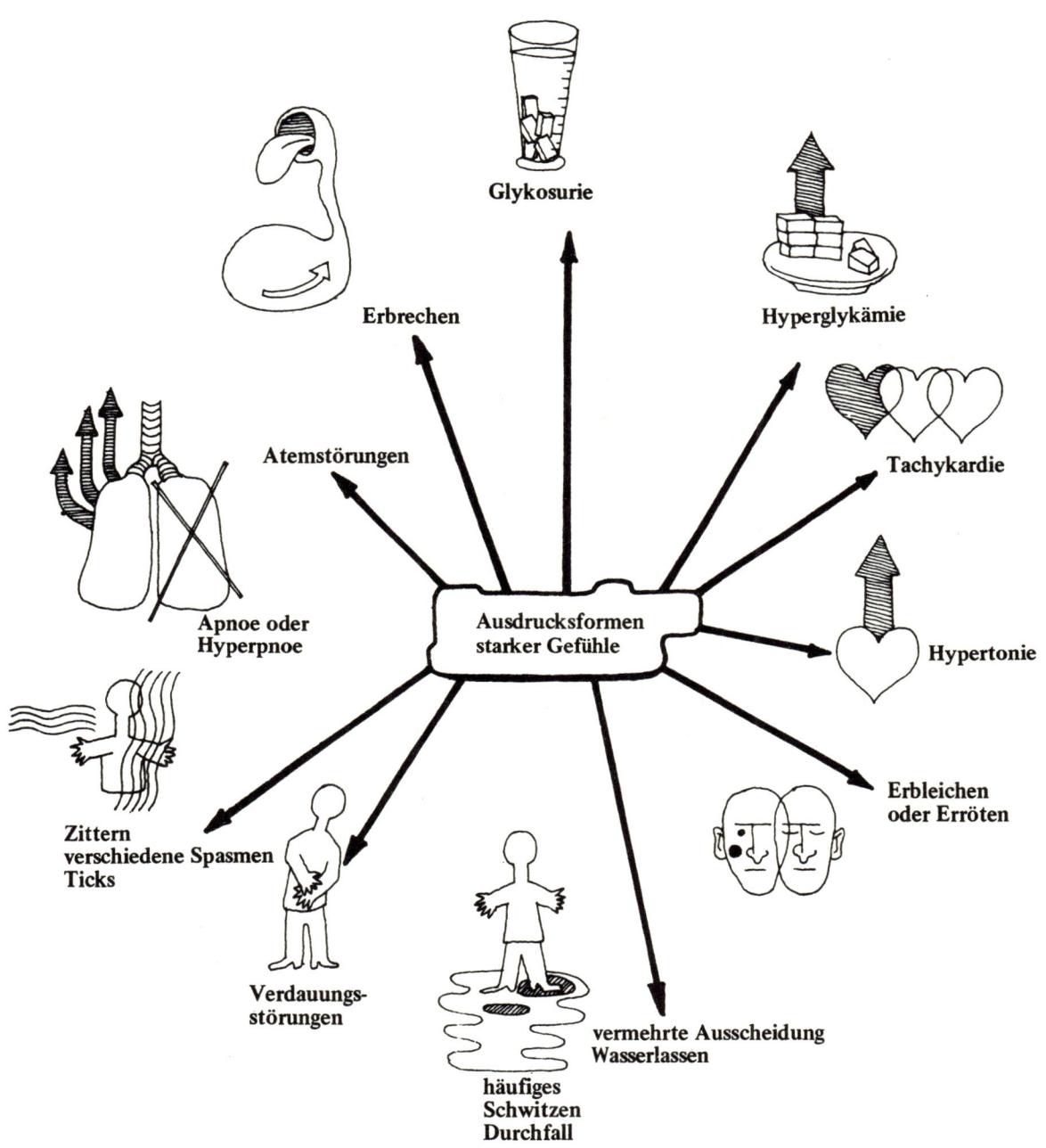

Glykosurie

Erbrechen

Hyperglykämie

Atemstörungen

Tachykardie

Apnoe oder
Hyperpnoe

Ausdrucksformen
starker Gefühle

Hypertonie

Zittern
verschiedene Spasmen
Ticks

Erbleichen
oder Erröten

Verdauungs-
störungen

häufiges
Schwitzen
Durchfall

vermehrte Ausscheidung
Wasserlassen

Hypererregbarkeit kann erblich oder konstitutionell sein, aber am häufigsten wird sie im Laufe des Lebens erworben, sei es als Folge großer emotioneller Schocks oder einer Anhäufung von weniger bedeutenden Schocks. Sie ist häufig der Ausdruck einer Neurose.

Gewisse Formen von Hypererregbarkeit können sich durch Triebhaftigkeit äußern, das heißt durch eine Handlung, die wie unter dem Druck eines unwiderstehlichen Triebes bei gleichzeitigem Fehlen jeglichen überlegenden Willens geschieht. Es handelt sich um eine völlig unüberlegte Handlung, die nach P. Daco vor allem mit dem Selbstwertgefühl und Empfindlichkeit in Zusammenhang steht.

Fursac sah vier Kategorien von solchen Triebhaftigkeiten:
1. Die affektive Triebhaftigkeit, die in Zuständen von Leidenschaft, Eifersucht, Erotik und Haß ausgelöst wird;
2. Die motorische Triebhaftigkeit, die außerhalb der Affektivität steht (bei *Epilepsie*);
3. Die mit Zwangshaftigkeit verbundene Triebhaftigkeit, in der der Patient sich gezwungen fühlt, gegen seinen Willen eine zwangshafte Handlung auszuführen;
4. Die mit *Stereotypie* verbundene Triebhaftigkeit.

Nach diesem bescheidenen Exkurs über die Hypererregbarkeit wollen wir jetzt wieder zu den Emotionen, welche vorübergehende Veränderungen des Bewußtseinszustandes bewirken, zurückkehren.

Unangenehme Gefühle kommen immer wieder vor in unserem Leben; wiederholen sie sich allzu häufig, so können sie für das Auftreten von psychosomatischen Krankheiten verantwortlich sein, über die wir später noch reden werden. Angenehme Emotionen hingegen spielen eine *prophylaktische* und sogar therapeutische Rolle im Hinblick auf diese Krankheiten. Die Bewußtseinszustände mit unangenehmen Folgen sind: Wut, Angst, Furcht, Traurigkeit, Haß und natürlich diejenigen, die den Schmerz begleiten. Auf der Gegenseite finden wir: Vergnügen, Freude, Liebe. Wie wir später sehen werden, gehört der Orgasmus auch in diese Gruppe, nimmt aber einen besonderen Platz ein. Er ist der einzige, der uns in einen der Ekstase nahen Zustand führen kann. Man kann beim Orgasmus von einem echten Bewußtseinszustand sprechen.

Wir werden uns darauf beschränken, nur natürliche, ohne Drogen erreichbare, vorübergehende Zustände zu beschreiben.

Die Wut

Die Wut ist ein vorübergehender Bewußtseinszustand, der sich in Form eines heftigen Gemütsausbruchs äußert.

Nach dem französischen Wörterbuch von *Larousse* ist die Wut sinnverwandt mit Aufbrausen, Raserei, Gereiztheit, Tobsucht und schlechter Laune. In manchen Fällen wird die Wut von einem völligen Verlust der Selbstkontrolle begleitet. Der Betreffende ist dann "außer sich", weiß nicht mehr, was er tut, so als ob sein Bewußtsein sich in nichts aufgelöst hätte. Die Wut bedeutet häufig eine Reaktion, die mit ihrer Ursache in keinem Zusammenhang steht.

Die Wut und ähnliche Zustände werden von allgemeinen organischen Reaktionen begleitet. Reflexe gehen von der *Hirnrinde* in Richtung der endokrinen Drüsen aus, sei es direkt, wie zum Beispiel zu den Nebennieren, sei es indirekt über den Thalamus, den Hypothalamus und die *Hypophyse* (zuständig für die anderen Drüsen).

Die klinischen Zeichen sind die gleichen für alle heftigen, vorübergehenden Emotionen, nämlich Blutdruckerhöhung durch Ausschüttung von Adrenalin, Erhöhung der Herzfrequenz, Beschleunigung der Atmung, Veränderungen im Kreislauf (Erbleichen oder Erröten), Erhöhung des Blutzuckerspiegels und des Harnzuckers (Hyperglykämie und Glykosurie) und manchmal Tod durch Herzstillstand.

Die Wut, ein psychisches Phänomen, bewirkt als Nachwirkung einen pathologischen körperlichen Zustand, der eine gewissen Zeit andauern kann und sogar permanent werden kann.

Ein einmaliger heftiger Wutanfall von kurzer Dauer kann als Sicherheitsventil dienen. Er befreit den Betreffenden von der Überfülle an psychischen Spannungen. Häufig erfolgt der Ausbruch, nachdem er eine gewisse Zeit zurückgehalten wurde. Unter diesen Umständen kann sich die Wut als "nützlich" zur Erhaltung des psychosomatischen Gleichgewichts erweisen und stellt dann ein Mittel zur Harmonisierung und zur emotionellen Befreiung dar. Hingegen haben häufige Wutausbrüche eine eindeutig schlechte Wirkung.

Die zeitweiligen körperlichen Störungen, welche durch die Reizung entstanden sind, werden sich allmählich stabilisieren und eine richtiggehende chronische Krankheit vom Typ der funktionellen Krankheiten auslösen. Die häufigsten pathologischen Zeichen sind der hohe Blutdruck und das Magengeschwür. Die Choleriker sind aber ebenso sehr anderen psychosomatischen Krankheiten ausgesetzt, beispielsweise Ekzem, Asthma, *Herzinfarkt* usw.

Ein jähzorniger Mensch muß sich sehr früh und prophylaktisch behandeln lassen, wünscht er gegen diese Störungen gefeit zu werden. Die Behandlung besteht in Aussprache mit dem Arzt, in der Anwendung von psychologischen Tests (die ihm gleichzeitig ermöglichen werden, sich besser kennenzulernen) und vor allem im Erlernen einer jedem einzelnen Fall angepaßten Entspannungstechnik. In der Einteilung der Temperamente, die Hippokrates im fünften Jahrhundert v. Chr. vornahm, finden wir vier wesentliche Menschentypen vor: den Sanguiniker, den Melancholiker, den Choleriker und den Lymphatiker. Nach diesem Autor ist der Choleriker reizbar, äußerst empfindlich, aggressiv und mutig; sein Körper ist groß und mager, seine Hautfarbe gelblich. Der Choleriker ist widerstandsfähig, stoisch und leidet ohne zu klagen. Es ist der Typ des "Freiwilligen". Er geht zum Arzt, wenn er nicht mehr anders kann. Es ist überflüssig, ihn trösten zu wollen, denn er braucht Fakten und mathematische Logik. Der Choleriker hat die Gabe einer sehr guten Vitalität, jedoch eine Anlage zu Verdauungsstörungen.

Die Angst

Die Angst oder die Furcht sind Unsicherheitsgefühle, die man in Gegenwart einer Gefahr oder beim Gedanken daran erlebt. Dieses Gefühl kann erblich, rassenbedingt, *kongenital* oder erworben sein; er kann sich im Laufe des Lebens entwickeln. Es gibt tatsächlich Menschen, die von Vater zu Sohn von frühester Kindheit an ängstlich sind, und andere, die es aufgrund von übermäßigen Schrecken, die sie besonders in jungen Lebensjahren erlitten haben, werden.

In den aufgeführten Beispielen nimmt der Betroffene seine Angst bewußt wahr, kann ihr aber nicht beikommen, noch sie beherrschen. Nur eine schrittweise Umerziehung, besonders unter Anwendung von Entspannungsmethoden, kann dieses Gefühl verringern und beseitigen.

Angst bewirkt, wie auch die Wut (und wie jede starke Emotion) ähnliche körperliche Reaktionen, die bei ständiger Wiederholung psychosomatische Krankheiten auslösen können. Während des letzten Weltkrieges entdeckte man (in Konzentrationslagern und in besetzten Städten), daß über lange Zeit ausgedehnte Todesangst bei den Männern zu Impotenz und bei den Frauen zum Aussetzen der Menstruation führt. Diese Reaktionen liefern den Beweis für die tiefgreifenden *hormonellen Veränderungen*.

Anstatt von "der Angst" zu reden, ist es richtiger, von "den Ängsten" zu sprechen.

Die meisten Menschenleben werden von moralischen, sexuellen, religiösen Ängsten gesteuert und beherrscht, die durch Minderwertigkeitsgefühle, Furcht vor dem Tod, vor dem nächsten Tag, vor dem Urteil der anderen, vor der Wahrheit usw. entstehen. Alle diese Ängste haben als Nachwirkung Verdrängungen, Komplexe, Aggressivität, es ist wie eine Endlosschraube. [1]

[1] übersetzt nach Daco P.: Les prodigieuses victoires de la psychologie moderne. Ed. Marabout

Viele Menschen wissen nichts von diesen Ängsten, die unbewußt bleiben können, aber ihr ganzes Verhalten wird durch sie beeinflußt.

In diesen Fällen handelt es sich nicht mehr um einen Bewußtseinszustand, da die Meldung "Angst" nicht mehr zur Hirnrinde gelangt und nicht mehr interpretiert wird. Die verschiedenen Ängste können ihre Wurzeln im persönlichen (s. Freud) oder im kollektiven (s. Jung) Unbewußten haben. Der Minderwertigkeitskomplex, der nach Adler uns allen innewohnt, wird durch das Streben nach Überlegenheit, nach Autoritarismus, nach Macht und Beherrschung kompensiert. Diese Kompensation beruht lediglich auf der Angst (Abb. VII.2).

Zitieren wir P. Daco: "Der Mensch erstarrt dann in Tausenden von Ticks, von Gewohnheiten und von Kompromissen, die ihm die Illusion von Kraft und Macht verleihen. Er ist vollgestopft mit Kompensationen und mit einer Rüstung geharnischt, die ihn glauben läßt, er habe Angst ausgeschlossen. In Wahrheit aber leidet er unter seinen inneren Konflikten weiter, die jetzt aber umso gefährlicher werden, da sie unsichtbar geworden sind. Der Mensch zieht sich dann auf sich zurück, verhärtet sich, erstarrt. Geistig ist er blockiert, wie ein im Treibsand gestrandetes Schiff. Er dreht sich immer um die gleiche Achse, ob er es will oder nicht. Automatisch wird er unfähig, die großen Zusammenhänge zu verstehen."

Sich von seiner eigenen Angst loszulösen, ist eine vordringliche Aufgabe, einerseits, um sie nicht die Umgebung spüren zu lassen und andererseits, um sie zu verstehen.

Die benötigte Hilfe wird von der Psychotherapie, wie auch von der Psychoanalyse erbracht, sowie auch von den verschiedenen Entspannungsmethoden und besonders von den sophronischen Techniken.

Yoga kann auf diesem Gebiet sehr wertvolle Dienste leisten.

Es geht aus dem Gesagten hervor, daß die Angst entweder ein Gefühl sein kann, welches das Bewußtsein berührt, oder auch ein unbewußtes Phänomen. Zum Abschluß möchten wir darauf hinweisen, daß die Angst den Schock bei Verkehrsunfällen sehr verstärkt. Reflektorische Reaktionen können dann so heftig werden, daß sie alleine den Tod durch Herzstillstand, ohne jegliche organische Schädigung, zu verursachen vermögen.

Der Schmerz, ein psychologisches Phänomen, steigert zusammen mit der Angst die Schwere eines Unfalls beträchtlich - durch ihre kombinierten reflektorischen Reaktionen - und folglich auch die Sterblichkeitsziffern auf den Straßen.

Es wäre nötig, hier das wichtige Problem des Schmerzes anzugehen, aber dieses Thema würde eine allzu weitläufige Auseinandersetzung benötigen. Vielleicht werden wir es in einer anderen Abhandlung in Angriff nehmen.

Spezialfälle der Angst: die quälende (Ur-)Angst und die dauernde Ängstlichkeit

Die dauernde Ängstlichkeit geht der quälenden Angst meist voraus, es handelt sich um das gleiche Phänomen, in abgeschwächter Form. Wie die normale Angst kann die quälende Urangst ein besonderer Bewußtseinzustand sein, aber meist bleibt sie im Unbewußten verborgen. Die dauernde Ängstlichkeit (frz. "anxiété") ist "ein Gefühl von schmerzhafter Unsicherheit vor einer kommenden Gefahr, ist aber innerlich, latent, undefiniert" [1].

Nach Ribot handelt es sich um einen rein affektiven Zustand. Die dauernde Ängstlichkeit ist ein psychisches Unwohlsein, ein Zustand des Zweifelns.

Die quälende Urangst zeigt sich als sehr unangenehmes Gefühl von *epigastrischer Zuschnürung*, verbunden mit allgemeinem Unwohlsein, mit Beschleunigung von Atmung und Puls; die quälende Urangst zeigt den extremen und dauernden Zustand derselben Emotion, von der die dauernde Ängstlichkeit die Übergangsphase darstellt.

---

[1] übersetzt nach: Grand Larousse Encyclopédique: Anxiété et angoisse

Abbildung VII.2

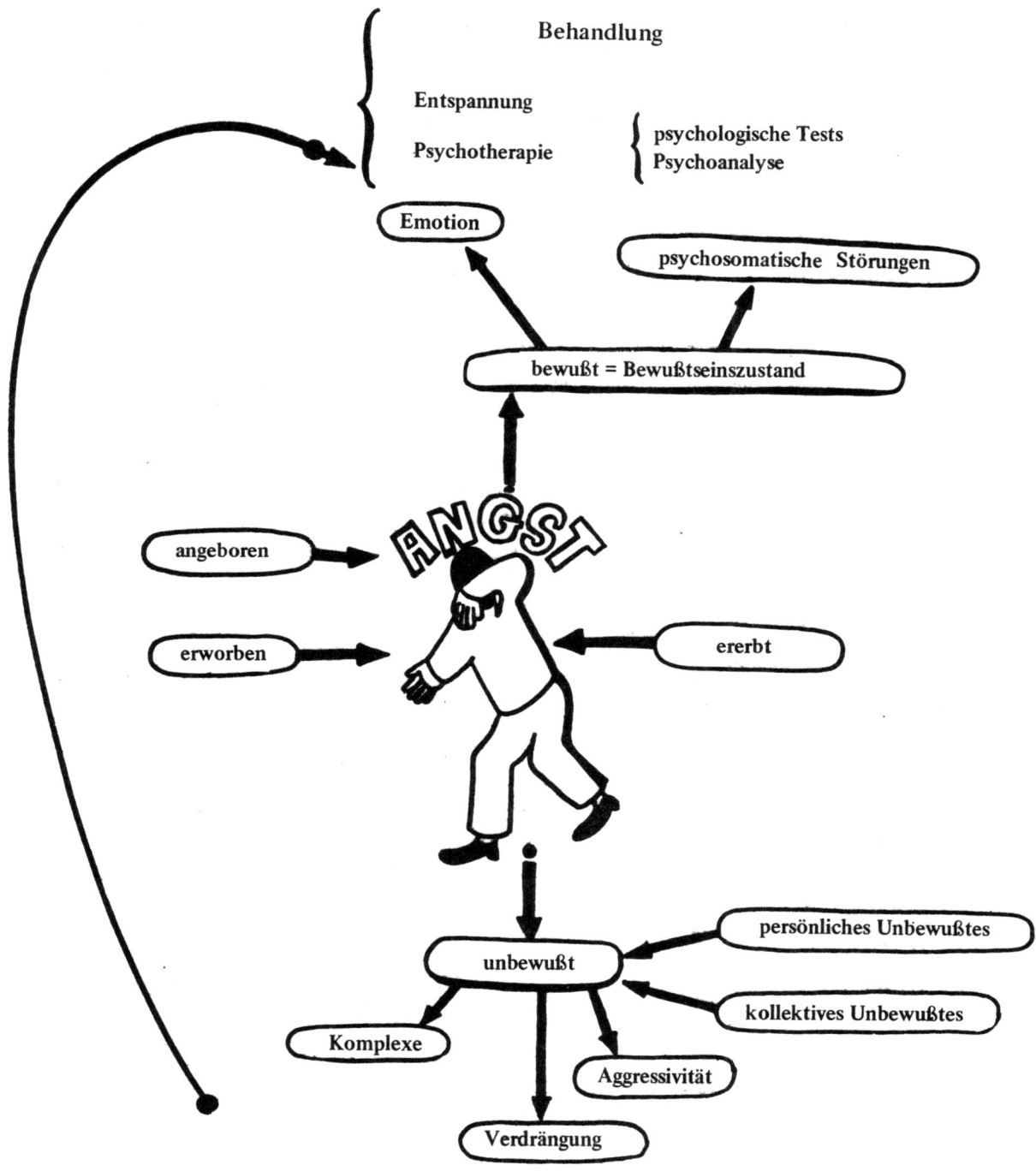

Das Wesentliche an dieser Definition ist die Dauerhaftigkeit des Phänomens, das heißt die ständige körperliche Veränderung, die aus diesem seelischen Zustand hervorgeht. Es ist diese quälende Urangst, die jeden sogenannten "zivilisierten" Menschen tief prägt, und die einer großen Anzahl von Störungen zugrundeliegt, welche unter dem Namen "Zivilisationskrankheiten" laufen. Die Unterscheidung zwischen Urangst und Ängstlichkeit ist umso schwieriger, als die eine nicht ohne die andere bestehen kann. Freud hat viel Zeit der Untersuchung der Urangst gewidmet. Gegen Ende seines Lebens erklärte er: " Diese ermüdenden Forschungen aufgeben... ohne zu einem befriedigenden Schluß gekommen zu sein... dennoch glücklich, einige wenige Schritte vorwärts gekommen zu sein" [1].

Jedes intelligente Wesen ist automatisch geängstigt. Man kann sogar sagen, daß die Urangst für die Entwicklung der Menschheit nötig ist. Die verschiedenen Geheimnisse des Lebens, der Welt und des Universums zwingen uns zur ständigen Anpassung. Es ist die Urangst, die uns antreibt, die Geheimnisse der Welt aufzudecken. Nach Daco sind alle Fortschritte der Menschheit, alle wissenschaftlichen und künstlerischen Entdeckungen der Urangst zu verdanken. Es handelt sich hier um eine konstruktive und positive metaphysische Urangst.

Diese Urangst kann als physiologisch bezeichnet werden; nehmen wir an, daß 10% an Urangst für unser Gleichgewicht und für unsere normale Entwicklung nötig sind. Jenseits dieser 10% fallen wir in die pathologische Urangst, die nun negativ und zerstörend wirkt. Sie richtet nicht nur den Menschen zugrunde, sondern sie vereitelt schon im voraus sein Handeln.

M. Kohler [2] gibt eine sehr klare Erklärung der quälenden Urangst: "Der Feinmechanismus der quälenden Urangst läßt sich schematisch in einer Acht einzeichnen (Abb. VII.3): In der oberen Schlaufe der Acht ist die *Großhirnrinde*, in der unteren das *Zwischenhirn*; beim Schnittpunkt der beiden Schlaufen der *Thalamus*. Ein Mensch, dessen Thalamus durch irgendeine Störung seiner affektiven Tätigkeit nicht in Ordnung ist (durch ein gefühlsbetontes Temperament verstärkt), leidet unter quälender Urangst."

"Diese Urangst sucht normalerweise einen Ausgang: Sie kann sich in Richtung Großhirnrinde wenden (obere Schlaufe der Acht), wo sie sich in dauernde Ängstlichkeit verwandeln wird, was die psychische Form der Urangst ist. Diese Ängstlichkeit kann ihre Beruhigung in irgendwelchen intellektuellen oder metaphysischen Spekulationen finden. Scheitert sie darin, so wird sie irgendeine Form von psychischer Krankheit (Neurose) verursachen."

"Aber diese quälende Urangst kann auch einen Ausweg in der unteren Schlaufe der Acht, im Zwischenhirn suchen, welches die Funktionen des vegetativen Lebens steuert. Es treten dann bestimmte Formen von psychosomatischen Krankheiten auf... Aber diese verschiedenen Formen, in denen sich die Urangst einen Ausweichkanal oder eine Beruhigung sucht, sind manchmal unentwirrbar miteinander vermengt. Die Urangst ist dann durch eine Serie von "Kettenreaktionen" charakterisiert."

Jung sagt dazu [3] : "Vor einigen Jahren noch fragte man sich, was die Urangst mit dieser oder jener Störung der Phantasie oder mit einer *Phobie* zu tun haben konnte, in deren Gefolge sich beispielsweise auch Kopfschmerzen oder Übelkeit einstellten. Diese seltsamen Ketten, die man für miteinander inkommensurabel hielt, scheinen keine kontinuierliche Kette bilden zu können."

"Wir wissen heute, daß sie der Ausdruck der Metamorphosen ein und derselben Energie sind, die sprunghaft die Ebene wechseln muß; diese Energie inerviert im allgemeinen das Bewußtsein, aber manchmal verschwindet sie, steigt einige Stufen tiefer und löst dort Störungen wie Herzjagen, Bauchschmerzen, Hautausschläge usw. aus, um dann in die Psyche zurückzukehren, häufig unter einem unerwarteten Aspekt - zum Beispiel dem einer zwangshaften Vorstellung oder eines zwangshaften Zustandes."

---

[1] übersetzt nach Freud S.: Nouvelles conférences sur la psychoanalyse. Ed. Payot
[2] übersetzt nach Kohler M.: Guérir l'angoisse. La table ronde
[3] übersetzt nach Jung C.G.: L'homme à la découverte de son âme. Buchet-Castel

Abbildung VII.3

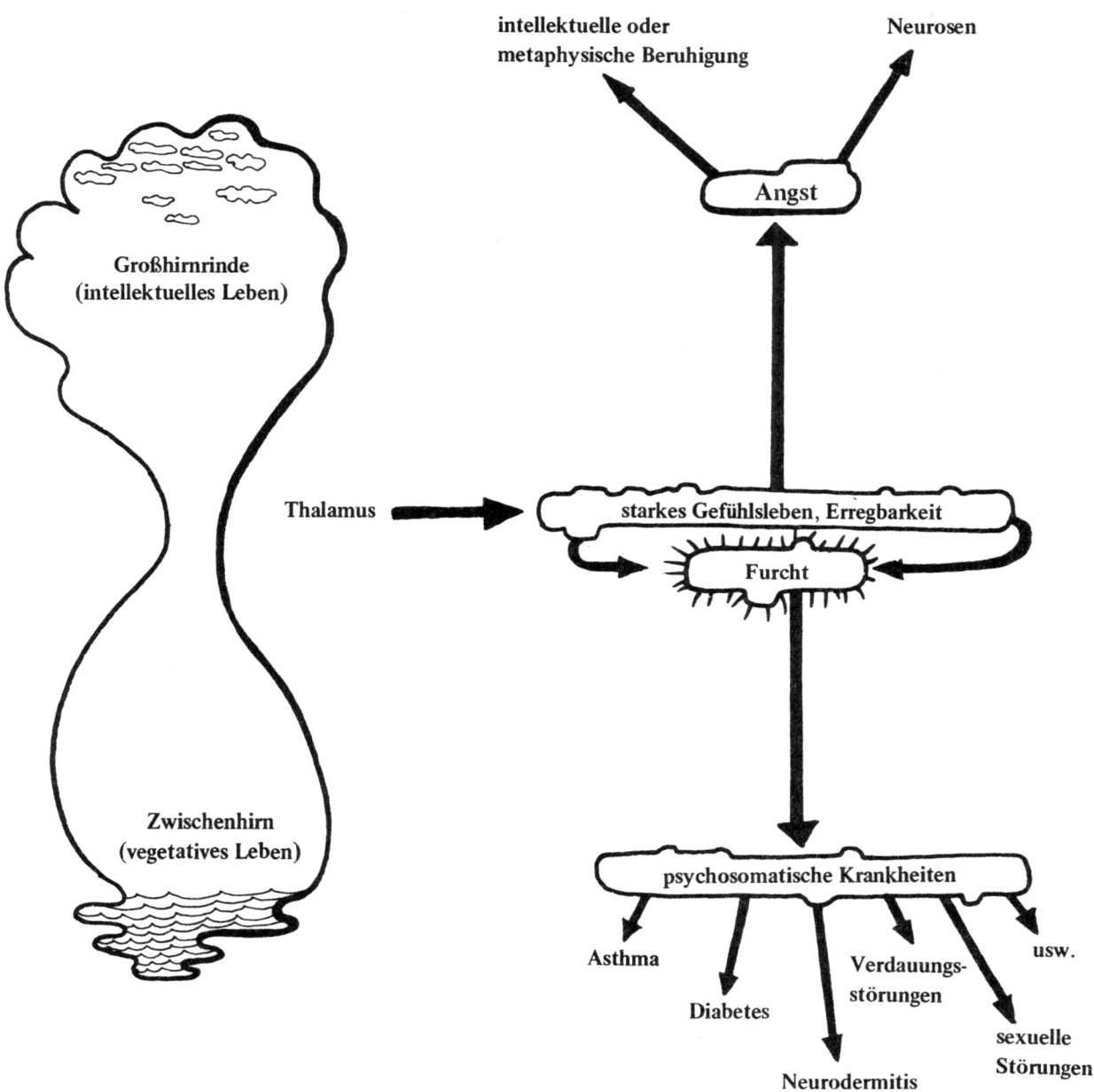

Das Symptom ist gewissermaßen eine Schutzzone gegen die quälende Urangst. Der Wunsch des Kranken, seiner Urangst zu entkommen, zeigt sich in Form einer Krankheit, die ihm als Ausführkanal dient.

Nach Freud ist die Urangst ein Unbehagen auf der Ebene des "Über-Ichs", soll aber nach seiner Auffassung auch direkt aus der Furcht, die das "Ich" vor der Kraft des "Es" (Instinkte) empfindet, entspringen können. Nach der letzten von Freud aufgestellten Theorie soll die Urangst aus der Dualität im "Es" von Lebensinstinkten (Eros, Erhaltungstrieb, Libido, Sexualinstinkt) und den Todesinstinkten (Thanatos, Zerstörungstrieb) entstehen.

Man kann sich nun fragen, welcher Unterschied zwischen Angst und quälender Urangst besteht.

Die Angst ist eine Reaktion angesichts einer bestehenden, wirklichen Gefahr. Die quälende Urangst ist eine Reaktion gegenüber einer Gefahr, die äußerlich nicht existiert (P. Daco).

Sie beruht auf einer inneren Angst, die sehr heftig sein kann. Die Motive, die ihr zugrundeliegen, können bewußt oder völlig unbewußt sein, oder sogar beides gleichzeitig (Abb. VII.4).

Lebt der Mensch in einem ständigen Angstzustand - was heutzutage häufig vorkommt - so leidet er unter einer Angstneurose; dies ist ein pathologischer Zustand, der einer Psychotherapie bedarf.

Jede dauernde Ängstlichkeit (psychisches Phänomen des Bewußtseins) äußert sich auf der Ebene des Körpers durch eine mehr oder weniger ausgeprägte Muskelspannung, die lokal begrenzt sein oder den ganzen Körper betreffen kann.

Wenn der Mensch durch das gezielte Erlernen von bestimmten Entspannungstechniken (beispielsweise die differenzierte Relaxation nach Jacobson oder die dynamische Relaxation nach Caycedo, zweite Stufe) sich seiner Muskelverspannungen gewahr wird, so wird er auch fähig, sich von ihnen zu befreien, so daß durch den psycho-somatischen Effekt die Angst verschwindet. Dieser Aspekt vor allem interessiert die Sophrologen.

Es ist klar, daß das moderne Leben zu einer beträchtlichen Erhöhung der Anzahl unter Urangst leidender Menschen führt.

Telephon, Fernsehen, Zeitungen, Lärm, Kraftfahrzeuge, Hektik, rasend schneller Lebensrhythmus führen zu dieser quälenden Urangst. Um deren psychosomatischen oder neurotischen Folgen zuvorzukommen, ist es nötig, rationell zu leben, ein Gleichgewicht zu suchen, was nicht immer einfach zu verwirklichen ist. Eine gut durchgeführte Entspannung kann große Dienste leisten. Ist die Neurose schon ausgebrochen, so wird man auf eine Psychotherapie in Verbindung mit der Entspannungstherapie (Sophrotherapie) zurückgreifen müssen.

Die Traurigkeit

Zu den Emotionen mit negativer Wirkung gehört auch die Traurigkeit, die, besonders wenn sie lange andauert, beim Menschen zu körperlichen Störungen führen kann.

Traurigkeit wird durch einen seelischen Schmerz hervorgerufen. Sie äußert sich durch einen besonderen Gesichtsausdruck, durch eine allgemeine Verlangsamung der vegetativen Funktionen und durch ein Sich-Zurückziehen auf sich selber. Sie kann durch einen emotionellen Schock bewirkt worden sein, aber manchmal hat sie auch keinen ersichtlichen Grund. Sie ist dann mit einer depressiven Neurose verbunden, von der sie in diesem Fall ein Symptom ist. Man kann sie auch bei der *Neurasthenie*, bei der *Psychasthenie*, von der sie ein Hauptbestandteil ist, und bei der *Schizophrenie* (Dementio praecox) beobachten, und sie gehört zu den meisten neurotischen Zuständen dazu.

Die Melancholie ist ganz besonders durch eine ständige tiefe Traurigkeit, welche sich scheinbar durch nichts erklären läßt, gekennzeichnet. Es besteht ein totaler Pessimismus, der sich auf alle Dinge erstreckt. Die Melancholie ist häufig mit mehr oder weniger schwerwiegenden

Abbildung VII.4

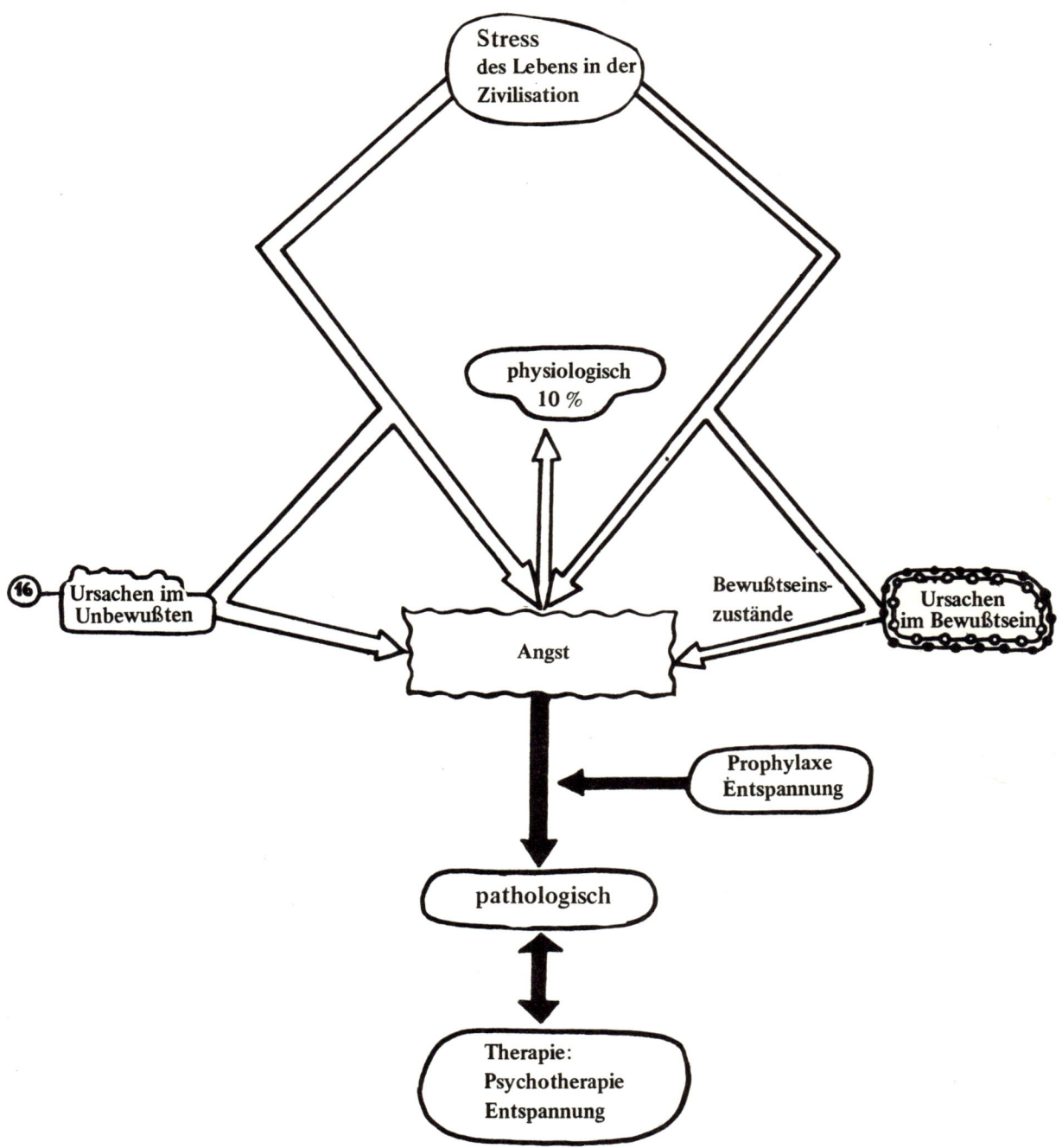

körperlichen Störungen verbunden, wie Appetitlosigkeit, Verdauungsstörungen (Verstopfung), mangelhafte Durchblutung usw., die bis zur *Magersucht* (Anorexia mentalis) führen können. Es ist allgemein bekannt, daß Traurigkeit, die durch Liebeskummer oder durch den Tod einer geliebten Person verursacht ist, schwere psychische oder körperliche Störungen (psychosomatische Erkrankungen) verursachen kann, was die betreffende Person bis zum Selbstmord treiben kann. Wenn dieser Mensch neurotisch ist, so wird die Behandlung in einer Psychotherapie (mit oder ohne Sophrologie) bestehen. Man muß versuchen , traurige Menschen abzulenken, ihre Lebensgewohnheiten und ihre Umgebung zu ändern, damit sie aus ihrer Traurigkeit herausfinden können.

Der Haß

Der Haß, der dem ersten Anschein nach das Gegenteil der Liebe zu sein scheint, steht dieser im allgemeinen sehr nahe.

Beide Gefühle sind ineinander verwoben, lösen sich ab oder äußern sich sogar gleichzeitig im Laufe der menschlichen Schicksalsdramen. Der Wunsch, einen anderen leiden zu lassen, und die daraus erzielte Befriedigung wenden sich manchmal wieder gegen die betreffende Person selbst. Diese seltsame Dynamik ist kennzeichnend für die Natur des Menschen.

Die gleichen Phänomene lassen sich auf der Ebene von größeren Gemeinschaften beobachten, wo sie als letzte Konsequenz zu Rassismus, Gewalttätigkeit und anderem führen.

Wo nimmmt der Haß seinen Ursprung? Er entstammt immer aus Angst, aus Machtlosigkeit, aus Frustration oder aus Erniedrigung. Wie der Zorn, kann auch der vorrübergehende Haß die Rolle eines psychologischen Sicherheitsventils spielen, während er, wenn er sich einmal dauerhaft eingenistet hat, pathologisch wird und der Anlaß für verschiedene funktionelle Störungen sein kann.

Haß ist vor allem ein Kennzeichen der Schwachen, der psychisch oder körperlich Schwachen, ja man könnte sogar sagen, auch der finanziell und sozial Schwachen. Die Schwachen sind bestrebt, ihr Leiden zu beseitigen, was ja nur natürlich ist, und zwar indem sie versuchen, dessen Ursache zu vernichten. Wenn er außer sich ist, wird der Schwache Haß gegen andere, gegen eine Religion, eine Rasse, ein Land oder schließlich gegen sich selbst empfinden. Er wird sich seine eigene Schwäche, seine Machtlosigkeit, seine Unfähigkeit, ein wichtiger Mensch zu werden oder seinen Lebensunterhalt normal zu verdienen, kurz, seine Unfähigkeit, sich seinen "Platz an der Sonne" zu erkämpfen, übelnehmen. Der Haß treibt manchen Schwachen dazu, sich selbst, sowie alles, was ihrer Gier nach Besitz im Wege steht, zu zerstören. Er kann dann bis zum Verbrechen führen.

Man findet dieses Phänomen bei manchen Erziehern oder bei gewissen autoritären Offizieren, die gegen jeden, der sich nicht herumkommandieren und unterdrücken läßt, Haß empfinden. Durch diesen Haß beweisen sie nur ihre Schwäche.

Die Behandlung der Wahl ist wieder einmal die Entspannungstherapie zusammen mit Psychotherapie. Selbsterkenntnis durch die Anwendung von psychologischen Tests hat sich auch als sehr nützlich erwiesen.

Das Vergnügen

Das Vergnügen ist, wie der Schmerz, ein elementares psychisches Faktum. Man kann es als einen besonderen Bewußtseinszustand betrachten, da die Großhirnrinde beim "Element des Vergnügens" mit beteiligt ist.

Die Wirkung eines Reizes auf einen oder mehrere Sinne wird in Form einer Reflexhandlung weitergeleitet, wobei sie zuerst die niedrigeren Nervenzentren (Rückenmark, Bulbus) ins Spiel bringen, dann die höheren. Die Endstation der Meldung befindet sich in der Großhirnrinde, wo das Bewußtwerden stattfindet. Dieses wird von einer mehr oder weniger lebhaften Emotion, sowie von Bildern und von Vorstellungen (Konzepten) begleitet.

Während das Bild die Darstellung eines exakten, einzelnen Gegenstandes (zum Beispiel eines Wagens) ist, stellt das Konzept alle Gegenstände gleicher Art (alle Wagen) dar. Es ist eine abstrakte und allgemeine Vorstellung, und die Fähigkeit dazu ist nur dem Menschen eigen und bildet den Ausgangspunkt seiner Überlegenheit über das Tier. Der Mensch allein besitzt Abstraktionsvermögen und folglich auch Denkvermögen. Es kommt vor, daß auf dem Weg über *bedingte Reflexe* Bilder oder Konzepte ausreichen, um den Prozeß des Vergnügens (oder des Schmerzes, seines Antagonisten) auslösen. Dann spricht man von "seelischem" Vergnügen oder "seelischen" Schmerzen. Dabei verbindet sich immer ein gewisser körperlicher Anteil mit dem seelischen Teil. Es gibt drei Sorten von Vergnügen, von denen lediglich die dritte als ein wirklicher Bewußtseinszustand betrachtet werden kann (Abb VII.5):

1. Die elementaren Vergnügen, die den einfachen, angeborenen Reflexen entsprechen und die primitiven Instinkte und Neigungen darstellen, wie sexuelle Lust, Lust der Nahrungsaufnahme. Sie entstammen dem Freud'schen "Es". Das "Lustprinzip" ist nicht für die Gattung Mensch spezifisch.

2. Die weiter entwickelten Vergnügen, die den durch persönliche Erfahrungen erworbenen bedingten Reflexen entsprechen, das heißt, die sich auf erlernte Gewohnheiten und Neigungen beziehen, wie beispielsweise die Lust am Alkoholtrinken, am Rauchen, am guten Essen usw. Es sind die Vergnügungen, welche die *Epikuräer* "natürliche, aber nicht notwendige Vergnügen" nannten. Man kann sagen, daß die Suche nach solchen Dingen den Menschen in seiner Würde nicht notwendigerweise erhebt. Sie ist eher eine Folge des Unbefriedigt-Seins in der Gesellschaft, des Unsicherheitsgefühls, und kann zur Kompensation im Kampf um die Selbstbehauptung dienen.

   Das Erleben bei diesen Arten von Vergnügen ist angenehm, und es ist vermutlich diese gleiche Suche, die manche Menschen - in dramatischer Weise - zum Gebrauch von Drogen verleitet. Diesem Thema ist ein eigenes Kapitel gewidmet.

3. Während eines künstlerischen Schaffensvorgangs tritt eine wirkliche Veränderung des Bewußtseinszustandes ein. Gleichermaßen ändert auch jedes Vergnügen, das durch Lesen, Musik, Theater usw. erlebt wird, den Bewußtseinszustand des Menschen.

   Das Gefühl von Freude kann mit dem der Lust verbunden sein. Es handelt sich mehr um ein reines Gefühl als um einen Bewußtseinszustand; doch bewirkt eine große Freude auch eine Bewußtseinsveränderung, wie vorhin wird die Reizung der Großhirnrinde so intensiv, daß die anderen Empfindungen und Reize nicht mehr wahrgenommen werden. Der französische Ausdruck "être tout à sa joie" ("ganz in seiner Freude sein") drückt diese Veränderung gut aus.

Die Liebe

Die Liebe ist ein Impuls des Herzens zu einem Menschen oder einer Sache hin, es handelt sich in diesem Fall um ein Gefühl.

Wenn ein lebhaftes körperliches oder gefühlsmäßiges Hingezogensein eines Menschen zu einem anderen vorliegt, so kann eine Veränderung des Bewußtseinszustandes eintreten, insbesondere, wenn die Liebe sich in Leidenschaft, in eine "fixe Idee" verwandelt. Das geliebte Wesen ist für uns dann gegenwärtig in allen unseren Beschäftigungen, allen unseren Handlungen und allen unseren Gedanken, und dies bewirkt eine so starke Reizung des Gefühlszentrums, daß alle anderen Zentren gehemmt werden. Der kritische Verstand ist ausgeschaltet, die Urteilsfähigkeit kann vermindert sein. Nach Bourget [1] gibt es einen geistigen und körperlichen Zustand, in dem alles andere in uns ausgeschaltet ist, gleichermaßen in unserem Denken, in unserem Herzen und in unseren Sinnen: es ist der Zustand der Liebe. Dagegen kann der "Verliebtheitszustand" oft die Gestaltungsfähigkeit steigern, das Denken aktivieren, er kann Dichter inspirieren und er kann die Sinne sogar in höchstem Maße in Aufruhr bringen.

Das Wort "Leidenschaft" hatte einst einen weiten Sinn, es stellte dem Begriff "Handlung" die gefühlsmäßigen Phänomene gegenüber, so wie sie Descartes in "Les passions de l'âme" (Die Leidenschaften der Seele) schildert.

Heutzutage versteht man unter Leidenschaft ein ständiges und exklusives Gefühl (vgl. Übertragung). Ribot sagt sehr zu recht, daß die Leidenschaft auf der Ebene der Gefühle dasselbe ist, wie die Zwangsvorstellung auf der geistig-intellektuellen Ebene.

Liebe kann, wie der Glaube, Berge versetzen; sie vermag das psychosomatische Gleichgewicht bei einem bis dahin kranken Menschen wiederherstellen. Aber in entgegengesetzter Richtung kann der Mangel an Liebe allerlei körperliche Reaktionen auslösen, die in Form von Störungen wie Fettsucht, schmerzhaften Periodenblutungen (Dysmenorrhoe), Süchten (Alkohol, Tabak, Drogen) usw. in Erscheinung treten.

Wenn sich die Liebe an Gott wendet, so ist sie der Ausdruck des Glaubens.

Bei den Mystikern wie Plotin oder Augustinus geht jede Liebe auf Gottesliebe zurück, und "es gibt nur eine Liebe", der letzte Grund aller Dinge.

Der Orgasmus

Im Orient lehrt das Yoga seine Anhänger die Mittel und Wege, um das Bewußtsein zu verändern und um über Konzentration und Meditation den höchsten Bewußtseinszustand zu erlangen, nämlich die Kontemplation oder den Zustand, der Samadhi genannt wird.

Die Lehre des Zen ist vergleichbar und führt zum Satori-Zustand. Beides sind *ekstatische Zustände.*

Die Liebe im Sinne von lebhafter körperlicher und seelischer Anziehung führt zu einem Bewußtseinszustand, der der Ekstase ziemlich nahekommt. Nach dem französischen Wörterbuch von Larousse ist "der Orgasmus der höchste Punkt physiologischer Ekstase und vor allem des Zeugungsvorganges. Er wird auf reflektorischem Wege ausgelöst: er wird von einer intensiven lokalen Blutfülle, von einer Pulsbeschleunigung, von einer Erhöhung des Blutdrucks, manchmal von *Dyspnoe* und Zittern begleitet; er fällt beim Manne mit der Ejakulation zusammen. Der Orgasmus dauert bei der Frau länger als beim Mann; er beginnt beim Mann als körperliches Wohlbefinden in den Geschlechtsorganen und erreicht bald die geistige Ebene, wo er einen ekstatischen Zustand auslöst."

Bei der Frau beginnt das körperliche Wohlgefühl auch in den Geschlechtsorganen, ergreift aber dann wie eine Welle den ganzen Unterleib, dann den ganzen Körper, um schließlich die geistige Ebene ganz tief zu durchdringen; die Ekstase kann so stark sein, daß ein vollständiger Bewußtseinsverlust stattfinden kann.

"Weder der primitive, noch der normale, nicht einmal der höhere Mensch, welches auch immer die geistigen und moralischen Qualitäten der beiden letzteren sein mögen, kennen üblicherweise die mystischen Zustände der Ekstase oder der Kontemplation. Aber alle, einfach deshalb, weil sie Menschen sind, alle - sogar der primitivste Rohling - können im Orgasmus einen ähnlichen Zustand erfahren und erfahren ihn tatsächlich; wenn er auch meist von ganz kurzer Dauer ist, so weist er doch zahlreiche gemeinsame Charakteristika auf."

---

[1] Bourget P.: Physiologie de l'amour moderne. Paris 1890

Abbildung VII.5

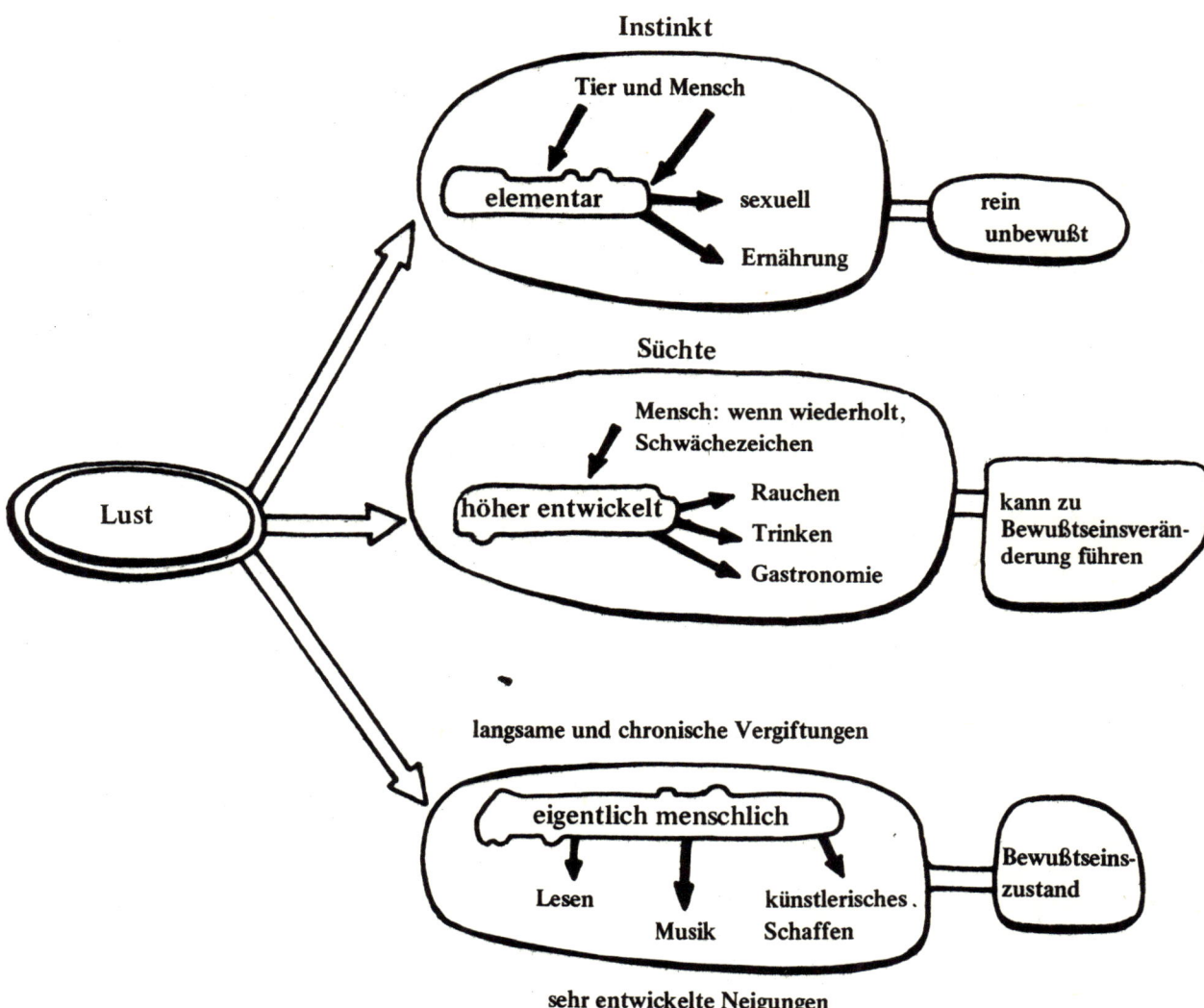

Die meisten Menschen, besonders aber die in Liebesdingen leichtfertigen und oberflächlichen, wissen im allgemeinen nicht, wie ein Orgasmus bei sowohl körperlich als auch seelisch wahrer Liebe ist, noch wie er verlängert und intensiviert werden kann, so daß man wirklich die Möglichkeit erhält, seine Natur, seine Eigenschaften und Entsprechungen, besser wahrzunehmen.

Manche werden darauf hinweisen, daß Ekstase und Kontemplation "Orgasmen mit reparativer Funktion sind, die endlos dauern können, während der Orgasmus nur ein ekstatischer und auflösender Augenblick ist, der den Organismus und die Seele erschöpft" [1].

Diese Ansicht teilen nicht die großen Kirchenväter, die die geschlechtliche Vereinigung für legitim und, wenn sie nach den wirklichen Gesetzen der Liebe vollzogen wird, für einen "Weg zu Gott" halten.

Es gibt Techniken, mit denen man die körperliche Lustempfindung in der Liebe steigern kann, so daß daraus ein Mittel zur Wiedererlangung von Kraft und Energie wird. Man kann auch die erotische Spannung von der sexuellen Sphäre wegleiten, um andere körperliche oder geistige Tätigkeiten zu dynamisieren, zu steigern oder einfach zu unterstützen. In diesem Fall könnte man von befreiender Sinnlichkeit sprechen. Sie kann vom Menschen dazu benützt werden, sich noch weitgehender von der Welt zu befreien. Muß der Yogi sich zum Herrn über die Kraft des Atems machen, so muß er auch seinen Samen zurückhalten können, sei es durch gedankliche Einwirkung oder durch eine körperliche Technik.

Es geht nämlich darum, die sexuelle Energie, die uns an die Welt bindet, umzusetzen und sie nur als einen von jeglicher organischen Funktion losgelösten Genuß zu empfinden. Da der Samen nicht mehr abfließt, empfindet der Mann eine Verlängerung des Wohlgefühls, was ihn zum Herrn über seine Lust macht und ihn schon vorab die vom Bewußtsein nahezu losgelösten Freuden des *Nirwana* kosten läßt. Indem er seinen Atem und seinen Samen zurückhält, verfügt der Mystiker nach seinem Belieben über die Lebenskräfte, die in ihm sind, und er kann sich seine Erlösung durch seine vollständige Loslösung von der Welt selbst schaffen.

Schon Platon befaßte sich mit dem Phänomen des Orgasmus und hielt ihn für im Bewußtsein lokalisiert. Er spricht von einem Zustand von Verzückung, göttlichem Enthusiasmus, von Verklärtheit oder von hellwachem Rausch. Für Masilio Ficino [2] sind die vom Orgasmus ausgelösten Zustände "solche Arten der Raserei, von Gott uns eingegeben, die den Menschen über den Menschen erheben und ihn verwandeln in Gott". Man spricht auch von "einem Rauschzustand, der in objektiver Weise über das Individuum hinausführen kann, in den mannigfaltigen Erscheinungsformen eines im wörtlichen Sinne übersinnlichen Erlebnisses [3]".

Klages erkennt "die nicht-körperliche Dimension und die ekstatischen Möglichkeiten des Orgasmus. Es ist nicht der Geist des Menschen, der sich (im Orgasmus) befreit, sondern die Seele, aber sie befreit sich nicht vom Körper, sondern vom Geist [4]".

In dem Sinn, wie Klages es gemeint hat, bedeutet Geist "das Geistige".

Evola [5] behauptet, daß der Orgasmus mit eingeschränkten Bewußtseinsbedingungen einhergeht, das heißt mit Bewußtseinsunterbrechungen.

In den *Upanishaden* gibt es Andeutungen auf den ekstatischen Raptus (im Sinne von Orgasmus), auf die Möglichkeit der "Aufhebung des Bewußtseins von der Außenwelt wie auch der Innenwelt [6]".

---

[1] übersetzt nach Saint-Binnet G.: De la magie sexuelle. Ed. AGI
[2] Masilio Ficino: Sopra l'Amore, VII, 13-14
[3] übersetzt nach Evola J.: Métaphysique du sexe. Payot
[4] übersetzt nach Klages: Vom kosmologischen Eros. Zit. S. 63
[5] übersetzt nach Evola J.: Métaphysique du sexe. Payot
[6] übersetzt nach Brhadaranyaka, Upanishad. IV-II, 21.

Es folgen einige Beschreibungen von Wirkungen, die während des Orgasmus empfunden wurden und die uns deutlich zeigen, daß dabei eine echte Bewußtseinsveränderung stattfindet.

Werther, der Held des Goethe'schen Romans, sagt: "Seit der Zeit können Sonne, Mond und Sterne geruhig ihre Wirtschaft treiben, ich weiß weder, daß Tag noch daß Nacht ist, und die ganze Welt verliert sich um mich her."

Interessant ist der Bericht einer jungen Frau, die auf dem sexuellen Höhepunkt den Eindruck hatte, "gewissermaßen in eine höhere Sphäre gehoben zu werden, wie zu Beginn einer Chloroformnarkose."

Ein anderer von Evola aufgezeichneter Bericht zeigt klar diese Bewußtseinsveränderung und erinnert in seltsamer Weise an das, was mittels mancher Drogen, vor allem durch Halluzinogene erzielt wird: "Er und sie waren jetzt nur noch eine einzige Person... er war nicht mehr er selber. Er war die Hälfte eines neuen Körpers; deshalb war alles so seltsam oben, oben, oben. Es waren nicht die Körper, die vereinigt waren, sondern das Leben. Er hatte seine Individualität verloren... Er war in einen Zustand hinübergeglitten, von dem er nicht einmal wußte, wie lange er dauerte." (Liam O'Flaherty).

Der Orgasmus ist also ein Mittel, um aus sich selber herauszukommen, sich zu erheben und sich dem Samadhi der Yogi oder dem Satori des Zen zu nähern. Dieser Zustand, der für manche etwas Außergewöhnliches bedeuten mag, ist für uns alle erreichbar, unter der Vorraussetzung aber, daß die Liebe nicht nur einfach als Körperbedürfnis betrachtet wird, wie dies so oft bei sogenannten "zivilisierten" Menschen der Fall ist.

Geschlechtliche Liebe erfordert Erziehung, Gestaltung, ja sogar eine besondere Schulung. Ist sie verbunden mit Gefühl, so kann sie jeden normal veranlagten Menschen zu diesem wunderbaren ekstatischen Zustand führen.

Um auch der Frau zu ermöglichen, diese Sublimation zu erlangen, die für sie noch stärker ist als für ihren Partner, müßte vor allem dieser letztere geschult werden. Es gibt noch viele Männer, die aus Unkenntnis oder aus Egoismus nur ihr eigenes Vergnügen suchen. Sie betrachten die Frauen als Lustobjekt. Dieser Egoismus ist häufig die Ursache der angeblichen und nur selten pathologischen Frigidität einer Frau.

Jeder Mann muß seinen Körper und seine Sinne bis zu einem gewissen Punkt beherrschen können, er muß fähig sein, seinen Samen "zurückzuhalten" solange er es wünscht, um das Liebesspiel verlängern zu können, bis seine Gefährtin in den Zustand des vollständigen Genusses kommt. Bei der Frau dauert es meist länger als beim Mann, bis der Orgasmus eintritt, aber im Gegensatz zu ihrem Partner kann die Frau mehrere aufeinanderfolgende Orgasmen erleben und kann diesen höchsten Genuß unendlich viel länger, bis zu mehreren Minuten, andauern lassen.

Sexualunterricht, das Erlernen von Entspannungsmethoden (Schultz, Jacobson), Yoga, sowie Selbstkenntnis können eine große Hilfe sein bei der Beherrschung der Sinne, wodurch auch manche Eheschwierigkeiten zu vermeiden sind.

Die Liebe im sexuellen Sinn des Wortes kann nur dann zu höheren oder gar ekstatischen Bewußtseinszuständen führen, wenn die Triebe von Gefühlen begleitet sind. Das Vergnügen, das der leichtfertige Geschlechtsverkehr verschafft, ist nicht mit dem zu vergleichen, was man durch die Verbindung Triebe - Gefühle erfahren kann.

Wir möchten daran erinnern, daß die verschiedenen in diesem Vortrag erwähnten Gefühle, vom Orgasmus abgesehen, keine echten Bewußtseinszustände darstellen, daß sie aber alle je nach ihrer Intensität das Bewußtsein vorübergehend zu verändern vermögen. Das ist der Grund, warum sich die Sophrologie damit beschäftigt.

Kapitel VIII

Die seltenen Bewußtseinszustände

Die seltenen Bewußtseinszustände

Ein heftiger emotioneller oder körperlicher Schock verändert das Bewußtsein.

R.A.

Es ist äußerst schwierig, die verschiedenen Bewußtseinszustände klassifizieren zu wollen. Die im Laufe dieser Erörterungen vorgeschlagene Einteilung ist willkürlich und wird später abgeändert werden müssen.

Wir wenden uns nun dem Schlafwandeln zu - obwohl dieser manchmal als pathologischer Bewußtseinszustand betrachtet werden kann - sowie bestimmten Störungen des Steuerungssystems von Wachen und Schlafen, und schließlich dem Koma. Unter dem gleichen Aspekt könnte auch die religiöse Gläubigkeit zu den seltenen Bewußtseinszuständen gezählt werden. Da dieses Thema aber sehr vielschichtig ist und nicht direkt zur Medizin gehört, werden wir darauf verzichten, darüber zu sprechen.

Das Schlafwandeln (Somnambulismus)

Folgen wir dem Psychologiewörterbuch von Henri Piéron, so ist "der Somnambulismus ein unbewußter Automatismus, der sich während des Schlafes durch mehr oder weniger koordinierte Handlung (Aufstehen, Gehen, einfache Aufgaben ausführen, usw.) äußert. Beim Erwachen bleibt davon keine Erinnerung zurück. Somnambulismus wird besonders bei Kindern und Jugendlichen, sowie bei Hysterikern und bei gewissen Epileptikern beobachtet."

Betrifft das Schlafwandeln einen Hysteriker, so handelt es sich um ein pathologisches Element (pathologisches Bewußtsein), wohingegen es bei Jugendlichen fast zum normalen Leben gehört (gewöhnliches Bewußtsein).

Man hat beobachtet, wie Schlafwandler erstaunliche Leistungen vollbrachten, wie sie zum Beispiel auf einer schmalen Mauer gehen, hindernisreiche Stellen überwinden, ohne das kleinste Hindernis zu berühren, und sogar in Warenhäusern Einkäufe machen. Das Schlafwandeln hat schon sehr reale Schwierigkeiten verursacht, besonders wenn es bei Personen aufgetreten ist, die in einem Zustand ähnlich einem Drogenrausch, ohne selbst etwas davon zu wissen, ihren Wagen steuerten oder gar Morde begingen.

Hier einige Beispiele:

"So holte sich das sechzehnjährige Mädchen - nachdem es von Einbrechern geträumt hatte, wie es sich später erinnerte - in tiefem Schlaf den Revolver ihres Vaters, tötete diesen sowie ihren Bruder und brachte ihrer Mutter Verletzungen bei."

"Im Jahre 1946 erwachte ein Familienvater aus Arkansas aus einem Alptraum, nur um eine Wirklichkeit vorzufinden, die noch weit schlimmer war: Er hatte im Schlaf einen imaginären Dieb mit Taschenlampenhieben behandelt und dabei seine einzige Tochter, die vier Jahre alt war, getötet."

"Eine Frau aus Berkely stand eines Nachts um zwei Uhr auf, zog einen Mantel über ihren Pyjama, ließ ihren Dackel in den Wagen steigen und machte sich auf den langen Weg nach Oakland, bis sie ungefähr vierzig Kilometer von zuhause am Steuer erwachte."

"Man erzählt sich viele Geschichten von Schlafwandlern. Eine der lustigsten ist die einer englische Dame, die eines Nachts, geweckt durch einen dumpfen Laut auf ihrem Bett, aus Angst in Ohnmacht fiel. Als sie bei Tageslicht wieder zu sich kam, entdeckte sie, daß ihr schlafwandelnder Diener die Bestecke für 14 Personen auf ihrem Bett ausgebreitet hatte."

"Jede Nacht steigen Tausende von Amerikanern aus ihrem Bett, ohne dabei zu erwachen, und kehren schließlich wieder zurück. Man schätzt, daß etwa 4 Millionen Amerikaner Schlafwandler sind."

"Dieser Zustand ist nicht ungefährlich. Es ist schon vorgekommen, daß sich Menschen schwer verletzt haben. Ein junger Franzose, der oft am Morgen mit blauen Flecken und Schürfungen übersät aufstand, behauptete immer, gut geschlafen und sich sehr gut erholt zu haben. Seine Frau hingegen wußte, daß er einen Teil seiner Nächte damit verbrachte, mit den Möbeln zu kämpfen: Er zerbrach Gegenstände, schlug auf andere ein, warf mit Stühlen um sich und schrie laut. Vermutlich durchlebte er ein Ereignis seiner Vergangenheit noch einmal, bei dem er, damals noch ganz jung, gezwungen gewesen war, das Kommando eines Öltankers, auf dem er sich eingeschifft hatte, zu übernehmen, um einem Schiffsbrand und einer Meuterei die Stirn zu bieten" [1].

Man stellt in diesem speziellen Fall fest, daß die Folgen eines Schocks, den man in der Kindheit erlebt hat, eine Rolle bei der Auslösung von Anfällen von Somnambulismus spielen. Es würde sich denn um eine psychosomatische Störung, ähnlich allen anderen, handeln, nämlich verursacht durch die Anhäufung von Emotionen im bisherigen Leben. Die Freudianischen Psychiater betrachten das Schlafwandeln als eine Folge des nicht gelösten Ödipuskomplexes oder als Ausdruck einer Rivalität unter Geschwistern oder als hysterische Reaktion auf tief in der Persönlichkeit verankerte Konflikte.

Sicher ist jedenfalls, daß das Schlafwandeln eine Störung auf emotionaler Ebene aufzeigt und sehr häufig vom Wiedererleben von Elementen aus der Vergangenheit begleitet wird. Es handelt sich gewissermaßen um einen Regresssionszustand.

Sehr lange glaubte man, daß das Schlafwandeln mit REM-Phasen einhergehe, und erst 1963, als die Fernaufzeichnung des EEG gelang - dank Transistorisierung der Elektroden - konnte man auf diesem Gebiet ernsthafte Untersuchungen anstellen. In der Universität von Kalifornien in Los Angeles wurden 11 Schlafwandler während 80 Nächten untersucht. Man konnte bald feststellen, daß das Schlafwandeln nicht während des REM-Stadiums des Träumers anfing, sondern nur während der dritten und vierten Stadien, in denen der Schlaf tief und im allgemeinen traumlos ist. Die ersten Versuche wurden mit Elektroden durchgeführt, die mittels langer Drähte mit der Versuchsperson verbunden waren, so daß es ihr möglich war, sich frei zu bewegen. Erst später konnte man Fernaufzeichnungen machen.

In ausnahmslos allen Fällen begannen die Versuchspersonen sich fortzubewegen, als sie in der Phase des Tiefschlafs waren (vgl. Kapitel: Der Schlaf und die Träume). Die längsten beobachteten "Ausflüge" dauerten 7 Minuten. Während des Anfalls zeigt das Elektroenzephalogramm eine Welle, die sehr stark an die Alphawelle des Wachzustands erinnert. Seltsam ist, daß der Alpharhythmus normalerweise unterbrochen wird, wenn man die Augen öffnet, aber beim Schlafwandeln findet keine Veränderung statt, wenn die Betreffenden die Augen weit offen haben. Der Alpharhythmus wird ständig aufrechterhalten. Ein Unterschied zwischen schlafwandelnden Kindern und Erwachsenen ist nicht zu verzeichnen. Die während eines somnambulen Anfalls aufgezeichnete Alphawelle gleicht auffallend derjenigen, die während einer tiefen Entspannung beobachtet wird. Dank der Forschung über das Schlafwandeln hat man beweisen können, daß während der Tiefschlafphasen die Informationen von den Sinnen ins Gehirn eindringen und daß eine Veränderung in der Antwort der zentralen Zonen stattfindet. Diese Zonen leiten diese Information an die *Großhirnrinde* weiter, damit sie dort in eine Wahrneh-

---

[1] übersetzt nach Luce G.G. und Segal J.: Le Sommeil. Ed. Fayard

mung oder Empfindung verwandelt werden. Das Gehirn eines Schlafwandlers kann von visuellen Informationen regelrecht bombadiert werden, ohne daß er dies bewußt aufnimmt, ganz im Gegensatz zum Wachzustand.

Man hat bei älteren Menschen Zustände beobachtet, die sehr dem Schlafwandeln ähneln, wenn sie unter chronischen Störungen des Gehirns leiden. Doch findet in der Geriatrie das Phänomen während der REM-Phasen statt. Zu den Anzeichen, die die Abnahme der geistigen Fähigkeiten - besonders infolge Arteriosklerose bei älteren Menschen - aufzeigen, gehört die Verlangsamung des Alpharhythmus des Elektroenzephalogramms im Wachzustand.

Der Somnambulismus als Schlafstörung ist wegen der Bewußtseinsveränderung, die er mit sich bringt, interessant zu untersuchen. Sind der *künstlich hervorgerufene sophronische Zustand* und der *Somnambulismus* ähnliche Phänomene?

Was man weiß, ist, daß der sophronische Zustand und der Somnabulismus die gleiche Aufzeichnung im EEG haben. Vielleicht war der künstlich hervorgerufene Somnambulismus, wie ihn der Marquis de Puységur in Soissons im letzten Jahrhundert beschrieb, dasselbe Phänomen wie dasjenige, das spontan im Tiefschlaf auftritt. Handelt es sich um einen Normalzustand, den man eben bei manchen Menschen findet, oder handelt es sich um einen pathologischen Zustand? Nur die Zukunft wird uns das dank den Forschungen auf dem Gebiet der Elektroenzephalographie und der Bewußtseinszustände sagen können.

Die Narkolepsie

Die Narkolepsie ist eine relativ seltene Störung. Sie ist eine gutarige Erkrankung; die Betroffenen werden zu ungewöhnlichen Zeiten müde und schlafen ein, wo sie es eigentlich nicht sollten. Die Narkolepsie bricht recht schnell aus. Es handelt sich gewissermaßen um akute Schlafanfälle, die jederzeit und ohne jede Vorwarnung auftreten können. Die *essentielle* Narkolepsie, deren Ursache oft unbekannt ist, kann eine manifeste Äußerung einer Krankheit sein. Sie kann nach einer Schädelverletzung, bei Bestehen eines Hirntumors, bei Diabetes und in Fällen von Fettsucht auftreten. Der Schlaf ist mehr oder weniger tief und kann von wenigen Sekunden bis zu zwei Stunden oder mehr dauern und zwischen zwei und zweihundert Mal am Tag auftreten. Diese Störung wird dann schlimm, wenn sie bei einem Menschen auftritt, der am Steuer seines Wagens sitzt. Es ist übrigens laut Statistik unmöglich, die Anzahl von Verkehrs- oder Arbeitsunfällen, welche durch diese Narkolepsie-Anfälle verursacht werden, zu erfassen. Wird die Störung schwerwiegender, so fällt der Betroffene in einen sehr tiefen, ohnmächtigen Schlaf, sobald er zum Beispiel von einer Emotion erfaßt wird. Wenn die Narkolepsie dieses akute Stadium erreicht, so nennt man es Kataplexie.

Die Kataplexie

Ungefähr sechs Zehntel der Narkoleptiker leiden unter einer besonders starken Reaktion auf Emotionen. Diese Patienten können nicht über einen Scherz lachen, noch ein intensives Gefühl äußern, ohne ganz plötzlich von einer sehr großen Schwäche befallen zu werden und an Ort und Stelle umzusinken.

Andere Patienten erleben das gleiche, wenn sie tanzen oder irgendeine andere rhythmische Tätigkeit ausführen. Vielleicht besteht hier eine Verwandschaft zu den Phänomenen, die während der kultischen Trancen auftreten? Häufig tritt Narkolepsie in Verbindung mit vorübergehenden Halluzinationen auf. Man kennt deren Ursachen noch nicht, und man weiß auch nicht, was bei ihrem Auftreten im Gehirn vor sich geht. Die elektroenzephalographischen

Untersuchungen zeigen, daß jedes dieser Symptome einen Aspekt des Schlafes darstellt. Die Kataplexie erscheint immer in einer REM-Phase des Schlafs (siehe Kapitel: Der Schlaf...). Der Narkoleptiker geht in diesem Fall also direkt vom Wachzustand in den REM-Schlaf über, und zwar so schnell, daß es fast unmöglich ist, den Übergang zu beobachten. Es gibt einen besonderen Zustand, den man gelegentlich bei den Narkoleptikern antrifft und der äußerst unangenehm ist, nämlich die absolute Unmöglichkeit, eine Bewegung zu machen, selbst wenn man völlig wach ist. Es handelt sich einfach um eine Verspätung in der Rückkehr des Muskeltonus. Da der Narkoleptiker unmittelbar in eine REM-Phase fällt, lassen sich die in diesem Zustand erlebten Halluzinationen ganz leicht erklären. Bei gewissen Narkoleptikern beobachtet man einen regelmäßigen Rhythmus der Anfälle, die ungefähr alle vier, fünf oder sechs Stunden auftreten. Diese Periodizität könnte ein Hinweis dafür sein, daß die Anfälle auf einem bislang noch unbekannten Stoffwechselrhythmus beruhen könnten, der sich aus den *zirkadianen Zyklen* ableiten ließe.

Die Forschung auf diesem Gebiet ist hochinteressant und hat vor allem in den USA zu eingehendsten Untersuchungen Anlaß gegeben.

Die Epilepsie

Als weitere Schlafanomalie muß die Epilepsie erwähnt werden. Es sei kurz in Erinnerung gerufen, daß der Epileptiker unter psychomotorischen Störungen leidet und sich zeitweilig irrational verhält. Es bleibt ihm daran jedoch keinerlei Erinnerung. Solche Anfälle werden durch Emotionen oder durch heftiges Lachen verursacht. Üblicherweise folgt auf den Anfall eine Schlafperiode. Manchmal tritt die Epilepsie auch während des Schlafes auf. Die Arbeiten Evarts' über das motorische System lassen vermuten, daß in diesen Fällen gewisse Zellen während des Wachzustands gehemmt sind, wohingegen sie während des Schlafs schnelle, unregelmäßige Impulse abschießen, so als ob eine Bremse losgelassen würde, das löst dann manchmal Spasmen oder Konvulsionen aus.

Es gibt zwei große Gruppen von Epilepsien: Die "Komaepilepsie" und die lokalisierte Epilepsie. Erstere greift von vornherein auf das Bewußtsein über, während die zweite dies weniger schnell tut. Bei der "Komaepilepsie" tritt der plötzliche Bewußtseinsverlust vor dem Sturz und den Konvulsionen auf. Es handelt sich dabei um ein echtes Koma mit all seinen Charakteristika. Man beobachtet eine Atembeschleunigung mit einer Neigung zu Lungenödem, ferner blasse Hautfarbe, Pulsbeschleunigung und Temperaturerhöhung. Nur der Bewußtseinsverlust ist in diesem Zustand konstant.

Diese Bewußtseinsstörung kann von kurzer Dauer sein und braucht nicht unbedingt einen Sturz zur Folge haben. Man nennt das dann *epileptische Absenz*. Die Betroffenen halten mitten in einem Gespräch inne, der Blick ist in die Ferne gerichtet, und dann nehmen sie ihre Tätigkeit ganz normal wieder auf.

In manchen Fällen dauern diese Absenzen länger an, und der Patient kann dann für mehrere Stunden oder gar Tage "weggetreten" sein. Bei der "Komaepilepsie" wird das Bewußtsein eindeutig verändert, was in der elektroenzephalographischen Aufzeichnung ersichtlich wird.

Die lokalisierte Epilepsie wird in verschiedene Kategorien unterteilt, auf die wir hier nicht eingehen werden. Der Bewußtseinsverlust tritt nur in der Endphase des Anfalls auf, und das nicht einmal immer. Bestimmte Formen werden von Sinneshalluzinationen begleitet. Die Ursachen dieser Form der Epilepsie können vielfältig sein: Infektionskrankheiten, *Zerebralsklerose*, Hirnhautblutungen, Syphilis, Hirntumor, usw.

Die Lipothymie

Die Lipothymie ist ein Bewußtseinsverlust ohne Unterbrechung der Atmung und der Herztätigkeit. Sie kann das erste Stadium einer Ohnmacht sein.

Die Ohnmacht

Im Gegensatz zur Lipothymie setzt bei der Ohnmacht die Herztätigkeit - scheinbar oder tatsächlich - aus, desgleichen die Atmung und das Bewußtsein. Das Phänomen kann harmloser oder ernster Natur sein. Die Ohnmacht kündigt sich meist durch Ohrensausen, Schwindel und kalten Schweiß an. Der Betroffene fällt dann plötzlich um, atmet nicht, und der Puls ist schwach oder fehlt ganz. Das Gesicht ist bleich die Lippen weiß, die Glieder kalt, und Schweißtropfen stehen auf Stirn und Schläfen. Bei der Rückkehr zum Leben kommen die Farben allmählich zurück, das Herz fängt wieder an zu schlagen und auch die Atmung normalisiert sich; der Patient hat den Eindruck, aus einem tiefen Schlaf zurückzukehren. In bestimmten Fällen hat die Ohnmacht eine wohltuende Wirkung, z.B. bei der kreißenden Frau in der Austreibungsphase läßt sie den Schmerz vergehen, beim Ertrinkenden verhindert sie das Ersticken, in der Folge eines größeren Blutverlustes erleichtert sie die Bildung des Blutpfropfens.

Die Ohnmacht wird z.B. durch eine lebhafte Emotion, durch einen verdorbenen Magen oder durch einen heftigen Schmerz verursacht. In diesen Fällen handelt es sich um einen Reflex. Sie kann auch, wie wir oben gesehen haben, in der Folge von Blutungen sowie von Infektionskrankheiten wie Diphterie oder Typhus auftreten. Sie begleitet manchmal Anfälle von Angina pectoris und den *Herzinfarkt*. In diesen Fällen handelt es sich um schwerwiegende Erscheinungen.

Die *Wiederbelebung* der Atem- und Herzfunktion ist von überragender Wichtigkeit. Rasches Handeln ist geboten, damit Herz und Atmung innerhalb von 4 Minuten wieder in Gang gesetzt werden, da sonst das Hirn definitiv geschädigt ist. Die hochentwickelten Zellen ertragen es nicht, länger als 4 Minuten ohne Sauerstoff zu sein. Jenseits dieser Zeitgrenze sterben sie ab und sind unersetzbar. Eine zerstörte Nervenzelle regeneriert sich nie. In gewissen Fällen kann ihre Funktion von anderen gesunden Zellen übernommen werden. Was muß man angesichts eines Ohnmächtigen tun, um ihm die erste Hilfe zu geben? Zuallererst soll man dem Patienten frische Luft zuführen und ihn, den Kopf etwas tiefer, hinlegen. Störende Kleider, Gürtel, Krawatten usw. lösen. Bei Herz- und Atemstillstand muß man sofort die künstliche Beatmung mit dem Mund-zu-Mund oder (besser) Mund-zuNase-System versuchen. Dazu muß man das Kinn nach oben ziehen, also den Kopf nach hinten biegen, um die Atemwege freizulegen. Sich vergewissern, daß der Mund leer ist (Prothese; Erbrochenes). In die Nase (Mund geschlossen) oder in den Mund (Nase zugeklemmt) ungefähr 15 mal pro Minute die Atemluft einblasen, wobei man darauf achten muß, zwischen jedem Einatmen Zeit für die spontane Ausatmung zu lassen. Was die Wiederbelebung der Herzfunktion durch äußere Herzmassage betrifft, so darf diese nur von Personen, die sie erlernt haben, durchgeführt werden.

Das Koma

Der Ausdruck stammt aus dem griechischen Wort "kôma" und bedeutet Tiefschlaf oder eigentlich Rauschschlaf. Das Koma ist ein krankhafter Zustand, den ein mehr oder weniger vollständiger Bewußtseinsverlust kennzeichnet. Es gibt im Koma alle möglichen Zwischenstufen zwischen normalem Bewußtsein und dessen vollständigem Aussetzen, d.h. dem Tod. Es tritt ein Verlust oder eine Herabsetzung der Denkfunktionen, der Empfindlichkeit, der willentlichen Motorik, bei gleichzeitig erhaltener Herz- und Atemfunktion, ein.

Die Entwicklung bis zum Koma verläuft ganz allmählich. Im ersten Stadium interessiert sich der Patient weniger für seine Umwelt und antwortet ziemlich abwesend und langsam auf Fragen. Er gähnt häufig, und seine Augen sind halb geschlossen. In einem fortgeschrittenen Stadium schläft er ohne Unterlaß, ist jedoch noch zu wecken. Von diesem Stadium an leiden die Patienten in den meisten Fällen unter unkontrollierbarem Harnfluß, und die Stuhlentleerung erfolgt wie bei kleinen Kindern. In einem noch weiter fortgeschrittenen Stadium kann man die Patienten nicht mehr wecken.

Um die Tiefe des Komas abzuschätzen, kann man folgenden Versuch *(Vincent - Zeichen)* machen: Man setzt einen Teelöffel mit Wasser an die Lippen des Patienten.

Ist das Koma nicht sehr tief, so schiebt der Patient die Lippen vor und schluckt die Flüssigkeit; ist es sehr tief, so wird die Flüssigkeit nicht geschluckt, sondern sie läuft im Mundwinkel wieder heraus. In diesem Fall kann man sich auf das Schlimmste, d.h. auf den unmittelbar bevorstehenden Tod, gefaßt machen. Die Ursache des Komas kann eine Verletzung, ein Tumor oder eine Vergiftung sein. Es stellt auch die Ankündigung des Endes bei einer Vielzahl von schweren Krankheiten dar. Das Koma ist ein besonderer Bewußtseinszustand, der dem Tod vorausgeht, was auch immer dessen Ursache sein mag.

Zu den häufigsten Ursachen gehören die Hirnblutung, die Hirntumoren, die Kohlenmonoxydvergiftung und Medikamentenvergiftung durch Schlafmittelmißbrauch, häufig in Zusammenhang mit einem Selbstmordversuch.

Das Coma diabeticum ist das schlimmste Stadium der Zuckerkrankheit, und zwar ist es eine hormonelle Störung, die durch Anhäufung von *Ketosäuren* im Organismus entsteht. Man muß diese Reaktion jedesmal dann befürchten, wenn ein Diabetiker einem Diätwechsel, einer übermäßigen Müdigkeit, einer Operation oder einem *Trauma* ausgesetzt wird, und am häufigsten bei einem abrupten Absetzen einer Insulinbehandlung.

In der medizinischen Therapeutik ist es in gewissen Fällen nützlich, ein Koma künstlich durch Elektroschock oder durch Injektion absichtlich überhöhter Dosen von beispielsweise Cardiazol oder Insulin hervorzurufen. Der Patient verliert dann das Bewußtsein vollständig, und ehe er seinen normalen Wachzustand wiedererlangt, durchläuft er verschiedene Stadien zwischen Koma und Wachzustand, in denen er für Suggestionen viel empfänglicher ist als im Normalzustand.

Man kann diese Technik bei bestimmten Behandlungen von Neurosen oder psychosomatischen Erkrankungen anwenden, besonders bei Kranken, die unfähig sind, sich auf andere Weise zu entspannen. Diese Technik kommt der Narkoanalyse nahe, bei der man den Patienten chemisch (langsame Injektion von Pentothal, auch Wahrheitsserum genannt) in eine relative Bewußtlosigkeit versenkt und ihn dann zwischen Schlaf und Wachsein im Schwebezustand hält. Man nützt diese Zeit der Selbstaufgabe, des Verlusts der Selbstkontrolle, um die wahre Persönlichkeit des Kranken, sein geheimstes "Ich", aufzuspüren.

Zum Abschluß dieses Kapitels wollen wir noch auf die **Narkose** hinweisen, die einen Bewußtseins- und Sensibilitätsverlust bedeutet, den man absichtlich mittels verschiedener Chemikalien herbeiführen kann. Unter diesen Stoffen ist der älteste das Chloroform, das zum ersten Mal bei der Entbindung der Königin Victoria von England angewandt wurde. Später kam man davon ab, denn neben seiner gewünschten Wirkung bei Entbindungen kann es zum Koma führen.

Seit jener heroischen Zeit wurden Hunderte von Medikamenten entwickelt, mit denen man einen künstlichen Schlaf auslösen kann.

Kapitel IX

Die sophronischen Bewußtseinszustände
Die Entspannung

Die sophronischen Bewußtseinszustände
Die Entspannung

Erfolg haben heißt, eine gewisse heitere Gelassenheit zu erlangen - man beachte, daß ich nicht das Wort "Glück" gebrauche - diese heitere Gelassenheit umfaßt alles, was der Mensch im Leben erwerben kann. Es ist nicht nur der Friede mit den anderen, sondern auch besonders der Friede mit sich selbst. Das ist sehr schwierig!... Nur wenige gelangen zu dieser heiteren Gelassenheit, weil sie in das Leben eingreifen wollen, wo man es aber leben muß.

Simenon

Ein Kochkessel, der zu heftig siedet, verbrennt seine eigenen Wände.

Panchatantra

Die Entspannung ist die beste Vorsorge gegen Krankheiten.

R.A.

Die Ursachen der psychosomatischen Krankheiten

Unter den sophronischen Bewußtseinszuständen versteht man alle Bewußtseinszustände, die sich nicht in die pathologischen oder gewöhnlichen Bewußtseinszustände einreihen lassen. Außer der Forschung hat die Sophrologie zwei wesentliche Ziele: die Prophylaxe und die Behandlung der funktionellen Krankheiten. Eines der wichtigsten Kapitel handelt von "den durch Entspannungsmethoden bewirkten Bewußtseinsveränderungen".

Es gibt zahlreiche Entspannungsmethoden, die individuell, je nach psychischer Anlage, angewandt und den Umständen angepaßt werden müssen. Die Entspannung vermag das Bewußtsein, je nach Methode, mehr oder weniger deutlich zu verändern. In der "zivilisierten" Welt, in der wir leben, ist Entspannung in der einen oder anderen Form zu einer absoluten Notwendigkeit geworden.

Um die Wichtigkeit der Entspannung ganz zu verstehen, müssen wir auf den Ursprung der meisten funktionellen Krankheiten näher eingehen. Wir können nicht oft genug wiederholen, daß 70 % (nach manchen Autoren sogar 90 %) der ambulanten Patienten, die sich beim Arzt anmelden, psychosomatisch kranke Patienten sind, Opfer der Zivilisation und des Lebensstils, den zu führen sie gezwungen sind.

Wir wollen das Problem von Grund auf angehen, um die Mechanismen, welche diese so verschiedenen und heutzutage so häufigen Störungen verursachen, zu untersuchen. Dann wollen wir prüfen, welche Möglichkeiten es gibt, um die meisten davon zu behandeln oder ihnen vorzubeugen.

Prophylaxe und Behandlung

Wir können ohne Übertreibung sagen, daß die meisten von uns das Los einer Ameise im Ameisenhaufen haben. Wir sind alle Sklaven unserer Bedürfnisse und einer Reglementierung, die uns den knappen Spielraum an Freiheit, der uns noch übrigbleibt, immer mehr einengt. Wir glauben, freie Menschen zu sein, aber in Wirklichkeit ist unsere gesamte Persönlichkeit unserem "Über - Ich" unterworfen. Wir müssen ständig die Zwänge und Verbote, die uns unsere Gesellschaft auferlegt, erdulden.

Es ist nicht nötig zu betonen, wie sehr unsere Nerven auf harte Proben gestellt werden. Arbeit, Geldsorgen, Verantwortungen, Familienprobleme und persönliche Probleme quälen uns ständig. Der Lärm betäubt uns; auch wenn unser Bewußtes meint, man gewöhne sich an den Krach, so muß unser Unbewußtes nichtsdestoweniger die Konsequenzen tragen. Unser Handeln und unser Verhalten werden von unserem Unbewußten gesteuert, auch wenn wir den Eindruck haben, wir würden aus freiem Willen handeln. All diese Spannungen bewirken eine "chronische, quälende Angst". Schauen wir uns nur die Gesichter der Menschen unserer Umgebung an. Sie sind alle verspannt. Fast jeder hat einen mehr oder weniger stark ausgeprägten Tick. Wir sind uns alle bewußt, daß unsere psychische und körperliche Gesundheit in großer Gefahr ist. Es hat noch nie so viele Neurotiker und psychosomatisch kranke Menschen gegeben wie heute, und diese Krankheiten sind zudem in raschem Vormarsch begriffen. Wenn auch in unterentwickelten Ländern Krankheiten wie Tuberkulose, Syphilis usw. noch häufig anzutreffen sind, so leiden dort doch wenige Menschen unter Neurosen oder psychosomatischen Erkrankungen. Das regelmäßige Anwenden von Entspannungsmethoden, die jedem einzelnen Fall gut angepaßt sind, erlaubt meist, einem psychosomatischen Ungleichgewicht, zu dem unser immer schneller werdender Lebensrhythmus führt, entgegenzuwirken. Es ist möglich, unsere inneren Konflikte und unsere Leidenschaften erheblich einzudämmen, die Nervosität zu verringern und sogar uns ein Verhalten anzueignen, das unser Denken bis ins hohe Alter gesund erhält und uns körperliche Gesundheit und Begeisterungsfähigkeit bewahrt.

Wir wollen in Erinnerung rufen, daß wir es als einen Irrtum betrachten, einen Menschen entweder somatisch zu behandeln (außer in der Chirurgie) oder nur psychisch. Soma und Psyche sind eng miteinander verbunden und vollständig miteinander verkettet, so daß die Schädigung des einen dieser Teile automatisch und unabwendbar zu einer Schädigung des anderen führt (psychosomatische und somatopsychische Phänomene). Aus diesem Grund sind wir gegen eine Medizin, die ausschließlich Diagnosen aufstellt und für die Behandlung funktioneller Krankheiten Medikamente bzw. Drogen verabreicht. Die wirkliche Therapie besteht in einer richtigen Kombination von psychischer und somatischer Behandlung. Erst wenn die gesamte Ärzteschaft einmal diese offensichtliche Tatsache eingesehen haben wird und sich nicht mehr auf die Trilogie "bestimmtes Symptom = bestimmte Krankheit = bestimmtes Medikament" beschränkt, erst dann wird die Medizin sich richtig entwickeln und menschlich werden können. Sie wird dann eine Medizin werden, die dem Kranken selbst gleichviel Gewicht beimessen wird wie der Krankheit.

Im 19. Jahrhundert betrug die mittlere Lebenserwartung ungefähr 40 Jahre. Menschen von über 80 Jahren galten als Ausnahme.

Auf dem Gebiet der Technik ist seit ungefähr 50 Jahren die stürmische Vorwärtsentwicklung atemberaubend geworden. Desgleichen wurden durch die Wissenschaft, die Medizin, die Entdeckung von sehr wirksamen Medikamenten wie beispielsweise die *Antikoagulantien* und die Antibiotika die Heilung von bis dahin als unheilbar geltenden Krankheiten möglich. Bleiben heute auch noch immer Krankheiten übrig, die der Mensch noch nicht hat bezwingen können, wie z.B. Krebs [1], so wird doch zweifellos die Zeit kommen, in der auch diese beherrscht werden. Es ist wahrscheinlich, daß die Natur so reagieren wird, daß sie neue und vielleicht noch mörderischere Störungen auftreten läßt, die der Mensch dann nach einer gewissen Zeit auch wieder in den Griff bekommen wird, dieses Hin und Her wird wohl ewig so weitergehen; der Kampf gegen die Krankheit ist bei weitem noch nicht abgeschlossen. Infektionen verlaufen

---

[1] Der Krebs wird immer mehr als eine Krankheit betrachtet, die aus der Verbindung "Streß und vergiftete Nahrung" entsteht. Es gibt viel mehr Krebsfälle in den "zivilisierten" Ländern als anderswo. Ist er vielleicht eine weitere funktionelle Krankheit?

nur noch selten tödlich; die Tuberkulose, die im letzten Jahrhundert Millionen von Opfern gefordert hatte, ist heute durch die moderne medikamentöse Therapie sehr gut zu behandeln und oft sogar zur Heilung zu bringen. Die Geschlechtskrankheiten, die besonders bei den Frauen viele Todesfälle verursacht hatten, sind besiegt, obwohl wir heute ein Wiederaufflackern der Syphilis beobachten können. Seit Semmelweis sterben die Frauen in der Folge von Geburten nicht mehr am Kindbettfieber.

Wir möchten hier am Rande einige Bemerkungen zum Fortschritt der Technik machen. Jedermann spricht von Fortschritt, und wenn jemand versucht zu beweisen, daß im Gegenteil ein Rückschritt stattfindet, so stößt er auf Erstaunen. Und dennoch hat man, trotz der zahlreichen mehr oder weniger fundierten Hypothesen, nie den außerordentlichen Entwicklungsstand der alten Kulturen begriffen. Unerklärbare Geheimnisse bleiben der Bau der Pyramiden, die mysteriösen Statuen der Osterinseln, an zahlreichen Orten das Vorhandensein von riesigen dreifüßigen Dolmen oder von kolossalen Menhirs, von denen niemand weiß, wie sie transportiert wurden, und, in unserer Nähe, der Bau der Kathedralen. Selbst mit den Mitteln, die uns heute zur Verfügung stehen, wären wir nicht fähig, solche Wunder zu vollbringen. Ist das nicht höchst überraschend? Wie war es unseren entfernten Vorfahren möglich, Dinge zu entwerfen und zu bauen, die unsere angeblich so fortschrittliche Zivilisation unfähig ist nachzuvollziehen? Wie kann man sich all diese verschiedenen Werke erklären? Es gibt zahlreiche Schriften, die von diesen verblüffenden Fakten handeln: die meisten suchen eine Lösung in der Anwesenheit von ”Außerirdischen” auf der Erde zu irgendeinem Zeitpunkt der Geschichte; andere finden an den Haaren herbeigezogene und häufig unwahrscheinliche Erklärungen. Wesen aus anderen Welten sollen den wenig entwickelten Menschen einen Teil ihrer Kenntnisse übertragen haben. Jede andere Hypothese, welche die Existenz einer unbekannten Vergangenheit oder außergewöhnlicher Bauten erklären soll, steht im Widerspruch zur Evolutionstheorie. Und wenn letztere ein Irrtum wäre? Und wenn man beweisen könnte - was ich glaube - daß der Mensch zum jetzigen Zeitpunkt in einer totalen Rückentwicklung begriffen ist, und daß unsere Ururahnen Möglichkeiten hatten, die den unseren weit überlegen waren, daß sie sich im Kosmos bewegten, daß sie psychische und physische Fähigkeiten hatten, die denen der degenerierten Wesen, die wir sind, unendlich überlegen waren? Lediglich 7 % der hochentwickelten Zellen unseres Gehirns sind jeweils in Funktion (Einstein benützte höchstens 10 %). Gehen wir von der Evolutionstheorie aus, so haben wir Chancen, im Laufe der kommenden Generationen immer mehr von diesen Zellen benützen zu können. Und wenn das Gegenteil der Fall wäre? Nehmen wir einmal an, daß unsere Vorfahren die Gesamtheit ihrer hochentwickelten Zellen benützten, und daß allmählich im Laufe der Jahrhunderte ein Teil dieser Zellen degeneriert und inaktiv geworden wäre; was dann? Wenn wir in voller Rückentwicklung begriffen wären? Diese Annahme steht im Widerspruch zu der vieler Wissenschaftler. Aber wieviele Theorien wurden nicht einstmals anerkannt, obwohl sie sich später als falsch erwiesen haben. Man denke an den Skandal, den Kopernikus auslöste, als er es wagte, zu sagen, daß die Erde nicht das Zentrum des Universums sei und daß sie sich mit den anderen Planeten um die Sonne bewege; denken wir an Galilei und an andere, die das Denken umwälzend beeinflußt haben. Oder an die neuen Theorien über das Verschwinden des Kontinents MU, die alle bisherigen Thesen widerlegen. Die Enthüllung von Louis-Claude Vincent in ”Le paradis perdu de MU” sind überzeugend.

Nach den Aussagen Professor J. Laviers, dessen Gedanken wir unterstützen, befinden wir uns in einem völligen Degenerationsprozeß. Aber wie soll man in diesem Fall die Raketen, Überschallflugzeuge, Roboter, Elektronenhirne und andere außergewöhnliche Entdeckungen der Wissenschaft erklären? Der heutige Mensch möchte, von einer unbewußten Kraft getrieben, die Fähigkeiten der Bewohner dieser verlorenen Zivilisationen wiedererlangen. Um dahin zu kommen, braucht er ”Prothesen” (J. Lavier). Der Mensch sucht es dem vollkommenen Wesen der Vergangenheit gleichzutun, dem es aus eigener Kraft gelang, unsere modernsten Errungenschaften zu übertreffen.

122

Doch kehren wir zum eigentlichen Thema unseres Vortrages zurück Jeder technische Fortschritt hat seine negative Gegenseite. Das Leben ist gleichzeitig einfacher und komplizierter geworden. Wir sind gefangen in einem Räderwerk, aus dem wir nicht ausbrechen können. Es ist ein ständiges Rennen gegen die Uhr, ein hektischer Lebensrhythmus. Beängstigende Nachrichten erreichen uns unaufhörlich über Presse, Radio und Fernsehen. Wir arbeiten ununterbrochen, um möglichst viel Geld zu verdienen und um noch mehr auszugeben.

Der Prozentsatz der auf Seuchen zurückgehenden Todesfälle ist bedeutungslos geworden, aber dafür sind andere nicht weniger schlimme Übel aufgetreten, wie Geistesstörungen, Herzkrankheiten, chronische Vergiftungen durch Medikamentenmißbrauch, Alkoholismus oder Rauchen, allergische Erscheinungen aller Art, und allen voran die funktionellen Krankheiten. Auf einer anderen Ebene sehen wir das ständige Ansteigen der Zahl der Verkehrstoten.

Wir sind die unmittelbaren Opfer unserer Zivilisation. Muß man aber deshalb laut wehklagen und resignieren? Nein!

Wir müssen gegen alle diese äußeren Reize, die ein Ungleichgewicht in unserem Körper und in unserem Geist zu bewirken drohen, ankämpfen.

Durch die Sophrologie und die durch sie bewirkten Bewußtseinsveränderungen ist unserer Meinung nach die ideale Lösung gegeben, um den meisten dieser drohenden Störungen vorzubeugen und ihnen entgegenzuwirken.

Ungeachtet unseres offensichtlichen Materialismus und unserer westlichen Zivilisation sind wir der Ansicht, daß es ausgezeichnet wäre, wenn das östliche Denken mehr berücksichigt würde.

In der Bhagavad-Gita ("Gesang der Seligen") wird die höchste Weisheit folgendermaßen definiert [1] :

"Beim Menschen, der nur an die Dinge der Sinne denkt (Der "zivilisierte" Mensch) entsteht Bindung; aus der Bindung entsteht Liebe; aus der Liebe entsteht Aufbrausen; aus dem Aufbrausen entsteht Verirrung; aus der Verirrung entsteht die Verwirrung des Gedächtnisses; aus der Verwirrung des Gedächtnisses der Verlust der Intelligenz; aus dem Verlust der Intelligenz der Ruin des Menschen.

Aber derjenige, der durch die Welt geht mit Sinnen, die frei sind von Bindung und von Haß, mit Sinnen, die ihm gehorchen, dieser wird durch Disziplin der Seele heitere Gelassenheit finden. In der Heiterkeit hören alle Leiden auf, denn in einem heiteren Geist läßt sich sehr bald die Wahrheit nieder. Es gibt keine Wahrheit für denjenigen, der nicht die "Konzentration des Geistes" (das würde bei uns der Entspannung entsprechen) übt; für diesen gibt es auch keine Meditation; für den aber, der nicht meditiert, gibt es keine Ruhe; und für den, der keine Ruhe hat, woher soll für den das Glück kommen?

Der von den Sinnen getriebene Geist verliert die Weisheit, so wie auf dem Meer das vom Sturm getriebene Schiff sich verliert."

Zusammenfassend können wir sagen, daß der bei den Amerikanern so populäre *Stress and Strain* all das umfaßt, was in uns eine ständige quälende Angst bewirken kann und was all unsere psychosomatischen oder neurotischen Störungen auslöst (Abb. IX. 1).

Nehmen wir an, daß jeder von uns beim Aufkeimen des Unbewußten, also ungefähr im sechsten oder siebten Monat des intrauterinen Lebens (vielleicht sogar schon früher), eine mehr oder weniger große, leere Vase besitzt. Um die folgende schematische Erklärung zu verstehen, muß man annehmen, daß das Gedächtnis von dem Augenblick an arbeitet, wo das Unbewußte entwickelt ist. Man könnte im gleichen Sinne auch sagen, daß alle Ereignisse ungefähr vom sechsten Monat unseres intrauterinen Lebens an von uns aufgenommen werden und unser Unbewußtes prägen. Jede Emotion gießt nun eine bestimmte Menge Wasser in diese Vase, die wir in uns tragen. Das Kleinkind nimmt alles auf, auch wenn es nichts zu verstehen scheint. Streitigkeiten unter den Eltern können für spätere körperliche und seelische Störungen den Grundstock legen. Je intensiver die Emotion, desto größer die Menge Wasser. Die Vase füllt sich im

[1] übersetzt nach Bhagavad-Gita: Librairie d'Amérique et d'Orient. Adrien-Maisonneuve, Paris

Laufe des Lebens allmählich. Schon vor der Geburt kann ein von der Mutter erlebter emotioneller Schock das zukünftige Kind prägen und zur Füllung der Vase beitragen. Den werdenden Müttern ist daher ein geruhsames Leben zu empfehlen, besonders während der letzten Schwangerschaftsmonate [1].

Der erste große emotionelle Schock, den jeder Mensch zwangsläufig erlebt, ist seine Geburt. Alle Psychologen sind sich darin einig, daß dieses Ereignis als ein wichtiger psychischer Schock zu betrachten ist. Der Fötus geht dabei von einem intrauterinen warmen, geborgenen Wasserleben in ein kaltes und unfreundliches Luftleben über. Die Art, wie das Zur-Welt-Kommen stattfindet (Zangengeburt, Erstickungsnot), die Art, wie die Nabelschnur abgetrennt wird, der erste Kontakt mit der Mutter unmittelbar nach der Geburt sind für das zukünftige Leben des Kindes entscheidende Faktoren.

Unsere Schönheitsbegriffe verlangen von der Frau, daß sie wohlgeformte Brüste hat, so daß heute die Mütter, die ihr Kind selber stillen, immer seltener werden, und zwar wegen der relativen Beeinträchtigung ihres Äußeren, die das Stillen bewirkt. Die Natur hingegen hat der Frau die Brustdrüsen in wohlbedachter Absicht mitgegben, nämlich um das Kind zu nähren. Es ist möglich, daß das vorzeitige oder sofortige Abstillen eine Rolle bei der Füllung der Vase spielt. Damit die zugeführte Wassermenge möglichst gering gehalten wird, muß man darauf bestehen, daß dem Kind die Trinkflasche zumindest an der Mutterbrust und durch die Mutter selbst gegeben wird.

Um die explosionsartige Ausbreitung psychischer Störungen zu erklären, könnte man sich auch vorstellen, daß sich im Thalamus (Hirnzentrum der Angst) ein aufblasbarer Balion befindet, dessen Wand je nach Individuum mehr oder weniger dick wäre. Jede Emotion würde dann ein bißchen Luft in diesen Ballon bringen, der sich so allmählich aufblasen würde. Eines Tages, wenn er zu weit aufgeblasen ist, platzt er. Dieses Platzen würde dem Auftreten des Symptoms der funktionellen Krankheit entsprechen.

Und so füllt sich auch die Vase mehr und mehr. Solange das Wasser nicht überläuft, bleibt der Mensch gesund. Er trägt in sich eine potentielle Krankheit, die sich noch nicht manifestiert. Ist die Vase aber einmal randvoll, so reicht ein kleiner Tropfen, um sie zum Überlaufen zu bringen (also eine kleine Emotion). Ist sie hingegen noch nicht ganz voll, so braucht es eine größere Emotion, um ein Überlaufen zu bewirken (Abb. IX.2). Das Symptom - welches entweder die Psyche oder den Körper (Soma) betreffen kann - wird dann sichtbar (Neurose, Schlaflosigkeit, Asthma, Infarkt, Magengeschwür, Verdauungsstörungen, Allergien, endokrine Störungen usw.) Die konventionelle symptomatische (allopathische) Medizin versucht, auf das Symptom einzuwirken und zielt darauf ab, dieses durch chemische Mittel zum Verschwinden zu bringen. Die vernünftige Therapie hingegen wäre eine Verbindung von konventioneller Medizin mit einer humanen Medizin, bei der es darum gehen würde, nicht nur das Symptom auszuschalten, sondern die Wassermenge in der Vase (oder die Luftmenge im Ballon) zu verringern. Das ist das, was man funktionelle Medizin nennt. In ihr ist auch die Sophrologie vollinhaltlich inbegriffen. Die jedem einzelnen Fall angepaßten Entspannungsmethoden vermögen durch die Bewußtseinsveränderungen, die sie bewirken können, eine Heilung der funktionellen Störungen herbeizuführen. Doch sie sollten vor allem zu *prophylaktischen* Zwecken verwendet werden.

Diese Sicht von der Medizin als Vorbeugung gegen Krankheiten ist nicht neu. Im Grunde genommen sollte dies ihre wahre Rolle sein. Im alten China riefen die Mandarine Ärzte an ihren Hof, um nicht krank zu werden und nicht etwa, um von ihnen behandelt zu werden. Wurde einer trotzdem einmal krank, so wurde der Arzt entlassen oder gar hingerichtet und wurde als Nichtskönner betrachtet.

---

[1] Dieses wichtige Thema wird in den Einzelheiten im Buch "L'anti-mouton humain", Ed. Age d'homme, Lausanne, behandelt. (Deutsche Ausgabe durch: Ed. Internationales Bruxelles.)

Abbildung IX.1

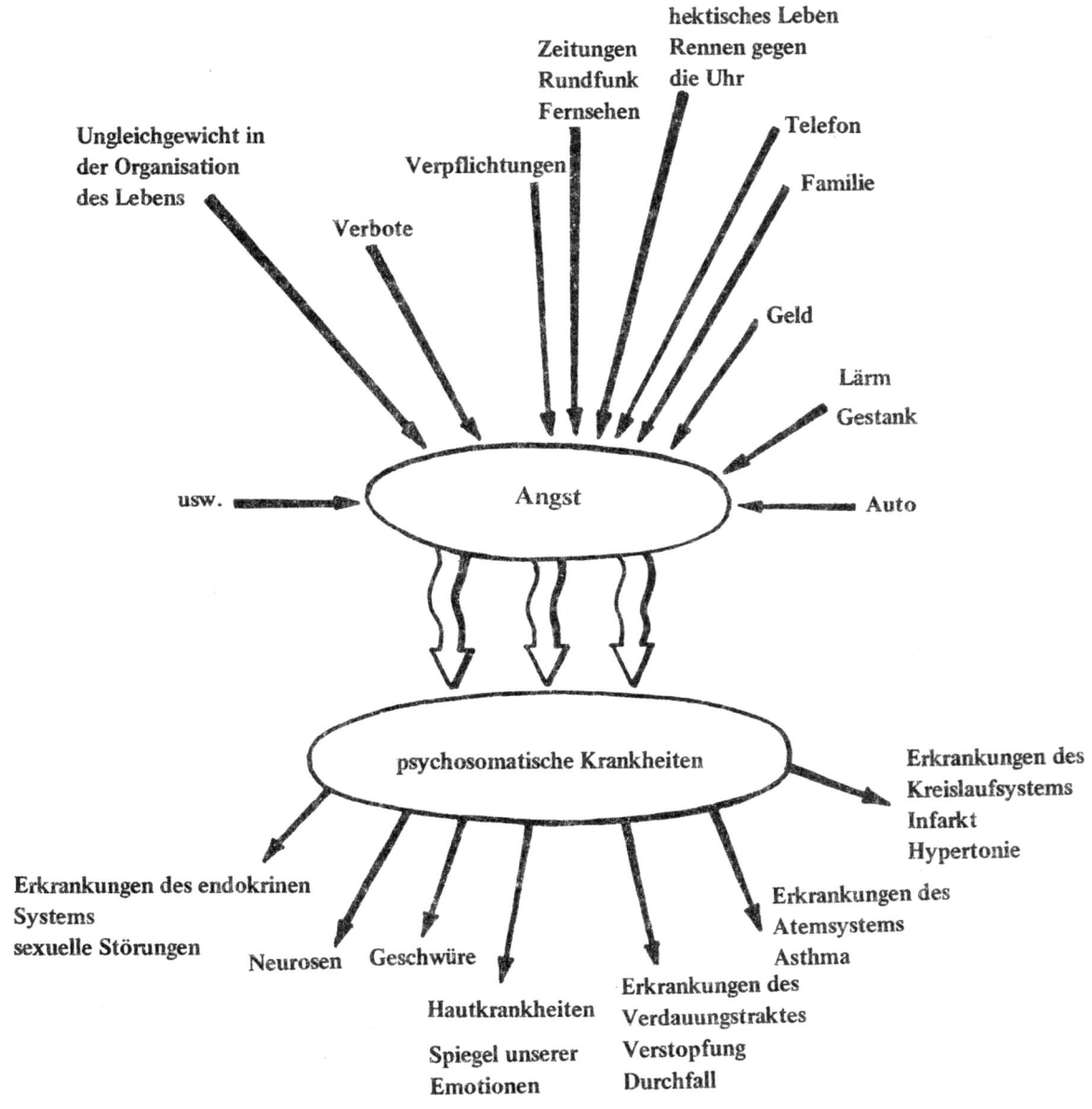

Man kann sich denken, daß eine prophylaktisch angewandte Entspannungstechnik das Auffüllen und Überlaufen der Vase verhindert oder den Prozeß zumindest verlangsamt.

Die Entspannungsmethoden sind also auf körperlicher Ebene und folglich auch auf psychischer Ebene ein wichtiges Hilfsmittel. Das Prinzip ist relativ leicht zu verstehen. Jegliche Spannung in der Sphäre der Affekte projiziert sich auf die körperliche Ebene, und jedes körperliche Leiden hat psychische Folgen. Um das Gesagte zu veranschaulichen, genügt folgendes Beispiel: Versuchen Sie einmal, sich zu beobachten, wenn Sie wütend sind oder wenn Sie Angst haben (psychische Phänomene). Sie werden feststellen, daß ein Teil Ihrer Muskulatur verkrampft ist. Ein in Entspannungsmethoden trainierter Mensch kann diese Verspannungen handhaben und sich augenblicklich entspannen.

Er stellt gleichzeitig auch fest, wie der Zorn oder die Angst verschwinden oder zumindest stark verringert werden.

In Anbetracht der Entwicklung des modernen Lebens wird eine jedem einzelnen Fall angepaßte Entspannungstechnik immer mehr zur Notwendigkeit. Fassen wir zusammen, was man durch vorübergehende Bewußtseinsveränderungen mit Hilfe dieser Methoden erreichen kann:

1. Aussöhnung des Patienten mit seinem Körper. Letzterer wird nämlich im Zustand des normalen Funktionierens entdeckt. Psychische Erleichterung durch Bewußtwerden der eigenen Muskulatur und der eigenen psychomorphologischen Einheit. Man bemerkt, daß der Körper kein Fremdkörper ist;
2. Prophylaxe gegen psychologisches (psychosomatisches) Ungleichgewicht;
3. Wiederherstellen des psychophysiologischen (psychosomatischen) Gleichgewichts;
4. Herabsetzung der emotionellen Reaktionsbereitschaft (das Element Angst vermeiden) durch tonisch-emotionelle Kontrolle (somatopsychisch);
5. Ruhigstellung des Organismus zum Zwecke einer besseren Erholung und dadurch Erhöhung der persönlichen körperlichen sowie psychischen Leistungsfähigkeit;
6. Verbesserung der vitalen Fähigkeiten wie Gedächtnis und Konzentration;
7. Schmerzkontrolle (Muskelspannung und Verkrampfung steigern den Schmerz);
8. Selbstkritik und Selbstbeherrschung;
9. Persönliche Diziplin;
10. Verbesserung der mitmenschlichen Beziehungen,
11. Verbesserung des Schlafs.

Das alles ist keine Utopie; es ist wirklich möglich, alle diese Punkte dank der Entspannung zu verwirklichen.

Jeder Arzt, der von Berufs wegen besonders dem *Stress and Strain* ausgesetzt ist, sollte eine seinem Fall angepaßte Entspannungsmethode üben. Ärzte aus allen Spezialgebieten - und besonders die Zahnärzte - sind tatsächlich gewissen psychosomatischen Erkrankungen viel stärker ausgesetzt (Herzinfarkt zum Beispiel) als andere Personen. Aus diesem Grund empfehlen wir spezielle Entspannungskurse für Ärzte und Medizinstudenten; solche Techniken sind aber für jedermann geeignet, ohne Rücksicht auf Beruf oder sozialen Rang.

Einige Entspannungstechniken

Wir wollen nun einige Entspannungstechniken kurz und ganz elementar beschreiben, denn jede einzelne Technik muß durch den Therapeuten dem Patienten angepaßt werden. Es gibt drei Kategorien:
1. die *autosuggestiven Methoden*;
2. Die teils autosuggestiven, teils nicht suggestiven Methoden;
3. Die nicht suggestiven Methoden (Abb. IX. 3).

Abbildung IX.2

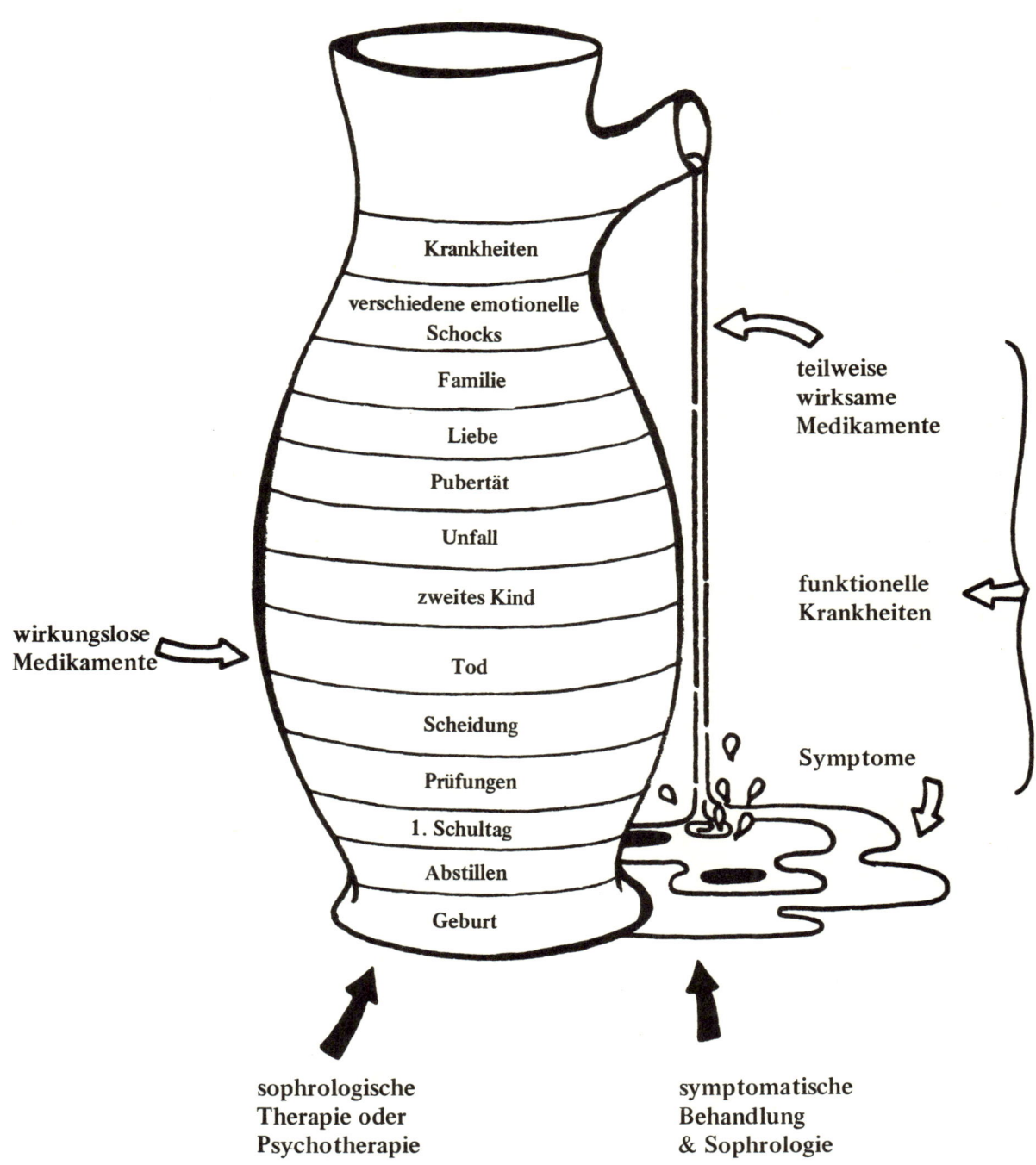

Krankheiten

verschiedene emotionelle Schocks

Familie

Liebe

Pubertät

Unfall

zweites Kind

Tod

Scheidung

Prüfungen

1. Schultag

Abstillen

Geburt

wirkungslose Medikamente

teilweise wirksame Medikamente

funktionelle Krankheiten

Symptome

sophrologische Therapie oder Psychotherapie

symptomatische Behandlung & Sophrologie

A. Das Autogene Training nach Schultz [1]

Das autogene Training ist eine sehr bekannte autosuggestive Entspannungstechnik, deren Entstehung bis auf die Jahre 1908-12 zurückgeht. Sie wurde von Professor Schultz aus Berlin entwickelt. Es ist eine auf Selbstentspannung und Selbstkonzentration aufgebaute Entspannungstechnik. Das autogene Training besteht aus einer Reihe von sechs Übungen, durch die man auf folgende Bereiche eine Wirkung erzielen kann:

1. Die Skelettmuskulatur (quergestreifte Muskulatur).
   (Hervorrufen eines Schweregefühls in den Gliedern = Muskelentspannung. Formel: Mein Arm wird schwer; meine beiden Arme werden schwer; meine Arme und meine Beine werden schwer).
2. Die Blutgefäße, besonders die peripheren Kapillaren.
   (Hervorrufen von Wärme im Unterhautgewebe = Gefäßentspannung. Formel: Mein Arm wird warm; meine beiden Arme werden warm; meine Arme und meine Beine werden warm).
3. Das Herz.
   (Entspannung des Herzmuskels. Formel: Mein Herz schlägt ruhig und kräftig; mein ganzer Körper schlägt mit meinem Herzen; ich bin mein Herz).
4. Die Atmung.
   (Einwirkung auf den automatischen Teil der Atmung. Formel: Ich bin ganz Atmung; mein ganzer Körper atmet; ich höre meine Atmung, etc.)
5. Die Durchblutung der inneren Organe.
   (Durch Einwirkung auf das *Sonnengeflecht*. Formel: Mein Sonnengeflecht strahlt Wärme aus).
6. Die Hirndurchblutung.
   (Durch Einwirkung auf die Stirn; Projektion des Gehirns. Formel: - sehr vorsichtig zu gebrauchen, denn diese Übung kann unerwünschte Zwischenfälle verursachen - : Meine Stirn ist angenehm kühl).

Die meisten anderen Techniken sind auf dem autogenen Training aufgebaut. Es ist relativ leicht zu erlernen, und seine Anwendung erfordert nur ungefähr sechs Minuten täglich. Physiologisch gesehen ist es möglich, während dieser kurzen Zeit sich so zu erholen wie in einer ganzen Nacht.

Der Lehrgang muß unter ärztlicher Kontrolle erfolgen und dauert ungefähr drei Monate, wobei man alle vierzehn Tage eine neue Übung erlernt. Erst wenn man alle Übungen richtig aufgenommen und verarbeitet hat, kann man alleine üben.

Versuchen Sie eine kleine Übung: Legen Sie sich an einem ruhigen Platz hin, und nehmen Sie eine bequeme Haltung ein. Legen Sie ein Nackenkissen unter den Kopf und ein Querkissen unter die Knie. Öffnen Sie Ihre Kleider und schließen Sie die Augen.

Denken Sie erst einmal: "Ich bin ganz ruhig", indem Sie sich in der Phantasie an einen Ort versetzen, der für Sie Ruhe bedeutet. Konzentrieren Sie sich einfach auf ihren dominanten Arm (auf den rechten für Rechtshänder und den linken für Linkshänder), und zwar ungefähr eine Minute lang, wobei Sie sich geistig folgende Formel vorsagen: "Mein Arm wird schwer, immer schwerer und schwerer, bleischwer. Ich empfinde ein Gefühl von Schwere im Arm..." Konzentrieren Sie sich auf dieses Schweregefühl. Öffnen Sie während der Übung keinesfalls die Augen! Ungefähr nach einer Minute, ob Sie nun diese Schwere empfunden haben oder nicht, strecken Sie sich, wie am Morgen beim Erwachen, atmen mehrmals tief ein und aus und öffnen die Augen. Sie werden feststellen, wie angenehm das Gefühl der völligen Entspannung eines Armes und der Abgeschlossenheit von der Außenwelt für eine Minute ist. Dies ist der Anfang der ersten Übung des autogenen Trainings. Das Schweregefühl, das Sie hierbei vielleicht schon empfunden haben (mit zunehmender Übung wird dieses Gefühl intensiver), ist nicht ein Produkt Ihrer Phantasie, sondern entspricht einer physiologischen Wirklichkeit.

[1] Weitere Informationen finden Sie in "Das Autogene Training" von J. Schultz

Abbildung IX.3

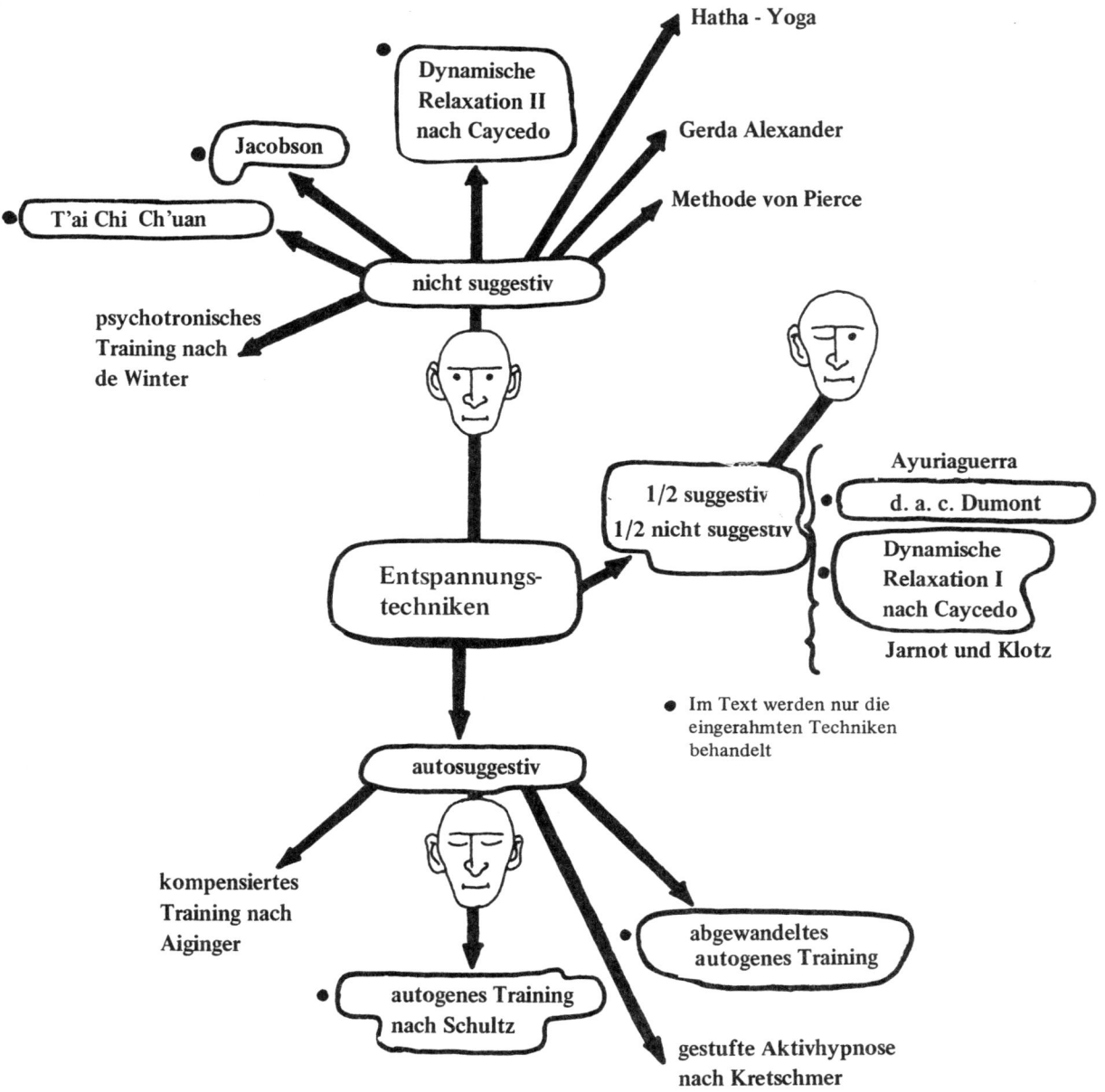

B. TRAM

TRAM bedeutet: "Training autogène modifié" (abgewandeltes autogenes Training). Es handelt sich um eine Methode, die wir zusammen mit Dr. Dumont entwickelt haben, um das Erlernen des klassischen autogenen Trainings zu erleichtern. Da das autogene Training nach Schultz eine rein statische Methode ist, haben wir einige zusätzliche dynamisierende Übungen vorausgeschickt, die zum Ziel haben, die Nervenzentren des Rückenmarks, der Großhirnrinde und der Gelenke des Körpers zu stimulieren. Wir wissen seit Pawlow, daß ein Zentrum, das zuerst einmal einen Reiz empfangen hat, nachher umso leichter gehemmt werden kann. Die dynamischen Übungen, die wir im TRAM benützen, haben also zum Ziel, eine Reizung der Großhirnrinde zu bewirken, so daß diese dann in der Entspannung nach Schultz, wie gesagt, leichter gehemmt werden kann.

Zusätzlich schicken wir dem autogenen Training drei Vollatmungen, wie sie im Yoga gelehrt werden, voraus. Dieses Vorgehen erleichtert das Erlernen des autogenen Trainings und ermöglicht zudem eine Intensivierung der inneren Erlebnisfähigkeit bei den sechs klassischen Übungen, deren Grundformeln etwas abgeändert wurden, um mehr Symbole einbauen zu können. Im Gegensatz zum autogenen Training verwenden diese Vorübungen keine *Suggestionen*.

Zusammenfassend sieht die praktische Durchführung des TRAM folgendermaßen aus: Zuerst nimmt man die orthostatische Haltung ein. Das ist eine Gleichgewichtsstellung zwischen Umkippen nach vorne und Umfallen nach hinten mit leicht gespreizten Beinen. Nachdem man sich im Stehen gut entspannt hat, beginnt man mit geschlossenen Augen folgende Übungen zu machen:

Kopfbewegung, wie um "nein" zu sagen,

Kopfbewegung, wie um "ja" zu sagen,

Axiale Rumpfbewegungen,

Seitliche Rumpfbewegungen,

Oberkörper möglichst weit nach hinten und dann möglichst weit nach vorne neigen; dreimal wiederholen.

Ohne die Augen zu öffnen, setzt man sich dann flach auf den Boden und versucht, diese neue Körperhaltung bewußt zu erleben.

Man zieht den rechten Fuß unter den linken Oberschenkel, Rückkehr in die ursprüngliche Haltung,

Man zieht den linken Fuß unter den rechten Oberschenkel, Rückkehr in die ursprüngliche Haltung,

Man setzt den rechten Fuß auf den linken Oberschenkel, Rückkehr in die ursprüngliche Haltung,

Man setzt den linken Fuß auf den rechten Oberschenkel, Rückkehr in die ursprüngliche Haltung,

Man setzt einen Fuß auf den einen Oberschenkel und zieht den anderen unter den anderen Oberschenkel.

Ohne die Augen zu öffnen, legt man sich auf den Rücken.

Man macht drei vollständige Atemzüge im Rhythmus 1-4-2-4 (vgl. Kapitel XII).

Man versucht, einige Augenblicke lang die geistige Leere herzustellen. Wird die Technik in Gruppen praktiziert, so führt der Sophrologe von diesem Augenblick an eine "einfache Sophronisierung" durch und wendet dazu den Terpnos Logos (sanftes Sprechen) an. Man entspannt schrittweise alle Muskeln des Körpers, indem man beim Kopf beginnt und bei den Füßen aufhört.

Erst in diesem Stadium beginnt das autogene Training mit folgenden Formeln: "Ich bin ganz ruhig."

"Mein Arm wird schwer, ganz schwer, mein Arm wird vom Mittelpunkt der Erde angezogen. Meine beiden Arme werden schwer..., meine Arme und meine Beine werden schwer, zur Erde hin angezogen."

"Mein Arm wird warm wie unter den Strahlen der Sonne, meine beiden Arme..., meine Arme und meine Beine..."

"In mir atmet es, ich höre die Luft in meine Lunge ein- und ausströmen, ich spüre, wie sich mein Bauch hebt und senkt wie ein Schiff auf ruhiger See, ich bin ganz Atmung, mein ganzer Körper atmet."

"Ich spüre mein Herz in meiner Brust ruhig und kräftig schlagen. Mein Körper schlägt mit meinem Herzen, im gleichen Rhythmus, ruhig, mit Freude, kräftig. Ich bin mein Herz."

"Mein Sonnengeflecht strahlt Wärme aus, mein Bauch wird innen warm, wie wenn es in meinem Bauch eine kleine Sonne gäbe."

An dieser Stelle kommen die persönlichen Formeln, bei denen man sich bemüht, die positive Phantasie zu stimulieren.

Dann:

"Meine Stirn ist angenehm kühl, ich spüre ein angenehmes Gefühl von Frische auf meiner Stirn."

Jetzt folgt das Zurücknehmen, d.h. man bewegt die Zehen, man bewegt die Finger, man zieht die Gesichtsmuskeln zusammen, man schluckt den Speichel, man streckt und reckt sich, wobei man tief ein- und ausatmet, und öffnet schließlich die Augen. Es gibt zahlreiche Varianten für die Formeln, die jeweils der individuellen psychischen Verfassung angepaßt werden müssen.

C. DAC

Das DAC ist eine neue Entspannungsmethode, die von Dr. A. Dumont entwickelt wurde. Es ist eine Technik zwischen TRAM und dynamischer Relaxation nach Caycedo, welche auch Elemente der Techniken nach Jacobson und nach Pierce enthält, und welche aus dem aktuellen Stand der Kenntnisse der Sophrologie schöpft. Sie ermöglicht eine Vertiefung der beim autogenen Training erlebten Empfindungen und ein Bewußtwerden der Bewegungen, Spannungen und Entspannungen der verschiedenen Körperteile. Es ist eine gemischte Technik, teils autosuggestiv und teils nicht suggestiv. Sie besteht aus sechs Übungen, die im Stehen, im Sitzen und im Liegen ausgeführt werden, und bei denen man jedesmal Bewegungen, Anspannen und Entspannen ausführt.

Das Endziel der Entspannung ist nicht nur, eine oder mehrere Techniken perfekt zu beherrschen, sondern sie im Leben in jeglicher Situation anwenden zu können. Dies ist auch eines der Ziele, die sich die Sophrologie gesetzt hat: Lernen, ständig in der Entspannung zu leben, ob stehend, ob sitzend oder liegend, in jeder Situation. Das DAC ist wichtig. Es lehrt uns, in allen drei gewöhnlichen Haltungen des Menschen entspannt zu sein. Diese Technik hat sicher viel Zukunft. Sie ermöglicht dem, der sie anwendet, sein Körperschema bewußt zu machen, und führt zu einer vollkommenen Beherrschung der Emotion.

D. Dynamische Relaxation nach Professor Caycedo

Während bei den drei vorhergehenden Methoden die Bewußtseinsveränderungen in Richtung auf ein gegenüber dem Wachzustand leicht gesenktes Bewußtseinsniveau stattfinden, hat die Dynamische Relaxation die Tendenz, eine Erhöhung des Bewußtseins und eine Aktivierung der EEG-Wellen des Hirns zu bewirken.

Die Dynamische Relaxation ist eine völlig neue Entspannungsmethode, die aus hinduistischen, tibetanischen und *Zen*-Methoden, die im Abendland weitgehend unbekannt sind, entwickelt wurde.

Es handelt sich um eine Serie von Atem-, Konzentrations- und Autosuggestionsübungen, von denen manche einen *esoterischen* Gehalt haben. Dadurch gelangt man schrittweise zu einer Erhöhung des Bewußtseins über die verschiedenen Stadien, die den Orientalen vertraut sind, nämlich Konzentration, Meditation und Kontemplation.

Diese relativ komplizierten Übungen ermöglichen es uns, unseren Körper, seine Möglichkeiten, seine Grenzen und seine Formen tiefer kennenzulernen. Während der ganzen ersten Phase richtet sich die Aufmerksamkeit auf den Körper und seine Reaktionen (Konzentration); in der zweiten Phase konzentriert man sich auf einen Gegenstand außerhalb des Körpers (Meditation). Die dritte Phase besteht darin, die Meditation auf den eigenen Körper zu übertragen, um schließlich mit der Kontemplation, die man durch auf die Sinnesorgane wirkende Übungen erreicht, abzuschließen. Um die Sophrologie und ihre Ziele zu verstehen, ist die Dynamische Relaxation von großer Wichtigkeit. In den Händen des Sophrologen spielt sie eine wesentliche Rolle, nicht nur hinsichtlich ihrer klinischen Anwendung, sondern auch für das eigene Training in Sophrologie.

Die Methode der Dynamischen Relaxation ist völlig neu und unterscheidet sich von allen im Abendland bekannten Methoden. Obwohl sie sich den orientalischen Auffassungen annähert, paßt sie sich dennoch den westlichen Forderungen an. Die Sophrologie kann als Training im Sinne der "direkten Erfahrung" und der "Öffnung unseres Bewußtseins", einem der wichtigsten Elemente der Dynamischen Relaxation, betrachtet werden.

Professor Caycedo hat mehr als zwei Jahre im Orient verbracht, wo er in engem Kontakt mit Meistern lebte. Die erste Frucht seiner Arbeit war nicht nur das Erscheinen der Bücher *India of Yogis* und *Letters of Silence* in Indien, sondern auch die Ausarbeitung der Methoden der Dynamischen Relaxation, einer Synthese der reinsten orientalischen Meditationspraktiken und der psychosomatischen Trainingsübungen, die in Indien seit Jahrtausenden praktiziert werden.

Die Methode der Dynamischen Relaxation wird seit über acht Jahren experimentell geprüft. Professor Caycedo hat sie zunächst an den Sophrologen selbst (in mehreren Ländern) erprobt, dann begann er in Barcelona die klinisch-experimentelle Prüfung in der Psychiatrie. Ihre unmittelbare Wirkung wurde nicht nur auf der Ebene des Bewußtseins, sondern auch als direkte Wirkung auf den Organismus festgestellt. Es ist interessant, darauf hinzuweisen, daß die Dynamische Relaxation als regulärer Unterrichtskursus in der medizinischen Fakultät von Barcelona, in der von dem großen spanischen Psychiater Professor Ramon Sarro geleiteten Psychiatrieabteilung eingeführt wurde. Wenn wir auch an dieser Stelle die Methode der Dynamischen Relaxation nicht im einzelnen beschreiben können, so möchten wir doch darauf hinweisen, daß Professor Caycedo in dieser Technik die Synthese von 4 hauptsächlichen Elementen verwirklicht hat. Wir zitieren Doktor Isasi [1] :

"Er hat eine Anzahl "prä-yogischer" Übungen ausgewählt, in die er in Indien eingeweiht wurde und von denen die meisten im Westen noch unbekannt sind. Aus dieser Reihe von Übungen, die vornehmlich dem *Raya-Yoga* entstammen, hat Dr. Caycedo diejenigen ausgeklammert, die rituell-magischer Art waren, und diejenigen beibehalten und systematisiert, die von psychophysischem Wert sind. Er hat auch einige *"Kriyas"* oder primitive Reinigungsrituale ausgewählt, unter Auslassung derjenigen mystisch-magischer Art.

Die Entspannung entwickelt sich im Laufe der Übungen, wobei weder Wille noch Vorstellung dabei mitwirken dürfen. Man könnte auch sagen, daß die Entspannung sich selbst ergibt durch das Prinzip der "Empfindung von Erholung", die passiv erlebt wird, sich also in einem Zustand geistiger Verflüchtigung, der Dämpfung des Bewußtseins, des Gefühls, des "Sich-Loslassens" äußert. Die erste Stufe der Dynamischen Relaxation wird stehend und in

---

[1] übersetzt nach Isasi A.: La relaxation dynamique du Professeur Caycedo, son importance dans la formation du sophrologue (Separatdruck)

der Muskelspannung der Übungen selbst ausgeführt. Es gibt auch die Relaxation in Rücken- und Seitenlage, wobei auch die "Empfindung von Erholung" auftritt. Man benützt diesen psycho-physischen Zustand für die Ausführung der Meditationstechniken, die eigentlich keinen direkten körperlichen Bezug haben."

Die Dynamische Relaxation beinhaltet drei der wichtigsten Elemente des Raya-Yoga, wie sie Patanjali in den Yoga-Sutras mehrere Jahrhunderte vor Christus beschrieb und wie sie seither als Methoden der Bewußtseinsbeeinflussung von den größten Yogis Indiens angewandt werden. Diese Elemente sind der Reihe nach genannt folgende:
1. Konzentration
2. Meditation
3. Kontemplation.

Während der Anfangsperiode der Dynamischen Relaxation mißt man der Gruppenpsychologie und dem *Terpnos Logos* (monotone Art, zu sprechen) einen großen Wert bei. Dieser Terpnos Logos ist das Mittel, mit dem der Gruppenleiter (ein sophrologisch geschulter Arzt) sowohl die psychischen wie auch die physischen Übungen leitet.

Das Erlernen der Methode geschieht hauptsächlich in Gruppen, und zwar während einer Anfangsperiode von einem Monat, bei einer Häufigkeit von einer Übung täglich oder abwechselnd jeden zweiten Tag; die Dauer der Übungen liegt bei ungefähr einer Stunde.

Nach dem ersten Trainingsmonat folgt die "freie Periode", in der jede Person ihre eigenen - sowohl körperlichen als auch psychischen - Übungen aussucht und individuell vom Sophrologen einmal pro Woche kontrolliert wird. Die freie Periode dauert etwa einen Monat.

Die "Gruppenführungsmethode" und die "freie Periode" stellen die erste Stufe der Dynamischen Relaxation dar. Es ist klar, daß die Methode der Dynamischen Relaxation niemals von einem Sophrologen, der nicht eine vollständige Ausbildung in den westlichen wie auch östlichen Methoden genossen hat, geleitet werden kann. Da es sich um eine Methode handelt, die vornehmlich auf das menschliche Bewußtsein wirkt, ist es logisch, daß sie ausschließlich den Spezialisten in Sophrologie vorbehalten sein muß, denn bei ihnen kann man davon ausgehen, daß sie über die Techniken, welche sich mit den verschiedenen Bewußtseinstiefen und -zuständen befassen, am besten informiert sind.

Es ist ebenfalls klar, daß die Anwendung der Dynamischen Relaxation sich immer auf die Beratung durch einen Arzt stützen muß, falls der Sophrologe nicht Spezialist auf dem Gebiet der Medizin ist. In der Dynamischen Relaxation geht man mit außerordentlich wirksamen psycho-physischen Techniken um, und deshalb muß ein Arzt die jeweiligen Anweisungen geben, da diese Technik sonst nicht gefahrlos ist. In jedem Fall muß man die Übungen jeweils an jede einzelne Person anpassen, besonders wenn es sich um pathologische Fälle handelt.

Da diese Methode ihren Wert unter Beweis gestellt hat, und zwar nicht nur als psychosomatisches Training auf dem Gebiet der Prophylaxe, sondern auch in der klinischen Therapie, können wir behaupten, daß dank der rationellen Anwendung der Dynamischen Relaxation eine Erhöhung der psychischen Leistungsfähigkeit, insbesondere der Konzentrationsfähigkeit und des Erinnerungsvermögens, sowie eine deutliche Verbesserung der körperlichen Fähigkeiten auftritt.

Mit einigen Abänderungen haben wir diese Entspannungstechniken bei der Schweizer Nationalmannnschaft in alpinem Skilauf und den Skispringern der nordischen Mannschaft seit nunmehr über fünf Jahren unterrichtet. Angesichts der positiven Resultate haben sich andere Sportgruppen diese Methode auch zueigen gemacht, wie Segeln, Flugakrobatik, Eishockey usw. Auf dem Gebiet des Sports kann diese Methode jedoch nicht rein und vollständig angewandt werden, weil der Lehrgang zu viel Zeit benötigen würde. Der Prozeß wurde verkürzt, und die Anzahl der Übungen auf eine Auswahl beschränkt, durch die eine unmittelbare Erhöhung der körperlichen und psychischen Leistungsfähigkeit erzielt wurde. Im Gegensatz zur klassischen Methode muß sich der Sportler zwischen zwei Übungen nicht mehr auf seinen Körper und auf einen konkreten Gegenstand, sondern auf den kommenden Wettkampf konzentrieren. Dieses Thema werden wir später noch behandeln (Kapitel XX).

In den USA wurden einige Versuche gemacht, um die Wirksamkeit dieser Übungen nachzuweisen. Die relativ geringe Anzahl der getesteten Fälle erlaubt es uns jedoch zur Zeit noch nicht, Schlüsse daraus zu ziehen. Man beobachtet aber eine eindeutige Erhöhung der körperlichen Leistungsfähigkeit bei den bis heute untersuchten Fällen. Bis auf die ersten drei haben alle Übungen eine oxydierende Wirkung auf den Organismus. Diese Atemübungen, die stehend ausgeführt werden, werden allmählich immer wirksamer. Beim Lernen kommt es nicht selten vor, daß ein Sportler durch Übersättigung an Sauerstoff in einen Zustand von Alkalose (vorübergehende Ohnmacht) fällt.

Methode von Jacobson

Die Entspannungsmethode nach Jacobson ist nicht suggestiv. So wie die Technik von Schultz einfach erscheinen mag, so erscheint jene von Jacobson kompliziert. In den Vereinigten Staaten hat sie indes sehr großen Erfolg.

Es handelt sich um eine rein physiologische Forschung über das Problem der Spannungszustände. Jacobson ging von den Arbeiten des Franzosen Fouillée aus, welche die unwillkürlichen Schreckreaktionen des Menschen behandelten. Er beobachtete, wie diese Schreckreaktionen durch Spannungszustände gefördert wurden und daß sie verschwanden, wenn der Betreffende ganz entspannt war. Er stellte fest, daß jede Emotion von Veränderungen in den verschiedenen Teilen des Muskelsystems begleitet wurden. Die *elektromyographischen* Aufzeichungen erlaubten Jacobson später, diese als *patterns* bezeichneten muskulären Veränderungen klar aufzuzeigen. So können die *patterns* der geistigen Tätigkeiten in ihrem neuro-muskulären Ausdruck aufgezeichnet werden, und man stellt fest, daß die elektromyographischen Kurven ihre Organisation verlieren, wenn die Handlung in einer Emotion oder unter Angst stattfindet, wohingegen sie spezifisch sind, wenn die Handlung im Zustand von Ruhe ausgeführt wird.

Diese Möglichkeit, die Reaktion auf eine Emotion objektivieren zu können, gefiel ihrem Entdecker sehr und er wollte, in einer ausschließlich physiologischen Sprache, Entspannung folgendermaßen definieren: "Es ist das Fehlen von jeglicher Muskelspannung, das in der elektromyographischen Aufzeichnung, selbst mit sehr genauen Apparaten, durch ein Nullpotential wiedergegeben wird." Sind die Aktionspotentialkurven um das Auge und den Mund herum ungefähr null, so kann man daraus schließen, daß sich der Mensch nichts vorgestellt, nicht gedacht, nicht überlegt und keinerlei geistigen Störreiz erfahren hat.

Zusammenfassend kann man sagen, daß die Technik von Jacobson eine Methode geistiger Entspannung ist, deren Ansatzpunkt in der Beherrschung der Muskelentspannung liegt. Diese Methode verläuft in drei Phasen, und zwar:

Erste Phase (liegend): Anspannung jedes Muskels des Körpers, gefolgt von Entspannung mit Bewußtwerden der Veränderungen der Muskelspannungen. Es geht darum, zu lernen, den Empfindungsunterschied zwischen einem gespannten und einem entspannten Muskel kennenzulernen.

Zweite Phase (sitzend): Diese Phase heißt "differenzierte Entspannung". Die Person lernt, welche Muskeln entspannt bleiben können, während andere notwendigerweise gespannt sind. Wenn wir z.B. am Steuer unseres Wagens sitzen, lernen wir ausschließlich diejenigen Muskeln zu gebrauchen, die dazu nötig sind, den Rest des Körpers aber dabei völlig entspannt zu lassen. Dieses Vorgehen erlaubt eine große Einsparung an Energie.

Dritte Phase: Untersuchung der Spannungen in Verbindung mit der Emotion. Der Patient lernt, im Alltag zu unterscheiden, welche Muskelspannungen die verschiedenen Emotionen, die ihn überkommen, begleiten (Furcht, Angst usw.). So wird er fähig, diese Spannungen zu verringern und ihnen vorzubeugen, was dazu beitragen wird, ihn von der Emotion selber durch den somato-psychischen Effekt zu befreien. Jeder kann das selbst erfahren. Wenn Sie z.B. Angst haben (psychisches Phänomen), dann beobachten Sie Ihre Muskulatur (physisches Phänomen); sie wird teilweise oder völlig verspannt sein. Entspannen Sie alle Muskeln; Sie werden überrascht feststellen, daß die Angst spontan verschwindet.

Diese Methode benötigt viel Zeit, da ja für die erste Phase ein bis drei Sitzungen pro Woche - unter ärztlicher Kontrolle - erforderlich sind, und zwar jeweils mindestens eine Stunde; dazu eine bis zwei Sitzungen täglich bei sich zuhause von jeweils 30 Minuten bis 1 Stunde. Das vollständige Erlernen dieser Technik erfordert als Minimum ein Jahr.

Wir wenden die Entspannung nach Jacobson mit einigen Veränderungen im Sport an, insbesondere, um die Angst vor und während eines wichtigen Wettkampfes zu beherrschen.

In den Vereinigten Staaten wurde diese Methode zahlreichen Kontrollen unterworfen, die in Laboratorien mit speziellen, äußerst empfindlichen Apparaturen durchgeführt wurden. Diese weit verbreitete Technik besteht in einer Kontrolle des ganzen Menschen, Muskel für Muskel, wenn nicht gar Faser für Faser, was in vielen Fällen ausgezeichnete Dienste leisten kann.

Methode von Gerda Alexander

Diese Methode ist dänischen Ursprungs. Sie beruht auf der Muskelentspannung und auf der Erziehung zur Entspannung aufgrund des Rhythmuserlebnisses. Aber in diesem Fall untersucht man nicht die Bewegung im Zusammenhang mit dem musikalischen Rhythmus, sondern mit der natürlichen Bewegung. Es ist eine rein körperliche Umerziehungsmethode, welche die Übenden ihre Fähigkeiten wiederentdecken läßt, die aber eine sekundäre psychische Wirkung besitzt. Der Lehrgang ist aufgrund der großen Anzahl der durchzuführenden Übungen relativ kompliziert. Das Training beinhaltet mehrere Phasen:
1. Aufspüren der überflüssigen Spannungen
2. Untersuchung der passiven Bewegungen
3. Entspannung und Suche nach dem Schweregefühl (wie bei Schultz)
4. Korrektur des Körperschemas und Entwicklung des inneren Bildes vom Körper
5. Regulierung der neuro-vegetativen und motorischen Spannungen.

Das T'ai Chi Ch'uan

Von dieser vielversprechenden Methode hörte ich zum ersten Mal, als ich dem Kurs für chinesische Medizin von Professor J. Lavier beiwohnte. Die Chinesen haben sie in der Absicht geschaffen, das Körperliche und das Geistige zu entwickeln, um jederzeit ein vollkommenes psychosomatisches Gleichgewicht beizubehalten.

"Auf körperlicher Ebene ermöglicht das regelmäßige Anwenden des T'ai Chi Ch'uan beim Jugendlichen eine harmonische Körperentwicklung, beim Erwachsenen stimuliert es alle organischen Funktionen, schützt ihn auch vor Krankheiten, und beim Greisen verzögert es den allgemeinen Alterungsprozeß und erhält ihm dadurch eine erstaunliche Jugendlichkeit. Auf geistiger Ebene schaltet das T'ai Chi Ch'uan die nervöse Spannung viel besser aus als es die beliebtesten Drogen tun können, ohne dabei irgendwelche Nachteile aufzuweisen. Das T'ai Chi Ch'uan verleiht dem Geist eine Ruhe und ein Gleichgewicht, wie wir sie im Westen nicht kennen" [1]

---

[1] übersetzt nach Professor J. Lavier: Collège de médicine chinoise. Separatdruck, mit spezieller Genehmigung des "Collège de médicine chinoise" veröffentlicht

Das T'ai Chi Ch'uan ist viel älter als Yoga und als Judo. Diese sind von ihm abgeleitet. Das Yoga hat eine Verinnerlichung des Geistes zum Ziel und wendet ihn zum inneren Frieden hin. Es neigt zum Immobilismus. Das Judo hingegen ist dynamisch; es ist eine Kampflust. Das T'ai Chi Ch'uan enthält beide Elemente zusammen, was ihm seinen großen Wert verleiht. T'ai Chi Ch'uan bedeutet "Kampf des höchsten Prinzips". Dieses höchste Prinzip ist der Zweierrhythmus jeglicher Erscheinung, das Gesetz des Tao und des Universums (Abb. IX.4).

Schon vor Jahrtausenden haben die Chinesen entdeckt, daß in jedem sichtbaren Phänomen ein ständiges Abwechseln von Aktivität und von Passivität besteht. "Im T'ai Chi Ch'uan bietet der Chinese das höchste Prinzip (T'ai Chi) auf, indem er in einem symbolischen Kampf (Ch'uan) bald aggressive, männliche Bewegungen (Handeln), bald ruhige, choreographische, weibliche (Ruhe) alternieren und somit in Gegensatz treten läßt.

Durch diese Folge von aktiven und passiven Zuständen - eine echte operative Symbolik des Handelns - integriert der Chinese das universelle T'ai Chi seinem eigenen Organismus, indem er die Rhythmen möglichst getreu wiedergibt, und er stimmt so das Individuum durch analoge Resonanz auf den Kosmos ein." (Professor J. Lavier)

Der Westen wollte sich das T'ai Chi Ch'uan aneignen, genau wie er sich das Yoga angeeignet hat. Leider hat der westliche Mensch wegen seines üblichen rationalistischen Geistes dessen tieferen Sinn nicht erfaßt und wendet es an, ohne den metaphysischen Hintergrund zu berücksichtigen.

T'ai Chi Ch'uan ist in China heimisch. Es gehört vollumfänglich den *esoterischen* Lehren an und kann somit von einem rationalistischen Geist nicht verstanden werden. Das Chi beispielsweise entspricht dem Prana der Inder (wir werden darüber in einem späteren Kapitel berichten), jenem kosmischen Element, ohne das unser Leben nicht vorstellbar ist. Es ist jene unwägbare Substanz der Lebenskraft und der Vitalität.

Philippe de Meric [1] zitiert in seiner Einführung ins T'ai Chi Ch'uan die Worte ihrer Exzellenz T.K.J.: "Manche Menschen, die T'ai Chi Ch'uan anwenden, suchen und finden einen inneren Kontakt mit einer geheimnisvollen übernatürlichen Macht, Chi genannt, die zweifellos dem Prana der Hindus entspricht. Durch diese Vereinigung gelingt es ihnen, die Naturgesetze zu überwinden, sie heben Gewichte ohne Muskelanstrengung, werfen Menschen aus der Distanz um, verhindern, daß jemand durch eine offene Tür eintreten kann, wie wenn eine magnetische Kraft ihn zurückstoßen würde usw." T.K.J. nimmt an, daß wohl nur wenige Leute dieses Stadium erreichen, und daß sie diese Methode nur rein um des geistigen und körperlichen Gewinns willen anwenden. Liegt hier wohl die Erklärung für die geheimnisvollen Bauten, von denen wir schon gesprochen haben? Wäre vielleicht der Mensch dank dieser Technik mit außergewöhnlichen Kräften begabt? War er einst, in ferner Vergangenheit, mit all diesen Kräften schon im Normalzustand ausgestattet?

Das T'ai Chi Ch'uan ist auf einer Art sehr harmonischem Tanz aufgebaut, in welchem jede Bewegung eine symbolische Bedeutung hat und dessen Wirkung auf das Gleichgewicht des Menschen sehr ausgeprägt ist. Es handelt sich um eine Folge von rhythmischen lockeren Bewegungen, die ohne jegliche Anstrengung ausgeführt werden, und die mit einer natürlichen, zwanglosen Atmung und einem vollkommenen Gleichgewicht des Körpers verbunden sind; die Glieder bleiben dabei ununterbrochen in halber Beugestellung, das heißt, in der Gleichgewichtsstellung der Beuge- und Streckmuskeln.

Ist die Methode einmal erlernt (was nicht leicht ist) und wird sie angewandt, so muß man systematisch jeden Tag trainieren. Sonst verliert sie ihren gesamten Wert. (Dasselbe gilt übrigens für alle Entspannungstechniken; allein ein regelmäßiges Üben kann die erwünschte Wirkung bringen.) Die gesamte Übung benötigt ungefähr drei Minuten.

Es heißt, daß T'ai Chi Ch'uan, was die Resultate anbelangt, alles, was man sich an körperlichem und geistigem Energie- und Gleichgewichtssinn erhoffen kann, übertrifft. Das echte

---

[1] übersetzt nach Maisel E.: La gymnastique chinoise. M.C.L., Paris

Abbildung IX.4

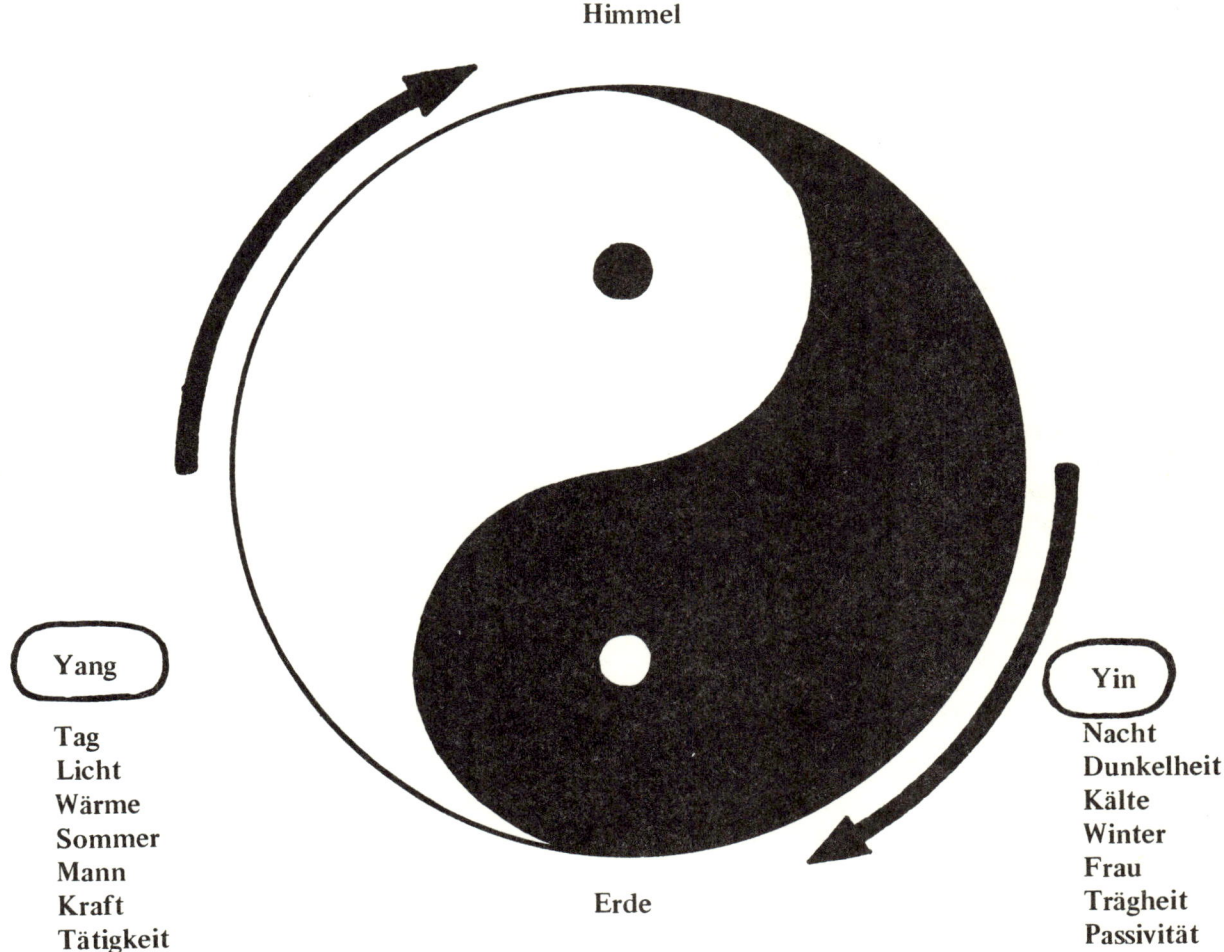

SYMBOL DES UNIVERSELLEN GESETZES

Tao

Himmel

Yang

Tag
Licht
Wärme
Sommer
Mann
Kraft
Tätigkeit

Yin

Nacht
Dunkelheit
Kälte
Winter
Frau
Trägheit
Passivität

Erde

T'ai Chi Ch'uan bleibt vorerst im Gebiet des *Esoterismus* verborgen, aber vielleicht wird es früher oder später in unsere Gebräuche Eingang finden.

Um dem Leser ein Urteil über die Wirksamkeit des T'ai Chi Ch'uan zu ermöglichen, zitiere ich, was der Meister Tchang Man-Tch'ing in einem seiner Werke [1] über eine seiner eigenen Erfahrungen erzählt: "In meiner Jugend, als ich an der Hochschule der Schönen Künste der Yu Wen Universität in Peking unterrichtete, war meine Gesundheit außerordentlich zart, und ich mußte 5 Jahre lang außerordentlich ermüdende Anstrengungen machen, um meine Pflichten zu erfüllen. Im Laufe des Sommers 1952 kehrte ich nach Shanghai zurück, um die Kunst des Malens an der Tchi Nan Universität zu lehren, wo ich auch später das Kollegium der chinesischen Künste gründete. Damals verschlimmerte sich innerhalb weniger Jahre meine Tuberkulose so sehr, daß ich ihr beinahe erlegen wäre. Meine Eltern und meine Freunde fanden kein Mittel mir zu helfen, bis zu dem Tage, an dem Herr Pu mich Professor Yang vorstellte, damit dieser mir das T'ai Chi Ch'uan beibringe. Nach einigen Monaten, während derer ich es übte, hörten die *Hämoptysen* auf, und die Temperatur kehrte auf normale Werte zurück. Nach weniger als einem Jahr hustete ich nicht mehr. Einige Jahre später waren alle anderen Symptome wie Kopfschmerzen, lockere Zähne, Störungen des Gehörs und Zerstreutheit des Geistes völlig weggefegt. Ich bin heute 55 Jahre alt (diese Zeilen stammen von 1956) und lebe wie ein normaler Mensch. Mein Sehvermögen ist ausgezeichnet, sogar viel besser als vor dreißig Jahren, und meine Zähne sind fest wie die eines Jünglings. Ich kann gehen und in den Bergen klettern, ohne nennenswert zu ermüden, und mein Schlaf ist tief. Muß ich noch anfügen, daß ich einen ausgezeichneten Appetit habe?"

Dies ist ein Zeugnis unter vielen anderen. Wie Professor Lavier so richtig sagt, wird der Westen lächelnd behaupten, es handle sich hier um eine Spontanheilung, vielleicht durch Autosuggestion. Wir können dann sagen, daß eine Spontanheilung durch Autosuggestion im T'ai Chi Ch'uan ein ausgezeichnetes Medium findet, denn zählt nicht im Grunde genommen nur das Ergebnis?

Andere Entspannungsmethoden

Es gibt zahlreiche Entspannungsmethoden. Wir möchten dieses Kapitel nicht abschließen, ohne die Forschungen des Dr. Ajuriaguerra aus Genf und seiner Schule zu erwähnen. Er schlägt eine therapeutische Methode vor, welche sowohl die physiologische Wirkung des Trainings als auch die Übertragungsbeziehungen im psychoanalytischen Sinn des Wortes benützt.

---

[1] Auf chinesisch geschrieben und Übersetzung aus dem Chinesischen ins Französische durch das "Collège de médicine chinoise" unter der Leitung von Professor J. Lavier (Übertragung ins Deutsche durch den Übersetzer)

Kapitel X

Die sophronischen Bewußtseinszustände (2. Teil)

Die sophronischen Bewußtseinszustände (2. Teil)
Die Hypnose

Die Hypnose ist eine Wirklichkeit, die sich nicht verleugnen läßt.

R.A.

Der hypnotische Zustand - eine Form des sophronischen Bewußtseins - wird nur allzu oft falsch interpretiert. Er ist kein künstlich hervorgerufener Schlaf, und dennoch findet im Verlauf der Einleitung beim Hypnotisierten eine Veränderung des Wachzustandes statt.

Diese Veränderung des Bewußtseinszustandes kann erreicht werden durch:

1. *monoton* vorgetragene Suggestionen durch eine Drittperson
2. gleichförmige und sanfte Reizwirkung auf einen oder mehrere Sinne gleichzeitig; oder schließlich
3. entsprechend Charcots Experimenten in der Salpêtrièrè (Frauen-Nervenheilanstalt in Paris) [1] durch akute Sinnesreizung.

Das Elektroenzephalogramm zeigt gegenüber dem normalen Wachzustand keine sichtbaren Veränderungen. Die Alphawellen (Wachzustand) bleiben während des ganzen hypnotischen Zustands bestehen, wenn auch leicht verändert. In keinem Fall hat man in Hypnose die für den Schlafzustand spezifischen Deltawellen aufzeichnen können.

Wir werden dieses Kapitel dem Studium jenes Phänomens widmen, das die Veränderung des Bewußtseinszustandes hervorruft, ohne jedoch auf die Techniken des Hypnotisierens einzugehen. Dem interessierten Leser stehen zahlreiche einschlägige Werke zur Verfügung.

Das Phänomen Hypnose ist so alt wie die Menschheit. Es wurde zum Objekt zahlreicher Studien, Experimente und Auseinandersetzungen und hat in den verschiedensten Kreisen viel Aufsehen erregt.

Zu *Mesmers* Zeit (1734-1815) sprach man von tierischem (animalischem) Magnetismus oder Mesmerismus, und man glaubte fest an eine persönliche Macht des Hypnotiseurs. Ein Schüler und Anhänger Mesmers, der *Marquis des Puységur* (1751 - 1825) zeigte als Erster die Existenz des künstlich hervorgerufenen Schlafwandelns (somnambulisme provoqué) auf. Zu jener Zeit begannen die Ärzte, das Phänomen auch in der Chirurgie anzuwenden, um Anästhesien, oder besser gesagt, Analgesien durchzuführen.

An dieser Stelle seien Jules Cloquet (1829) und Jean Victor Dudet (1838) in Frankreich (erste schmerzfreie Zahnextraktion), *John Elliotson* in England und Parker in Schottland erwähnt, die sich um die Einführung dieser Technik in den Kliniken sehr verdient gemacht haben. Eine unmittelbare Folge war die Senkung der Sterblichkeitsrate bei chirurgischen Eingriffen von 50 % auf 5 %. Man muß präzisieren, daß es sich bei dieser Zahl von 50 % um die Rate schmerzbedingter Sterbefälle bei Operationen handelt, und dabei muß man berücksichtigen, daß damals die chemischen Anästhesien noch nicht erfunden waren.

Im Jahre 1843 verschuf der Arzt *James Braid* diesem Phänomen Anerkennung, indem er ihm eine psychologische Grundlage gab und jegliche persönliche Macht des Hypnotiseurs verneinte. Er beschloß, den unkorrekten Ausdruck "Magnetismus" zu ersetzen. Damals war er

[1] Anmerkung des Übersetzers

überzeugt, daß es sich dabei um einen unvollständigen Schlaf handle und nannte diesen besonderen Bewußtseinszustand "Hypnose" oder "Hypnotismus", in Anlehnung an den griechischen Ausdruck *Hypnos*, den Dämon des Schlafes. Vier Jahre später erkannte er seinen Irrtum und wollte den Ausdruck *Monoideismus* einführen; er mußte jedoch darauf verzichten, weil der Begriff "Hypnose" unterdessen schon Fuß gefaßt hatte.

Liébeault und *Bernheim* schufen 1884 die Schule von Nancy. Aufgrund zahlreicher seriöser Experimente erklärten sie die Hypnose als ein ausschließlich psychologisches Phänomen.

Zur gleichen Zeit verteidigte Professor *Charcot*, der damalige Leiter der Pariser Schule, die rein materialistischen Theorien und die Auffassung von der Wirkung der persönlichen Macht.

Aus dem Machtkampf dieser beiden Schulen ging die von Nancy siegreich hervor, und deren Theorien haben heute noch Gültigkeit.

Mit dem Aufkommen der Anästhetika und der Psychoanalyse geriet die Hypnose in Vergessenheit. Im ersten Weltkrieg aber tauchte sie wieder auf. Besonders in England wandte man sie mit spektakulären Erfolgen an, um die Kriegstraumata, vor allem Kriegsneurosen, zu behandeln. Seitdem wächst das Interesse an der Hypnose, besonders in den angelsächsischen Ländern, ständig an.

Im Jahr 1955 rehabilitierte die British Medical Association die Hypnose offiziell, und seither ist sie Teil des Medizinstudiums geworden.

1958 gliederte die American Medical Association die Hypnose offiziell in die medizinische Therapeutik ein. Sie wird in *post-graduate*-Kursen unterrichtet.

In den USA gibt es eine recht bedeutende Gesellschaft, die American Society for Clinical Hypnosis, in der Mitglieder aller medizinischen Fachgebiete vertreten sind.

Leider wurde die Hypnose im breiten Publikum durch Variété- und Theaterhypnotiseure, durch Filme wie beispielsweise *Belphegor*, durch Sensationspresse, kurzum durch *Scharlatane* in Verruf gebracht.

Man muß die medizinische Hypnose vom "Zirkus", von der "Komödie" und von der "Magie", welche alle sehr verbreitet sind, unterscheiden. Hinter dieser Art von Vorführungen, das ist kein Geheimnis, steckt immer ein Trick. Geschickt unter den Zuschauern versteckte Mitarbeiter des Hypnotiseurs geben den "Ton" an, gehen auf sein Spiel ein und reißen dadurch natürlich die Personen, die gute Medien sind, mit. Viel schlimmer ist, daß diese Handlungsweisen latente Neurosen oder psychosomatische Störungen auslösen können, welche einige Zeit nach der Vorführung zum Vorschein kommen, ohne daß jemand wüßte, weshalb. Das "Zurückholen" aus der Hypnose ist eben von größter Wichtigkeit und muß bestimmten psychischen Tatsachen gerecht werden, die aber in den oben genannten Vorstellungen nicht berücksichtigt werden. Deshalb finden wir, solche Praktiken sollten verboten werden, wie es auch schon in manchen Ländern geschehen ist.

In der Medizin hingegen hat die Hypnose ihre Nützlichkeit unter Beweis gestellt, vor allem in der Behandlung psychosomatischer Krankheiten. Es sollten jedoch nur speziell ausgebildete Fachleute aus medizinischen Kreisen zur Ausübung der Hypnose zugelassen werden.

Es ist schwierig, eine befriedigende Definition dieses Phänomens zu geben. Man findet im *Grand Larousse* [1] : "Durch mechanische, physikalische oder psychische Verfahren oder durch chemische Substanzen künstlich hervorgerufener Schlaf (im letzten Fall spricht man von Narkose)." ... "Die Hypnose scheint gleicher Natur zu sein wie der natürliche Schlaf; doch der Automatismus ist dabei ausgeprägter und bewirkt Äußerungen des Unterbewußtseins oder des Vergessenen; diese zeigen sich in Form von Erinnerungen an weit zurückliegende Ereignisse, die zwar im Gedächtnis eingeschrieben, aber dem Bewußtsein nicht mehr zugänglich sind. Es treten auch Bewegungen und Gesten auf, die man in ähnlicher Form bei Schlafwandlern beobachten kann. Man erinnert sich nie an Träume, die man möglicherweise dabei gehabt hat, noch an irgendwelche Handlungen, die man unter Hypnose ausgeführt hat. Die Hypnose, und ganz

[1] Grand Larousse Encyclopédique. Paris 1968

besonders die hypnotische Suggestion, sind als psychologische Analysierungsmethoden verwendet worden, um vergessene oder - um mit Freud zu sprechen - verdrängte Ereignisse wieder aufzudecken oder sogar um bei Verbrechen und Vergehen Geständnisse zu bekommen. In der Chirurgie wird Hypnose auf rein psychischem Weg hervorgerufen, um eine Anästhesie zu bewirken."

Es handelt sich hierbei um eine sehr moderne Definition, die aber in unseren Augen unbefriedigend ist. Wie kann man sich über ein Phänomen äußern, dessen Wesen und genauen Mechanismus man nicht kennt?

Im französischen Lexikon *Littré's* von 1863 findet man folgendes: "Hypnotismus: Ausdruck aus der Physiologie. Eine Art magnetischen Zustands, den man hervorrufen kann, indem man einer Person einen glänzenden Gegenstand sehr nahe vor die Augen hält und ihn diesen anstarren läßt."

Das *Manuel Alphabetique de Psychiatrie* [1] begnügt sich mit der Feststellung: "Man bezeichnet als Hypnose einen unvollständigen Schlaf besonderer Art, den man künstlich hervorrufen kann."

Im amerikanischen Psychologiewörterbuch *Werren's* [2] wird die Hypnose als ein künstlich hervorgerufener Zustand beschrieben, der im allgemeinen (aber nicht immer) dem Schlaf ähnlich ist, sich aber physiologisch von ihm unterscheidet. Er sei durch eine Erhöhung der Suggestibilität gekennzeichnet, wodurch die Möglichkeit gegeben sei, leichter als im normalen Wachzustand sensorische, motorische und mnestische Ausnahmezustände hervorzurufen. Pierre Daco [3] schreibt: "Die Hypnose ist ein unvollständiger Schlaf, der durch hypnotische Suggestion erreicht wird. Der hypnotische Schlaf ist kein vollständiger Schlaf; bei gedämpftem aber nicht fehlendem Bewußtsein behält die hypnotisierte Person die Fähigkeit zu Konzentration und Aufmerksamkeit, und ihre Sinnesempfindungen bleiben erhalten. Die Muskeltonus fehlt nicht gänzlich, was es übrigens dem Hypnotisierten gestattet, aufzustehen und bestimmte Haltungen einzunehmen und darin zu verharren, die für einen normalen Menschen äußerst ermüdend wären."

Die Kommisssion der British Medical Association schlägt folgende Definition vor: "Die Hypnose ist ein vorübergehender Zustand veränderter Aufmerksamkeit beim Hypnotisierten. Dieser Zustand kann durch eine andere Person induziert werden, und es können dabei verschiedenen Phänomene entweder spontan oder als Antwort auf verbale oder andere Stimuli auftreten. Diese Phänomene bestehen aus einer Veränderung des Bewußtseins und des Erinnerungsvermögens, aus einer erhöhten Empfänglichkeit für Suggestionen und aus dem Auftreten von Antworten und Gedanken, die dem Hypnotisierten in normaler Verfassung nicht vertraut sind."

"Außerdem können Phänomene wie Anästhesie, Lähmung, *Muskelversteifungen* und vasomotorische Veränderungen im hypnotischen Zustand hervorgerufen oder aufgehoben werden."

Wir könnten die Liste von Definitionen, die uns von zahlreichen Autoren vorgeschlagen werden, noch verlängern, doch würde uns dies nicht weiterbringen. Wie Chertok [4] absolut mit Recht sagt, ist die Hypnose "ein *labiles*, flüchtiges, ungreifbares und dennoch existentes *Phänomen*." Wir müssen zugeben, daß wir seine wahre Natur noch nicht kennen.

Gemäß der amerikanischen [5] Auffassung beruht die psychologische Erklärung auf sieben Vorgängen:

1. Die psychoanalytische Erklärung
2. Die Psychologie der Suggestion

---

[1] Porot A.: Manuel Alphabétique de Psychiatrie. PUF
[2] Werren's Dictionary of Psychology. Houghton Mifflin, New York
[3] Daco P.: Les prodigueuses victoires de la psychologie. Marabout
[4] Chertok L.: L'hypnose. Masson & Cie., Editeurs
[5] Moss A.A.: Hypnodontics Dental Items of Interest Publishing Co., London

3. Der künstlich bewirkte Hysteriezustand oder Dissoziationstheorie
4. Die Theorie des bedingten Reflexes
5. Eine Form des Schlafes
6. Eine besondere Kraft (endoved force) des Unterbewußtseins im primitiven Menschen
7. Mills Theorie vom Einfluß der Zweiteilung der Persönlichkeit
Die Mehrheit der Fachleute akzeptiert folgende drei Theorien:
I.   Die Pawlow'sche Theorie
II. Die aus der experimentellen Psychologie abgeleiteten Theorien
III. Die psychoanalytischen Theorien (Abb. X.1).

I. Die Pawlow'sche Theorie

Im Verlaufe seiner Studien über die Funktionen des Gehirns begegnete Pawlow ohne es zu wollen den Phänomenen der Hypnose. Er stellte fest, daß in manchen Fällen Hunde zum Teil nur noch verspätete oder zum Teil auch gar keine Reaktionen mehr zeigten, als ob man ihnen einen genau umschriebenen Teil der *Hirnrinde* entfernt hätte. So sonderten sie zum Beispiel viel Speichel ab, fraßen aber ihr Futter nicht mehr. Pawlow schloß daraus, daß eine Hemmung (Inhibition) stattgefunden hatte, ein Schritt in Richtung zum Schlaf. Er erreichte sogar bei Versuchshunden diese Art künstlich hervorgerufenen Schlaf, der alle Charakteristika der Hypnose aufwies.

Diese Reaktionen erweckten Pawlows Interesse, und so gelang es ihm, bei einigen der Versuchstiere ein Phänomen auszulösen, das man sehr oft zu Unrecht mit der Hypnose in Zusammenhang bringt: die *Hysterie*. Indem er zusammenhanglose oder widersprüchliche Leuchtsignale aufleuchten ließ, bekamen die Tiere heftige Nervenkrisen.

Aus dem Resultat dieser Experimente glaubte Pawlow schließen zu können, daß "Schlaf und Hypnose das Gleiche seien, wobei Hypnose ein partieller Schlaf sei, bei dem ein Teil der Hirnhemisphären wach bleibt." [1]

Pawlows Theorie gründet sich auf den Tierversuch. Unserer Meinung nach kann das wirkliche Phänomen Hypnose nur bei einem urteilsfähigen und denkenden Wesen stattfinden. Beim Tier muß der Ursprung dieser Erscheinung anderswo liegen als beim Menschen. Man kann nämlich beim Tier nicht von eigentlichen Veränderungen des Bewußtseins sprechen, da letzteres sich ausschließlich auf Wach- und Schlafzustände beschränkt. Nach Pawlow ist die Hypnose also "ein Zwischenstadium zwischen Wach- und Schlafzustand, ein Teilschlaf, eine sowohl topographisch wie auch intensitätsmäßig gesehen nur teilweise verwirklichte Inhibition." Es bleiben in der Hirnrinde "Wachpunkte, die beim Menschen den Rapport zwischen Hypnotiseur und Hypnotisiertem erlauben." (Abb. X.2)

Die Hypnose umfaßt drei Phasen:
1. Die Ausgleichsphase
2. Die paradoxe Phase
3. Die ultraparadoxe Phase.

In der ersten Phase sind die Reaktionen auf alle bedingten Reize, ob stark oder schwach, gleichwertig.

In der zweiten Phase bewirkt ein starker Reiz eine schwache Reaktion oder gar keine, und umgekehrt ein schwacher Reiz eine starke Reaktion.

In der dritten Phase kann eine Reaktion durch einen "negativen" Reiz ausgelöst werden, das heißt durch einen Reiz, auf den die Hirnzellen im normalen Wachzustand nicht reagieren. Auf diese Weise kann man sich die Phänomene erklären, die in der paradoxen Phase, die Pawlow selbst als "Suggestionsphase" bezeichnete, auftreten.

---

[1] Encyclopédie Planète, Les Pouvoirs de l'Hypnose

Die Mängel der Pawlow'schen Theorie beruhen auf drei wesentlichen Faktoren:

1. Alle Versuche wurden an Tieren gemacht, ohne die Unterschiedlichkeit zwischen Signalen beim Menschen und bei Tieren zu berücksichtigen. Die Sprache, eine Eigenheit des Menschen, wird in der Pawlow'schen Schule "zweites Signalsystem" genannt.

2. Die Pawlow'sche Schule übersieht die unbewußten Schichten des Menschen, wobei diese doch für die Affektivität des Einzelnen und in der Herbeiführung des hypnotischen Zustands eine ganz wesentliche Rolle spielen.

3. Die Pawlow'sche Schule berücksichtigt nicht die Beziehung, die sich zwischen Hypnotiseur und Hypnotisiertem einstellt, die sogenannte Übertragung. Die Pawlow'sche Theorie ist ausschließlich physiologisch und nimmt nicht einmal die Existenz der Psyche zur Kenntnis. Es handelt sich also um eine rein materialistische Theorie.

II. Die aus der experimentellen Psychologie abgeleiteten Theorien

Schon Coué hatte entdeckt, daß der Wille, auf den wir doch so stolz sind, immer der Vorstellungskraft unterliegt. So ist es beispielsweise sehr leicht, auf einem zwanzig Zentimeter breiten und zehn Meter langen Eisenbalken zu gehen, wenn dieser auf dem Boden liegt. Spannt man aber denselben, unveränderten und gleich stabilen Balken zwischen zwei Kirchtürmen zwanzig Meter über dem Erdboden aus, so wird es nicht mehr so leicht sein, ihn zu überqueren. Unter dem Einfluß der Vorstellung wird die Angst vor dem Sturz gegenüber dem Willen, auf dem Balken zu bleiben, den Sieg davontragen. Wenn dazu noch eine Drittperson einsuggeriert, man werde fallen, so wird der Sturz unvermeidlich. Dieses ganz einfache Beispiel veranschaulicht gut die weitreichende Macht der Suggestion. Da die Vorstellung eines Menschen durch Suggestionen gelenkt wird, kann sie eben auch leicht eine Veränderung des Bewußtseins zum sophronischen Bewußtsein hin bewirken.

Für Bernheim ist Suggestibilität die Fähigkeit, sich von einer Idee, die vom Gehirn akzeptiert worden ist, beeinflussen zu lassen und sie dann zu verwirklichen.

Die Hypnose veränderte sich im Laufe der Jahrhunderte. Sie soll nach Bernheim ein Produkt der Zivilisation, die Äußerung einer Kultur, einer Periode sein. Die von Mesmer angewandte Methode ist nicht die von Liébeault, noch die von Braid, und dennoch ist das Resultat an sich dasselbe. In einer gewissen Hinsicht ist die Hypnose eine "folie à deux", ein Psychodrama zu zweit, in dem Hypnotiseur und Hypnotisierter jeweils ihre Rolle zu spielen haben. Dupré ging sogar so weit, daß er sich fragte, welcher von beiden verrückter sei, der Hypnotiseur oder der Hypnotisierte.

Es läßt sich nicht bestreiten, daß die Suggestion (sei sie nun Auto- oder Heterosuggestion) und die Suggestibilität wesentliche Faktoren beim Hervorrufen hypnotischer Phänomene darstellen.

III. Die psychoanalytischen Theorien

Es gibt nicht eine einzige, sondern mehrere, sehr verschiedene psychoanalytische Theorien. Ursprünglich richteten sie sich alle auf die Idee der Befriedigung der instinktiven Wünsche des Hypnotisierten. Heute wissen wir aber, daß die Übertragung (s. entspr. Kapitel) für den Erfolg und den Ablauf des Hypnotisierens eine wesentliche Rolle spielt.

1921 hob Freud die Wichtigkeit der Sexualität in der Hypnose hervor und schrieb: "Die hypnotische Beziehung ist eine uneingeschränkte verliebte Hingabe bei Ausschluß sexueller Befriedigung ..." Seiner Meinung nach ist die hypnotische Beziehung eine Unterwerfungsbeziehung. Der Hypnotiseur tritt an die Stelle des Ich-Ideals des Hypnotisierten.

Abbildung X.1

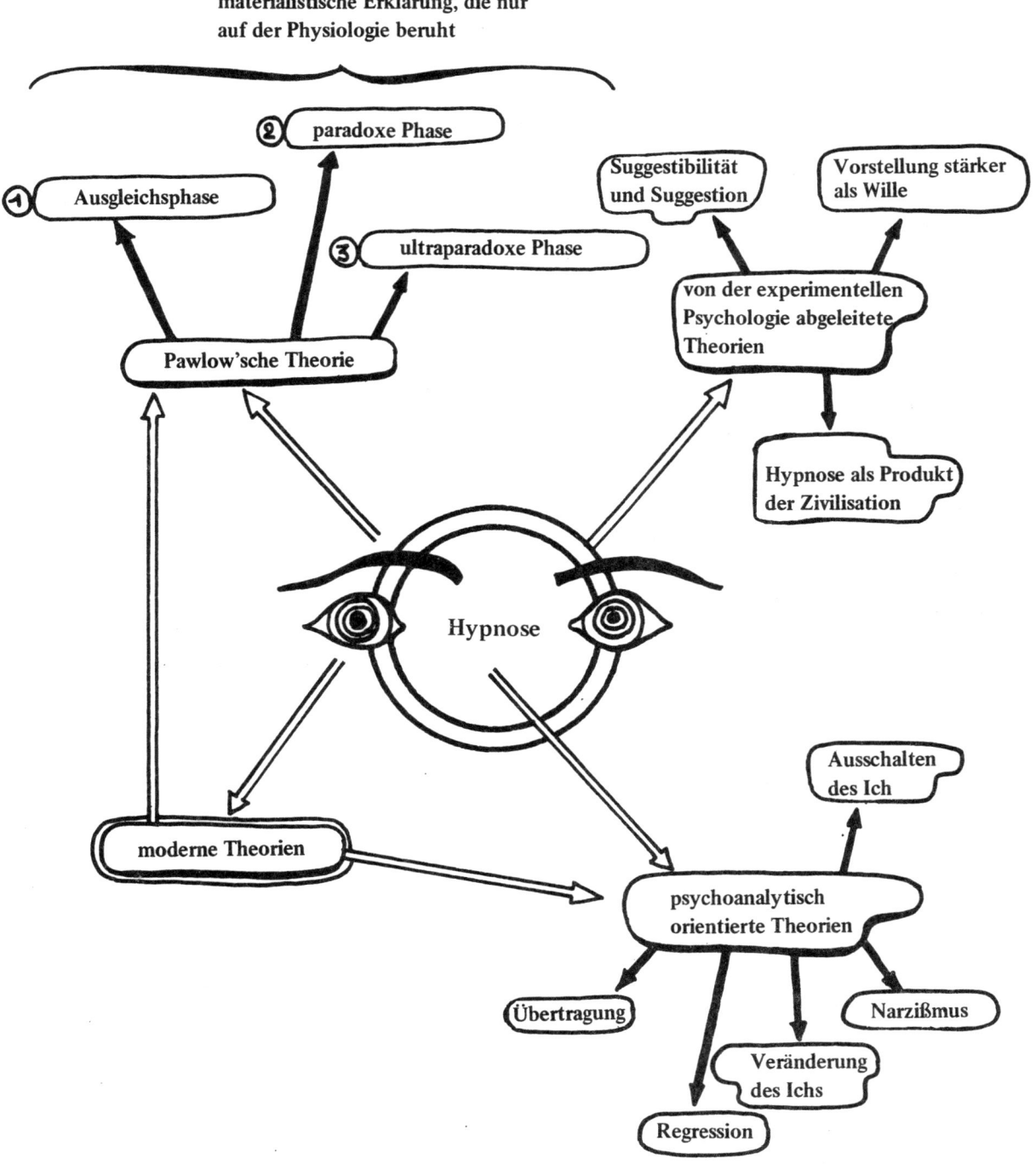

Ohne das erotische Element außer acht zu lassen, behauptet Jones, daß der *Narzißmus* das wesentliche Moment sowohl der Auto- als auch der Heterosuggestion sei; in der Hypnose finde eine *Regression* in das autoerotische Stadium statt.

Kubie und Margolin [1] wiesen darauf hin, daß die den Psychoanalytikern so wichtige Übertragung keine unerläßliche Vorbedingung sei, um zu einer Hypnose zu gelangen. Man kann auch wirklich diesen Zustand ohne Hypnotiseur hervorrufen. Kubie benützt als hypnogenen Reiz die eigene Atmung des Hypnotisierten. Offenbar ist die Übertragung, wenn sie sich im Stadium der Einleitung schon einstellt, nicht unbedingt als Ursache des erfolgenden hypnotischen Zustands anzusehen. Kubie und Margolin stützten sich auf diese Tatsachen, um eine Synthese der Pawlow'schen und der psychoanalytischen Theorien zu erarbeiten.

Ihrer Meinung nach "findet in der Induktion eine allmähliche Eliminierung der Reize statt, mit Ausnahme jener, die vom Hypnotiseur kommen. Die Erklärung dafür fände sich in einer konzentrierten, kortikalen Erregungszone, die von einer Hemmungszone umgeben sei. Auf psychologischer Ebene interpretierten die beiden Autoren dies als fehlende Differenzierung zwischen Ich und Außenwelt. Letztere vertritt der Hypnotiseur, und schließlich verschmilzt der Patient mit ihm. Der Patient kehrt in ein Stadium zurück, das dem Säuglingsalter vergleichbar ist, und der Hypnotiseur übernimmt die Rolle, die einst die Eltern spielten."

Gill und Brenman versuchten, die verschiedenen psychoanalytischen Theorien durch Gegebenheiten der experimentellen Psychologie und der Physiologie zu ergänzen. Es gelang ihnen, eine psychosomatische Erklärung der Hypnose zu formulieren. Einmal mehr kann man feststellen, daß Psyche und Soma durch eine ständige gegenseitige Abhängigkeit eng miteinander verbunden sind. Allmählich schließt sich die Kluft zwischen den Anhängern der physiologischen Erklärung des Phänomens und denjenigen der psychologischen. Die Materialisten ziehen allmählich die Existenz unbewußter Motivationen in Betracht, und die Psychoanalytiker beginnen sich mit den physischen Phänomenen zu beschäftigen.

Im Gegensatz zu Kubie und Margolin sind Gill und Brenman der Ansicht, daß eine Hypnose nur zustandekommen kann, wenn die Übertragung positiv ist. Es ist eine der Hauptthesen ihres Werks, [2] "daß die Beziehung zum Hypnotiseur in der Hypnose wesentlich ist und daß bei der Anwendung von Verfahren, deren Charakteristika jenen der von uns beschriebenen Induktionsmanipulationen gleichen, die aber keinen menschlichen Kontakt voraussetzen, die auftretenden Phänomene große Ähnlichkeit mit der Hypnose haben, doch sich von ihr völlig unterscheiden."

Lange behaupteten die psychoanalytischen Theorien, daß beim Hypnotisierten eine Ausschaltung des Ichs stattfinde. Die neueren Theorien präzisieren, daß diese Ausschaltung nicht vollständig ist, daß das Ich nur verändert und vorübergehend durch einen bestimmten regressiven Prozeß umgestaltet wird. Diese Veränderung des Ichs soll eine Besserung neurotischer Störungen ermöglichen. Gill und Brenman sagen: "Jede psychotherapeutische Situation regt in gewissem Maße den Kranken zu einer Regression an; ein derartiger Regressionsprozeß findet mehr oder weniger in jeder Psychotherapie statt, wo man Kontakt mit den Kranken hat; wendet man die Hypnose an, ist dieses Phänomen deutlicher zu beobachten, denn es nimmt dann intensivere Formen an. Wir gehen sogar so weit, die Hypothese aufzustellen, daß genau in dieser Regression und in der Art ihrer Behandlung durch den Therapeuten - ob mit oder ohne Hypnose - das Geheimnis der Aufrechterhaltung eines optimalen affektiven Engagements des Patienten im therapeutischen Prozeß liegt."

Bei Durchsicht all dieser Beschreibungen haben wir noch keine genaue Erklärung der Veränderung des hypnotischen Bewußtseinszustands gefunden, und das Phänomen bleibt vorläufig weiterhin voller Geheimnisse; es läßt sich kaum definieren.

Seien wir also *Phänomenologen* und begnügen wir uns damit, es so zu akzeptieren, wie es

[1] Kubie L. und Margolin S.: The Process of Hypnotism and the Nature of the Hypnotic State. Am I Psych, März 1944
[2] Brenman M. und Gill M.M.: Hypnotherapy. Science Editions John Wiley & Sons, New York

Abbildung X.2

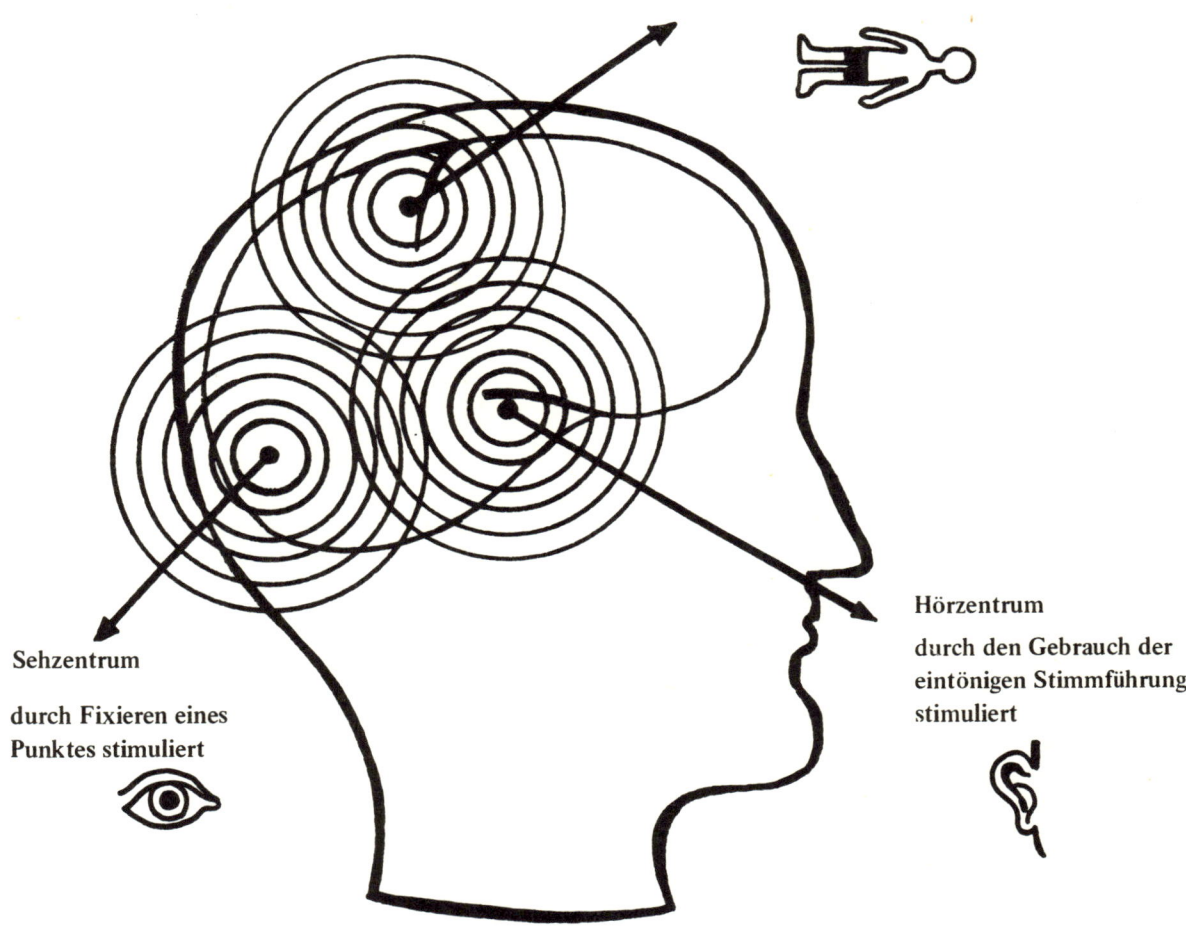

Körperwahrnehmungszentrum
durch sanfte Massage stimuliert

Sehzentrum

durch Fixieren eines
Punktes stimuliert

Hörzentrum

durch den Gebrauch der
eintönigen Stimmführung
stimuliert

ist, und benützen wir es.

Die Anwendung der Hypnose in der medizinischen Therapie ist relativ leicht und ihre Indikationen wohl umschrieben; wird sie von einem Spezialisten angewandt, so kann sie wertvolle Dienste leisten. Es ist bedauerlich, daß viele Therapeuten aufgrund bloßer Vorurteile darauf verzichten oder sie aus Mangel an Information kritisieren.

Wir haben bis jetzt die Hypnose unter dem Blickwinkel des "sophronischen Bewußtseinszustands" betrachtet. Bis zu einem gewissen Grad können wir sagen, daß sie auch zu den gewöhnlichen Bewußtseinszuständen gehört. Jeden Tag unserer Existenz, von der Geburt bis zum Tod, und ohne es immer zu bemerken, erliegen wir der Suggestion, ja sogar einer latenten Hypnose.

Die Hypnose im Alltag

Rings um uns können wir dafür zahllose Beispiele finden, wenn wir nur darauf achten. Die Mutter, die mit sanfter Stimme ein Wiegenlied singt, um ihr Kind zum Schlafen zu bringen, "hypnotisiert" es. Desgleichen induziert sie eine Veränderung seines Bewußtseins in Richtung Hypnose, wenn sie es in der Wiege schaukelt (gleichförmige Reizung eines Sinnes).

Noch eindrucksvoller ist das Beispiel der Werbung. Wir haben gesehen, daß die Hypnose unbestreitbar auf Suggestion beruht. Jegliche Werbung besteht aus wohl überlegten und geschickt eingesetzten Suggestionen. Reklame gibt es seit eh und je. Sie hat ihre "Hausrezepte" und ihre algebraischen Formeln. In der gleichen Weise, wie man eine Hypnose einleitet, verankert man auch in den Gehirnen das Bedürfnis und den Wunsch nach einem Produkt durch ständige Wiederholung. Erwecken der Aufmerksamkeit, *Monodeismus*, Gedanken, die sich in die Tat umsetzen, dieser Mechanismus ist uns geläufig, aber wir wissen auch, daß das Unbewußte sich gegen allzu ausgeprägte Aufdringlichkeit sträubt.

So greift die fortschrittliche Werbung zu einer subtileren Form der Hypnose, die darin besteht, die Idee, die sich durchsetzen soll, nur im Hintergrund aufzuzeigen. Der Kunde muß dann die Argumente zugunsten dieses Artikels selbst finden. Der Kauf wird nicht einmal direkt einsuggeriert, sondern über Umwege.

In den USA findet man überall entlang der Straßen und in den Städten riesige Werbeplakate, die meist erotischer Art sind. Großaufnahmen von Sex-Stars, die mit einem winzigen Bikini bekleidet sind und sexuell anregend ihre körperlichen Reize voll zur Geltung bringen, findet man an allen Straßenecken. In der Hand halten sie dann diskret zum Beispiel eine Flasche Coca-Cola (bitte glauben Sie nicht, daß wir für dieses Erzeugnis irgendwelche Werbung machen wollen). Ohne darauf zu achten, nimmt das Unbewußte dieses geschickt einsuggerierte Bild auf. Ohne zu wissen weshalb, bestellt man dann bei der nächsten Gelegenheit ein Coca-Cola. So kommt es, daß man ohne ersichtlichen Grund, sogar ohne daß sich das Bewußtsein einschaltet, diese und keine andere Marke eines bestimmten Produkts kauft. Kino und Fernsehen dienen dieser Art von Werbung bestens.

Leider wird diese Werbetechnik auch für den Verkauf pharmazeutischer Produkte angewandt. Die Ärzte erhalten unaufhörlich Prospekte, die die Vorteile einer bestimmten Anzahl pharmazeutischer Artikel rühmen. Durch Wiederholung (auf Terminkärtchen, Kalendern, Notizblöcken usw.) wird ihr Unbewußtes allmählich vom Namen des Medikaments durchdrungen. Früher oder später werden sie es dann ihren Patienten verschreiben.

Wir begegnen einem der Hypnose nahestehenden oder analogen Phänomen auf einem ganz anderen Gebiet. Junge Leute, Freunde des modernen Jazz oder der "Pop-Musik" fallen bei Konzerten mit ausgeprägten Rhythmen in Trance. Dieser Zustand spielt für sie eine wichtige psychologische Rolle: das Sich-Ausleben-Können und die Herstellung des psychosomatischen Gleichgewichts. Das gleiche Phänomen findet sich bei Karneval- und Fastnachtsfeiern, sowie in bestimmten Nachtlokalen. Der vorübergehend veränderte Bewußtseinszustand dient als psychisches Sicherheitsventil, das sich als sehr nützlich für die Erhaltung einer guten Gesundheit erweisen kann.

Haben Sie schon bedacht, daß es so etwas wie eine Vergewaltigung der Massen gibt? Hitler zum Beispiel war ein ausgezeichneter Hypnotiseur, wie es auch die meisten Diktatoren und zivilen oder militärischen Menschenführer sind.

Der Mensch hat wie das Tier die Neigung, sich in Rudeln zusammenzuscharen, in denen ein Minimum an Gedanken der Kollektivität ausreicht. Das überlegende Hirn dankt ab, und das der Ansteckung zugängliche, *schafähnliche Wesen* gewinnt die Oberhand. Diese Inhibition erinnert schon an Hypnose, und der Vergleich hilft beim Verständnis gewisser Aspekte von Kollektivreaktionen.

Äußern Hunderte von Menschen zusammen ein und dasselbe Gefühl, so wird es viel ernster genommen als es die Gesamtheit der Gefühle aller Einzelpersonen würde. Es tritt die Ansteckung auf den Plan. Die Mitglieder einer Kollektivität heizen sich gegenseitig auf. [1] In dieser fügsamen und aufnahmebereiten Menge (Bedingungen für die Hypnose) wird der Vorschlag einer einfachen Idee dank dieses Monoideismus, der an unsere tiefliegenden Instinkte gebunden ist, mit Sicherheit Anklang finden. "Wenn einmal diese Kommunion, diese Einstimmigkeit über eine einzige Idee erreicht worden ist, wird es leicht, ihr als Inhalt und Krönung die Aufmerksamkeit auf einen im Mittelpunkt stehenden Anführer, das Idol dieser Menge, zu geben. Wenn die ersten drei Punkte erreicht sind, die Disponibilität, die Rezeptivität und die Konzentration auf eine einzige Idee, so wird es auch der vierte mit Leichtigkeit. Ist die Masse einmal für die Suggestion reif, so gehört sie jedem, der es will."

Genau das geschah bei Hitler und geschieht heute in China mit Mao und überhaupt in den sozialistischen Staaten, sowie in gewissen Religionen. Von klein auf trichtert man den Kindern eine Idee ein, man pflegt diese Idee und nur diese, so daß das Bewußtseinsfeld sich genau wie in der Hypnose einschränkt, mit dem einzigen Unterschied, daß nicht ein vorübergehender Zustand (Hypnose), sondern ein definitiver Bewußtseinszustand erreicht wird.

Es können auch andere, seltenere aber spontan auftretende Phänomene hypnotische Zustände bewirken. Wir denken hier an gewisse *spontane Persönlichkeitsspaltungen*, die ziemlich häufig vorkommen und von denen mehrere berühmt geworden sind [2], sowie an *spontane halluzinatorische Erscheinungen* von Kameraden, wie sie Bergsteigern wohl bekannt sind.

Durch seine Gefahren und Anstrengungen schafft das Bergsteigen einen bestimmten Zustand, der sich unter anderen eigenartigen Erscheinungen darin äußert, daß man den Eindruck bekommt, einen Kameraden zu haben. Wilfried Noyce, der 1963 verstorbene englische Bergsteiger, hat eine sehr gute Beschreibung dieses Phänomens gegeben:

"Häufig kommt es bei mir vor - und ich glaube, so geht es vielen Kletterern -, daß ich den Eindruck habe, daß wir zu zweit sind, besonders, wenn ich alleine bin. Dann bin ich wirklich ganz alleine, in mehreren Hinsichten. Eine Hälfte von mir betrachtet und kritisiert das Tasten des anderen, dieses Ungeschickten, und hält sich in angemessener Distanz vom physischen Konflikt. Diese schizophrenen Phänomene sind noch ausgeprägter beim Hochgebirgsklettern, wie ich auf dem Pauhunri 1945 feststellte. Meiner Meinung nach ist es genau dieser Zustand, der das seltsame Verhalten Smythe's auf dem Everest 1933 rechtfertigt, als er alleine auf achttausendzweihundert Metern Höhe ein Stück Pfefferminzkuchen zerteilte und sich umkehrte, um die eine Hälfte dem hypothetischen Kameraden zu geben." "Auf dem Bergvorsprung schwebt und fliegt die eine, luftige Hälfte von mir und fragt sich, weshalb und in wessen Namen sie an diese zähneknirschende und hechelnde Kreatur gekettet ist. Die andere Hälfte hingegen müht sich schrecklich ab, hechelt und jammert und versucht, sich in den Augen der höheren Partner zu rechtfertigen." [3]

1 Encyclopédie Planète: Les Pouvoirs de l'Hypnose
2 Thigpen C. und Cleckley H.: The three faces of Eva. Gallimard
3 Encyclopedie Planete: Les Pouvoirs de l'Hypnose

Den neuesten Forschungen zufolge, die in den USA, in Großbritannien und in der UdSSR über den hypnotischen Zustand gemacht wurden, soll eine gewisse Herabsetzung des Bewußtseins gegenüber dem Wachzustand stattfinden, die man im EEG dank der elektronischen Analyse der Kurven feststellen kann: dieser Unterschied ist aber mit bloßem Auge kaum erkennbar.

Wir erlauben uns hier, einen Punkt aufzugreifen, über den sogar innerhalb der Ärzteschaft hinsichtlich Hypnose und Sophrologie Verwirrung herrscht. Dadurch, daß die Hypnose von einer Veränderung des Bewußtseinszustands begleitet wird, interessiert sie in höchstem Maße die Sophrologen, die diese Mechanismen untersuchen. Aber sie stellt nur einen geringen Teil der Gesamtheit der sophronischen Forschungsarbeiten dar. Das Hypnotisieren weist wohl Ähnlichkeiten mit dem Sophronisieren auf, doch sowohl die Induktionstechniken wie auch die angestrebten Zielsetzungen sind fundamental verschieden. Die sophronische Schule gebraucht die Hypnose nur zu Forschungszwecken. Sie lehnt die Theorien der verschiedenen Hypnoseschulen ab.

Kapitel XI

Die sophronischen Bewußtseinszustände (3. Teil)
Die kultischen Trancen

Die sophronischen Bewußtseinszustände (3. Teil)
Die kultischen Trancen

Die Suche nach "Geistern" beruhigt den Eingeweihten.

R.A.

Die sogenannten "kultischen Trancen" sind bestimmte Bewußtseinszustände, die den Anhängern eines Kultes zugänglich sind, und die auftreten, wenn der angerufene Geist in den
Gläubigen eindringt (oder ihn "bewohnen" kommt). Deshalb interessieren sie den Sophrologen; dieser untersucht ihre Charakteristika und prüft die Möglichkeit der medizinisch-thera-
peutischen Anwendungen.

Alle "primitiven" Religionen, die vor allem von den schwarzen Bevölkerungsgruppen Afrikas, Brasiliens, einiger Antillen-Inseln, der Philippinen, sowie von "primitiven" Völkern Australiens praktiziert werden, haben eine Gemeinsamkeit: die Gesänge und rhythmischen, von
Schlaginstrumenten begleiteten Tänze, die mit dem Kult einhergehen. Durch diese Tänze werden die "Geister" angerufen, damit der eine oder andere von ihnen in einen oder mehrere
eingeweihte Gläubige herabsteige. Wenn diese dann vom Geist bewohnt sind, fallen sie in einen
bestimmten Bewußtseinszustand, den man "Trancezustand" nennt.

Der weit zurückliegende Ursprung aller dieser Religionen findet sich im Fetischismus; dieser
entstand seinerseits aus dem Schutzbedürfnis des Menschen angesichts der geheimnisvollen
Kräfte der Natur, denen er ausgesetzt ist. Indem sich der Gläubige mit einem Fetisch bewaffnet, ist er gegen Feindseligkeiten gefeit, und gleichzeitig liefert er sich die Möglichkeit, auf
die Elemente einzuwirken, wenn sie ihm im Wege stehen oder wenn sie ihm bei der Verwirklichung seiner Absichten behilflich sein sollen.

Der Fetischismus ist also an ein magisches Weltbild gebunden, das man - vorausgesetzt
der Ausdruck wird nicht genau analysiert - als religiös bezeichnen kann, denn die Bedeutung,
die dem Gegenstand, dem Fetisch beigemessen wird, ist viel größer als jene, die dem Geist zukommt, den man durch den Fetisch in den Griff bekommen will.

Dieser Fetischismus ist fast immer mit Animismus verbunden. Letzterer geht auf die Ursprünge der Menschheit zurück. Für jeden primitiven Menschen werden die Phänomene, deren
Mechanismen er nicht versteht, durch okkulte Kräfte gesteuert, die er sich als Bilder von guten
oder bösen "Geistern" vorstellt.

Der primitive Animismus führt schließlich zur Zauberei, zur Magie (deren Ziel es ist, diese
Geister abzuwenden oder herbeizuholen), zu den Tabus, dem Aberglauben usw. Den aktuellen
Statistiken zufolge soll es auf der Welt noch 135 Millionen Animisten geben.

Es würde zu weit führen und von unserem Thema abweichen, wollten wir hier alle primitiven
Religionen untersuchen, die als letztes Ziel die "kultische Trance" oder, anders ausgedrückt,
das Eindringen des Geistes in den Menschen, haben. Man findet immer wieder die Verbindung
von Fetischismus mit einer im Hintergrund liegenden modernen Religion, wie beispielsweise
dem Islam oder dem Christentum. Es entstehen daraus Religionen mit komplexen und sehr
schwer faßbaren Riten, denn dort vermengt sich alles in unauflösbarer Weise.

Was uns zunächst interessiert, ist die Untersuchung der Bewußtseinsveränderungen bei diesen rituellen Zeremonien. Um diese "kultischen Trancen" zu studieren, sind mein Freund
A. Dumont und ich selber ins Land des Voodoo gereist, nämlich nach Haiti.

Es sind also ganz persönliche Erfahrungen mit Voodoo, die es uns erlauben, die Probleme dieser Religion eher als die einer anderen zu behandeln.

Um dem Leser ein Bild von den Voodoo-Zeremonien zu geben, müssen wir das Problem an der Wurzel fassen. Jede Beschreibung, und sei sie noch so vollkommen, wird niemals die außergewöhnliche Stimmung, die einerseits auf der Insel Haiti und andererseits bei den Zeremonien selbst herrscht, wiedergeben können.

Im Wort "Voodoo" steckt eine große suggestive Kraft. Dieses Wort alleine genügt schon, um Bilder von Tod, Opfer, Magie, geheimen Riten usw. hervorzurufen.

Wo liegt der Ursprung dieser Religion, die in der ganzen Welt einen solchen Ruf erworben hat? Die Geschichte des Voodoo beginnt in der zweiten Hälfte des XVII. Jahrhunderts.

Die Sklavenhändler kauften die Schwarzen an der Westküste Afrikas, besonders in der Gegend des Beningolfs (der lange den Namen "Sklavenküste" trug) und verfrachteten sie dann in die Kolonien, um sie schließlich dort, sei es in den Antillen oder an den Küsten Südamerikas, weiterzuverkaufen. Der Negerhandel stellte einen sehr wichtigen Handel zum Beispiel in Dahomey dar, wo tausende von Gefangenen, über die sich der König das Monopol sicherte, an Weiße verkauft wurden, wenn sie nicht vorher schon den Ahnen geopfert wurden. Das kleine Königreich Uida wurde ein riesiger bis 1870 von Sklavenhändlern rege besuchter Sklavenumschlagplatz. Allein in Uida wurden jährlich schätzungsweise über 10.000 Sklaven verkauft. Alle diese nach Haiti oder anderswohin importierten Schwarzen kamen aus verschiedenen Ländern, nämlich Dahomey, Senegal, Togo, Nigeria, Angola. Sie brachten ihre Religion, ihre Tradition und ihre Sprache mit.

Die meisten Schwarzen, die nach Haiti verschifft wurden, kamen aus Dahomey und Togo und gehörten Stämmen an, deren Sprache das "Fon" war. Im Kreolischen findet man viele Wörter, die sich von dieser Sprache ableiten lassen. Ein "Vodu" ist ein "Gott", ein "Geist", ein "Bild", kurzum alles was die Europäer "Fetische" nennen.

Die Diener der Gottheit sind die "Hounsi" (Hu=Gottheit und Si=Gemahlin), der Priester ist der "Houngan", d.h. der "Meister des Gottes". Die Kultgegenstände tragen noch dahomeyanische Namen: govi (Krüge), ze (Topf), aso (heiliger Haken), hunto (Trommel). [1]

Alle diese "Fon"-Ausdrücke finden sich in unveränderter Form in der jetzigen Sprache und in der jetzigen Religion wieder.

Neben der Sprache wurde auch die Religion nach Haiti "importiert". Diese war fetischistisch-animistisch, wie sie in den meisten Ursprungsländern der Sklaven praktiziert wurde.

Es fanden auch Menschenopfer statt. Wenn möglich wurden sie an weißen Jungfrauen praktiziert, und sonst an schwarzen Mädchen im heiratsfähigen Alter. Unter den Sklaven befanden sich einige Moslems, die aber, wenn überhaupt, nur einen geringen Einfluß auf die Voodoo-Religion gehabt haben.

Nach ihrer Ankunft auf Haiti wurden alle diese Sklaven gezwungen, sich katholisch taufen und in christlicher Religion unterweisen zu lassen. Aus dieser Mischung von Fetischismus, Animismus und Katholizismus entsprang die unter dem Namen Voodoo bekannte Religion. In Venezuela findet sich das Entsprechende unter der Bezeichnung "Condomble" und in Brasilien unter dem Namen "Makumba".

Es darf einen nicht überraschen, wenn man in den Voodoo-Zeremonien charakteristische Eigenheiten des Christentums, verbunden mit Tieropfern sehen kann.

Versuchen wir einmal, uns das entsetzliche Leben der schwarzen Sklaven vorzustellen und zu verstehen, wie sie die Kraft und die Energie aufbringen konnten, um ihre Traditionen zu bewahren und bis in die heutige Zeit zu überliefern. Außer den zahlreichen Verfolgungen, denen sie ausgesetzt waren, wurden die Sklaven bis an die Grenzen der menschlichen Kräfte ausgebeutet. "Die Arbeit der Neger", schreibt Girod Chantrans im Jahre 1782, "beginnt vor Tagesanbruch. Um 8 Uhr frühstücken sie; dann gehen sie bis Mittag wieder an ihre Arbeit. Um

---

[1] Métraux A.: Le Vaudou haitien. Ed. Gallimard

2 Uhr nehmen sie sie erneut auf, bis in die Nacht hinein, manchmal bis 10 oder sogar 11 Uhr nachts." Die zwei Freistunden, sowie die Feiertage dienten dem Bebauen der Felder, aus denen sie ihre Nahrung bezogen. Aufgrund der unmenschlichen Lebensverhältnisse lag die durchschnittliche Lebenserwartung bei zehn Jahren.

Schon allein die körperliche Erschöpfung hätte sie eigentlich daran hindern müssen, zu singen und zu tanzen, wie es der Voodoo erfordert. Hingegen muß man offenbar annehmen, daß der Geisterkult und die Magie für die Sklaven gleichzeitig ein Refugium und eine Form des Widerstands gegen die Unterdrückung waren. Dies ist übrigens auch heute noch auf Haiti teilweise zutreffend.

Die genaue Übersetzung des Wortes "Voodoo" ist "allmächtiges und übernatürliches Wesen". Dieses Wesen findet symbolische Identität in der Natter. Unter ihrem Zeichen finden sich alle jene zusammen, die sich zur gleichen Lehre bekennen Voodoo ist also der Kult der Natter, und man findet letztere mit heiligen Gegenständen verbunden, im besonderen mit dem heiligen Haken, der mit Natterknöchelchen umgeben ist und das wesentliche Instrument der Zeremonie darstellt.

Gibt es auch verschiedenste Voodooformen, in denen man eine Vielzahl verschiedener Geister je nach Gruppe anruft, so wird doch der Natternkult, Damballah-Kult genannt, von allen und überall praktiziert.

Der Rahmen der Zeremonie

Nach diesem kurzen historischen Überblick wollen wir nun den Rahmen, in dem sich die Zeremonien abspielen, beschreiben. Stellen Sie sich eine große Hütte vor, deren Ausmaße sehr unterschiedlich sein können, von 3x4 m bis 10x8 m etwa, je nach der Wichtigkeit des Houmfo (Heiligtum) und je nach der Zahl der Anhänger des dortigen Priesters. Dieser Raum ist das Peristyl. In der Mitte dieses großen, leeren Raumes steht der "Mittelpfosten" (eine runde oder vierkantige Säule, im allgemeinen aus Holz, die auf einem Steinsockel steht), den die Geister benützen können, um hinunterzusteigen. In einer Ecke stehen einige Stühle und drei sehr hohe Trommeln, die mit Tierhäuten bespannt sind. Am Ende des Peristyls öffnen sich zwei Türen zu den Heiligtümern, in denen die heiligen Kultgegenstände aufbewahrt sind. Von diesen zwei, üblicherweise kleinen Räumen gehört der eine den wohlgesonnenen, friedlichen Geistern, den "Râda", der andere den übelgesonnenen, kriegerischen Geistern, den "Petro" (Abb. XI.1.). In jedem Heiligtum gibt es Flaschen und Krüge, die von Natternknöchelchen umgeben sind und die Lieblingsgetränke der Götter und Geister enthalten, sowie Flüssigkeiten, die Zauberkräfte bergen. Dort befinden sich auch alle rituellen Gegenstände, die für die Râda bzw. für die Petro spezifisch sind.

Die Würdenträger des Heiligtums

Die Eingeweihten (Hounsi), die aktiv und regelmäßig an der Zeremonie teilnehmen, assistieren dem Priester (Houngan) oder der Priesterin (Mambo) bei ihren Funktionen. Sie bilden einen kleinen Hof, oder genauer eine Bruderschaft, die sich dem Kult der Geister (Loa) widmet, und die im allgemeinen weit mehr Frauen als Männer zählt.

Die völlige Hingabe an den Houngan und die Mambo, sowie der Gehorsam diesen Persönlichkeiten gegenüber sind die wichtigsten Eigenschaften, die ein Hounsi haben muß. Es braucht nicht erwähnt zu werden, daß diese Hingabe oft gewisse Grenzen überschreitet und daß Sexualität dabei nicht ausgeschlossen wird. Als Gegenleistung muß der Houngan oder die Mambo die Hounsi ernähren und im allgemeinen auch beherbergen. Das ist übrigens einer der Gründe, weshalb Voodoo-Zeremonien ziemlich teuer sind. Der Priester muß für seine Hounsi, die manchmal sehr zahlreich sind, aufkommen.

Es kommt auch vor, daß die Hounsi ihre eigene Familie haben und anderswo wohnen, aber wenn sie krank sind, muß der Priester, der auch Zauberer ist, jeden von ihnen pflegen wie ein Mitglied seiner eigenen Familie.

Man muß sagen, daß auf Haiti die offizielle Medizin keinen großen Erfolg hat; sie tritt weit in den Hintergrund. Die Houngan besitzen alle nötigen Kräfte, um zu heilen und kennen das Geheimnis einer großen Anzahl von Zaubertränken, die gegen Krankheiten wirksam sind. Patienten mit psychosomatischen Leiden genesen vor allem, weil sie an die außergewöhnliche Macht der Zauberer glauben. Auch letztere zweifeln nicht an ihrer Macht. Symptomatische Krankheiten werden im allgemeinen nicht geheilt. In unseren Ländern findet genau dasselbe mit den Heilern statt. Das Vertrauen und der Glaube spielen eine größere therapeutische Rolle als der Heiler selbst (von gewissen Ausnahmefällen abgesehen). Man darf die Art, wie die kranken Anhänger aufgenommen werden und wie der Kontakt aufgebaut wird, sowie die Persönlichkeit des Priesters nicht unterschätzen, denn sie verstärken die Übertragungsbeziehung zwischen dem Kranken und dem Zauberer. Beim Anblick des Houngan fällt der Patient in einen besonderen Bewußtseinszustand, der ihn für Suggestionen und Medikamenteneinwirkungen empfänglicher macht, auch wenn das Medikament völlig unwirksam ist und eine reine Placebowirkung hat (siehe Kapitel XV).

Wir konnten feststellen, daß die Houngan tiefe Kenntnis von den pharmakologischen Eigenschaften der Pflanzen haben, und daß sie trotz allem bestimmte hochwirksame "Medikamente" anwenden.

Die Einkommen fließen dem Houngan und der Mambo aus drei Quellen zu.
1. aus den Voodoo-Zeremonien, die für ein Mitglied des Houmfo oder für einen Fremden organisiert werden;
2. aus der "medizinischen Pflege" an seinen bzw. ihren Patienten;
3. aus dem Beruf, den er (bzw. sie) oft daneben ausübt und der ihm (bzw. ihr) den - oft sehr bescheidenen - Lebensunterhalt sichert.

In der nachfolgend beschriebenen Voodoo-Zeremonie war der Houngan Soldat in der auf Haiti allmächtigen Miliz, dieser Organisation, die gleichzeitig Polizei und Armee darstellt.

Es würde den Rahmen dieser Ausführungen sprengen, wenn wir alle Titel der Würdenträger des Houmfo anführen wollten. Um das Folgende besser verstehen zu können, genügt es, diese Bedeutungen festzuhalten:
Priester = Houngan
Priesterin = Mambo
Zeremoniendiener = Hounsi
Geister = Loa.

Damit eine Zeremonie vollständig wird, sind noch drei Trommler erforderlich (die Trommeln sind eher Tamtams), sowie ein oder mehrere Opfertiere, vorzugsweise Hähne, ein Zicklein, ein Schwein und, wenn die Mittel ausreichen, ein Ochse.

Die Götter und die Geister des Voodoo

Es ist unmöglich, eine Theologie des Voodoo aufzustellen. Es gibt wohl "Basis"-Götter und -Geister, die man in jedem Houmfo wiederfindet. Andere sind nur lokal, so wie die Geister der Verstorbenen einer bestimmten Gegend. In jedem Heiligtum von Haiti kann der Kult verschieden aussehen. Das Problem wird noch komplizierter, wenn man berücksichtigt, daß diese verschiedenen Loa sich mit christlichen Anschauungen vermengen. Die afrikanischen Geister vermischen sich mit den Heiligen der katholischen Kirche. Der liebe Gott, Jesus Christus, die Jungfrau Maria treten aber in den allermeisten Fällen in den Hintergrund und überlassen den ersten Platz den heidnischen Geistern.

Die übernatürlichen Wesen, die im Voodoo-Kult eine wesentliche Rolle spielen, werden "Mysterien"-Loa und im Norden "Heilige" oder "Engel" genannt. Die volkstümliche Phantasie schafft immer neue Loa, während andere in Vergessenheit geraten. Die Loa sind nicht die einzigen natürlichen und übernatürlichen Mächte, die die Menschenleben beeinflussen. Es kommen noch die "Toten" dazu, die Opfer fordern und einen direkten Einfluß auf das Schicksal der Lebenden ausüben. (Hier sei erwähnt, daß die Moslems den Toten auch ähnliche Opfer zum Gedenken abstatten; dort werden vor der Moschee Widder geopfert.)

Zahlreiche Loa, die anfänglich nur eine sehr bescheidene Rolle spielten, wurden von der Ebene der Familie auf die regionale oder gar nationale Stufe erhoben.

Wie schon erwähnt, findet man zwei große Kategorien von Loa vor: Die Râda und die Petro. Die Râda sind "sanft", die Petro sind, wie man auf Haiti sagt, "salzig", "bitter", "steif". Sie verdanken ihre Popularität ihren Eigenschaften als übernatürliche Zauberer, die fähig sind, sowohl zu heilen, als auch zu verzaubern.

Jede Loa-Kategorie hat ihr Symbol oder "Veve", welches man vor der Zeremonie mit Mehl oder Reispulver auf dem Boden aufzeichnet, um den Loa zu veranlassen, auf die Erde herunterzusteigen (Abb. XI.2).

Unter allen Voodoo-Gottheiten muß eine erwähnt werden, die überall anerkannt wird und an Wichtigkeit die erste Stelle einnimmt, nämlich Legba, "der Gott, der die Schranken öffnet"; er wird vor allen anderen Loa begrüßt. Er ist der Dolmetscher, ohne den die Menschen mit den Göttern keinen Kontakt haben könnten. Legba wird als Greis dargestellt, der mit alten Kleidern angetan, eine Pfeife im Mund und einen Sack um die Schulter sich mühsam auf einen Stecken gestützt fortbewegt. (Dieser Stab ist ein Würdesymbol geworden, das man auch im Orient und im Zen-Buddhismus findet).

Wer von Legba besessen ist, wird auf den Boden geworfen, schlägt heftig um sich oder bleibt regungslos, wie vom Blitz getroffen, liegen.

Jeder Loa wird durch eine eigene Bekleidung symbolisiert und äußert sich in verschiedener Weise, wenn ein Gläubiger von ihm besessen wird. Jeder hat seinen eigenen Trommelrhythmus. Die Ausdrucksform der "Besessenheit" hängt vom Geist ab.

Es würde zu weit führen, hier in jeder Einzelheit alle Loa zu beschreiben. Wenn sich der Leser dafür interessiert, kann er sich in der einschlägigen Literatur, auf die in der Bibliographie verwiesen wird, orientieren.

Dennoch wollen wir hier einige der wichtigsten anführen:

Agoue: Herrscht über die Natur und das Meer.

Damballah: Der Schlangengott (grundlegend für Voodoo), sehr häufig mit seiner Frau Aida-Wedo auf den Mauerfresken durch 2 Schlangen dargestellt, die in ein Becken und in einen Regenbogen zu tauchen scheinen. Er ist auch der Blitz. Wir werden später eine "Besessenheitskrise" von Damballah beschreiben.

Die Simbi sind die Hüter der Quellen und der Tümpel.

Sogbo ist der Gott des Blitzes.

Ageou ist der Genius des Sturmes.

Loco ist der Gott der Bäume.

Zaka ist der göttliche Minister der Landwirtschaft.

Ogou hat eine Leidenschaft für das Feuer.

Ezili gehört zu den Meeresgeistern, aber sie hat sich von ihren Ursprüngen gelöst, um die Personifikation der Schönheit und der weiblichen Anmut zu werden; sie ist kokett, sinnlich, verschwenderisch.

Die Guede sind die Genien des Todes.

Alle diese Loa gehören zur Familie der Rada.

Unter den Petro findet man gewisse Ezili, wie zum Beispiel Ezili-Schwarzherz oder Ezili Boumba.

Abbildung XI.1

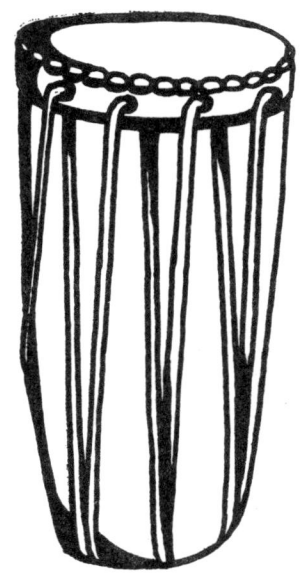

Zeremonientrommel
(es gibt deren immer drei)

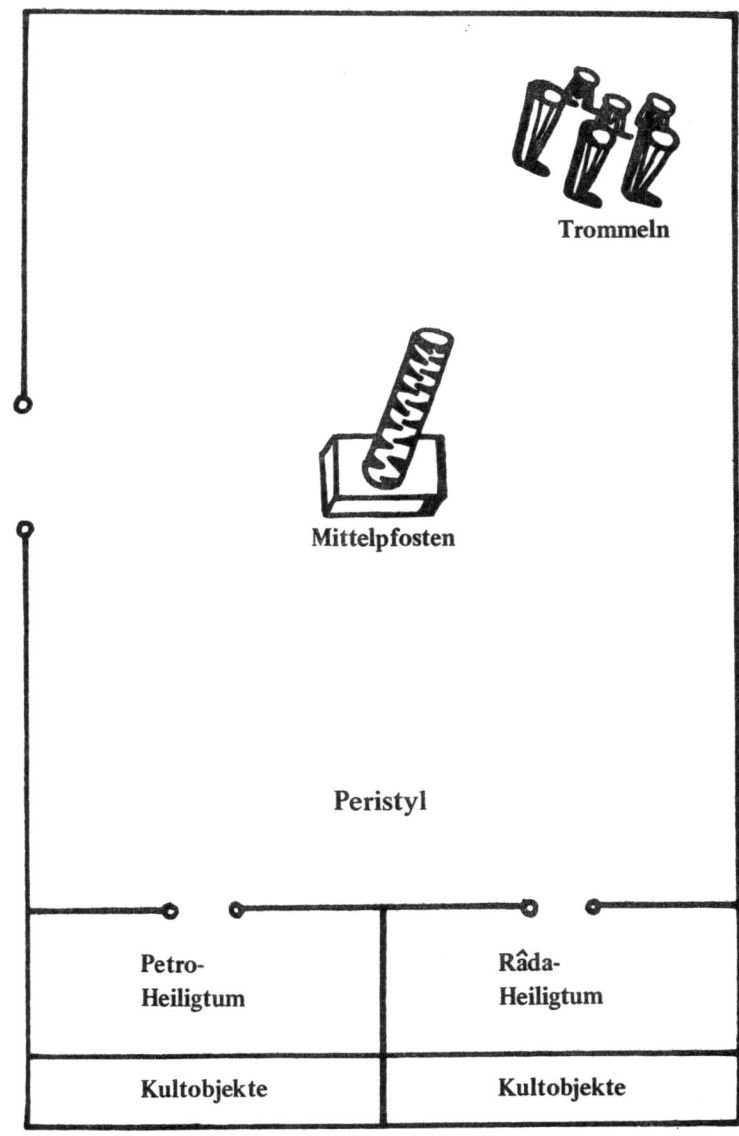

Trommeln

Mittelpfosten

Peristyl

Petro-Heiligtum	Râda-Heiligtum
Kultobjekte	Kultobjekte

Marinette-Bois-Cheche ist einer der meistgefürchteten Loa aus der Gruppe der Petro. Ihr Symbol ist die Eule. Diejenigen, die von ihr bewohnt werden, bemühen sich, diesem Vogel zu gleichen.

Bakoulo-Baka, der seine Ketten hinter sich herschleppt, ist ein so schrecklicher Loa, daß man nicht einmal wagt, von ihm zu sprechen.

Es gibt Hunderte von Loa, deren Wichtigkeit von Gegend zu Gegend verschieden ist.

Eine Voodoo-Zeremonie

Voodoo-Zeremonien spielen sich immer nachts ab. Sie können mehrere Stunden oder die ganze Nacht hindurch dauern. Sie stellen richtige Theaterstücke in mehreren Akten dar, wobei jeder Auftritt einem Geist gewidmet ist. Man ruft den letzteren durch Rhythmen und Tänze an, bis er einen Hounsi bewohnen kommt. Dieses Eindringen des Geistes äußert sich durch ein besonderes Verhalten des Anhängers, durch eine Bewußtseinsveränderung, die für den Sophrologen von unmittelbarem Interesse ist, und die man "Besessenheitskrise" nennt.

Ich werde nun versuchen, kurz unser Empfinden zu beschreiben, das wir hatten, als wir einer Voodoo-Opferzeremonie beiwohnten. Wir waren sozusagen Profane, obwohl wir uns vor unserer Reise über dieses Thema informiert hatten.

Unser Ziel war es, die "Besessenheitskrisen" vom medizinischen Standpunkt aus zu untersuchen und zu versuchen, die Mechanismen der bei den "Besessenen" während der Trance auftretenden Bewußtseinsveränderungen zu verstehen. Wir hatten ferner vor, bei Feuertänzen zuzusehen, um herauszufinden, warum die Füße der Tänzer dabei nicht verbrannt werden.

Ich übergehe hier all die kleineren Probleme, denen wir auf der Insel begegneten, ehe wir überhaupt an unsere Arbeit gehen konnten. Allein diese würden schon einen Roman ergeben. Es dauerte 3 Tage, ehe wir die Bewilligung erhielten, mit dem Wagen auf der Insel fahren zu dürfen, und wir mußten dazu von einem Verwaltungsdepartement zum anderen pilgern. Als wir dann endlich die mühsam erkämpfte Genehmigung erhalten hatten, entdeckten wir, daß das Reisen hier sehr schwierig, wenn nicht gar unmöglich war. Die Straßen oder Pisten waren nicht gangbar, es gab keine Brücken über die Bäche (es war Regenzeit), die Straßen waren voll riesiger Löcher usw., so daß wir bei einer Geschwindigkeit von 5 km/h den Eindruck hatten, sehr schnell zu fahren. Ungefähr alle 10 km erwartete uns eine Polizeisperre. Nicht selten richteten die Polizisten ihr Gewehr oder ihren Revolver auf uns, wenn auch nur, um unsere Papiere zu verlangen.

Es war uns zur Bedingung gemacht worden, daß ein Eingeborener uns auf allen unseren Reisen begleiten müsse, und dieser gab uns freundlich an, was wir photographieren durften und was nicht. Die Einwohner von Haiti haben eine unglaubliche Angst vor dem Kommunismus und vor der Infiltration von Leuten, die heimlich Waffen einführen könnten. Wenn wir diese Straßensperren richtig verstanden haben, so wurden sie aufgestellt, um sich gegen diese beiden Faktoren zu wappnen. Da wir uns in einer Diktatur befanden, unterwarfen wir uns mehr oder weniger freiwillig diesen Reglementierungen, empfanden dabei aber einiges Unbehagen, da unsere Auffassung von Freiheit ganz anders aussah.

Nach einigen Tagen, die wir damit verbrachten, Verhandlungen, Diskussionen und endlose Gespräche zu führen, Filme und Kameras zu kaufen, ein Tonbandgerät (das vom Anfang des Jahrhunderts stammte) nicht ohne einige Mühe zu mieten, fanden wir auf dem Lande einen Houngan, der sich einverstanden erklärte (gegen eine hübsche Summe), für uns, und nur für uns, eine vollständige Zeremonie, bei der zwei Hähne und ein Zicklein geopfert werden sollten, zu leiten. Nachdem wir die Örtlichkeiten besichtigt, uns über die Kosten geeinigt und auch die Hounsi kennengelernt hatten - etwa 10 junge Mädchen, eine hübscher als die andere, und ein athletisch gebauter Knabe - setzten wir das Datum der Zeremonie fest. So traten wir eines

Abbildung XI.2

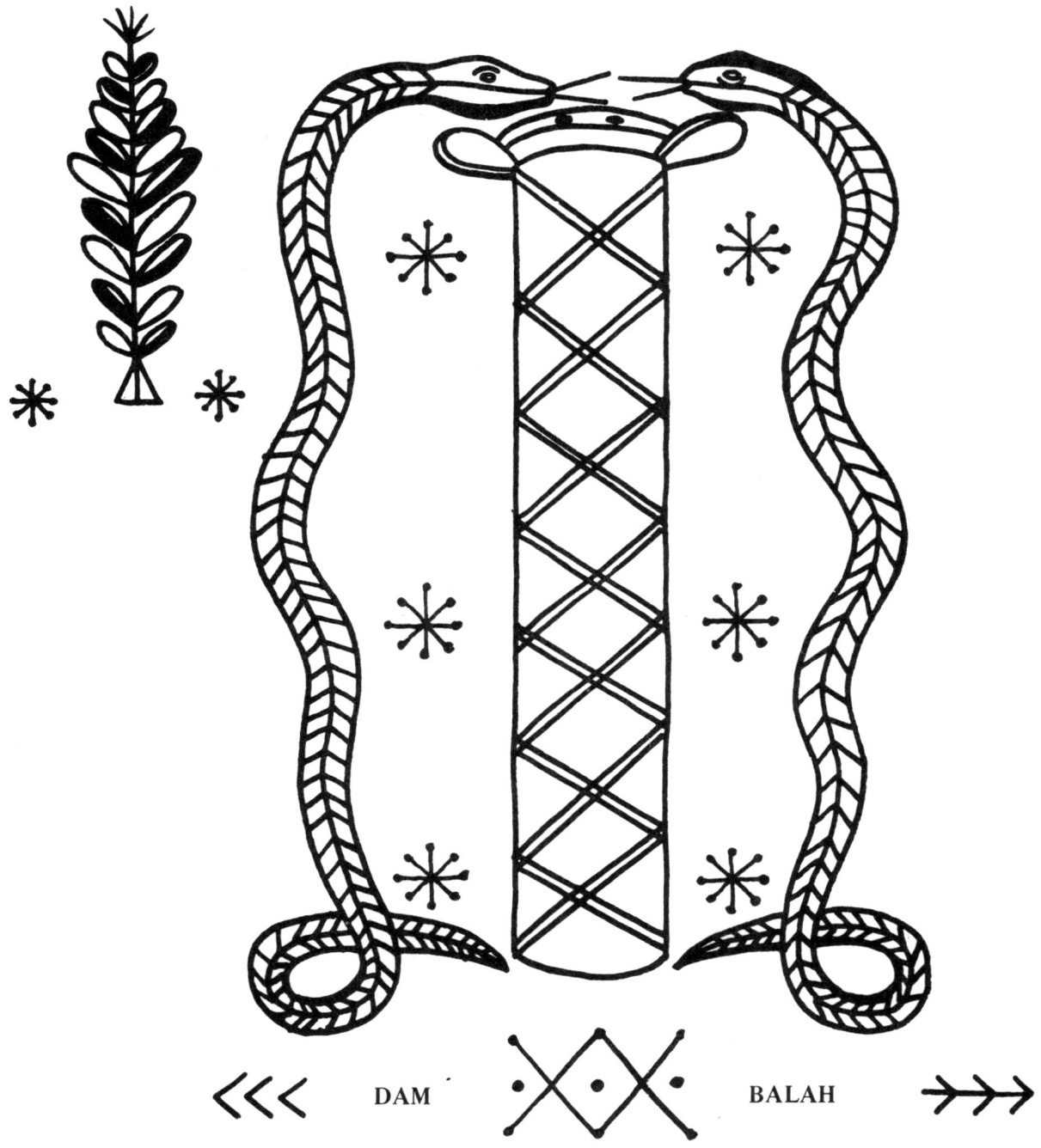

DAM   BALAH

VEVE DER DAMBALAH

Abends um 11 Uhr bei tropischer Hitze mit Kamera, Photoapparat, Blitzlichtern und zahlreichen Filmen bewaffnet in das Peristyl ein. Alle erwarteten uns schon. Die Hounsi hatten ihre scharlachroten Festgewänder angezogen, die Trommler waren bereit, in Aktion zu treten. Rund um den Mittelpfosten war der Boden mit dem "Veve" der Götter und Geister, die man anrufen wollte, verziert. Etwa eine halbe Stunde später, als wir alle unsere Apparate bereitgestellt hatten, begann die Zeremonie. Wir werden hier nur die markantesten Szenen beschreiben. Zuallererst die Stimmung: Die Trommeln begannen einen betörenden, verrückten, mit der Zeit eintönig werdenden Rhythmus zu schlagen. Die Bewohner von Haiti sind schön, ihre Bewegungen harmonisch. Wir Weiße hätten ein trauriges Bild geboten, wenn wir sie in ihrer natürlichen Anmut hätten nachahmen müssen.

Vom Erdboden erhob sich Staub, der die an sich schon schwere Luft verfinsterte und ein Filmen unter guten Bedingungen unmöglich machte. Die Luft ließ sich kaum noch atmen. Sie war voll Staub, vermischt mit dem Geruch von Schweiß, geschmolzenem Wachs und verbranntem Öl. Dann mengte sich zu alledem noch der beißende Geruch des Blutes und des Rauches von der Feuerstelle, die für den Feuertanz angezündet wurde. In dieser überhitzten und überspannten Atmosphäre wußten wir kaum noch, welche Stellung wir einnehmen sollten. Manche Szenen waren sehr schön, und wir wagten es kaum, sie zu filmen. Andere waren schrecklich und bedrückten uns beinahe bis zur Übelkeit.

Zu Beginn erbettelt man durch Tänze und Beschwörungsformeln die Ankunft des Damballah, er solle die Güte haben, auf einem der reizenden jungen Mädchen zu "reiten". In der "Besessenheitskrise" wird letztere zu einer Schlange und wälzt sich am Boden umher. Nach 2 vollständigen Umgängen um den Mittelpfahl, in denen sie sich mit höchst eindrucksvollen Kriechbewegungen am Boden dahinschleppt, trinkt sie ein Ei aus, das auf dem Veve des Damballah liegt. Sie kriecht dann noch einige Meter weiter und hält dann plötzlich an, wird unbeweglich und totenähnlich, in tiefer Trance. Ihr Puls ist leicht beschleunigt; dieses Phänomen tritt in typischer Weise bei allen "Besessenen" auf. Bezeichnenderweise, aber auch verständlicherweise, beobachtet man bei den Trommlern eine erhebliche Herzbeschleunigung, denn auch sie bleiben von der Trance nicht verschont. Um den Herzrhythmus zu kontrollieren, haben wir den normalen Rhythmus jedes Teilnehmers vor der Zeremonie gemessen. So war es leicht, die Veränderungen, die während der Trance auftraten, zu beobachten. Dann bedeckte der Priester die "Besessene" mit einem roten Halstuch, schwang seinen heiligen Haken und sprach einige rituelle Worte. Man trug das bewußtlose Mädchen in das "Rada"-Heiligtum, wo es später allmählich wieder zu sich kam und wieder Herr über ihre Persönlichkeit und ihre Sinne wurde.

Nach dem Tanz fällt eine Hounsi in Trance; je nachdem welcher Loa in ihr wohnt, kleidet man sie verschieden. Diese "Besessenheitszustände" sehen sich immer sehr ähnlich; sie beginnen im allgemeinen mit einem Tanz, bei dem das Gleichgewicht zunehmend verloren geht, der immer schneller und schneller wird, wobei als Akzente unverständliche Gesten eingeflochten werden, und immer enden sie mit einem Sturz auf den Boden oder auf einen Sitz, der im letzten Augenblick von den Dienern herbeigetragen wird. Der Besessene bleibt einen Augenblick - zwischen einigen Sekunden und mehreren Minuten - in einem Zustand völliger *Prostration*.

Nach dem Damballah-Tanz sind uns zwei Szenen durch ihre Grobheit, ihre Härte, ja, ich würde sogar sagen, durch ihre Wildheit besonders aufgefallen. In diesen beiden Fällen war der Priester von den Geistern "beritten" worden. Beide Male war es in der Folge der Anrufung eines Loa aus der Gruppe Petro, der blutrünstigen Loa.

Der erste Tanz begann mit einem ziemlich weichen Rhythmus. Die Hounsi hielten in jeder Hand Halstücher, außer einer, die anstelle der Halstücher zwei Hähne an den Beinen hielt und sie wie Hampelmänner im Rhythmus des tam-tam schüttelte. Zwei Männer, der Houngan und eine Hounsi, tanzten schneller als die anderen mit sehr spektakulären Körperwindungen und waren fast vollständig aus dem Gleichgewicht geraten, bis beide schließlich von Kopf bis Fuß schweißgebadet in die Knie und dabei in Trance fielen. Das war der Augenblick, wo das eigentliche Spektakel begann. Das Mädchen schüttelte die Hähne vor dem Gesicht der beiden "Besessenen", die, einer nach dem anderen, mit den Händen auf dem Rücken, versuchten, sie mit dem Mund im Vorbeifliegen zu ergreifen. Sie ergriffen mit wildem Ausdruck den Kopf des Hahnes, der noch mit den Flügeln schlug, schnitten diesen mit den Zähnen ab und kauten ihn mitsamt dem Schnabel, dem Hirn, den Augen, dem Kamm, bis alles geschluckt war. Diese Szene war ziemlich unangenehm mitanzusehen und zu filmen.

Ich erinnere mich, daß mein Freund Dumont an seiner Kamera wie festgenagelt war, nicht wagte, mit bloßem Auge zuzuschauen, während ich versuchte, Nahaufnahmen zu machen, sogar von so nahe, daß ich mich beinahe bei dem Spektakel übergeben mußte. Ich wollte ein Bild aufnehmen, das leider mißlang: Das Tier schlug wild mit den Flügeln, sein Kopf war fast vom Körper abgetrennt. Ein aus der Augenhöhle ausgetretener Augapfel hing kläglich am Augennerv zwischen den Lippen des Houngan heraus. Ich glaube, daß man wirklich in Trance sein muß, um eine solche Handlung vollbringen zu können!

Wir werden später auf die eigentlichen Trancen zurückkommen und werden versuchen, zu erklären, was sich auf der Ebene des Bewußtseins abspielt.

Zu den schon vorhandenen Gerüchen kam der des gebratenen Huhns noch dazu. Die enthaupteten Hähne wurden nämlich in einen Holzzuber gestellt, ausgiebig mit Rum begossen und flambiert. Die Hounsi sangen zum Rhythmus der Tam-tams und rupften die Hähne gleichzeitig mit ihren bloßen Händen, ohne sich zu verbrennen, während der Rum und die Federn brannten.

Der zweite Tanz begann mit einem ähnlichen Rhythmus wie der vorhergehende. Die Vorführung kündigte sich nicht sehr erfreulich an. Am Fuße des Mittelpostens hielt eine kniende Jungfrau in ihren Armen ein niedliches Zicklein, das eine Art rote Hose anhatte. Das Mädchen wand sich langsam im Rhythmus der immer schneller und schneller werdenden Trommeln. Der Hougan begann seinen Tanz, wobei er zwei große Messer in der Hand hielt. Nach einer gewissen Zeit geriet auch er in Trance und blieb dabei stehen. Er wollte nämlich die bösen Geister, die sich im Zicklein befanden, vertreiben; in Wirklichkeit nahm aber das Zicklein die Stelle der Jungfrau ein, d.h. es fand eine "Substitution" statt, und wir konnten nun die berühmte Zeremonie beobachten, in der das Tier das menschliche Wesen ersetzt.

Im Unbewußten des Hougan war es nicht das Tier, sondern das junge Mädchen, das geopfert wurde, es war ein echtes Menschenopfer, dem wir nun beiwohnen konnten. Wir spürten trotz der tropischen Hitze einen kalten Schauder den Rücken hinunterlaufen.

Mit weit aufgerissenen Augen ergriff der Priester das Zicklein an den Vorderbeinen, nahm es an sich, legte seinen Mund an den des Tieres, Körper an Körper und begann schweißgebadet einen erotischen Tanz im Rhythmus der Trommeln. Er imitierte eine Paarung mit dem Tier (d.h. mit der Jungfrau). Darauf riß er dem armen Tier die Vorderpfoten nach hinten, bis die Schlüsselbeine brachen. Das unschuldige Tier blökte so laut es konnte, aber sein Protest wurde nicht einmal gehört. Das schrille Blöken der kleinen Ziege - es gleicht auffallend dem Geschrei eines Kindes - hat uns so tief bewegt, daß uns Tränen in die Augen traten. Vor Beginn der Zeremonie waren wir bereit gewesen, dafür zu zahlen, daß das Tierchen verschont bliebe. Unser Gesuch wurde kategorisch abgelehnt; der Houngan antwortete uns: "Wir müssen unsere Arbeit tun" (dies mit dem kreolischen Akzent, in dem die "r" nicht ausgesprochen werden).

Beim Anblick dieser Szenen wären wir am liebsten geflohen, um uns diesem schrecklichen Bild zu entziehen, wir wären am liebsten 100 Fuß unter die Erde versunken, aber wir hatten es ja so gewollt, und nun mußten wir bis zum Schluß durchhalten. Dumont klammerte sich an seine Kamera, und ich versuchte Bilder zu schießen und Tonbandaufnahmen zu machen. Der Houngan mit seinem abwesenden Blick erweckte den Eindruck, ein wildes Tier geworden zu sein. Das Zicklein wurde auf den Boden gelegt, und kaum war es wieder zu Atem gekommen, da wurde es vom Priester ergriffen und mit starker Hand an den Hoden gepackt und in die Luft gehoben. Mit der anderen Hand schnitt er den Hodensack des Tieres ab, das vor Schmerz schrie und umso mehr leiden mußte, als die Szene ziemlich lange dauerte, weil das Messer schlecht geschliffen war. Seiner Attribute beraubt, begann das arme Tier langsam zu verbluten und zu sterben. Der Houngan hielt die Hodensäcke seines Opfers in der rechten Hand und trank gierig ihren Inhalt wie aus einer Kürbisflasche. Im Peristyl wurde der Blutgeruch immer penetranter und die Atmosphäre unerträglich. Wir hätten alles getan, um dem Tier das Martyrium zu ersparen, für das wir uns verantwortlich fühlten.

Nachdem der Houngan die Hodensäcke geleert hatte, ergriff er das Zicklein an den Hörnern und zog es an sich; während der Lärm der Tam-tams und der Tierschreie immer lauter wurde, schnitt er ihm die Kehle durch und stürzte sich kopfüber in die offene Wunde, um das frische Blut, das aus den Halsschlagadern spritzte, zu trinken. Das Tier schlug immer noch um sich, denn der Tod hatte sein Werk noch nicht vollendet. Während der letzten Zuckungen stand der Houngan mit blutverschmiertem Gesicht auf; er sah entgeistert aus, er leckte sich die Lippen ab, um die letzten Blutstropfen, die mit seinem Schweiß vermischt waren, aufzufangen. Daraufhin legte man vor dem kleinen Opfer eine Flasche nieder, die ... das christliche Kreuz enthielt!

Wie eindrucksvoll war doch dieses Bild: Animismus und Christentum so eng miteinander verbunden! Wir waren schon vorher einmal verblüfft gewesen, als mitten in einem Tanz die Trommeln plötzlich schwiegen und alle Hounsi vor dem Mittelpfosten niederknieten und zusammen das "Vaterunser" rezitierten; dies in einer plötzlichen Stimmung der Andacht. Diese seltsame Mischung fanden wir durch alle Zeremonien hindurch wieder.

Wir wollten auch noch einem Feuertanz beiwohnen. Im Peristyl wurden einige Holzpflöcke aufgestapelt. Der Houngan begoß sie mit Rum und steckte sie in Brand. In Wirklichkeit handelte es sich um einen sehr bescheidenen Gluthaufen. Ehe aber der Hounsi zu tanzen begann, überprüften wir seine Füße. Sie waren wirklich nackt, aber sie waren mit einer dicken Hornschicht bedeckt, die sich dank der Gewohnheit, barfuß zu gehen, gebildet hatte.

Von neuem begannen die Trommeln zu wirbeln, und ein prächtig gebauter Mann trat mit entblößtem Oberkörper tanzend aus dem "Rada"-Heiligtum heraus. Er ging unverzüglich auf das Feuer zu und löschte nach einigen Augenblicken die wenigen Flammen, indem er sie buchstäblich mit den Füßen zertrat. Während des Tanzes bemerkten wir, daß die Füße mit einer glänzenden Substanz bepinselt worden waren. Diese Vorstellung war sehr enttäuschend und ich glaube wirklich sagen zu können, daß wir das auch gekonnt hätten.

Nach der Seance überprüften wir die Füße des Tänzers und drängten darauf, den Namen der benützten Substanz zu erfahren. Der Houngan bespritzte uns damit freizügigerweise die Hände. Es roch nach Urin, was er uns auch bestätigte. "Es handelt sich um eine magische Mischung, die jegliche Verbrennung verhindert; sie ist zusammengesetzt aus Eselsharn und Eselsblut, denen man magische Pulver beimischt, die ihr hier in diesen Schachteln seht." Dem Geruch und dem Aussehen nach waren es nur verschiedene Gewürze.

Was diese letzte Zeremonie betrifft, so waren wir nicht sehr überzeugt, und wir hätten gerne andere, schlüssigere Experimente gesehen. Wir legen Wert auf den Hinweis, daß die obige Beschreibung ausschließlich auf dem beruht, was wir gesehen und erlebt haben. Aber wir können nicht behaupten, daß es sich um authentische Rituale handelt, da es möglich ist, daß wir nur eine Touristenzeremonie vorgeführt bekamen. Die Wahrheit werden wir sicher nie wissen. Hingegen können wir behaupten, daß die Schauspieler sich in ihren eigenen Netzen gefangen haben, und daß die Trancen, denen wir beigewohnt haben, nicht simuliert waren.

Es wird berichtet, daß die Eingeborenen der Fidji-Inseln fähig sind, auf Feuer oder auf vorher stark erhitzten Steinen zu gehen, ohne die geringste Verbrennung davonzutragen. Den Aussagen unseres haitianischen Führers zufolge gibt es auch in seinem Lande Menschen, die in der Lage sind, in großen Feuern zu gehen; wir haben sie nicht gesehen.

Kehren wir einige Augenblicke zu den Fidji-Inseln zurück, und hören wir den Bericht von Stone [1] : "Der Häuptling Timoci brachte uns bis zu den grasüberwachsenen in die Erde einge-

[1] Stone W.-C. und Browning N.-L.: Les pouvoirs de l'esprit. Ed. Les Ecrits de France, Paris

lassenen Stufen, ungefähr bis 10 Meter an die Glutfläche heran. Die Gäste höheren Ranges setzten sich. Man hatte das Feuer morgens um halb 4 Uhr angezündet. Die Feuertänzer sollten um halb 12 auftreten. Das Feuer muß nämlich acht Stunden vor der Zeremonie angezündet werden. Die ungefähr sieben Meter lange und drei Meter breite Arena glühte rötlich. Riesige Scheite aus dem ''Dawa'' genannten Baum brannten auf kopfgroßen Steinen. Die Luft zitterte vor Hitze. Man konnte sich nicht näher als 3 Meter an die Arena heranwagen, ohne sich unbehaglich zu fühlen. Und dennoch tänzelten Eingeborene, nur mit trockenen Gräsern bekleidet, um das Feuer herum, bewegten die brennenden Balken mit langen Spießen, und beschäftigten sich damit, die Oberfläche der überhitzten Rundsteine auszugleichen und die Bahn für die Feuertänzer vorzubereiten. Diese - es waren sechs - warteten etwas abseits darauf, daß man ihnen das Signal gebe. Genau um 11 Uhr dreißig erschienen sie. Es trat völliges Schweigen ein, das nur vom Geräusch des Windes in den Pandanusblättern unterbrochen wurde. Wir sahen sie geradewegs auf die Arena zugehen und die brennenden Steine betreten. Sie hüpften nicht, sie rutschten nicht und sprangen nicht leichten Fußes über die Steine. Sie gingen mit normalem Schritt, die Füße flach auf die Steine aufsetzend, mit ihrem ganzen Gewicht auf diesem glühenden Steinpfad. Dieser Gang dauerte zwanzig Sekunden...'' ''Zahllos sind diejenigen, die versucht haben, ihren kritischen Geist an diesem ungewöhnlichen Ritus zu trainieren. Kein einziger unter ihnen konnte einen Betrug oder einen Kunstgriff entdecken. Ärzte haben die Füße der Eingeborenen untersucht und festgestellt, daß die Fußsohle zwar durch den Barfußgang abgehärtet ist, daß sie aber keineswegs unempfindlich gegenüber einem Nadelstich oder der Berührung einer brennenden Zigarette ist. Man fand auf den Füßen der Feuertänzer keinerlei Salbe und keinen schützenden Überzug. Die Steine wurden ebenfalls untersucht; sie blieben noch Stunden glühend heiß. Handelt es sich tatsächlich, wie man vermutet, um eine halbe Hypnose, die ein absolutes Vertrauen in die Unverletzlichkeit bewirkt und dadurch schmerzunempfindlich macht? Die Antwort der Eingeborenen von Fidji, die nicht wissen, was Hypnose ist, liegt in einem einzigen Wort: ''Vertrauen''.

Die Haitianer antworteten uns: ''Wir werden von Geistern bewohnt, die in die Füße und in den Rest des Körpers hinabsteigen. Nicht wir gehen im Feuer, sondern die Geister; darum ist es auch logisch, daß wir nicht verbrannt werden.''

Die Besessenheitskrise

Wir haben nun objektiv beschrieben, was wir bei den kultischen Trancen beobachtet haben. Jetzt wollen wir versuchen, die physiologischen Phänomene und den Vorgang der Bewußtseinsveränderung zu verstehen.

Es ist eine Untersuchung von mehreren Autoren durchgeführt worden, von denen Francois Duvallier, der Präsident auf Lebenszeit der Republik Haiti (1971 gestorben) und Autor eines sehr wichtigen Werkes über sein Land, genannt werden muß, ebenso wie Dr. Louis Mars und Price Mars, beide Autoren mehrerer Werke über Haiti.

Als allgemeine Regel kann man sagen, daß man die Loa-Krise oder Besessenheitskrise an folgenden Anzeichen erkennt [1]:

1. Das Eindringen einer neuen Persönlichkeit. Diese kündigt sich an, indem sie den Namen einer der zahlreichen Gottheiten des Voodoo-Pantheons annimmt, z.B. Agoue, Damballah usw.
2. Veränderung der Stimme und der Gesichtszüge.
3. Motorische Reizung; abweichende Schritte im Tanz, Sturz auf den Boden mit Drehungen des Körpers oder einfache *kataleptische Haltung*.
4. Glossomanie, d.h. der Besessene stammelt unverständliche Worte; jedes Wort ist ein Rätsel,

---

[1] Mars L., Dr.: La crise de possession. Imprimerie de l'Etat Port-au-Prince, Haiti, 1955

dessen Lösung den Ratekünsten der Anhänger überlassen wird.

5. Sensibilitätsstörungen: Unempfindlichkeit gegen Hitze usw.

6. *Postkritische Amnesie.*

Und ich möchte hier noch hinzufügen:

7. Herzrhythmus-Beschleunigung.

Laut Dr. Mars ist das, was wir soeben beschrieben haben die vollständige Krise; es ist der Augenblick des Höhepunkts des emotiv-kinetischen Mystizismus. "Ich nenne emotiv-kinetischen Mystizismus den Mystizismus, der die Stimmung des Tanzes, der kollektiven Erregung braucht, um sich entwickeln zu können."

Dr. J.C. Dorsainvil [1], der als einer der ersten die Psychopathologie des Voodoo erforscht hat, definiert es so: "... eine rassische religiöse Psychoneurose, die durch eine Ich-Spaltung mit funktionellen Veränderungen der Sensibilität und der Motilität und durch das Vorherrschen von *pithiatischen* Symptomen charakterisiert ist."

Price Mars [2] gelangt zu folgendem Schluß: "Ob nun die voodooistische Krise im Rahmen kultischer Riten oder in der ruhigen warmen Familienatmosphäre auftritt, immer zeigt sie dem Beobachter ihr pathognomisches Zeichen, das im Besessenheitsdelirium besteht. Das Delirium ist konstant vorhanden. Es kann alleine die ganze Krise ausmachen. Wenn es nicht auftritt, so verflüchtigt sich auch alles andere. Eine interessante Feststellung ist, daß es häufig nicht das Ausführen gewöhnlicher Handlungen des Alltags ausschließt..." Weiter unten fährt er fort: "Sobald die Krise vorbei ist, bleibt dem Betreffenden keinerlei Erinnerung, weder an das, was er gesagt, noch an das, was er während der Zeit seiner Persönlichkeitsspaltung getan hat..." "Die Voodoo-Krise ist ein mystischer Zustand, der durch das Delirium der theomanischen Besessenheit und durch die Persönlichkeitsspaltung charakterisiert ist. Sie bedingt automatische Handlungen und wird von *Störungen der Könästhesie* begleitet."

Dr. Price Mars klassifiziert die Diener des Loa in die Kategorie der psychisch und geistig Labilen, die zusätzlich eine mythomanische Konstitution haben. Der Autor fährt fort; "Unserer Ansicht nach ist die dominante Note bei den Dienern des Voodoo diese angeborene Tendenz, Nervenkrisen zu verwirklichen, doch liegt dieser als grundlegender Trieb eine extreme Emotivität und eine hemmende Willensschwäche zugrunde. Unter diesen Umständen wäre die konstitutionelle Mentalität der Voodoo-Diener eine Komponente, bei der die Mythomanie den ersten Platz einnähme, die Hyperemotivität jedoch eine unterstützende Rolle spielen würde."

"Die Mythomanie ist die mehr oder weniger willentliche und bewußte pathologische Neigung, zu lügen und imaginäre Geschichten zu erfinden." [3]

Laut Professor Dupré kann die Mythomanie organische Zustände imitieren, es ist mit anderen Worten nichts anderes als Hysterie.

"Der Hysteriker lügt vor allem mit seinem Körper. Die anderen Typen von Mythomanen lügen vor allem mit ihrem Geist." Im Falle des Voodoo wären die Anhänger also völlige Mythomanen, die körperliche und psychische Veränderungen simulieren. Die kultischen Trancen wären instinktive Neigungen, die von der Tiefe des Unbewußten, wo sie eingegraben sind, ins Licht des Bewußtseins aufsteigen, wo sie eine Veränderung bewirken, und das auf eine Weise, die das logische Verständnis des Interessierten in keiner Weise akzeptieren kann. So würde vielleicht C.G. Jung dieses Phänomen erklären:

"Die Mythen sind tief in unserem kollektiven Unbewußten verwurzelt und können in bestimmten besonderen Bewußtseinszuständen an die Oberfläche gelangen, wobei die kultischen Trancen eine Möglichkeit unter anderen sind." Auf der anderen Seite sagt Louis Mars, daß die Mythen, "die Genien unsere Neigungen personifizieren, unsere Wünsche tragen, und unsere

[1] Dorsainvil J.C., Dr.: Haiti médicale. Port-au-Prince, 1912/1913.
[2] Mars P.: Ainsi parle l'oncle. Imprimerie de Compiègne, 1929.
[3] Dupré : Pathologie de l'imagination et de l'émotivite. Payot

Träume konkretisieren. Sie trösten uns in unserem Ungeschick und vergrößern unseren Willen nach Macht".

Wir nähern uns der Theorie von A. Adler, laut der wir unbewußt durch die Behauptung unserer Macht gegen unseren Minderwertigkeitskomplex anzukämpfen suchen. Nach eingehendem Studium der Loa-Krisen hat Dr. Louis Mars davon folgende Definition gegeben: "In letzter Analyse ist die Loa-Krise stricto sensu ein schizoider Prozeß mit mystischer Erscheinung, der bei unseren Bauern auftritt und sie zum Gipfel des Mystizismus führt, wo sie mit ihren Göttern und ihren Genien tief in ihrem Fleisch und ihrem Geist kommunizieren. Der schizoide Mechanismus setzt typische hysterische Zustände voraus, im Sinne eines Symbols, das vom Kranken geschaffen und durchgespielt wird, um seinen Wunsch, den er nicht in klaren und lebendigen Ausdrücken von sich geben kann, bekannt zu machen und zu äußern."

Die Erklärung der kultischen Trancen, die die Voodoo-Anhänger geben, ist viel einfacher [1]: "Ein Loa nimmt im Kopf eines Individuums Platz, nachdem er den "dicken guten Engel", d.h. eine der zwei Seelen, die jeder in sich trägt, verjagt hat. Das Austreten dieser Seele ist die Ursache des Schüttelns und der charakteristischen Sprünge zu Beginn der Trance. Ist der "gute Engel" erst einmal gegangen, so empfindet der Besessene ein Gefühl völliger Leere, so als ob er sein Bewußtsein verlöre. Es wird ihm schwindlig und seine Beine zittern. Er ist dann nicht nur der körperliche Träger eines Gottes, sondern auch sein Instrument. Nicht seine eigene Persönlichkeit, sondern die des Gottes drückt sich in seiner Verhaltensweise und in seinen Worten aus. Sein physiognomischer Ausdruck, seine Gestik und sogar der Tonfall seiner Stimme spiegeln den Charakter und das Temperament der Gottheit, die in ihn eingetreten ist, wider."

Die Besessenheitskrise ist auch das Eindringen eines übernatürlichen Wesens in den Körper. Es nimmt von ihm Besitz.

Bei den rituell Besessenen ist das Bewußtsein zumindest scheinbar vollständig verwischt. Man hat den deutlichen Eindruck, daß die Teilnehmer ein Theaterstück aufführen, aber wenn der Besessene zumindest zu Beginn ein Schauspieler ist, so wird er mit der Zeit doch ein Gefangener seines eigenen Spiels und wird schließlich wirklich zu dieser Person.

Er befindet sich dann in einem Trancezustand und ist für seine Handlungen und seine Worte nicht mehr verantwortlich. Er hat als Person aufgehört zu existieren. Das konnten wir im Verlauf der Zeremonien, denen wir beiwohnten, immer beobachten.

"Es gibt in den meisten Bewußtseinszuständen - außer während ihrem ungeordneten Anfangsstadium - ein Element von Schauspiel, welches zwangsläufig den Verdacht auf einen gewissen Grad an Simulierung oder zumindest ein Element von willentlicher Täuschung aufkommen läßt. Man kann mit Recht an der Authentizität der Besessenheitszustände zweifeln, wenn sie sozusagen auf Kommando auftreten oder wenn das Ritual es erfordert. Der Bewußtseinsverlust, ohne den im klassischen Fall ein Besessenheitszustand unmöglich ist, ist - wenn auch nicht inexistent - so doch bei einer großen Anzahl von Betroffenen nur sehr partiell vorhanden" (A. Métraux).

Manche Besessenheitskrisen befriedigen *masochistische* Tendenzen. Man sieht nicht selten Besessene, die brutal mit dem Kopf gegen den Boden schlagen. Manchmal gehen Frauen so weit, daß sie ihre neuen Röcke zerreißen oder verbrennen; und es gibt Hounsi, die sich sogar Messer in den Bauch stecken usw.

Unter den realen Funktionen der Besessenheitskrise steht mit an erster Stelle die Freude, die den sehr armen, von der Last des Lebens niedergedrückten Leuten zuteil wird, wenn sie dank diesem Mechanismus in den Mittelpunkt der Aufmerksamkeit treten und die Rolle eines gefürchteten und respektierten übernatürlichen Wesens übernehmen können. Die außerordentlich harten Lebensbedingungen auf Haiti könnten diese Hypothese über die Besessenheitskrisen bestätigen. Auch der Anteil an *Exhibitionismus* ist sehr groß.

---

[1] Métraux A.: Le Vaudou haitien. Ed. Gallimard

Man kann häufig beobachten, daß die Anhänger des Voodoo eher von Loa, die ihnen hinsichtlich ihres Charakters gleichen, "beritten" werden. Manchmal ist auch das Gegenteil der Fall; die Anhänger werden von Loa besessen, deren Charakter ihnen entgegengesetzt ist. In diesem Falle scheint die Trance eine Kompensationsfunktion zu erfüllen.

Prof. R. Bastide [1] liefert eine Freudsche Interpretation der Trance mit folgenden Worten: "Die Besessenheit würde es dem verdrängten Teil der Persönlichkeit gestatten, symbolisch und in einer frohen, festlichen Atmosphäre wieder aufzutauchen, ohne den finsteren Aspekt, von dem Freud spricht." Sie wäre eine Beichte, die nicht ausgesprochen, sondern gespielt wird, eine Bewegungskur, deren muskulärer Höhepunkt in Form des Tanzes die Liegekur auf dem Sofa im Halbschatten einer Klinik ersetzt.

Sicherlich sind kultische Trancen an sich ein Mittel, um sich auszutoben, ein emotionelles Befreiungsmittel, das es den Anhängern ermöglicht, ein gutes nervliches und psychosomatisches Gleichgewicht herzustellen. Das gemeinsame Element aller dieser Riten in allen Ländern der Welt ist die emotionelle Befreiung durch die Exaltation des Tanzes und der Muskelkontraktionen.

Es ergeben sich daraus äußerst wichtige Perspektiven für die Prophylaxe bei vielen nervösen und psychosomatischen Krankheiten, wenn man an die systematische Anwendung von Trancen dieser Art denkt und dabei die mystischen und religiösen Elemente beiseite läßt. Wir finden übrigens in unserer "zivilisierten" Welt Praktiken, die den *"kultischen Trancen"* ziemlich nahekommen. Was geschieht denn anderes, wenn junge Menschen in Trance fallen, wenn die Beatles oder die Rolling Stones ein von Rhythmus durchpulstes Konzert geben? Die Antwort ist nicht schwer zu finden.

Obwohl die Wirkung der Trance von mangelhaft informierten Leuten häufig kritisiert wird, ist sie zweifellos wohltuend. Dies ist für die Jugend ein Mittel, sich auszutoben, eine Prophylaxe, ein Weg, das psychosomatische Gleichgewicht aufrechtzuerhalten, das im modernen Leben stark gefährdet ist.

Auf der psychischen Ebene tritt dasselbe Phänomen bei Fastnachtsfesten auf. Sie ermöglichen ein totales Austoben und eine individuelle Befreiung, die sehr wichtig ist. Eine ähnliche Form des Austobens, die zwar weniger spektakulär ist, kann man in den Stadien beobachten, wenn sportliche Ereignisse stattfinden und die Fans schreien, um ihre Mannschaft anzufeuern.

Unserer Ansicht nach und gestützt auf unsere Beobachtungen von Haiti ist der Bewußtseinszustand eines "Besessenen" ähnlich - wenn nicht gar identisch - mit dem hypnotischen Zustand. Alle Charakteristika der Hypnose, sowohl auf der hypnotischen wie auch auf der psychischen Ebene finden sich bei den Eingeborenen im Trancezustand wieder. Der Bewußtseinszustand ist vielleicht nicht derselbe (man muß die mystischen und religiösen Momente berücksichtigen), aber er befindet sich sicher auf einer Bewußtseinsebene, die sich mit der des Hypnotisierten vergleichen läßt. Der Verlust des Zeitbegriffs, die Amnesie, das häufige Schlucken, das Zucken der Augenlider, das Schwitzen sind alles gemeinsame Zeichen. Es gibt noch andere Zeichen, die es uns erlauben, beide Zustände zu vergleichen. Die Hypnose wird durch eine monotone Reizung unserer Sinne eingeleitet; was gibt es aber Monotoneres als den Lärm der Trommeln und den rhythmischen Tanz? Häufig sind die Krisen ansteckend, und viele Anhänger fallen gleichzeitig in Trance. Schon zu Mesmers Zeiten war man sich dieser ansteckenden Eigenschaft des hypnotischen Zustands bewußt. Liest man die Beschreibung von Moreau de Saint-Mery [2], so hat man den Eindruck, man wohne der berühmten Szene des Mesmer'schen Beckens bei. Laut diesem Autor endet die Zeremonie in einer Art kollektiven Deliriums, das durch magnetische Ausstrahlung provoziert wird. "Bei den einen folgen einander Schwäche- und Ohnmachtsanfälle, und bei den anderen entsteht eine Art Wut. Aber bei allen tritt ein nervöses Zittern auf, das sie offenbar nicht beherrschen können. Sie drehen sich alle um

---

[1] Bastide R.: Sociologie et psychoanalyse. PUF, Paris, 1950
[2] Moreau de Saint-Mery L.E.: Description topographique, physique, civile politique et historique de la partie française de l'île de Saint Dominique. Philadelphia, 1797

ihre eigene Achse. Und während einige in dieser Art Bacchanal ihre Kleider zerreißen und sich ins eigene Fleisch beißen, sind andere nur ihrer Sinne beraubt, fallen zu Boden und werden, immer noch tanzend, in ein Nebenzimmer getragen..."

Bei dieser Beschreibung hat man den Eindruck, gänzlich in den animalischen Magnetismus von Mesmer oder in die Hypnose zurückgekehrt zu sein, was übrigens dasselbe ist. Es gibt einen anderen Faktor, der für ein rein hypnotisches Phänomen spricht: Hounsi, die zum ersten Mal in Trance fallen, künden die Trance durch unkoordinierte Bewegungen, durch Verkrampfungen und durch Zittern an. Dann fallen sie je nach dem Rhythmus in die "Besessenheitskrise", der dem sie innewohnenden Loa eigen ist. Wir möchten hier in Erinnerung rufen, daß jeder Geist seinen eigenen Rhythmus hat, um angesprochen zu werden. Mit der Zeit, und jedesmal wenn der Rhythmus beginnt, fallen sie schneller in Trance und mit weniger äußeren Zeichen, und schließlich fallen sie unverzüglich in Trance, sobald der Rhythmus begonnen hat. Dieses Phänomen tritt in gleicher Weise in der klassischen Hypnose auf und ist wohlbekannt.

Es handelt sich um einen bedingten Reflex nach Pawlow, der dem entspricht, was man ein "Signalzeichen" nennt.

Es steht fest, daß die Suggestion und die Autosuggestion diesem Trancephänomen zugrunde liegen. Die auf einen Geist hin gerichtete Musik bewirkt automatisch eine Suggestion beim Besessenen. Er selbst gibt sich zusätzlich Autosuggestionen hin, indem er denkt, daß ein Loa in ihn hinabsteigen und ihn besitzen wird.

Wie Sie sehen, wurden zahlreiche Theorien aufgestellt, um die Bewußtseinsveränderungen zu interpretieren, die bei den "kultischen Trancen" auftreten. Suchen Sie sich selbst aus, welche Ihnen am meisten zusagt. Wir unsererseits glauben, daß die kultische Trance nichts anderes ist, als ein hypnotischer Zustand mit religiösem Charakter.

Kapitel XII

Die sophronischen Bewußtseinszustände (4. Teil) Überwache Zustände und Atmung

Die sophronischen Bewußtseinszustände (4. Teil)
Überwache Zustände und Atmung

Ich bin zu größeren Dingen berufen, als meines Körpers Sklave zu sein.

Seneca

Richtig atmen zu können gewährleistet eine bessere körperliche und seelische Verfassung. Richtiges Atmen ist die Basis der Gesundheit.

R.A.

Überwache Zustände

Die sophrologische Schule befaßt sich mit den Bewußtseinsveränderungen, die durch verschiedene Yoga-Techniken bewirkt werden können. Wir werden das Yoga nur in dem Sinn, wie es im Orient verstanden wird, nämlich als absolute Einheit von Geistigem und Körperlichem, angehen. Nach indischer Auffassung sind Soma und Psyche aufs engste miteinander verbunden. Diese Einstellung bestätigt unsere Denkweise in der Sophrologie.

Es gibt mehrere Arten von "Yoga"; sie unterscheiden sich nur in ihrem Ausgangspunkt voneinander. Ihr Wesen und ihr Ziel ist immer dasselbe. Dieses Ziel aber kann nur durch eine unbedingte Selbstdisziplin erreicht werden. Entsprechend den verschiedenen Wegen, denen sie folgen, tragen die einzelnen Yoga-Arten verschiedene Namen. Die bekanntesten sind:
- das "Bhakti-Yoga", der Weg der Intelligenz und der Erkenntnis;
- das "Karma-Yoga", der Weg des Handelns, der Wohltaten und der Arbeit;
- das "Raya-Yoga", der königliche Weg, der denen vorbehalten bleibt, die schon genügend weit in der Praxis der Meditation fortgeschritten sind;
- das "Hatha-Yoga" oder körperliches Yoga, das im Westen am häufigsten betrieben wird, d.h. der Weg der Entwicklung der Körperkraft und der Beherrschung des Körpers.

Auf verschiedenen Stufen versuchen alle Yoga-Formen Materie in Geist zu verwandeln. Man muß seinen Tod leben anstatt sein Leben zu sterben. Die Yogis lehren, daß derjenige, der die Befreiung nicht erreicht hat, solange er auf Erden lebte, dies keineswegs eher durch den Tod erhoffen kann, denn dann sind ja die Bedingungen noch schwerer. Doch wir wollen hier keine Arbeit über die philosophischen Anschauungen des Yoga schreiben, sondern nur die für die Sophrologie unmittelbar interessanten Elemente aufgreifen.

Das Ziel der Yoga-Übungen, wie sie in Indien praktiziert werden, besteht darin, einen besonderen, unter der Bezeichnung "Samadhi" bekannten Bewußtseinszustand zu erreichen, der dem "Satori" der Zen-Buddhisten entspricht, obwohl der Weg dahin ein anderer ist.

In diesem Zustand beobachtet man eine deutliche Beschleunigung der elektroenzephalographischen Wellen. Es ist das Verdienst von Marlyse Choisy, Doktor der Philosophie und Diplomierte in Sanskrit, zum ersten Mal, soviel ich weiß, die elektrische Tätigkeit des Gehirns bei meditierenden Yogis aufgezeichnet zu haben. Es war im Jahr 1952 in einer heiligen Stadt des Himalaya. Sie hat ihre Ergebnisse in mehreren psychiatrischen Zeitschriften veröffentlicht. Die verschiedenen Etappen (Konzentration, Meditation), die zum Samadhi-Zustand führen (Kontemplation), findet man in allen Kurven wieder. Andere Autoren wie Dr. Ras aus Kalkutta und H. Gastaud aus Marseille haben vergleichbare Aufzeichnungen gemacht. Sie haben ihre Arbeiten anläßlich des Kolloquiums über die elektrischen Hirntätigkeiten im November 1955

170

in Marseille vorgestellt.

Aus allen Veröffentlichungen auf dem Gebiet des Samadhi-Bewußtseinszustandes läßt sich schließen und beweisen, daß es sich dabei um etwas, was man als überwachen Zustand oder als Überwachsamkeit bezeichnen könnte, handelt.

Diese Beobachtungen und Schlußfolgerungen sind folgende:
1. Das Samadhi ist ein sophronischer Zustand, der in keiner Hinsicht einer Hypnose gleicht.
2. Die EEG-Kurven bei Meditation unterscheiden sich grundsätzlich von denen, die man durch die Entspannungsmethode nach Schultz erhält (leicht veränderte Alphawellen).
3. Während für einen Beobachter der Meditierende völlig bewegungslos, völlig entspannt und ohne die geringste Muskelanspannung erscheint, zeigt die Aufzeichung eine überdurchschnittliche Überwachsamkeit mit sehr schnellen Wellen.
4. Nach den Angaben der erwähnten Autoren hat bisher keine andere im Westen oder im Osten bekannte Technik Kurven ergeben, die sich mit denjenigen vergleichen ließen, die man bei meditierenden Yogis erhalten hat. Seither wurden ähnliche EEG-Wellen während des Orgasmus oder in manchen Fällen während der "kontemplativen" Phase der Dynamischen Relaxation aufgezeichnet. Indessen bedeutet Gleichheit der Hirnwellen nicht unbedingt Gleichheit der Bewußtseinszustände.

Um das Samadhi zu erreichen, muß man einen bestimmten, schrittweise verlaufenden erzieherischen Weg gehen, der über folgende Etappen führt:
1. Yama: persönliche Disziplin und Kontrolle des Geistes;
2. Niyama: Beachten der Regeln, um dieses Ziel zu erreichen;
3. Asana: Körperhaltungen, um die Beherrschung des Körpers zu erreichen;
4. Pranayama: für die Kontrolle des Geistes wesentliche Atemübungen;
5. Pratyahara: völlige Entspannung des ganzen Körpers einschließlich der inneren Organe, und Rückzug des Bewußtseins; Verlust des Interesses an den äußeren Dingen;
6. Dharana: Konzentration der Gedanken auf den Körper oder auf einen seiner Teile, auf einen Gegenstand, auf das *Absolute* oder, in Verbindung mit einer Religion, auf Gott oder einen Propheten;
7. Dhyana: Meditation über den Gegenstand der Konzentration, welcher spontan und ohne Konzentration zu erfordern das gesamte Bewußtsein erfüllt;
8. Samadhi: Identifikation, ekstatische Kontemplation; der Dualismus zwischen Kenntnis und Gegenstand der Konzentration verschwindet.

Das Yoga, wie es in den meisten westlichen Yogaschulen praktiziert wird, geht nicht weiter als bis zum Pranayama. Die wesentliche metaphysische Seite dieser Suche nach sich selbst wird nur wenig oder gar nicht angegangen. Und dennoch entspricht das Yoga, auch wenn es nicht richtig verstanden und angewandt wird, ebenso wie die Entspannung, einem Bedürfnis des zivilisierten Menschen. Es kann ausgezeichnet sein und außerordentlich wohltuend in seiner Wirkung. Das erklärt die beträchtliche Zunahme der Anhänger in unseren Ländern und parallel dazu die wachsende Anzahl von Yogalehrern und Yogaschulen.

In Indien gibt es zahlreiche Kliniken, in denen man die Patienten mit Yoga-Therapie behandelt; ausgezeichnet sind die Ergebnisse in Fällen von psychosomatischen Krankheiten. Auch im Westen wird seit kurzem mit dieser Methode experimentiert. Sie stellt für die moderne medizinische Therapeutik eine beträchtliche Hilfe dar.

Das "Hatha-Yoga", das in unseren Ländern am häufigsten Anwendung findet, hat keinerlei Zusammenhang mit der schwedischen Gymnastik. Jeder Wettkampfgeist muß im Yoga ausgeschaltet sein. Die Leiter und Meister (in Indien nennt man sie Gurus) kritisieren ihre Schüler nie, sie stellen nur fest, ob eine Übung gelungen ist oder nicht. Das Erlernen findet unter Kontrolle sachverständiger Personen statt, da falsch ausgeführte Übungen gefährlich sein können.

Über die Yoga-Stellungen wäre vieles zu sagen. Aus der indischen metaphysischen Sicht ist das menschliche Wesen ein *Empfänger und Sender* zugleich für kosmische Wellen. Der Empfang findet beim Menschen über die Handflächen und Fußsohlen statt. Die Frau hat einen

171

fünften Empfänger, nähmlich ihre Geschlechtsteile. Der Mann besitzt 21 Sender, nämlich die 10 Zehen, die 10 Finger und den Penis; die Frau hat einen Sender weniger. Das Ziel der "wahren" Stellungen besteht darin, die kosmische Energie aufzufangen und sie in einen inneren Kreislauf im Körper zu bringen. Um das zu bewirken, müssen die Empfänger gegen den Himmel gerichtet und die Sender kurzgeschlossen sein. Aus diesem Grund ist die Anzahl von Stellungen, die diese Forderungen erfüllen, sehr beschränkt. Eine von ihnen, die aber nur für den Mann zweckmäßig ist, ist die Siddhasana (Abb. XII.1). Ist einmal die kosmische Energie aufgenommen, so muß man sie im Organismus aufbewahren, und zwar in den "Chakras", d.h. in Zentren, die längs der Wirbelsäule verteilt und ständig in Tätigkeit sind. Diese "Chakras" gewährleisten die Verbindung zwischen den körperlichen und nicht körperlichen Ebenen des Menschen. Aus westlicher Sicht stellen sie das Wirken der endokrinen Drüsen dar.

Ehe wir diesen kurzen Exkurs über Yoga beenden, möchten wir nochmals in Erinnerung rufen, daß Yoga keine Religion ist, obwohl es meist von Hindus praktiziert wird, und daß es eine Methode der Askese sein kann, die sich in jede beliebige Religion einfügen läßt. Aurobindo sagt: "Yoga ist keine Religion. Es ersetzt keine Kirche. Dagegen drängt es einen dazu, den eigenen Glauben zu vertiefen." Man kann nur hoffen, daß die Zahl der medizinischen Yogatherapie-Zentren wachsen wird, denn so würde ein wissenschaftlicher und statistischer Beweis der Heilwirkung dieser orientalischen Methode - auch in der abgeänderten und auf unsere Psyche zugeschnittenen Form - möglich.

Die Atmung

Die Atmung ist für die Erhaltung der Gesundheit und des Gleichgewichts von grundlegender Wichtigkeit. Leben heißt atmen; ohne Atmung ist kein Leben möglich.

Der moderne Mensch lebt in einem ständigen Angstzustand. Er kann nicht mehr richtig atmen, er hat keine Zeit mehr dazu. Es läßt sich keine bedeutende Bewußtseinsveränderung ohne Änderung der Atmung erreichen. Dieses Problem erscheint uns so wichtig, daß es in allen Einzelheiten dargelegt werden soll.

Unsere totale Atemkapazität beträgt ungefähr fünf Liter Luft, mit individuellen Abweichungen, je nach Körperbau.

Das Residualvolumen bei einem Toten beträgt 1,5 Liter, es bleibt für uns also eine normale durchschnittliche Kapazität von 3,5 Litern. Die Mehrzahl der Bewohner der "zivilisierten" Welt benützt aber nur ein Zehntel ihrer Totalkapazität, also ungefähr 0,5 bis einen Liter Luft bei jedem Atemzug. Dieses Volumen reicht gerade aus, um das Leben zu erhalten, nicht aber um die Gesundheit aufrechtzuerhalten.

Es scheint uns unerläßlich, eine richtige Atmung zu erlernen. Im Westen sind die Grundlagen, die in Sachen Atmung, selbst in den Turn- und Sportschulen, unterrichtet werden, falsch.

Man bringt den Sportlern die Atmung mit dem Brustkorb bei, was eindeutig ungenügend und unvollständig ist, wie wir später sehen werden. Der Mund ist für die Atemfunktion nur ein Hilfsorgan. Nach einer größeren Anstrengung ist der Sauerstoffbedarf dermaßen erhöht, daß sich die Luftmenge, welche durch die Nase aufgenommen werden kann, als ungenügend erweist, und dann kompensiert die Mundatmung diesen Mangel. Eine dauernde Mundatmung ist pathologisch. Beim Kind beobachten wir dann das Auftreten einer Hypertrophie der Mandeln, was häufig ihre verfrühte Entfernung notwendig macht. Es ist ja nicht so, daß entzündete Mandeln die Mundatmung zur Folge haben, sondern die Hypertrophie der Mandeln ist sekundär. Beim Erwachsenen verursacht die ständige Mundatmung eine Verringerung der geistigen Fähigkeiten, wie z.B. des Gedächtnisses und der Konzentrationsfähigkeit. Der Allgemeinzustand ist schlecht und die Abwehrkraft des Patienten ist stark herabgesetzt, so daß er ständig von Erkältungen und anderen Störungen heimgesucht wird.

Abbildung XII.1

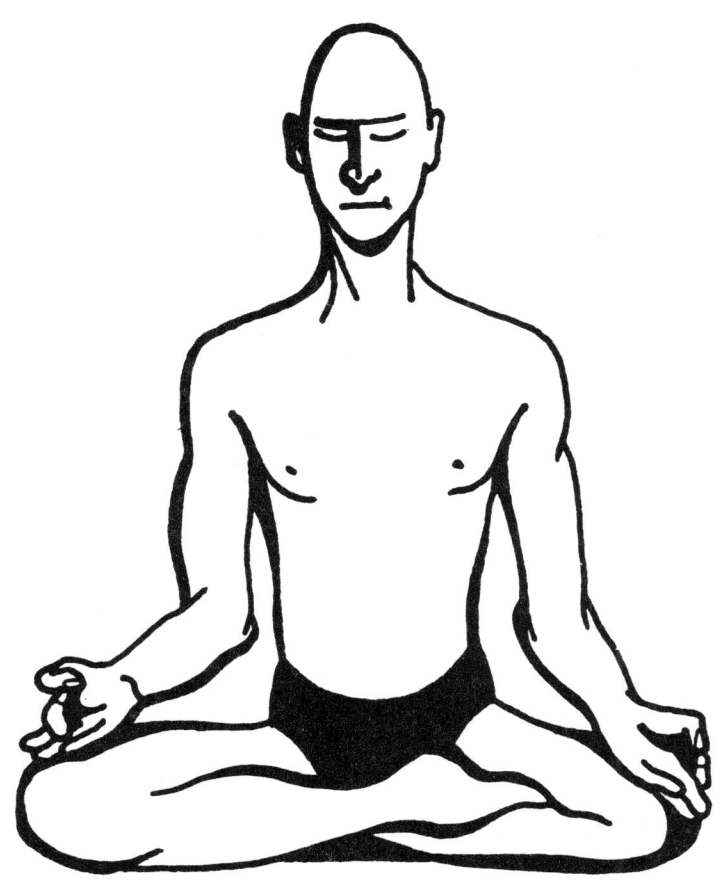

SIDDHASANA
perfekte Haltung

Warum ist Nasenatmung so wichtig? In den Nasenöffnungen halten die Härchen am Naseneingang die gröbsten Staubteilchen auf, im Naseninneren stoppt der Schleim die feineren Staubteilchen und hindert sie daran, unnötig die Lungen zu verschmutzen. Die Nasenmuscheln spielen die Rolle eines Thermostats für die Luft: sie erwärmen diese je nach Bedarf oder kühlen sie ab, so daß sie mit stets konstanter, physiologischer Temperatur in die Lungen gelangt. Der Feuchtigkeitsgehalt der Luft wird ebenfalls in den Nasenhöhlen reguliert. Der Geruchssinn spielt eine häufig unterschätzte Rolle, auch wenn er beim Menschen degeneriert ist. Der Bulbus olfactorius ist der einzige Teil des Zentralnervensystems, der in beinahe direkter Verbindung zu der Außenwelt steht. Von ihr wird er nur durch die Schleimhaut des Nasendachs und durch die feine Siebplatte (Lamina cribrosa) des Siebbeins getrennt. Auf der anderen Seite verlaufen mehrere Äste des Trigeminus-Nervs (fünfter Hirnnerv) direkt unter der Nasen- und Nebenhöhlenschleimhaut. Diese eigentümlichen anatomischen Verhältnisse bilden die Grundlage zahlreicher Reflexe beim Durchgang der Luft.

Um das Folgende verstehen zu können, bitte ich den Leser, für einen Augenblick jegliches rationalistisches und materialistisches Denken beiseitezulassen. Die Weisheit des Ostens lehrt uns, daß die Nase dazu dient, das Prana in den Körper eindringen zu lassen. Das Prana entspricht dem Logos des Evangeliums, der vitalen Energie, die sich in der Luft befindet und in der Nahrung, unmeßbar und dennoch existent. Es ist ein abstraktes Lebensprinzip. Das Prana in der Luft kann aber vom Organismus nur aufgenommen werden, wenn es durch die Nase eintritt. Der anatomische Aufbau der Nasenmuscheln führt zu Luftwirbeln, die nach oben eingesogen werden und dadurch zwangsläufig in Kontakt mit dem Nasendach, dem Eintrittsort des Prana, treten. Als Versuch, dies zu beweisen, seien hier zwei Beispiele angeführt:

Wenn Sie nach einer ausgefüllten Arbeitswoche an einem Wochenende in die Berge gehen, versuchen Sie einmal. wenn Sie aus dem Wagen steigen. einen tiefen Atemzug durch den Mund zu nehmen. Es wird sich nichts Besonderes ereignen. Wenn Sie aber dasselbe durch die Nase geschehen lassen, fühlen Sie sich sofort belebt und munter; dies ist die Wirkung des Prana.

Ein anderes eindrucksvolles Beispiel ist der sehr unangenehme Zustand, den ein einfacher Schnupfen bewirkt. Er verhindert die Atmung nicht, denn der Mund tritt als Ersatzorgan in Funktion. Die aufgenommene Luftmenge ist genau dieselbe wie diejenige, die normalerweise durch die Nase eingeatmet wird. Und dennoch verliert man durch diesen banalen Schnupfen alle Lust, man schleicht umher, fühlt sich schlapp, lustlos, man ist überempfindlich für Erkältungskrankheiten, die körperliche Abwehr ist erheblich herabgesetzt. Man nimmt nämlich kein Prana mehr auf. Es gibt keine andere einleuchtende Erklärung dafür.

Wenn wir nun die Existenz dieses Lebensprinzips annehmen, so können wir noch ergänzen, daß die Atemfunktion dazu dient, die wesentlichen Austauschvorgänge in der Lunge zu gewährleisten, nämlich die Aufnahme von Sauerstoff (O_2) und die Abgabe von Kohlensäure (CO_2).

Wenn wir - wie oben erwähnt - nur ungefähr 0,5 bis 1 Liter Luft pro Atemzug aufnehmen, so enthalten wir unserem Organismus ständig Lebensenergie und Sauerstoff vor und zerstören so unaufhaltsam unsere Gesundheit.

Es gibt drei Etappen der Atmung:
- die untere oder diaphragmatische (Zwerchfell);
- die mittlere oder thorakale (Brust);
- die obere oder skalpuläre (Schulterblätter).

Der Mann atmet dauernd und ausschließlich in der mittleren Partie, während die Frau tagsüber die obere und nachts die Brustatmung benützt.

Das Erlernen der Bauchatmung schon in der Kindheit würde sicher den meisten Verdauungsstörungen und Störungen gynäkologischer Art, die heutzutage so häufig sind, vorbeugen.

Das Zwerchfell ist ein Muskel, der die Bauchhöhle vom Brustkorb trennt. Es ist in seiner wesentlichen Funktion ein Atemmuskel. Wenn es sich senkt, so erlaubt es der Luft, in den unteren Teil der Lunge einzutreten, und gleichzeitig drückt es die Bauchorgane zusammen

(Einatmung). Wenn es sich hebt, treibt es die Luft nach außen aus und bewirkt eine Druckentlastung auf die Bauchorgane (Ausatmung). Es wirkt wie der Kolben einer Spritze. Sein regelmäßiges Hin und Her noch oben und nach unten bewirkt eine tiefe und ständige Massage der Gedärme, der Leber, der Bauchspeicheldrüse, der Milz, der inneren Geschlechtsorgane, der Nieren, und es sichert dadurch deren gesunde Funktion. Die unvollständige Atmung der zivilisierten Menschen des Westens führt automatisch zu chronischer Verstopfung, zu Leberunterfunktion, zu *Dysmenorrhoe*, zu Störungen der Genitalfunktionen usw.

Aus der chronischen Verstopfung, der schwierigen, langsamen und unvollständigen Ausscheidung, ergibt sich eine zunehmende Selbstvergiftung des gesamten Organismus. Um uns davon zu befreien, ist die einfachste und jedem zugängliche Lösung das Erlernen der richtigen Atmung, durch die das Zwerchfell arbeiten muß, sowie das regelmäßige Üben von speziellen Atemtechniken, so wie sie in der Dynamischen Relaxation gelehrt werden.

Auf der Straße und in den Freibädern können wir Frauen und Männer beobachten, die aus Gründen der Schönheit sich alle Mühe geben, den Bauch so weit wie möglich einzuziehen und den Brustkorb möglichst vorzuwölben. Um nach unseren Begriffen ''schön'' zu erscheinen, ruinieren sie ihre Gesundheit, indem sie ihr Zwerchfell völlig blockieren. Auch die Sportler atmen nur mit dem Brustkorb und vergessen dabei völlig den Bauch. Diese ''dem gesunden Menschenverstand zuwiderlaufende'' Atemerziehung läßt einen guten Teil der körperlichen und geistigen Fähigkeiten versiegen.

Was soll man von der Haltung der Frau im allgemeinen halten? Es ist eine Katastrophe! Die Mode fordert, daß die Brust schön sichtbar getragen und der Bauch eingezogen wird. Um bei Erschlaffung der Bauchmuskeln, besonders infolge mehrerer Schwangerschaften oder als Folge des Alterns Abhilfe zu schaffen, tragen sie Mieder und Gürtel, die den Bauch zusammenpressen und dadurch jegliche normale Funktion unmöglich machen. Das Ergebnis zeigt sich in chronischen Verdauungsstörungen, in Venenstauungen, in Kreislaufstörungen aller Art, in Menstruationsschmerzen usw. Enge Büstenhalter blockieren die Brustatmung, so daß tagsüber nur der oberste Teil der Lunge in Funktion treten kann. Wenn wir noch das modeabhängige Tragen von Schuhen mit hohen Absätzen, welche die Wirbelsäule verformen, oder die elektrostatische Nylonwäsche, die die Hautatmung beeinträchtigt, hinzufügen, so brauchen wir uns nicht zu wundern, wenn die große Mehrheit unserer Damen unter allen möglichen Störungen leidet. Ungefähr ein Sechstel der Sauerstoffaufnahme erfolgt durch die Haut; man muß ihm also freien Zugang gewähren. Aber die synthetischen Stoffe, die in der Kleiderkonfektion, für Bettlaken, Decken usw. benützt werden, verhindern eine normale Hautatmung.

Wir schlagen Ihnen nun einige Atemübungen vor:

Stellen Sie sich aufrecht und nackt vor den Spiegel und beobachten Sie Ihren Bauch. Beginnen Sie nun, ihn so weit einzuziehen, als wollten Sie mit dem Bauchnabel die Wirbelsäule berühren. Kümmern Sie sich nicht um Ihre Atmung, lassen Sie sie frei durch die Nase geschehen. Wenn Sie den Bauch einziehen, strömt die Luft aus Ihren Lungen aus (Atmung).

Dann strecken Sie den Bauch möglichst weit vor; die Luft tritt in den unteren Teil der Lungen ein. Wenn Sie diese Übung machen, muß der Brustkorb unbeweglich bleiben, nur der Bauch arbeitet (Einatmung). (Fassen wir zusammen: entgegen der landläufigen Praxis: eingezogener Bauch = Luft strömt aus, Bauch vorgestreckt = Luft strömt ein.)

Versuchen Sie nun, nur *Bauchatmung* zu machen, und zwar langsam, so daß Sie die Luftbewegungen in der Brust bewußt erleben. Bevor Sie zur nächsten Übung weitergehen, müssen Sie sicher sein, daß Sie diese Bauchatmung gut beherrschen.

Machen Sie nun das Gegenteil, ziehen Sie den Bauch möglichst tief ein und halten Sie ihn in dieser Stellung. Atmen Sie nur mit dem Brustkorb. Diese Übung ist leichter, denn Sie sind sie gewohnt. Mit eingezogenem Bauch weiten Sie Ihren Brustkorb möglichst aus und lassen Sie so viel Luft einströmen, wie Sie können. Atmen Sie frei aus.

Legen Sie sich hin und versuchen Sie die totale Atmung wie folgt durchzuführen:

1. Phase: Ziehen Sie den Bauch ein, und atmen Sie möglichst tief aus. (Jede gute Atmung beginnt mit dem Ausatmen.)

2. Phase: Strecken Sie den Bauch vor, so weit Sie können, und lassen Sie die Luft in den unteren Teil der Lungen einströmen. In dieser Phase senkt sich das Zwerchfell und preßt die Bauchorgane zusammen.

3. Phase: Weiten Sie den Brustkorb maximal aus, und lassen Sie den Bauch vorgestreckt. (Die Luft strömt in den mittleren Lungenbereich.)

4. Phase: Ziehen Sie den Bauch leicht ein, und heben Sie die Schultern. (Die Luft strömt auch in den oberen Bereich.)

5. Phase: Halten Sie die Luft einige Augenblicke an.

6. Phase: Atmen Sie langsam aus, langsamer als Sie eingeatmet haben, lassen Sie die Schultern wieder fallen, entleeren Sie den Brustkorb, und ziehen Sie den Bauch ein.

Dies ist die sogenannte "totale" Atmung. Machen Sie sie regelmäßig mehrmals täglich, bei jeder Gelegenheit: bei Tisch zwischen zwei Gängen, während Sie Schaufenster betrachten, in Ihrem Büro, bei einem Spaziergang oder in Ihrem Bett. Sie werden über das Ergebnis erstaunt sein. Ihr Gesundheitszustand wird sich bessern, Sie werden besser schlafen. Ihr Darm wird besser arbeiten. Wenn Sie erst einmal gut trainiert sind, können Sie diese Atemübung mit dem Rhythmus 1-4-2-4 verbinden, indem Sie die Zeiteinheiten zählen. D.h.: 1 Zeiteinheit einatmen, 4 Zeiteinheiten Luft mit vollen Lungen anhalten, 2 Zeiteinheiten ausatmen und 4 Zeiteinheiten mit leeren Lungen anhalten. Verlängern Sie allmählich diese Zeiteinheiten. Beginnen Sie zum Beispiel mit 4 Sekunden Einatmen, 16 Sekunden Anhalten, 8 Sekunden Ausatmen und 16 Sekunden Anhalten. Nach einer gewissen Zeit, die Sie selbst abschätzen können werden, können Sie auf 5-20-10-20- Sekunden übergehen. Nach ungefähr einem Jahr regelmäßigen Übens können Sie 16-64-32-64 Sekunden erreichen. In keinem Fall darf man etwas erzwingen wollen; diese Übungen dürfen keinerlei besondere Anstrengung erfordern. Wenn Sie die Zeiteinheiten allzu rasch verlängern, laufen Sie Gefahr, daß Ihnen übel wird, was auf einen zu hohen Sauerstoffgehalt im Blut (Alkalose) zurückzuführen ist.

Nehmen Sie sich Zeit zum Atmen, kontrollieren Sie Ihre Atmung immer wieder, sammeln Sie möglichst viel Lebensenergie, möglichst viel Prana ein. Sie werden gegenüber Infektionen und anderen Krankheiten viel widerstandsfähiger sein.

Wenn Sie einmal diese Technik gut beherrschen, gewöhnen Sie sich daran, ständig mit dem Bauch zu atmen, kontrollieren Sie anfangs Ihre Atmung immer wieder. Später wird sich die natürliche, normale und korrekte Bauchatmung als Reflex einstellen.

Im Folgenden finden Sie kurz beschrieben einige Atemübungen, die in der Dynamischen Relaxation Anwendung finden. Diese Übungen werden im Stehen ausgeführt.

1. Atmen Sie tief durch. Atmen Sie einmal vollständig ein (Bauch-Brust), halten Sie die Luft an, und pumpen Sie mit den Schultern, indem Sie diese mehrmals schnell anheben und fallenlassen. Sobald das erste Zeichen von Müdigkeit auftritt, atmen Sie explosionsartig durch die Nase aus.

2. Atmen Sie ganz aus. Atmen Sie einmal total ein und aus. Tänzeln Sie an Ort und Stelle, und halten Sie dabei die Luft an. Atmen Sie explosionsartig durch die Nase aus.

3. Drücken Sie die Nase mit beiden Daumen zu, und legen Sie die übrigen Finger vor die Stirn. Atmen Sie ganz aus. Atmen Sie durch den halb geöffneten Mund ein. Halten Sie die Luft an und neigen Sie sich leicht nach vorn. In dem Augenblick, wo eine ganz leichte Müdigkeit auftritt, stoßen Sie die Luft heftig durch die Nase aus, indem Sie Ihre Daumen schnell von der Nase abheben.

4. Atmen Sie ganz aus. Totales Einatmen und Anheben beider Arme, so daß sie waagrecht vor dem Körper ausgestreckt sind. Halten Sie die Luft an, und beschreiben Sie mit beiden Armen schnelle Kreise. Wenn eine Ermüdung spürbar wird, lassen Sie die Luft heftig durch die Nase hinausschießen, und bringen Sie dabei Ihre Arme in die Ursprungshaltung zurück.

5. Atmen Sie tief aus. Totales Einatmen. Halten Sie die Luft an, spannen Sie alle Muskeln Ihres Körpers und schließen Sie die Fäuste. Atmen Sie explosionsartig durch die Nase aus, nachdem Sie Ihre Lungen so lange wie möglich voll gehalten haben.

Alle diese Übungen haben eine sehr stark oxygenisierende Wirkung. Trainieren Sie schrittweise; der Körper muß sich an diese Hyperventilation gewöhnen.

Um Bewußtseinsveränderungen zu bewirken, ist die Anwendung von Atemübungen wesentlich. Zudem erlaubt eine gute Durchlüftung die Verbrennung der Fette, die sich in den Geweben ablagern und kann ein normales Gewicht ohne jegliche Diät zurückbringen.

Atmen zu lernen ist leicht, billig und grundlegend wichtig für die Erhaltung der Gesundheit.

Kapitel XIII

Die sophronischen Bewußtseinszustände (5. Teil)
Elektroenzephalographie und Alphagenics

Die sophronischen Bewußtseinszustände (5. Teil)
Elektroenzephalographie und Alphagenics

Wir gebrauchen nur ungefähr 10 % unserer Hirnzellen. Warum nicht versuchen, sich hier zu verbessern?

R.A.

1. Allgemeines

Die Aufzeichnung der *elektrischen Hirntätigkeit* hat sich wegen der sehr geringen Potential-änderungen der Hirnzellen als sehr schwierig erwiesen. Die zu messende Spannung liegt in der Größenordnung von 5 bis 10 Mikrovolt (Millionstel eines Volts). Die Spannung über-steigt in normalem Zustand nur selten 100 Mikrovolt.

Die Schwierigkeiten bei der Aufzeichnung haben drei Ursachen:
- die niedrigen Spannungen
- die niedrigen Frequenzen
- die Nebeneffekte, die vom Netzstrom herrühren.

Um diese Schwierigkeiten zu umgehen, benützt man die differentielle Verstärkung: Das Aufnahmegerät ist dank letzterer nur für Potentialschwankungen zwischen zwei Nachbar-punkten des Schädels empfindlich und den Einflüssen des umgebenden elektrischen Stroms nicht unterworfen.

Die Elektroden werden mit einer Kontaktpaste bestrichen und mit der zuvor entfetteten und gereinigte Kopfhaut in Kontakt gebracht. Man kann diese Elektroden auf verschiedenste Arten anlegen, u.a. sogar in den Nasenhöhlen und im Rachen.

Um ein EEG untersuchen zu können, muß seitens des Patienten eine Anzahl von Bedingun-gen erfüllt sein. Diese Bedingungen lassen sich in eine einzige zusammenfassen, nämlich: Zustand vollständiger Ruhe. Der Patient muß sich in völliger Muskelentspannung, in geistiger und sensorischer Ruhe befinden. Er muß also unbeweglich in einem dunklen, geräuschfreien Raum, vor äußeren Reizen geschützt sein und sich von jeglicher geistigen Anstrengung frei-halten. Um diese Situation herzustellen - was manchmal nicht einfach ist - kann man den Pa-tienten dadurch unterstützen, daß man ihm eine leichte und einförmige Beschäftigung auf-gibt (zum Beispiel seine Atembewegungen zählen lassen).

2. Die verschiedenen Wellen

Man kann im EEG fünf Sorten von Wellen aufzeichnen, von denen im Wachzustand nur zwei als normal anzusehen sind. Diese Wellen sind:
a) α-Wellen, 7,5 bis 13 pro Sekunde mit einem Mittel von 10,5
b) β-Wellen, 17 bis 45 pro Sekunde mit einem Mittel von 25
c) λ-Wellen, 3 bis 4 pro Sekunde
d) ∂-Wellen, 4 bis 7 pro Sekunde
e) γ- Wellen, über 35 pro Sekunde.

a) Alphawellen (Abb. XIII.1) (α)

Frequenz, Dauer, Periodizität: Ungefähr 10 pro Sekunde mit einer Streuung zwischen 7,5 und 13; Mittel 10,5. Die Periodizität der Wellen ist sehr regelmäßig. Der Unterschied von einer Welle zur anderen ist nicht größer als 25 bis 36 Millisekunden (Jaspers).

Amplitude: Die individuellen Streuungen der Amplitude sind beträchtlich, nämlich zwischen 10 und 1000 Mikrovolt. Es kann Streuungen in der Zeit geben oder nicht, daher unterscheiden wir drei Typen:
- Gleichmäßige Amplitude
- Unregelmäßige Amplitude
- Periodizität der Amplitudenänderung.

Meist liegt die dritte Form vor. Die Alphamodulationen haben auf den EEG-Streifen das Auftreten von Knoten und Bäuchen zur Folge, so daß die Alphawellen in Spindeln von ca. 0,5 bis 3 Sekunden erscheinen.

Kontinuität: Die Kontinuität der Alphawellen, ihre Anzahl pro Zeiteinheit, ist unterschiedlich. Die Anzahl Alphawellen, die im Laufe längerer Aufzeichnungen bei verschiedenen Menschen auftreten, kann zwischen ungefähr 20 Wellen innerhalb von 100 Sekunden bis 1000 Wellen innerhalb 100 Sekunden variieren. Das stellt eine Streuung von ungefähr 2 % und 100 % der totalen Aufzeichnungszeit dar (Jaspers). Es ließen sich weiterhin (bei 50 Personen) vier EEG-Gruppen unterscheiden:
1. Gruppe: Seltene Wellen. Alphawellen nur während eines Viertels der Aufzeichnungsdauer beobachtet (9 Personen);
2. Gruppe: Gemischte Wellen. Alpha während länger als einem Viertel und weniger als der Hälfte der Aufzeichnung (13 Personen);
3. Gruppe: Subdominante Wellen. Alpha während länger als der Hälfte und weniger als drei Viertel der gesamten Dauer (16 Personen);
4. Gruppe: Dominante Wellen. Alpha während mehr als drei Viertel der Aufzeichnungszeit (12 Personen).

Regelmäßigkeit: Die Regelmäßigkeit der Alphawellen in ihrer Periodizität, in ihrer Amplitude und in ihrer Kontinuität ist eines ihrer wesentlichen Charakteristika. Es bestehen hier individuelle Unterschiede. Es gibt Alphawellen, deren Aussehen vom dreifachen Standpunkt der Periodizität, der Amplitude und der Kontinuität auffällig homogen ist. In anderen Fällen ist die Alphawelle heterogen, sei es durch die Unregelmäßigkeit aller oder nur eines dieser Faktoren.

Aussetzreaktion: (Abb. XIII.2) Die Alphawellen treten unter den Bedingungen von sensorischer und geistiger Ruhe auf. Man nennt sie oft Ruhewellen. Unter dem Einfluß von sensorischer Tätigkeit und besonders von Lichtreizen findet ein Aussetzen der Alphawellen statt. Dasselbe geschieht bei geistiger Tätigkeit, bei intellektueller Anstrengung, bei Gefühlsreaktionen usw.

Das Ziel der Alphagenics ist, zu erlernen, wie man einerseits mehr Alphawellen produzieren, aber auch wie man sie in ihrer Periodizität, Amplitude, Frequenz und Kontinuität möglichst regelmäßig gestalten kann.

Es gibt mehrere Methoden, um dies zu erreichen, wie wir später sehen werden. Manche Menschen verfügen über eine gute Alphadominanz, während andere nahezu ganz ohne diese für ein gutes seelisches und körperliches Gleichgewicht so wichtige Welle leben. Die Möglichkeit, Alphawellen nach unserem Belieben hervorzurufen, ist eine sehr zukunftsreiche Wissenschaft, nämlich die **Alphagenik** oder das Biofeedback-Training.

b) Betawellen (β):

Sie unterscheiden sich von den Alphawellen in mehreren Eigenschaften:

Frequenz: Ihre Frequenz ist schneller, zwischen 17 und 50 pro Sekunde (zwischen 35 und 50 spricht man von Gammawellen (γ)), 25 pro Sekunde im Mittel, also ungefähr doppelt so viel wie die Alphawellen.

Amplitude: Sie ist deutlich geringer als die der Alphawellen, nämlich nur ungefähr ein Achtel der Amplitude jener Wellen.

Kontinuität: Es ist sehr schwierig, die Kontinuität der Betawellen zu beurteilen. Sie überlagern die Alphawellen und werden häufig von diesen verdeckt. Man entdeckt sie am ehesten dann, wenn eine psychosensorische Tätigkeit den Alpharhythmus aufhebt.

Regelmäßigkeit: Die Betawellen sind sehr unregelmäßig, sowohl in ihrer Frequenz als auch in ihrer Amplitude und ihrer Kontinuität. In dieser Hinsicht stehen sie im Gegensatz zu den Alphawellen.

Aussetzreaktion: Die Betawellen sind nicht den Aussetzreaktionen unterworfen wie die Alphawellen. Oft ist das Gegenteil der Fall: ein Sinnesreiz veranlaßt charakteristische Betawellen. Deshalb nennt man die Betawellen Aktivitätswellen.

Lokalisation: Wir haben gesehen, daß die Alphawellen am deutlichsten in der Hinterhauptsgegend auftreten. Die Betawellen dagegen sind besonders in der Projektionszone der *Roland'-schen Gegend* (parietal) deutlich ausgeprägt.

c) Deltawellen (λ) (Abb. XIII.3):

Sie entsprechen - außer in pathologischen Fällen - dem Schlaf mit seinen verschiedenen Tiefen, nämlich λ_1, λ_2, λ_3, λ_4. Es sind Wellen mit langsamer Frequenz (3 bis 4 pro Sekunde) und von größerer Amplitude als die des Alpharhythmus.

d) Thetawellen (∂) (Abb. XIII.3)

Rhythmus von 4 bis 7 pro Sekunde. Sie treten vor allem in den parieto-temporalen Zonen auf. Diese Wellen sind für gewisse Emotionen wie beispielsweise Zorn spezifisch.

Man kann auf einer einzigen Abbildung (Abb. XIII.4) die elektrische Hirntätigkeit eines normalen Menschen im Verlaufe eines Tages sehen.

Er durchläuft hierbei verschiedene Bewußtseinstiefen:

Auf der Abbildung von oben nach unten ist die Versuchsperson zuerst ängstlich, ihr zerebraler Rhythmus ist schnell; dann wird sie ruhiger, und der Alpharhythmus erscheint wieder; dann beginnt sie zu schlafen, und der Rhythmus verlangsamt sich mit Auftreten von niederen Frequenzen. Während des Schlafs erscheinen große, langsame Wellen, die noch von schnellen "Salven" unterbrochen werden. Im Tiefschlaf sind nur noch langsame Wellen vorhanden.

Bei den Aufzeichnungen begnügt man sich üblicherweise nicht mit dem EEG, sondern man bevorzugt die Polygraphie. Unsere Forschungen über die Entspannung und das Yoga haben wir mit Polygraphen durchgeführt. Das EEG nimmt sein definitives charakteristisches Bild beim Menschen erst im Alter von etwa 19 Jahren an. Kinder besitzen allgemein einen langsamen Rhythmus, der sich allmählich bis zum Erscheinungsbild des Erwachsenen-EEG entwickelt.

Das EEG-Bild schwankt stark je nach körperlicher, psychischer oder pharmakologischer Aktivität. Ein Klimawechsel, Veränderungen der Höhenlage über dem Meeresspiegel oder des chemischen Milieus (beispielsweise Veränderung des Blutzuckers oder Alkalose durch Hyperpnoe) verändern die Kurvenbilder.

Abbildung XIII.1

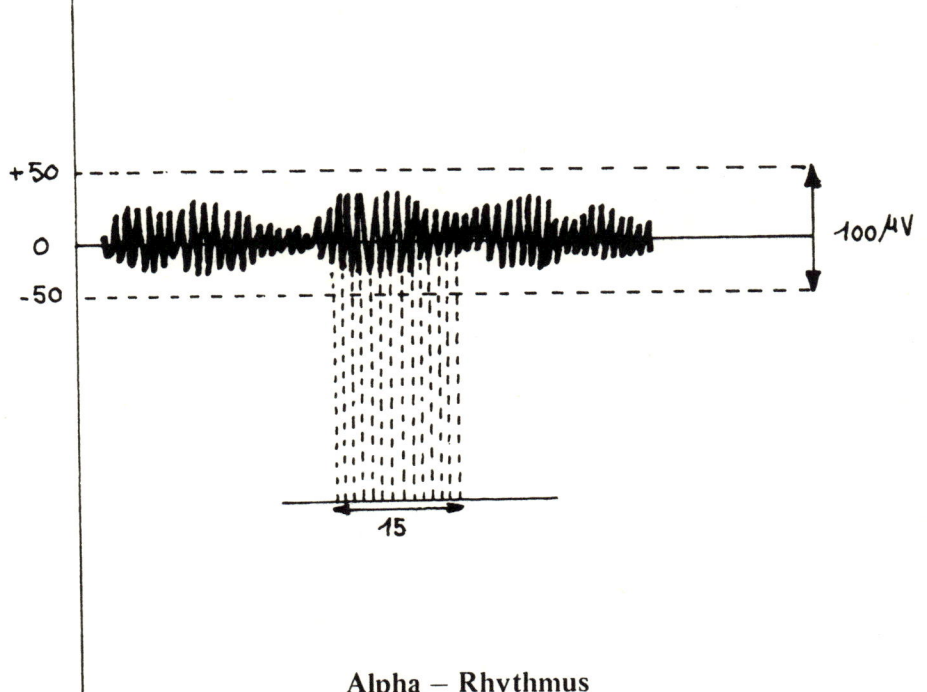

Alpha – Rhythmus

Man kann die spindelförmige Anordnung erkennen
● es kommen auch die beiden anderen
  Charakteristika zur Geltung:
① Frequenz (auf der Abszisse)
  hier 10 Hz (Zyklen/Sekunde)

② Spannung (auf der Ordinate)
  hier 50 V (Millionstel eines Volts)
  beidseits der Basislinie
● Konventionsgemäß werden positive
  Potentiale über diese Linie, negative
  Potentiale darunter geschrieben

Gewisse pathologische Zustände werden im EEG sichtbar. Es muß betont werden, daß eine intensive Hirnrindentätigkeit Beta- oder gar Gamma- und Hyperbetawellen hervorruft (mehr als 50 Zyklen pro Sekunde), zum Beispiel entgegen einer weitverbreiteten Annahme im Samadhi und Satori. Es gibt manche Schulen, die Geld damit verdienen wollen, indem sie behaupten, man könne durch Beherrschung der Alphawellen zur Kontemplation kommen. Das ist falsch. Man muß das sofort betonen, ehe man von Alphagenics spricht. Die Möglichkeit, Alphawellen nach Belieben auszulösen, kann wohl sehr nützlich sein. Aber leider machen manche Institutionen, die diese Idee ausbeuten wollen, daraus ein Universalmittel zur Beherrschung des Bewußtseins, was es jedoch mitnichten ist.

Die Alphagenics

Die Möglichkeit, die Hirnstromwellen zu kontrollieren und zu beherrschen, ist für die Aufrechterhaltung der körperlichen und geistigen Gesundheit äußerst interessant. Es wird heute, besonders in den USA, viel von Alphagenics gesprochen. Man muß sich aber vor Mißbrauch hüten. Sicherlich ist die Möglichkeit, Alphawellen in größerer Anzahl als normal in unserem Gehirn hervorzurufen, und das nur durch unsern Willen, in vielen Bereichen sehr nützlich.

Heutzutage sucht man gerne nach neuen Erlebnissen und nach neuen Bewußtseinszuständen durch Anwendung verschiedener Mittel, unter denen der Gebrauch von Drogen am bekanntesten ist. Man spricht auch viel von ekstatischen Zuständen (Samadhi und Satori). Diese beiden letzteren Zustände sind aber für den westlichen Menschen schwer oder gar unmöglich zu erreichen; es muß stetig und ausdauernd an sich gearbeitet werden, um vielleicht - wer weiß - einmal dahin zu gelangen. Man muß von vornherein betonen, daß Drogen eine Desynchronisierung der Hirnstromwellen bewirken und eine vorübergehende *Schizophrenie* hervorrufen (Halluzinogene). Dabei treten verrückte Wellen auf, die entgegen einer häufigen Behauptung mit Alphawellen nichts zu tun haben. Bei LSD-Mißbrauch kann die Schizophrenie definitiv und unwiderruflich werden.

In den Satori- und Samadhi-Zuständen sind die EEG-Wellen vom Typus Hypergamma (sogar über 50 Zyklen pro Sekunde) und haben wiederum keinerlei Zusammenhang mit dem Alpharhythmus. Ein Yogi in Trance, der zu schlafen scheint, ist in Wirklichkeit in einem überwachen Zustand, wohingegen Alphawellen Wellen sind, die im Zustand von geistiger und körperlicher Ruhe entstehen.

Das Wichtigste wäre, daß sich jeder Mensch in jedem Augenblick seiner EEG-Wellen bewußt würde und daß er fähig wäre, sie mit Hilfe seines Willens zu verändern.

Dies ist zu einem Teil etwas, was man in der Sophrologie zu verwirklichen sucht. Ist die Großhirnrinde teilweise gehemmt, so treten Alphawellen auf. Was uns am Zustand mehr oder weniger generalisierter Alphawellen wesentlich erscheint, ist, daß dann das Unbewußte dem Bewußten zugänglich wird. Dann wird es uns möglich, unsere Funktionen, die üblicherweise unbewußten Automatismen unterworfen sind, zu "beherrschen". Unter diesen Bedingungen von Alphadominanz können wir unseren Blutdruck wie auch unser Herz, unsere Verdauung, kurzum alle Funktionen, die normalerweise unserem Willen entzogen sind, unter Kontrolle bekommen.

Wie kann man Alphawellen hervorrufen?

Um dies zu erreichen, gibt es zwei Möglichkeiten:
1. Das Beherrschen und Anwenden gewisser medizinischer Entspannungstechniken, von denen wir das autogene Training von Schultz, die Entspannung nach Jacobson, die Sophronisation

Abbildung XIII.2

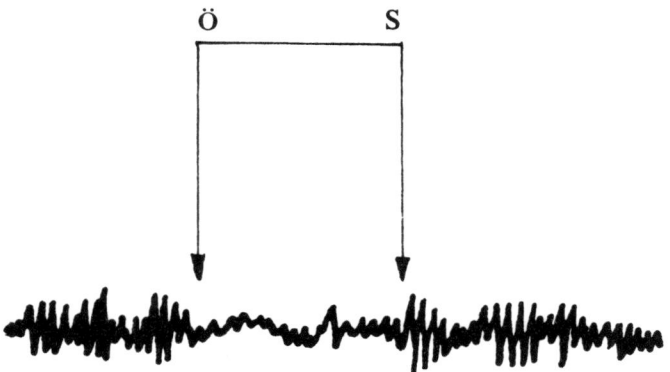

Aussetzreaktion

● Bei Öffnen der Augen („Ö") wird der
  Alpharhythmus unterbrochen. Dieser
  tritt nach Schließen der Augen („S")
  wieder auf

● Zwischen „Ö" und „S" findet man den
  schnellen und wenig hohen Rhythmus
  der Wahrnehmungstätigkeit

usw. nennen möchten. Letztere Methode, Alphawellen hervorzurufen, ist sehr interessant und kann sehr viele Menschen aus Krankheit retten. Die Entspannung ist umso wirksamer, je mehr sie darauf ausgerichtet ist, durch ein spezielles Training eine Dauerwirkung auch über jede Anfangstechnik hinaus zu gewährleisten.

Anfangs übt man einige Minuten täglich, dann verlängert man die Wirkung, bis man 24 Stunden am Tag entspannt ist. Der *Stress and Strain* des Lebens berührt uns nicht mehr, und wir bleiben von den psychosomatischen Umwelts- und Zivilisationskrankheiten verschont.

2. Wir können mit Hilfe der Elektronik lernen, die elektrische Tätigkeit unseres Hirns zu spüren. Dieses Vorgehen ist dank der *Elektroenzephalographie* und den beachtlichen Fortschritten, die in der *Kybernetik* erzielt wurden, entstanden.

Dieses neue verheißungsvolle Training, das BFT (Bio-Feedback-Training) genannt wird, ist in den USA aufgekommen. Die Urheber dieser Methode behaupten, daß das BFT das Yoga und sogar Drogen ersetzen könnte und daß jedermann, dank der Wirkungen dieser Methode, nach Belieben Wellen in seinem Hirn produzieren könnte. So könnte man zum Beispiel elektronisch lehren, den Alpharhythmus zu desynchronisieren, um Halluzinationen hervorzurufen, oder die Betawellen zu aktivieren, um zum Samadhi zu gelangen.

Diese Versprechungen scheinen uns zunächst unwahrscheinlich, und doch kann man sagen, wenn man sich mit der Sache etwas eingehender befaßt, daß auf diesem Gebiet nichts unmöglich ist.

Das BFT, dessen Mechanismen wir später erklären werden, hat eine große Zukunft, wenn man bedenkt, daß es vielleicht möglich sein wird, durch Training irgendwelche beliebigen Reaktionen psychischer oder organischer Natur hervorzurufen und z.B. Angst auszuschalten, die meisten Medikamente überflüssig zu machen, psychosomatischen Krankheiten vorzubeugen, Gedächtnis und Lernvermögen zu verbessern usw.

Dr. Kamiya, einer der Begründer dieser Methode (Langley Porter Neuropsychiatric Institute in San Francisco, lecturer in medical psychology at the University of California School of Medicine) ist überzeugt, daß der nächste Schritt in der Entwicklung des Menschen auf der Experimentierung auf dem Gebiet des BFT beruhen wird.

Das Grundmotiv der Forschungen von Kamiya und seine wesentliche Idee war es, zu untersuchen, ob ein Mensch lernen kann, seine Hirnstromwellen bewußt zu erleben. Jeder von uns tritt in Alpharhythmen ein und wieder heraus, und zwar fünf bis zehn Mal pro Minute, ohne es zu wissen oder es zu spüren. Kann man das bewußt erleben?

Dr. Kamiya und seine Kollegen (diesmal in Chicago) legten einer Versuchsperson, die in einem dunklen Raum lag, EEG-Elektroden an und zeichneten die vom Gehirn hervorgerufenen Wellen auf. Man bat dann die Versuchperson die Augen zu schließen und zu raten, ob sie im Stadium A (Alphawellen) oder B (Betawellen) sei, und zwar jedesmal bei einem Glockenzeichen. Nach jedem Versuch sagte man ihr, ob sie richtig geraten hatte oder nicht. Indem man diese Art "Feedback" gab, lernte die Versuchsperson schnell, die beiden Zustände zu unterscheiden.

Sie kam dann von 50 % Fehleinschätzungen zu Beginn der Versuche am ersten Tag (was nichts anderes ist als das Gesetz der Wahrscheinlichkeit) auf 100 % Treffer am vierten Trainingstag und erriet bis zu 400 Mal nacheinander richtig.

Andere Versuchspersonen wurden in ähnlicher Weise und mit denselben Ergebnissen getestet. Die Versuchsleiter entdeckten dann einen wesentlichen Faktor: die Versuchspersonen, die in der Lage sind, die Alphawellen von den anderen Wellen zu unterscheiden, sind auch fähig, nach Belieben und auf Wunsch des Versuchsleiters diese Wellen zu produzieren. Diese Entdeckung lieferte den Grundstock des BFT und seiner Anwendungsmöglichkeiten.

Später kehrte Dr. Kamiya nach Langley Porter in Californien zurück und änderte in einigen Belangen sein experimentelles Vorgehen. Es gelang ihm, Versuchspersonen in nur vier bis fünf Stunden zu lehren, ihre Hirnstromwellen bewußt zu erleben. Nach diesem kurzen Training sind die Versuchspersonen fähig, Alphawellen nur mittels eines akustischen Signals als Aus-

Abbildung XIII.3

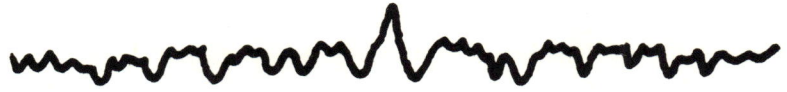

Deltawellen

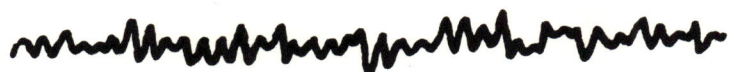

Thetawellen

löser zu produzieren (audio-feedback-tone).

Diese Versuche sind sehr wichtig, denn sie beweisen, daß der Mensch in der Lage ist, seine verschiedenen Bewußtseinszustände unter Kontrolle zu bekommen oder gar seine elektrische Hirntätigkeit zu steuern. Eines der Ziele ist, Alphawellen nach Belieben zu produzieren.

Erinnern wir uns daran, daß Alphawellen für seelische und körperliche Ruhe typische Wellen sind und daß bei ihrem Auftreten Angst verschwindet. Das Beherrschen der Alphawellen kann also als natürlichstes und nützlichstes Beruhigungsmittel eingesetzt werden und stellt das ideale Mittel der Prophylaxe gegen *Stress and Strain* dar.

Man kann sich unschwer alle praktischen Anwendungsmöglichkeiten vorstellen, die uns zur Verfügung stehen werden, wenn wir einmal unsere Hirnstromwellen völlig steuern können:

1. Ruhe nach Belieben (Alphawellen)
2. Schlaf (Deltawellen)
3. Konzentration (Betawellen)
4. Verbesserung der Gedächtnisleistung (Thetawellen)
5. Meditation; Samadhi, Satori (Hyperbetawellen)
6. Halluzination (Drogen) (desynchronisierte Alphawellen)
7. Beherrschung aller organischen Funktionen, die vom Gehirn ausgehen Jede organische Funktion bewirkt eine Veränderung in der elektrischen Hirntätigkeit. Es würde genügen zu lernen, die elektrische Hirntätigkeit zu verändern, um die Funktion zu verändern.
8. Für Kettenraucher eine Möglichkeit, das Rauchen aufzugeben. Man sagt, diese Menschen seien sehr ausgeprägte Betawellen-Typen. Wenn sie einmal fähig würden, Alpharhythmen zustandezubringen, würden sie das Rauchen nicht mehr benötigen.
9. Anwendung im Sport
10. Kontrolle des Appetits; das Hungergefühl wird von einer speziellen Welle begleitet. usw.

Spezielle Apparate, die es ermöglichen sollen, die Hirnstromwellen unter Kontrolle zu bekommen, werden derzeit entwickelt. Es handelt sich um kleine elektronische Maschinen, die in großen Mengen produziert ungefähr 200 Dollar kosten würden. Diese Geräte arbeiten so, daß sie je nach Wellen verschiedene Farben ausstrahlen. Es ist nämlich unmöglich, den Menschen beizubringen, wie sie auf den EEG-Streifen ihre Wellen erkennen sollen, selbst Fachleute sind hierzu manchmal nicht in der Lage. Die besagten Geräte lassen auf einem kleinen Bildschirm die der Welle entsprechende Farbe aufleuchten: grün für Alpha, rot für Beta, usw. So wird ein individuelles Erlernen ermöglicht. Diese Methode scheint uns viel Zukunft zu haben.

Abbildung XIII.4

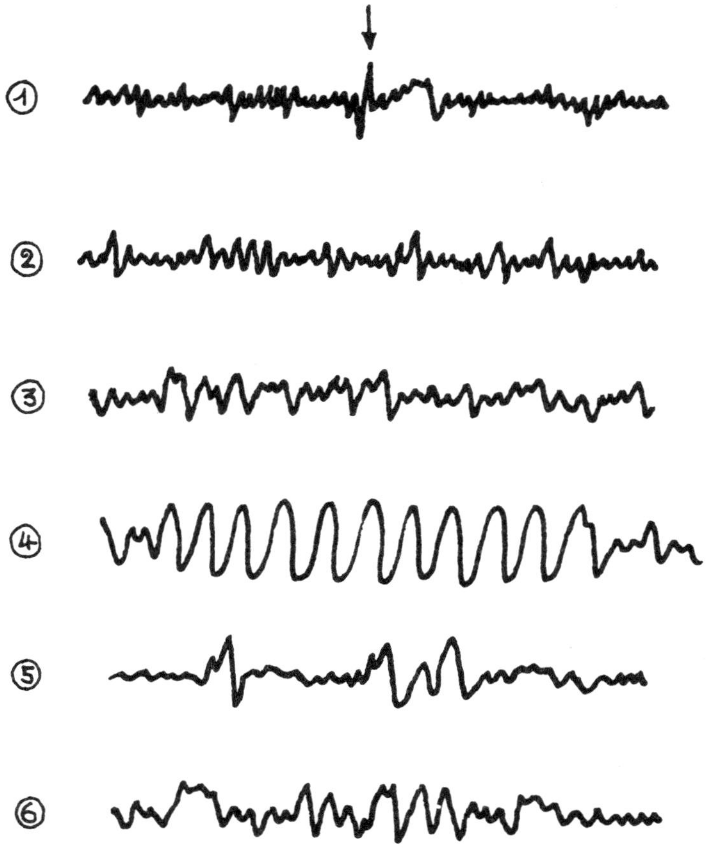

pathologische Kriterien

① durch Pfeil angezeigte Spitze (Spike)

② Theta – Rhythmus von 5 Hz

③ Delta – Rhythmus (unregelmäßige, langsame Wellen)

④ Hypersynchrone, sinusförmige, langsame Wellengruppen
   (langsame, paroxysmale Wellen)

⑤ „Spike and waves" – Komplex (spitze Wellen mit
   langsamer Nachschwankung)

⑥ herabgesetzte „spike and waves" – Komplexe
   (die spitze Welle befindet sich hier auf dem aufsteigenden
   oder absteigenden Teil der langsamen Wellen)

Kapitel XIV

Die Drogen

Die Drogen

Besser ist es, gar nicht anzufangen, als aufzuhören.

Seneca

Zur Droge greifen ist immer ein Zeichen von Schwäche.

R.A.

In der weiteren Untersuchung über die Veränderungen des Bewußtseinszustands und der Möglichkeiten ihrer therapeutischen Anwendungen gelangen wir jetzt zu dem wichtigen Kapitel der Drogen.

Ihr Konsum nimmt in den westlichen Ländern ständig zu, und zwar in einem solchen Maß, daß die Halluzinogene, der Alkohol und der Tabak, um nur diese zu nennen, zu einer regelrechten Geißel der Gesellschaft geworden sind.

Von den fünf verschiedenen Gruppen von Drogen, die es gibt, werden wir nur diejenigen angehen, die in der Abbildung XIV.1 eingerahmt sind. Es ist schwierig zu bestimmen, in welchen Bewußtseinszustand der Mensch sinkt, wenn er Drogen eingenommen hat. Je nach Qualität und Menge der eingenommenen Droge können wir annehmen, daß die Drogen entweder einen sophronischen oder einen pathologischen Zustand hervorrufen, wobei letzterer das dramatische Endergebnis von Mißbräuchen auf diesem Gebiet darstellt.

Die Beruhigungsmittel für das Gefühlsleben (Euphorica)

Das Opium ist der Vater aller Rauschgifte. Es führt denjenigen, der es raucht oder schnupft, in den Ruin und sperrt ihn als Gefangenen in eine verschlossene Welt ein. Das Opium führt unausweichlich in die Rauschgiftsucht (pathologischer Zustand).

"Ich habe es in all seinen Formen genossen: Heroin, Morphium, Dilaudid, Eucodal, Pantopon, Opium, Dolosal, Methadon, Palfium... Ich habe es geraucht, geschluckt, geschnupft, in die Venen eingespritzt, in die Haut, in die Muskeln, als Zäpfchen eingeführt. Die hypodermische Spritze ist nicht wesentlich. Ob man nun den Stoff schnupft, raucht, ißt oder ob man sich ihn in das Gesäß steckt, das Resultat ist immer dasselbe: Man wird rauschgiftsüchtig, das heißt ein Gefangener [1]."

Das Opium wird aus den Fruchtkapseln des Schlafmohns (Papaver somniferum) gewonnen. Es wird heutzutage zu legalen Zwecken fast nur noch in Indien hergestellt. Die illegale oder unkontrollierte Produktion findet vornehmlich in Teilen des Nahen Ostens - Afghanistan und Pakistan - und in manchen Ländern Südostasiens - hauptsächlich Burma und Thailand - statt. Es enthält zahlreiche Alkaloide, davon ungefähr 10 % Morphium.

Die ersten ernsthaften Untersuchungen wurden von den Griechen und Römern vorgenommen, obwohl es schon bei den Ägyptern zur Zeit von Ramses II bekannt war und verwendet wurde (2000 Jahre v. Chr.). Man nannte es "das, was die Kinder hindert, zu laut zu schreien". Man vermutete sogar, daß der Gebrauch von Opium schon in der Neusteinzeit vorkam. Die alten Chinesen benützten es zu therapeutischen Zwecken in Form von Kuchen. Weniger weit zurückliegend, im 19. Jahrhundert nämlich, gab es in China 120 Millionen Opiumsüchtige. Heutzutage sind diejenigen, die diese Droge rauchen oder schnupfen immer noch zahllos, auch

---

[1] Burroughs W.: Le Festin Nu. Ed. Gallimard

Abbildung XIV.1

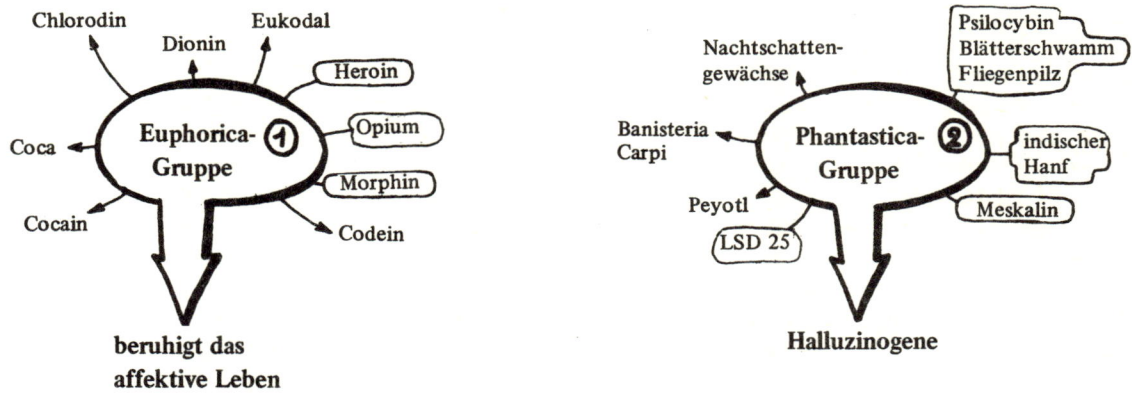

Euphorica-Gruppe **①**

Chlorodin · Dionin · Eukodal · Heroin · Opium · Morphin · Codein · Coca · Cocain

beruhigt das
affektive Leben

Phantastica-Gruppe **②**

Nachtschatten-gewächse · Psilocybin · Blätterschwamm · Fliegenpilz · Banisteria Carpi · indischer Hanf · Peyotl · Meskalin · LSD 25

Halluzinogene

Allgemeine
Aufstellung
der Drogen

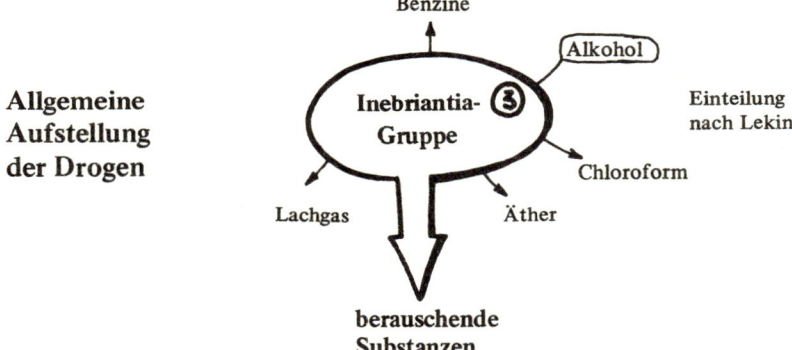

Inebriantia-Gruppe **③**

Benzine · Alkohol · Chloroform · Lachgas · Äther

Einteilung
nach Lekin

berauschende
Substanzen

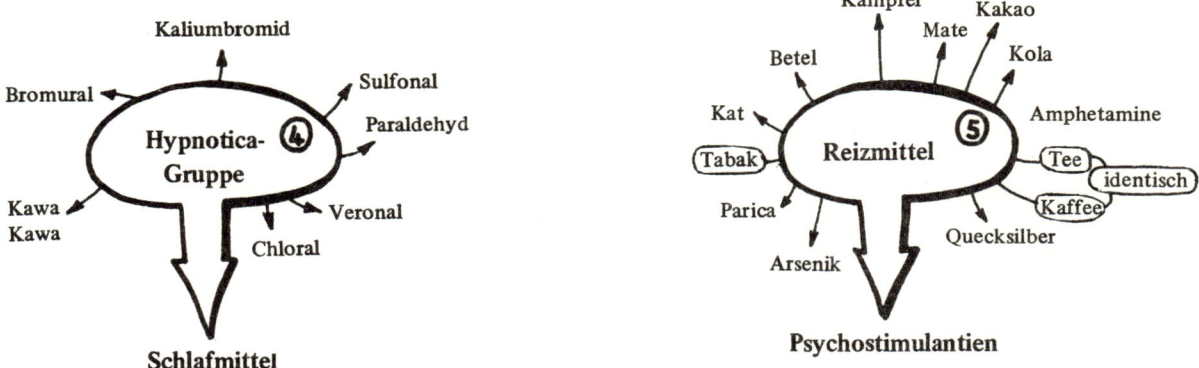

Hypnotica-Gruppe **④**

Kaliumbromid · Bromural · Sulfonal · Paraldehyd · Kawa Kawa · Chloral · Veronal

Schlafmittel

Reizmittel **⑤**

Kampfer · Kakao · Mate · Kola · Betel · Kat · Amphetamine · Tabak · Tee · identisch · Parica · Kaffee · Arsenik · Quecksilber

Psychostimulantien

193

wenn andere Stoffe die erste Stelle eingenommen haben.

Opium ist relativ wenig toxisch, aber sein Genuß führt zur Gewöhnung, so daß man die Dosis ständig steigern muß, um die gleiche Wirkung zu erzielen. Opium betäubt, ohne daß man dabei einschläft. Es erzeugt phantastische, recht angenehme Träume. Diese Träume entsprechen erlebten Ereignissen oder sie entspringen dem Unbewußten und sind rein imaginär. Der Betreffende kommt allmählich in einen Bewußtseinszustand, in dem sich das wirkliche Leben abstumpft. Sorgen und Schmerzen werden vergessen. Dieses Bedürfnis, der Wirklichkeit der Welt zu entfliehen, ist einer der Hauptgründe für die wachsende Anzahl von Drogensüchtigen. Es löst sich nicht nur das äußere Leben auf, sondern der Körper selbst wird nicht mehr erlebt; er schwebt, er ist immateriell, er existiert nicht mehr. Mit ihm verschwinden die körperlichen und die seelischen Schmerzen. Der Opiomane überläßt sich gerne diesem Zustand, er ist unfähig, irgendeine Anstrengung zu vollbringen und hat keinerlei Reaktion mehr, nicht einmal in Gefahrensituationen. Es ist so, als ob der Selbsterhaltungstrieb auf Sparflamme gestellt oder sogar völlig erloschen wäre. Der Süchtige verliert das Zeitgefühl, ein Phänomen, das man beim Gebrauch aller Drogen wiederfindet. Die Rückkehr in den normalen Bewußtseinszustand ist schmerzlich, mit ihr treten Kopfschmerzen, depressive Tendenzen und eine große allgemeine Müdigkeit auf. Diese bleibt bis zur nächsten Einnahme der Droge bestehen, was den Rauschgiftsüchtigen dazu treibt, sofort von neuem zu beginnen. Um der Gewöhnung entgegenzuwirken, steigert der Süchtige die Dosen zunehmend und schließt sich dadurch in einen höllischen Teufelskreis ein.

Der Opiomane ernährt sich schlecht, wird rachitisch, seine Hautfarbe wird fahl, er scheint älter als es seinem Alter entspricht, die Nahrung wird schlecht assimiliert, er leidet unter ständigem *Erbrechen*, welches allmählich *inkoerzibel* wird (er verträgt überhaupt keine Nahrung mehr). Sein körperlicher Widerstand sinkt schnell ab, seine Atem- und Kreislauforgane werden schwächer(Asthma, Ohnmachtsneigung, Angina pectoris usw.), er wird stark verstopft, scheidet keinen Harn mehr aus, seine Sinnesorgane werden überempfindlich. Das Endergebnis ist das Koma, gefolgt vom Tod, den sich der Rauschgiftsüchtige ja unbewußt zum Ziel gesetzt hat. Die Einnahme von Drogen scheint uns in Wirklichkeit das äußere Zeichen einer Weigerung zu leben und des mangelnden Mutes zu sterben.

In der medizinischen Therapeutik werden die Abkömmlinge des Opiums in verschiedenen Formen gebraucht: Schlafmittel, Schmerzbekämpfungsmittel, Hustenlinderungsmittel. Diese Stoffe unterliegen der ärztlichen Verschreibungspflicht, wie auch alle anderen Drogen und deren Derivate.

Wie jeder andere Rauschgiftsüchtige auch, ist der Opiomane bereit, zu jedem erdenklichen Mittel zu greifen, um sich die benötigte Droge zu verschaffen. Für ihn ist es eine Frage von Leben oder Tod. So entstand der so einträgliche Schwarzhandel.

In den nahöstlichen Produktionsländern kostet das Kilo illegalen Opiums nur ungefähr 100 - 200 Dollar. Ist es einmal in Morphium oder Heroin umgewandelt (bei einem Gewichtsverhältnis von 10 : 1), was in geheimen Laboratorien geschieht, so läßt sich dieses Morphium oder Heroin zu einem Preis von bis zu 80.000 Dollar in den westeuropäischen Städten verkaufen. Für den illegalen Konsum wird es mit 90 % Laktose, Aspirin oder anderen Substanzen vermischt. Betrachtet man diese Zahlen, so wundert man sich nicht mehr über das Interesse, das dem Drogenhandel zuteil wird. Das Wenigste, was man sagen kann, ist daß das Geschäft sich rentiert, und es ist verständlich, daß so viele das Risiko eingehen, daraus ein Geschäft zu machen.

Berühmte Männer wie Theóphile Gautier, Guy de Maupassant, Conan Doyle, Jean Cocteau, waren Opiumkonsumenten.

Das Morphium ist das Hauptalkaloid des Opiums. Es wurde 1894 von Seguin entdeckt. Die Wirkung des Morphiums ist der des Opiums vergleichbar, die Intensität ist jedoch zehnmal höher. Das Morphium gehört zur Kategorie der Rauschgifte. Dazu zählt man alle Drogen, die wegen der Gewöhnung eine allmähliche Steigerung der Dosis erfordern.

194

Das reine Morphium findet man in Form weißer, in Wasser unlöslicher Kristalle vor. Es wirkt stark auf den gesamten Organismus, aber seine stärkere Wirkung hat es auf das Zentralnervensystem. Auf eine vorübergehende Reizwirkung folgt eine Phase der Lähmung der Nervenzentren, die unfähig werden, Schmerzen wahrzunehmen, daher seine Eigenschaften als äußerst starkes Schmerzmittel. Es wird in der Medizin auf breiter Basis angewandt, und zwar als chirurgische Prämedikation und auch um die heftigen Schmerzen, die bei manchen Krebsarten im Endstadium oder bei Nieren- und Gallenkoliken auftreten, zu lindern.

50 % der Morphiumsüchtigen wurden es in der Folge von ärztlichen Verordnungen. Man gibt beispielsweise einem Verunfallten Morphium oder eines seiner Abkömmlinge zu schlukken, um seine Schmerzen zu lindern oder gar auszuschalten. Nach der Heilung und nach beendeter Behandlung hat sich der Organismus daran gewöhnt, und der Betreffende hat daran Gefallen gefunden. Er versucht dann, es sich auch ohne therapeutischen Grund zu verschaffen. Die Morphinomanie ist also in jedem zweiten Fall eine iatrogene Krankheit (durch den Arzt verursacht). Professor Péquignot sagt klar: "Sehr häufig ist der Arzt aufgrund seiner therapeutischen Faulheit, seinem Mangel an psychologischer Intuition und manchmal schlichtweg aufgrund seines Mangels an Gewissen, die Ursache der Entwicklung einer Rauschgiftsucht." Wir können genau dasselbe über jede Art von Medikamentenabhängigkeit sagen.

Neben seinen Wirkungen auf das Bewußtsein (welches gehemmt wird) und auf die verschiedenen Hirnteile, in denen es Störungen verursacht, bringt das Morphium den Menstruationszyklus der Frau zum Stillstand - Sterilität - wobei es gleichzeitig den sexuellen Appetit steigert. Eine Drogensüchtige wird selten schwanger.

Die Mehrzahl der Kinder von drogensüchtigen Müttern kommen scheinbar gesund zur Welt und sterben nach kurzer Zeit unter sehr großem Leiden. Um dem Kind eine Überlebenschance zu geben, muß man ihm gleich nach der Geburt ein wenig Morphium einspritzen, aber die Erfolgschancen sind äußerst gering. Unter diesen Bedingungen geborene Kinder sind unfähig, an der Mutterbrust zu saugen, sie erbrechen, sind hypernervös, schreien unaufhörlich, fallen plötzlich in einen apathischen Zustand, dem sehr bald das Koma und der Tod folgen.

Das Kokain ist ein Alkaloid, das aus dem Blatt der Kokapflanze, einem in Bolivien und Peru wachsenden Strauch, gewonnen wird. Kaut man Kokainblätter, so steigert man die Widerstandskraft gegenüber Müdigkeit, Schlaf und Hunger.

Im Gegensatz zu den oben beschriebenen Rauschgiften hat Kokain aufreizende und aufputschende Eigenschaften. Aufgrund dieser hat es im 19. Jahrhundert in die medizinische Welt Eingang gefunden, speziell im Kampf gegen die Tuberkulose. Kein anderer als Sigmund Freud, der Vater der Psychoanalyse, hat es entdeckt oder, besser gesagt, wiederentdeckt. Er nahm Kokain in kleinen Dosen, um seine neurotischen Tendenzen zu bekämpfen und seinen Appetit anzuregen. Freud veröffentlichte das Ergebnis seiner Experimente im "Zentralblatt für die gesamte Therapie" im Jahre 1883. Er führt die Entwicklung seiner Muskelkraft auf das Kokain zurück.

Das Kokain ist der Grundstoff für zahlreiche Lokalanästhetika, die in der Medizin Anwendung finden. Die berauschende Wirkung wird durch Gegenmittel aufgehoben.

Das Kokain ist in Bolivien und in Peru sehr verbreitet. In manchen Gebieten ersetzen Kokablätter das Kleingeld.

Bei den Inkas wurde das Koka als heilige Pflanze betrachtet und spielte eine wichtige Rolle bei den rituellen Tänzen und Zeremonien.

Damit Halluzinationen auftreten, reicht es, ein wenig Kokapulver einzuatmen. Es ist nicht nötig, es einzuspritzen oder zu rauchen.

Trotz der strengen Kontrolle ist der heimliche Verkauf von Kokain sehr verbreitet. Die "Schnupfer" sind vornehmlich anlagemäßig Perverse oder Schwache, die unfähig sind, der Versuchung zu widerstehen. Die Einnahme durch die Nase (Kokainpulver mit Borsäure vermischt) bewirkt eine vorübergehende Euphorie, ein Hochgefühl, man wird gesprächig und angeregt, was zu unbedachten Handlungen führen kann, unter denen Verbrechen eine wichtige

Stelle einnehmen. Die Wirkung hält ungefähr zwölf Stunden an. Ein "Mangel" an Droge äußert sich beim Süchtigen als Angstzustand und als schwere Depression. Um sich davon zu erlösen, "schnupft" der Kokainsüchtige erneut und schließt sich allmählich in eine völlige Abhängigkeit ein. Er lebt nur noch im Hinblick auf seine Droge. Er wird schlaflos, wird von Sinnestäuschungen befallen, vor allem Gesichts- und Gefühlshalluzinationen (letztere sind für das Kokain spezifisch). Er verspürt zum Beispiel Nadelstiche in der Haut, Brennen, eine Hyperästhesie bei einfachen Berührungen. In diesem Stadium wird der Zustand der Süchtigen ernst, sie steuern auf den totalen Untergang zu. Der Süchtige ist bleich, seine Augen treten aus den Augenhöhlen heraus (Exophthalmus), die Pupillen sind erweitert (Mydriasis), seine Glieder zittern. Das Kokain bewirkt eine Übersteigerung der genitalen Empfindungen, so daß es zu sexueller Perversion führt. Wenn in diesem Stadium keine Entziehungskur in einer Klinik Einhalt gebietet, stirbt der Patient an Herzstörungen, an Krämpfen und schweren Infektionen, was auf die große allgemeine Schwäche zurückzuführen ist.

Kokain kontaminiert die ganze Nachkommenschaft: die Kinder von Kokainsüchtigen sind mißgebildet, debil, mongoloid oder tuberkulös, und wie wir es auch beim Morphium sahen, sterben sie in den meisten Fällen vorzeitig.

Wird Kokain eingeschnupft, so verursacht es eine starke Austrocknung der Nasenschleimhäute, die fast immer von einem lokalen Ekzem begleitet wird. In der Folge tritt ein Geschwür auf, das die Nasenwand durchbohrt. Dieses Phänomen ist dank dem anästhesierenden Effekt des Kokains nicht schmerzhaft. Man vergleicht die Wirkung des Kokains gelegentlich mit der des Alkohols. Wie dieser beseitigt es zeitweilig die Müdigkeit, macht tatenlustig und redselig, zeigt den *Schatten* des Betreffenden auf. Im nächsten Stadium treten Anfälle von Gewalttätigkeit, Wut und Halluzinationen auf. Das plötzliche Absetzen der Droge ist für den Betreffenden unerträglich und treibt ihn dazu, sich den Stoff durch jedes Mittel zu beschaffen. Es hält ihn kein Hindernis davon zurück, er scheut nicht einmal Diebstahl oder Verbrechen.

Der Hauptreiz des Kokains besteht in seiner Wirkung auf sexuellem Gebiet. In unseren Tagen, wo man nicht mehr weiß, was man noch erfinden soll, um die Erotik zu fördern, hat es in bestimmten Kreisen Eingang gefunden. Die sexuelle Potenz der Frau wird übersteigert und der Orgasmus viel intensiver. (Die Prostituierten stellen einen nicht unwesentlichen Teil der Kundschaft dar.) Beim Mann verursacht es häufig Impotenz. "Beim Mann schläfert es nicht das Herz ein, es schläfert den Sex ein. Bei der Frau erweckt es den Sex und schläfert das Herz ein." (Jean Cocteau).

Auf dem Gebiet der Therapie wird das Kokainchlorhydrat als Lokalanästhetikum verwendet. Es wird ebenfalls angewandt, um die Schmerzen bei *Gastritis* und das Erbrechen zu bekämpfen. Bei medizinischer Anwendung verursacht Kokain, in Verbindung mit den Gegenmitteln, keinerlei Bewußtseinsveränderung.

Das Heroin ist Diazetylmorphin. Als es 1898 entdeckt wurde, waren die Fachleute der Laboratorien von Bayer überzeugt, das Universalheilmittel gegen die Rauschgiftsucht gefunden zu haben. Wie das Kokain wandte man es gegen die Tuberkulose an. Man brauchte zwanzig Jahre, um seine sehr starke Toxizität zu erkennen, aber erst dreißig Jahre später wurde sein Gebrauch verboten. Heroin ist die stärkste Droge, das giftigste, gefährlichste und begehrteste von allen Rauschgiften.

Die Einnahme von Heroin erfolgt durch Einspritzen in die Unterhaut. Eine einzige Spritze reicht aus, um das Opfer lebenslänglich an diese Droge zu ketten. Der Rauschgiftsüchtige ist zu allem bereit, um sich diesen tödlichen Stoff zu beschaffen.

"Es bedarf keinerlei Schliche, um den Käufer zu verführen - sagt Burroughs - denn er ist bereit, eine Abwasserkanalisation kriechend zu durchqueren, um die Möglichkeit des Kaufs der Droge zu erbetteln. Der Rauschgifthändler verkauft nicht seinen Stoff dem Verbraucher, sondern er verkauft den Verbraucher dem Stoff."

Das heimliche Geschäft mit dem Heroin erreicht unglaubliche Ausmaße. Das Pulver wird fast immer mit Bikarbonat, Stärke oder zerstampftem Aspirin "geschminkt" geliefert; die im Handel erhältlichen Tüten enthalten höchstens 5 bis 10 % Heroin. Der Handel ist schwierig und gefährlich, zumal ja seine Anwendung zu medizinischen Zwecken verboten ist. Es ist sicher viel schwieriger, ein Kilo Heroin loszuwerden als ein Kilo gestohlener Diamanten.

Trotz all dieser Schwierigkeiten ist das Heroin sehr verbreitet, vor allem in den USA, wo man es schlicht "H" nennt.

Wegen der unvermeidlichen Gewöhnung und Abhängigkeit, die es hervorruft, bereitet die Entwöhnung große Probleme. Die Wirkung des Heroins auf das Bewußtsein ist sehr stark und bewirkt in ihm eine tiefgreifende Veränderung, deren Endergebnis das Aussetzen des Bewußtseins, das heißt der Tod, ist.

Die halluzinogenen Drogen (Phantastika)

Das Psilozybin wird aus dem Psilocyba mexicana, einem mexikanischen Pilz gewonnen. Es bewirkt Halluzinationen mit Veränderungen der Formen und Farben. Man erreicht die erstrebte Wirkung, indem man direkt den Pilz oder sein Extrakt kaut. Vier Milligramm reichen aus, um einen Rauschzustand von mindestens einer Dreiviertelstunde und eine völlige körperliche Erschlaffung mit ausgeprägten psychischen Störungen über mehrere Stunden auszulösen. Die durch dieses chemische Mittel bewirkte Entspannung ist interessant. Neben der Verformung der Gegenstände und der Farben beobachtet man einen Verlust des Zeitgefühls. Steigert man die Dosis, so fällt man schnell in einen Angstzustand mit unkontrolliertem Weinen und Lachen. Im folgenden Stadium gerät der Süchtige in einen extremen Erregungszustand, in dem er zu Selbstmord neigt.

In den meisten Fällen beobachtet man einen ausgeprägten Muskeltonusverlust, den fast immer Verdauungsstörungen begleiten.

In der Therapie ist Psilozybin für die Behandlung der Melancholie geeignet. Die Wirkung ist nicht langanhaltend. Ihr folgt häufig ein Rückfall mit tiefer Depression. Psilozybin kann eine Psycholanalyse erleichtern; unter der Wirkung der Droge spricht der Analysand leichter und scheint seine innersten Probleme leichter zu lösen, es ist ein wenig so, als ob sich eine Türe vom Unbewußten zum Bewußtsein öffnen würde. Es soll eine Verbesserung der therapeutischen Beziehung (Übertragung) bewirken.

Dieses Halluzinogen verursacht weder Abhängigkeit noch Gewöhnung; aus diesem Grund ist es weniger gefährlich als die Rauschgifte.

Der indische Hanf oder Cannabis wird in Indien gezüchtet. Die blühenden Teile der weiblichen Pflanze liefern das Marihuana und der Saft das Haschisch.

Seine Wirkung ist gegenüber den anderen Halluzinogenen schwach und wenig gefährlich. Der Hanf ist kaum toxischer als die gewöhnlichen Zigaretten. Marihuana verursacht anfänglich ein Brennen und Erbrechen. Mit der Zeit führt es zu einer Art Rausch, zu einem großen Lachbedürfnis. Es gibt manchmal Anlaß zu Ängsten und kann Depressionen auslösen. Diese dem Anschein nach harmlose Sucht führt zu einem Zustand von Gleichgültigkeit und Flucht vor der Wirklichkeit. Sobald die Wirkung der Droge abgeklungen ist, sehnt sich der Süchtige danach, diese unwirkliche und angenehme Welt wiederzufinden, er wiederholt die Einnahme und gerät dadurch in eine psychische Abhängigkeit. Ungefähr 30 % der Haschischraucher begnügen sich nicht mit Haschisch, sondern suchen neue Erfahrungen, indem sie zu anderen Drogen greifen. Allmählich verlieren sie jegliche Lust am Arbeiten und am Leben und werden so zur Last für die Gesellschaft.

Das Meskalin wird aus einem kleinen Kaktus aus Mexico, dem Peyote, gewonnen. Der berühmte Schriftsteller A. Huxley hat diese Droge eingenommen und seine Wirkungen beschrieben: "Eine halbe Stunde nachdem ich das Meskalin genommen hatte, wurde ich mir eines langsamen Reigens goldener Lichter bewußt. Ein wenig später zeigten sich prächtige rote Flächen, und sie schwollen und dehnten sich aus, von hellen Knoten von Energie her, die von einem immerzu wechselnden, musterbildenden Leben vibrierten." [1] Es treten krasse und unendlich veränderliche Farben auf. Bei hohen Meskalindosen scheint sich die Wirkung auf die optischen Hirnzentren zu beschränken, denn für Stunden finden überraschende und seltsame szenische Abläufe statt. Laut Dr. A. Rouhier, der die Erfahrung selbst gemacht hat, werden Intelligenz und Wille nicht beeinträchtigt. Die Klarheit des Geistes bleibt voll erhalten, man kann lesen, schreiben und sogar Gespräche führen. Die Wirkung ist von Mensch zu Mensch verschieden und hängt natürlich auch von der Dosis ab.

Der Dichter Henri Michaud, der dem Meskalin anhing, schrieb, daß diese Droge zunächst Ungeduld hervorrufe, und daß "das übersteigerte Gefühl des Unwohlseins des Ichs das übersteigerte Gefühl des Wohlseins des Ichs begleitet." A. Artaud behauptet, daß das Peyote das "Ich" zu seinen wahren Quellen zurückführt.

Wird Meskalin von körperlich und geistig gesunden Menschen eingenommen, so ist es harmlos, und die Wirkungen verschwinden nach acht bis zehn Stunden, ohne Spuren zu hinterlassen. Setzt die Wirkung der Droge einmal aus, so durchlebt der Betreffende einen Zustand, der mehrere Tage andauern kann, in dem er sich schwach, abgeschlagen und völlig unfähig zu arbeiten, ja manchmal sogar depressiv fühlt.

LSD 25 führt in einen traumähnlichen Zustand, jedoch ohne daß dabei das Bewußtsein verlorengeht. Es verursacht gewissermaßen eine künstliche Psychose, die der *Schizophrenie* (Dementia praecox) ähnlich ist. Es regt die Phantasie stark an und gewährt dem Betreffenden vorübergehend Zugang zu seinem inneren Universum, das sich von der Wirklichkeit sehr stark unterscheidet. Dank seiner Eigenschaften wird es manchmal mit Erfolg in der Therapie eingesetzt, besonders auf dem Gebiet der Psychonanalyse. Dort spielt es die Rolle eines psychischen "Aufdeckers". Die Erinnerung an längst vergessene Erfahrungen und Gefühle - häufig die Ursachen von neurotischen und psychosomatischen Störungen - taucht wieder an die Oberfläche des Bewußtseins, genau wie bei gewissen sophronischen Techniken. Man könnte von einem

hypermnestischen Effekt sprechen. Vielleicht liegen diesem Effekt die Desoxyribonukleinsäuren, welche für die Erinnerung verantwortlich sind, zugrunde.

Es gibt allerdings einen wesentlichen Unterschied zwischen Schizophrenie und der Wirkung des LSD: Der Drogensüchtige weiß, daß der künstlich hervorgerufene Zustand von Entfremdung von der Wirklichkeit nur von kurzer Dauer sein wird. Er beobachtet, erfaßt und ist sich dessen, was mit ihm geschieht, völlig gewahr, wenn auch sein Bewußtsein teilweise verändert ist. Der von einer schweren Psychose befallene Kranke hingegen unterscheidet das Wirkliche vom Eingebildeten nicht, er ist ein Gefangener seiner Halluzinationen und unfähig, Kontakt mit dem wirklichen Leben aufzunehmen. Er lebt gänzlich in seinem Unbewußten, er ist sich seiner Existenz nicht bewußt.

Die Wirkung der Droge erscheint kurz nach der Aufnahme (auf einem Stück Zucker oder auf einem mit der Flüssigkeit getränkten Blatt Fließpapier). Wer sie eingenommen hat, erlebt eine ganze Reihe aufeinanderfolgender Zustände, die von Mensch zu Mensch verschieden sind. Sie dauern zwischen sechs und zwölf Stunden an. Was im Laufe dieser Erfahrung erlebt wird, ist schwierig oder sogar unmöglich in Worten zu beschreiben, man muß es "erlebt" haben. Wir finden das gleiche Phänomen im Esoterismus wieder. Dort ermöglicht auch nur das Erlebnis

---

[1] Huxley A.: Die Pforten der Wahrnehmung

das Verstehen, und jede Beschreibung bleibt zwangsläufig unvollständig. Anfänglich treten bei dieser Droge unangenehme Wirkungen in Form von Kopfschmerzen, Erbrechen oder heftige Schmerzen auf. In der gleichen Phase verliert der Betreffende das Gefühl für sein *Körperschema*. Er empfindet seinen Körper als größer, kleiner oder völlig verunstaltet. Er verliert allmählich den Kontakt mit der Wirklichkeit, das Gefühl für Raum und Zeit verliert sich, und seine Gedanken trüben sich. In diesem Stadium beginnt er, verschiedene sehr lebhafte optische und akustische Wahrnehmungen zu empfinden. Die Schärfe aller Wahrnehmungen nimmt zu, was bis zu regelrechten Halluzinationen führen kann. Er erinnert sich genau an Ereignisse und Gefühle, die er in normalem Zustand längst vergessen hatte. Es ist für ihn genauso, als ob er bestimmte Phasen seines Lebens wirklich wiedererleben würde, wobei die Eindrücke des Erlebens sehr ausgeprägt sind. Genau hier kann eine wirksame Therapie ansetzen, unter der Voraussetzung allerdings, daß der Versuch unter Kontrolle eines kompetenten Fachmanns stattfindet.

Nach dem Erscheinen dieses "künstlichen Paradieses" durchläuft der Patient eine mühsame Phase von extremer Müdigkeit, die häufig von Erscheinungen der Angst, Furcht oder Traurigkeit, manchmal von einem spontanen Orgasmus, begleitet werden.

Das LSD 25 wird in den USA häufig zu therapeutischen Zwecken verwendet. Seine Anwendung birgt jedoch, selbst unter Kontrolle, gewisse Gefahren in sich, die Dr. X. Freedman aus Chicago folgendermaßen zusammengefaßt hat :

1. Der schlechte "Trip" oder die Panik infolge der Halluzinationen.
2. Die *paranoiden Wirkungen*, die mehrere Tage anhalten können, und die im allgemeinen ohne spezielle Therapie wieder verschwinden. Allerdings kann LSD ein Katalysator für den potentiellen Psychotiker werden und kann ihn bis zum Selbstmord treiben.
3. LSD kann Depressionen auslösen. Wird die Droge in einem schwierigen Zeitpunkt des Lebens eingenommen, so riskiert man, in seine Konflikte zurückzufallen und sie damit zu verschlimmern.
4. Diese Drogenerfahrung kann einen Menschen apathisch machen.
5. Das LSD kann die Erfahrung des "flash back" auslösen. Das heißt, daß das unter der Wirkung der Droge erlebte Phänomen einige Zeit später ohne die Droge wieder auftreten kann. Daraus folgt für den Drogenkonsumenten eine Furcht, ein seltsames Verhalten, eine Verängstigung vor der Möglichkeit des Wiederauftretens des Phänomens.
6. Die Wirkungen können bestehen bleiben, das Konzentrationsvermögen geht verloren, es können neurotische Zustände, Alpträume usw. auftreten, auch ohne die Droge einzunehmen und sogar nach einem einzigen Versuch mit LSD. Dieser letzte Punkt ist grundlegend wichtig.

Das Lysergsäurediäthylamid (LSD 25) wurde erstmals von Dr. Albert Hoffmann in den Laboratorien von Sandoz (Schweiz) schon im Jahre 1943 synthetisiert. Dieser Stoff ist zehntausend Mal stärker als Psilozybin und unendlich viel stärker als Meskalin: einige Millionstel Gramm genügen, um eine völlige Umkehrung des Verhaltens zu bewirken.

Das LSD 25 verursacht keinerlei physiologische Gewöhnung, im Gegensatz zu den anderen Rauschgiften, aber es kann wie alle anderen bisher beschriebenen Substanzen ein psychisches Bedürfnis schaffen. Nimmt man es häufig ein, so verliert es seine Wirksamkeit. Um seine Wirkungen voll zu erleben, muß man mindestens fünf Tage zwischen zwei Einnahmen abwarten.

Es ist gefährlich, denn unter den Halluzinogenen ist es das einzige, das dauerhafte und irreversible Veränderungen des Bewußtseins bewirken kann, gegen die bis heute noch keine Therapie gefunden wurde. Viele junge Leute zwischen fünfzehn und fünfundzwanzig Jahren, deren Verhalten und Persönlichkeit vom LSD stark beeinträchtigt sind, mußten interniert werden. Sie wurden künstlich schizophren und sind zur Zeit nicht aus diesem Zustand zurückholbar. Unsere Pflicht ist es, alle jungen Leute vor den Gefahren und Risiken, die sie bei auch nur einmaliger Einnahme von LSD eingehen, zu warnen. Nach den USA breitete sich das LSD nun auch in Europa aus. Die Aufklärung der Jugend und die Vorsorge sind sehr dringend, denn die Hoffnung auf Heilung ist ungewiß.

Die berauschenden Substanzen (Inebriantia)

Der Alkohol: "Das größte sozialmedizinische Problem, das sich in Form von "freiwilligen" chronischen Vergiftungen stellt, ist immer noch der Alkoholismus. Er ist nämlich die bösartigste Art des Mißbrauchs." [1]

Die Konsumgesellschaft unserer "Zivilisation" hat den übermäßigen Verbrauch von Alkohol, Tabak und Medikamenten erlaubt, weil die auf diese toxischen und schädlichen Stoffe erhobenen Steuern ein wichtiges Element in den Einkünften des Staates darstellen. Wäre das anders, dann wäre schon längst der freie Verkauf dieser Stoffe verboten worden.

Was die Zahl von Alkoholikern betrifft, so stehen Frankreich, die USA und Chile an der Spitze, dicht gefolgt von der Schweiz. Wir lesen bei H. Solms: "In den Jahren 1958/1959 haben Untersuchungen in den Dörfern des Wallis (Schweiz) von weniger als 10 000 Einwohnern ergeben, daß mehr als 13 bis 14 % der männlichen Bevölkerung von über zwanzig Jahren Alkoholiker waren. Mit anderen Worten war jeder achte erwachsene Mann davon betroffen. Diese Zahlen geben zu denken."

Die Sterberate, die auf Leberzirrhose und auf Delirium tremens zurückzuführen ist, wird als eines der Hauptindizien für die Häufigkeit des Alkoholismus angesehen. In der Schweiz ist die Sterberate (nach Bättig) von 335 Todesfällen im Jahr 1939 auf 754 im Jahr 1963 angestiegen. Diese Zahlen sprechen für sich selbst. Die Lage ist im übrigen dieselbe, aber noch ausgeprägter, in Frankreich und in den USA. In Frankreich tötet der Alkohol mehr Menschen als die Tuberkulose. Letztere wird durch alle modernen therapeutischen Mittel bekämpft, wohingegen, außer durch private Initiativen, keine wirksame Anstrengung unternommen wird, um gegen den Alkoholismus vorzugehen.

"An sich wären hier die Behörden angesprochen, denn ihre elementarste Aufgabe angesichts einer solchen sozialen Gefahr wäre es, mit allen Mitteln den Alkoholkonsum, auch schon den Weinkonsum, zu bremsen und die skandalöse Werbung zugunsten der alkoholischen Getränke, die sich auf unseren Mauern und in unseren Zeitungen breitmacht, zu verbieten." (Dr. J. Lereboullet). Aber es sind eben große Interessen im Spiel!

Man kann Alkoholiker werden, ohne je in einem Rauschzustand gewesen zu ein. Das regelmäßige Trinken von verschiedenen Alkoholika, besonders von Aperitifen, reicht schon aus. Alkohol in einem Blutspiegel von über 0,8 % senkt die Reflexe und die Reaktionszeit, es beeinträchtigt die Fähigkeit, Entfernungen und Umrisse abzuschätzen. Autofahrer mit einem höheren Alkoholspiegel sind gemeingefährlich und potentielle Mörder; sie sind die Ursache eines Großteils der schweren Verkehrsunfälle; dem Alkohol sind auch die Mehrzahl der Arbeitsunfälle anzulasten. Die Gründe für diese soziale Plage sind, wie die aller Suchtarten, vielfältig.

Wir geben hier nur die sozialen Gründe an:

1. Die industrielle Herstellung der Spirituosen macht sie für jeden Geldbeutel, auch den bescheidensten, erschwinglich. (Es gibt Länder, wo Wasser teurer ist als Alkohol.)
2. Die Vorurteile: Viele Leute meinen, Alkohol gebe Kraft.
3. Das Elend: Man trinkt, um zu vergessen.
4. Begünstigende Voraussetzungen, wie gewisse berufliche Situationen.
5. Wirtshäuser sind ausgezeichnete Treffpunkte.
6. Der Faktor Vererbung: Man ist häufig von Vater zu Sohn Alkoholiker. (Kinder von Alkoholikern sind häufig nicht ganz normal.

Man kann den Alkoholismus in zwei große Kategorien unterteilen:

---

[1] übersetzt nach Solms H., Genf: Alcoolime et autres toxicomanies. Aperçu de la situation en Suisse. Médicine et Hygiene.

1. Der akute Alkoholismus, ein Rauschzustand nach Genuß meist ziemlich großer Alkoholmengen (die Dosis ist je nach Trinker verschieden). Dieser Zustand zeichnet sich durch anfängliche Heiterkeit, Überschwenglichkeit oder Traurigkeit aus. Manchmal folgt ein mystisches Delirium oder Verfolgungswahn. Der Trinker kann in ein mehr oder weniger tiefes Koma fallen, in dem er das Bewußtsein völlig verliert. Dazu treten Erbrechen oder epileptische Anfälle auf. Man verläßt dieses Koma mit einem teigigen Gefühl im Mund, ist müde, und meist hat man die Ereignisse, die stattgefunden haben, vergessen. Bleibt dieser Mißbrauch ein Ausnahmefall, so ist er nicht weiter schlimm und läßt keine oder nur geringe Spuren zurück.

2. Der chronische Alkoholismus ist die Folge der gewohnheitsmäßigen Einnahme von Alkohol, auch wenn die Menge nur mäßig ist. Er stellt sich heimlich und ohne sichtbare Anzeichen ein. Diese Form von Alkoholismus führt mit der Zeit zu Kreislauf-, Herz-, Nervenstörungen usw., sowie zu einer Herabsetzung der Reflexe, der Merkfähigkeit und des Konzentrationsvermögens. Das allmähliche Auftreten von psychischen und visuellen Störungen ist häufig. Der Charakter eines Alkoholikers kann sich verändern, er wird mürrisch, reizbar, jähzornig und häufig gewalttätig. Sein geistiger und körperlicher Widerstand ist stark vermindert. Der chronische Alkoholismus führt zu moralischem, körperlichem und intellektuellem Verfall.

Beim Alkoholiker ist eine Lungenentzündung viel gefährlicher als beim Normalen, und die Lungentuberkulose tritt häufiger auf und nimmt einen schwereren Verlauf.

Der Zusammenhang zwischen Alkoholismus und Kriminalität steht außer Zweifel; die große Anzahl von Vergehen, von Verbrechen oder Selbstmorden, die unter der Wirkung von Alkohol begangen werden, liegen in folgenden Prozentsätzen: Schläge und Verletzungen 27 %, Familienmord 21 %, verschiedene Verbrechen 35 %, Brandstiftung 16 %, Vergewaltigung und sittliche Vergehen 15 %, Selbstmord ungefähr 60 %. Diese eindrucksvollen Statistiken sollten eine starke antialkoholische Bewegung auslösen und den "Trinkern" bewußt machen, welchen Gefahren sie sich und die Gesellschaft aussetzen.

Die psychisch anregenden Stoffe (Excitantia)

Kaffee, Tee und Kakao: Diese drei gängigen Genußmittel enthalten ein Alkaloid, das unter der Bezeichnung Koffein (Theobromin) bekannt ist. Sie gehören zur Kategorie der Anregungsmittel, die auf das Zentralnervensystem wirken.

Es ist amüsant, folgende paradoxe Tatsache zu beobachten: Viele Menschen, die nach einem am Abend getrunkenen Kaffee nicht schlafen konnten, ersetzen den Kaffee dann gern durch Tee oder durch Kakao. Doch diese enthalten ungefähr die gleiche Menge Koffein. Hier ist die Wirkung der Autosuggestion entscheidend (Placeboeffekt).

Das Koffein verstärkt die Energie der Herzkontraktionen und bewirkt eine periphere Vasokonstriktion, die dann eine Erhöhung des arteriellen Blutdrucks zur Folge hat und die Ausscheidung von Harn fördert (diuretisch). Diese spezifische Wirkung stellt die Gegenanzeige für koffeinhaltige Substanzen bei Hypertonikern dar. Das Koffein fördert das Auftreten der Arteriosklerose, von verschiedenen Kreislaufstörungen und schafft günstige Bedingungen für einen Herzinfarkt.

Der Koffeinmißbrauch kann akute oder chronische Störungen und Zwischenfälle bewirken.

In niederen Dosierungen reizt das Koffein das Nervensystem und beschleunigt das Herz, diese Eigenschaften begünstigen sportliche Leistungen und große intellektuelle Anstrengung. Schlaflosigkeit kann als Folge eintreten.

In höheren Dosen verursacht es Herzjagen, Verdauungsstörungen mit Erbrechen und Durchfall und übertriebenes Schwitzen. Es kann eine sehr starke Nervosität bewirken, bei der Delirien, manchmal sogar Halluzinationen mit Alpträumen und Zuckungen auftreten können.

Regelmäßiges Kaffeetrinken kann den Anfang von allerlei körperlichen Störungen bedeuten. Drei bis vier Tassen täglich reichen aus, um das Phänomen in Gang zu bringen, Unter diesen verschiedenen Störungen wollen wir, neben den schon angeführten, noch folgende erwähnen: Kopfschmerzen, Abmagerung, Müdigkeit, Nervenschmerzen, Nervenentzündung, Krämpfe und Depressionen (Abb. XIV.2).

Wie der Alkohol, so ist auch das Koffein toxisch für Kinder gefährlich. Es schadet der normalen körperlichen und geistigen Entwicklung.

Der Tabak ist eine Pflanze, die aus Amerika stammt und von Jean Nicot im Jahre 1560 nach Frankreich eingeführt wurde. Sie wird praktisch überall auf der Welt gezüchtet.

Wie die Mehrzahl der Drogen, enthält auch der Tabak ein Alkaloid, das Nikotin, das extrem schädlich ist. Einige Tropfen auf die Zunge eines Hundes geträufelt töten diesen augenblicklich durch Lähmung des Herzens und des Nervensystems. Bei der Verbrennung des Tabaks entstehen noch andere toxische Elemente, unter denen die wichtigsten das Pyridin, das Kresol und das Kohlenmonoxyd sind.

"Trotz der Anzeichen, die zeigen, daß zwischen Zigarettenrauchen und Lungenkrebs ein Zusammenhang besteht, nimmt eigentlich jedermann an, daß es fast so normal ist, Tabak zu rauchen, wie zu essen." (A. Huxley)

Das Tabakrauchen ist sicherlich die weitverbreitetste Sucht. Die Steuern, die auf den Tabakverkauf erhoben werden, stellen wie beim Alkohol eine beachtliche Einnahmequelle für den Staat dar.

Wir möchten die Aufmerksamkeit der Raucher auf die wirklichen Gefahren des Rauchens richten. Wer viel raucht (mehr als zehn Zigaretten am Tag), ist süchtig, also von einer Krankheit befallen, die in den Bereich der Psychopathologie gehört. In den meisten Fällen ist das gewohnheitsmäßige Rauchen eine Ersatzbefriedigung für einen Mangel (an Zuneigung beispielsweise) oder ein Ersatzsymptom für ein anderes. Alle Ärzte wissen, daß für die Heilung eines psychosomatisch Erkrankten das Ausschalten des Krankheitssymptoms nicht ausreicht, sondern daß man die Ursache finden und heilen muß. Im Fall, der uns beschäftigt, gilt dasselbe. Das plötzliche Absetzen des Rauchens kann psychische Störungen, funktionelle Krankheiten oder eine Ersatzsucht (z. B. übermäßiges Essen) auslösen. Dieses plötzliche Aussetzen kann andererseits auch Konzentrationsschwierigkeiten hervorrufen oder Reizbarkeit und Hypernervosität. Das Symptom hat den Platz gewechselt, aber die Krankheit ist deswegen nicht geheilt.

Die chronische Vergiftung ist die Ursache schwerer Störungen, unter denen die wichtigsten den Kreislauf betreffen: jeder dritte Myokardinfarkt tritt bei einem Raucher auf; Angina pectoris und Amputationen von Gliedmaßen sind fast ausschließlich ihnen vorbehalten. Raucher werden viel häufiger von Lungenkrebs befallen, und ab einem gewissen Alter sucht sie die chronische Bronchitis heim (Abb. XIV.3).

Eine amerikanische Firma hat folgenden Spruch geprägt: Jede Zigarette verkürzt das Leben um zehn Minuten, zehn Zigaretten täglich entsprechen drei Jahren, zwanzig Zigaretten zehn Jahren Verkürzung der Lebenserwartung des Rauchers.

Es ist kein Zufall, daß in der ganzen Welt immer zahlreichere Kampagnen gegen den Tabak ausgelöst werden. Das Resultat der neuesten Untersuchungen beweist die Gefahren, die Millionen von Menschen eingehen.

Es scheint nur zwei Mittel zu geben, um diese "Seuche" zu bannen: die Prophylaxe und die allmähliche Entwöhnung. Die erste besteht darin, der Sucht zuvorzukommen, indem man die Jugendlichen über die Gefahren des Tabakrauchens informiert. Die zweite sollte die meisten Raucher befähigen, sich von dieser "schlechten Angewohnheit" zu befreien. Die psychothe-

Abbildung XIV.2

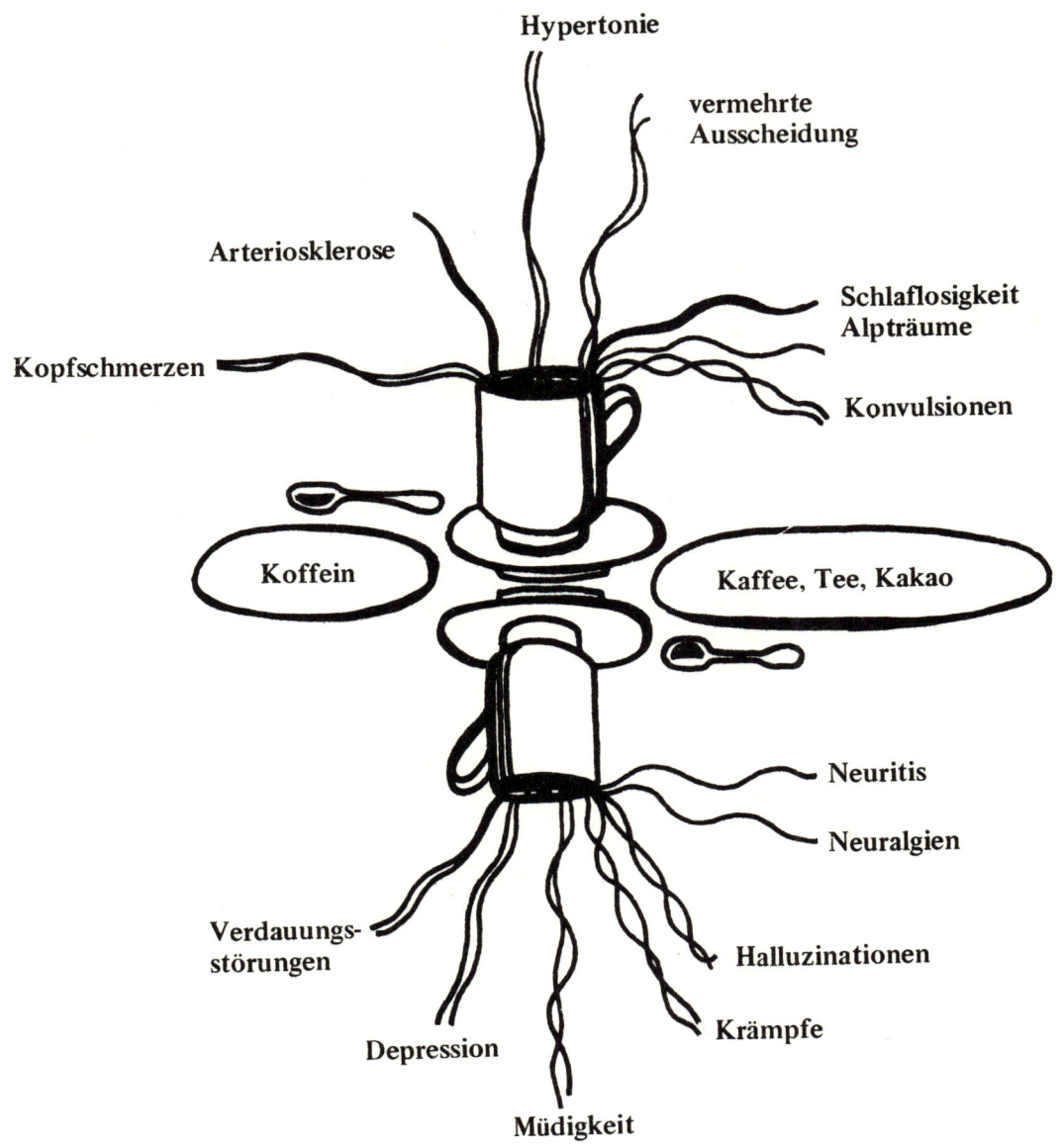

rapeutischen und sophronischen Methoden sind in dieser Hinsicht sehr wirksam.

Man beobachtet bei den meisten Süchtigen ein Ungleichgewicht innerhalb des "Ichs". Durch das autogene Training nach Schultz läßt sich dieses "Ich" stärken.

Jeder Raucher muß wissen, daß früher oder später, auch wenn sein jetziger Gesundheitszustand sehr gut ist, das schädliche Werk des Tabaks ans Tageslicht treten wird.

Die anderen Drogen: Mit der unglaublichen Entwicklung der modernen Pharmakologie sind wir in das "Zeitalter der Tablette" eingetreten. Neue Formen von Sucht kommen auf und unterstützen den Menschen dabei, sich den Forderungen des Lebens zu entziehen.

"Die Medikamentenabhängigkeit, das heißt der maßlose Gebrauch von Schlafmitteln, von Analgetika (Schmerzmitteln), Beruhigungsmitteln und Psychostimulantien (Amphetamine), deren serienmäßige Produktion und deren Mißbrauch seit dem letzten Krieg zugenommen haben, ist beunruhigend geworden. Offenbar sind viele erwachsene Menschen nicht mehr bereit, kleine Schmerzen, Ängste, seelische Spannungen und die vielen Frustrationen unseres täglichen Lebens zu ertragen, ohne zu den chemischen "Krücken" zu greifen. Aber auch eine steigende Anzahl von Jugendlichen und jungen Delinquenten suchen in diesen Substanzen das Gefühl der Befreiung..." (H. Solms).

Der Mißbrauch all dieser Stoffe ist gefährlich. Er baut allmählich die körperliche und psychische Persönlichkeit ab und treibt sie in die Abhängigkeit und in den Ruin. Ursprünglich dienten die Medikamente als Heilmittel gegen Krankheiten. Jetzt herrscht das Medikament - der Zustand des Bedürfnisses ist die neue Krankheit geworden. Hier haben wir eine weitere iatrogene Krankheit vor uns.

Weshalb greift man zur Droge?

Wir stellen, nicht ohne einen gewissen Schrecken, fest, wie der Drogenkonsum in den westlichen Ländern allmählich zunimmt. Diese "Geißel" trifft vor allem die jungen Leute von sechzehn bis fünfundzwanzig Jahren und vornehmlich in den Ballungsräumen. Der Vorzug gilt nach dem Alkohol und dem Tabak dem Marihuana und dem LSD 25.

Die Ursache dieses unbedachten Konsums steht in engem Zusammenhang mit dem Auftreten der Protestbewegungen der Jugend und der Hippies. Die Lebensweise und unsere Zivilisation sind für die heutige Jugend unerträglich. Deshalb sucht sie einen Hort, die Möglichkeit der Flucht vor den Verantwortungen, Verpflichtungen und Aufgaben. In Wirklichkeit flieht sie mehr vor dem "Über-Ich", dem sie möglichst entkommen möchte. Sie versucht mit allen Mitteln, diese sie überwuchernde, einschließende, ja erdrückende psychische Instanz zu sprengen.

Es erfordert viel Mut und Willen, um unserer Zivilisation standzuhalten. Hören wir Francois Mauriac [1] : "Zwanzig Jahre alt sein und die Wahl treffen, nicht mehr sich selber zu sein - und zwar nicht mittels jener Gabe, einen anderen zu lieben, der seine Größe immer noch hat (gelte diese Liebe auch der unwürdigsten Kreatur) - sondern über die Zuflucht zu den wohlfeilen künstlichen Paradiesen, was für ein Elend! Ja, und was für eine Feigheit! Das ist der Unterschied zum Freitod; ich habe in meinem Leben viele Selbstmörder gekannt, ohne je sagen zu

---

[1] übersetzt nach Mauriac F.: Les jeunes et le LSD. Crapouillot Nr. 71

Abbildung XIV.3

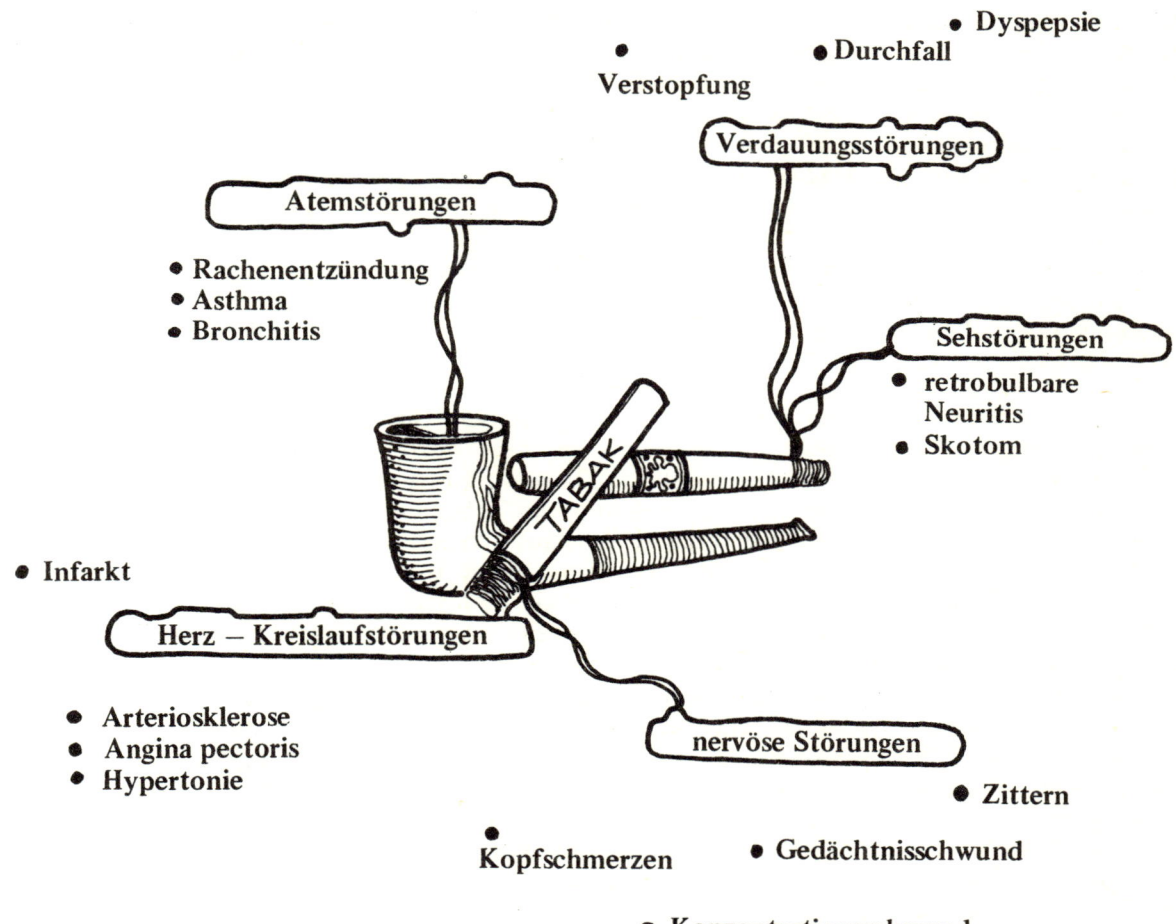

Dyspepsie

Durchfall

Verstopfung

Verdauungsstörungen

Atemstörungen

Rachenentzündung
Asthma
Bronchitis

Sehstörungen

retrobulbare
Neuritis
Skotom

TABAK

Infarkt

Herz — Kreislaufstörungen

Arteriosklerose
Angina pectoris
Hypertonie

nervöse Störungen

Zittern

Kopfschmerzen

Gedächtnisschwund

Konzentrationsschwund

müssen, daß einer von ihnen feige gewesen wäre. Der Verzweifelte, der die Wahl trifft zu sterben, begeht einen Irrtum, vielleicht den allerschlimmsten, aber er ist kein Feigling, wie es jemand ist, der diesen unschätzbaren Schatz, diese unbezahlbare Perle der Jugend besitzt und sich sowohl weigert zu leben als auch zu sterben, der vielmehr die künstlich hervorgerufene Verrücktheit wählt - ohne die Entschuldigung des Kindes Rimbaud zu haben, der infolge einer Störung aller Sinne glaubt, er werde das Leben verändern."..."Die Hölle, diese Hölle da, ist nicht mehr den reichen und alten Menschen vorbehalten. Sie öffnet sich künftig den Kindern und den Armen. Man muß sie schützen, man muß sie retten - mit allen Mitteln, die das Gesetz den öffentlichen Instanzen zur Verfügung stellt. Doch diese werden - leider - mit Leichtigkeit umgangen, und deshalb ist es das Wesentlichste, die jungen Menschen selbst zu überzeugen, damit ihr Herz und ihr Geist vor diesem Abgrund der Verwahrlosung bewahrt werden."

Ein anderes Argument, das zum Gebrauch von Drogen führt, ist das Streben nach der Entdeckung seiner selbst durch Erweiterung des eigenen inneren Horizonts. Oft wurden und werden Drogen zu religiösen Zwecken gebraucht oder auch nur um Aberglauben glaubhaft zu machen. Manche Leute behaupten, sie könnten dank ihnen zur mystischen Ekstase gelangen, in der sie über die letzte Wahrheit erleuchtet werden. Andere suchen nach neuen Erlebnissen auf allen Gebieten, einschließlich der Erotik. Auf sexuellem Gebiet steigern bestimmte Drogen den Reiz, intensivieren den Orgasmus und ermöglichen eine lebhaftere Phantasie, während andere eine gegenteilige Wirkung haben. Der Drang, der die jungen Menschen in die Drogen treibt, ist teils bewußt, teils unbewußt, aber er führt fast unausweichlich zu frühzeitigen Neurosen. Die Jugend stellt, und das mit jedem Tag mehr, die Kundschaft "par excellence" der Psychiater dar.

Das ständige Nachgeben gegenüber dem Lustprinzip und den Trieben des "Es" und das Bestreben, sich von der Zensur des "Über-Ichs" zu befreien, ohne die Wirklichkeit der Probleme annehmen zu wollen, führt zu einem großen inneren Ungleichgewicht und zu einer tiefen Unbefriedigtheit.

Zusammenfassend läßt sich sagen, daß der regelmäßige Drogenkonsum mehreren Motiven entspringt. Die häufigste besteht in der Flucht vor den "Werten" unserer Zivilisation, die sich verbissen in Richtung des reinen Materialismus bewegt. Es ist ein Mittel des Protests und der Auflehnung, das manchmal bis zur Verweigerung des Lebens geht. Die Droge vermittelt andererseits eine Möglichkeit, außergewöhnliche Erlebnisse zu erreichen, welche die sofortige Befriedigung zum Ziel haben. Schließlich kann die Droge eine bessere Kenntnis der eigenen inneren Welt ermöglichen. Diese letzte Behauptung läßt viele Diskussionspunkte offen und stellt die bewußte Motivation dar, doch oft ist sie im Grunde nur eine unbewußte Weigerung, das Leben so zu akzeptieren, wie es ist.

Anfangs probiert man eine Droge aus, um die Kameraden zu erstaunen oder um es den anderen gleichzutun. Allmählich gerät man in ein Räderwerk, aus dem es dann praktisch unmöglich ist, alleine herauszukommen. Man verliert zunehmend sein energetisches Potential, man verliert auch immer mehr das Interesse an seinen sozialen, familiären und beruflichen Verantwortungen und schließlich lebt man am Rande der Gesellschaft.

Um den drogenbedingten Intoxikationen zuvorzukommen, ist es unumgänglich, alle Kinder schon von ganz klein auf entsprechend zu erziehen. Diese Pflicht fällt in erster Linie den Eltern zu. Eine positive Information, die in einem Klima von Vertrauen, Verständnis und Liebe stattfindet, wird am ehesten zum Ziele führen und wird mehr nützen als Streit, Drohungen oder Schweigen. Die Vogel-Strauß-Politik mancher Eltern, die überzeugt sind, daß ihre Kinder den Gefahren und der Versuchung entgehen werden, ist dumm und nicht mehr zeitgemäß.

Bei einer kürzlich in Zürich durchgeführten Umfrage hat sich herausgestellt, daß lediglich 25 % der Mädchen und 17 % der Knaben von ihren Eltern über die Gefahren der Drogen aufgeklärt worden waren.

Um die wichtige Rolle der Familie zu bekräftigen, wollen wir die Resultate einer vor kurzem in Basel durchgeführten Befragung anführen. Von 120 befragten Drogensüchtigen stammen mehr als die Hälfte von geschiedenen oder getrennt lebenden Eltern, und 72 % erhielten eine mangelhafte väterliche Erziehung.

Kapitel XV

Die Placebos

Die Placebos

Häufig bestimmt die Art, wie man ein Medikament verordnet, seine Wirksamkeit.

R.A.

Die "Placebos" gehören wegen ihrer Wirkung auf das Bewußtsein direkt zum Interessenbereich der Sophrologen und der Sophrologie. Aus diesem Grund sprechen wir in diesem Buch über dieses Thema. Die Placebos sind von grundlegender Wichtigkeit bei der Behandlung der psychosomatischen Erkrankungen. "Es gibt in Frankreich ungefähr achttausendfünfhundert pharmazeutische Markenartikel. Viele sind Placebos, das heißt Medikamente, deren Wirkung ausschließlich oder vorwiegend psychologischer Natur ist. Dazu gehören zum Beispiel die zahllosen Pharmaka, die bei der Behandlung der angeblichen Leberinsuffinzienz Anwendung finden, die meisten Drüsenextrakte, die *"Stärkungsmittel"* und die meisten Substanzen, die man für die Grundbehandlung der Arteriosklerose, der Arthritis der unteren Gliedmaßen, der Arthrosen, der Krampfadern, der Magen-Darm-Geschwüre usw. verwendet." [1]

Sehr zahlreich sind die Pharmaka, deren Wirkung zwar auf experimenteller Ebene erwiesen ist, deren praktische Nützlichkeit jedoch umstritten ist...Der Konsum dieser Medikamente stellt zweifellos 50 % der pharmazeutischen Ausgaben dar."

Der Autor bleibt ganz sicher weit hinter der Wirklichkeit zurück. Er fährt fort: "Übrig bleiben die nützlichen und wirksamen Pharmaka, wie Antibiotika, Neuroleptika, Beruhigungsmittel, *Diuretika*, entzündungshemmende Mittel, herztonisierende Mittel, Antikoagulantien usw., deren Verordnung manchmal zu ernsten Zwischenfällen führt. Die durch diagnostische oder therapeutische Methoden ausgelöste Pathologie soll für 10 % der Klinikaufenthalte verantwortlich sein." Diese Krankheiten, die durch die Therapie selbst verursacht werden, nennt man iatrogen (durch Fehler des Arztes hervorgerufen). Weiter ist zu lesen: "Die Reduktion des chirurgischen Konsums ist wünschenswert. Die unnötigen Eingriffe sind zahllos. Die wirkliche Existenz der "chronischen Blinddarmentzündung" ist mehr als zweifelhaft. In der Gastroenterologie beobachten wir täglich Patienten, die ausschließlich an funktionellen Störungen leiden und die schon wiederholt unnötigerweise operiert wurden..." "... Die Patienten sind die Hauptopfer eines Überkonsums, der besonders den kleinen und mittleren pharmazeutischen Laboratorien Nutzen bringt. Da sie nichts in die Forschung investieren, bringen solche Unternehmen Substanzen auf den Markt, deren Nutzen mittelmäßig bis überhaupt nicht nachweisbar ist und deren Verkauf durch eine impertinente Werbepolitik geschickt gefördert wird, wodurch beträchtliche Gewinne erzielt werden, die dann zu einer für die Wissenschaft wertlosen wirtschaftlichen Expansion führen."

Was ist ein Placebo?

Das Wort Placebo kommt aus dem Lateinischen "ich werde gefallen". Es handelt sich um unschädliche "Pharmaka" in Form von Tabletten oder Spritzen, die in Heilungsversprechungen "verpackt" sind. Es ist klar, daß das Vertrauen des Patienten zu seinem Arzt (Übertragung) unerläßlich ist, um ein gutes Resultat zu erzielen.

[1] Bereaud C. Dr., Faculte de medecine de Bordeaux: La "Surconsommation" medicale. Le Monde 3, 4, 5 I 1970

210

Es mag paradox erscheinen, daß in einem Zeitalter, in dem man Medikamente in einem unvorstellbaren Ausmaß verbraucht, Forscher Substanzen untersuchen, die keinerlei pharmakologische Eigenschaften besitzen, wie Stärke, Laktose, destilliertes Wasser oder physiologische Kochsalzlösung. Man kann kaum wagen, sie "Medikamente" zu nennen, und um ihnen eine Bezeichnung zu geben, hat man sie "Placebo" getauft.

Um seinen Patienten nach Möglichkeit zu beruhigen (der aufgrund seiner falschen Erziehung schon bei der ersten Konsultation ein Rezept verlangt), versucht der Arzt die "Übertragung" in Form von Überredung ins Spiel zu bringen, indem er "einen neue, sehr wirksame und genau den Merkmalen der Symptome des Patienten entsprechende Substanz" vorschlägt. Gefärbtes Wasser "dreimal täglich einzunehmen", Stärketabletten oder subkutane Injektionen von physiologischer Kochsalzlösung spielen die Rolle von "Pharmaka".

Wenn das Placebo wirkt, so ist der Therapeut sicher, daß es sich um eine funktionelle Krankheit handelt. Man nimmt heute an, daß jedes Medikament, sogar die stark wirksamen, auch durch ihren "Placeboeffekt" wirken. Dieser Faktor macht die Untersuchung dieser Medikamente noch komplizierter; es ist nämlich schwierig zu wissen, ob ihre Wirkung auf ihrer chemischen Zusammensetzung beruht oder nicht.

Geschichtliches: Schon seit dem frühesten Altertum hat man feststellen können, daß die absurdesten Verschreibungen die Eigenschaft besaßen, zu heilen.

Vor dem Aufkommen der Anatomie, der Pathologie und der modernen Physiologie, ja bis ins 19. Jahrhundert hinein, hatten die Ärzte nur sehr unklare Vorstellungen über die Wirkung der Heilmittel. Und selbst heute noch müssen die Pharmakologen komplizierte Kunstgriffe, über die wir später noch sprechen werden, anwenden, wenn sie die Wirksamkeit eines Medikaments beweisen wollen. Trotz dieser Beweise stimmen die Resultate dann manchmal doch nicht.

Auf diesem Gebiet führen zwei Phänomene die Forscher in die Irre, nämlich:
- die Spontanheilung und
- die Placebowirkung.

Unter "Spontanheilungen" versteht man die seltsame Tatsache, daß viele Patienten ihrer Krankheit unbewußt ein Ende bestimmen und spontan genesen.

Die Placebowirkung, die so viele Pharmakologen verwirrt, bewirkt außergewöhnliche Heilungen mit Medikamenten, die an sich wertlos sind. Diese zwei Patientengruppen stellen mindestens 10 % der von Ärzten behandelten Fälle dar.

Es wurde schon tausendmal bewiesen, daß eine inaktive Substanz Leiden zu lindern vermag, selbst wenn diese durch einen chirurgischen Eingriff verursacht worden sind.

Unter den sicher wirkenden Medikamenten der Vergangenheit muß man die Abführmittel und die *Emetika* anführen. Es hat den Anschein, daß diese kräftigen Heilmittel, sowie andere mit magischen Eigenschaften, besonders wegen ihrer "Placebowirkung" geschätzt wurden. Damit die Wirkung vollständig war, mußte dem Patienten der Eindruck vermittelt werden, daß er unter einer sehr wirksamen Therapie stand. Die sichtbare Wirkung rechtfertigte die Honorarforderungen des Arztes. Weiter glaubte man, daß der Geschmack eines Medikaments widerlich sein mußte, um wirklich nützlich zu sein.

Die Wirkung der Medikamente der Vergangenheit war vor allem psychisch bedingt und stellte normalerweise den Patienten zufrieden. Ein anderes interessantes Phänomen war die Meinung der Leute, daß ein Medikament umso wirksamer sei, je teurer es ist. Dieser Glaube ging so weit, daß ein englischer Arzt (Bullesa) aus der Zeit Heinrichs VIII Medikamente verordnete und in die Verpackung Edelsteine beifügte, um deren Wert zu erhöhen. Dieser Glaube lebt auch heute noch weiter, nur die Edelsteine sind verschwunden!

Damit ein Medikament als wirksam betrachtet werden konnte, mußte es vier Eigenschaften haben, oder doch zumindest eine davon:
- es mußte sichtbare Wirkungen haben (Erbrechen, Stuhlgang)
- es mußte einen schlechten Geschmack oder schlechten Geruch haben

- es mußte teuer sein
- es mußte neu sein.

Im Zusammenhang mit dieser vierten Eigenschaft muß man wohl zugeben, daß es schwierig ist, der Versuchung zu widerstehen, die neuen Produkte, die uns die Werbung anpreist, zu verschreiben.

Durch Suggestivwirkung werden die Placebowirkung und im gleichen Zug auch die Wirksamkeit gesteigert. Man kommt sogar so weit, daß man den älteren Heilmitteln mißtraut, was Dr. Osler zu der Aussage veranlaßte, man müsse "so viele Patienten wie möglich mit neuen Pharmaka behandeln, solange diese noch die Eigenschaft haben, zu heilen."

Anwendung der Placebos heute

Mit der modernen Entwicklung der Pharmakologie und der Physiologie werden die Wirkungen, die Toxität, die Dosierung der Medikamente mit Akribie und Präzision untersucht, ohne daß man aber den Anteil der Placebowirkung klar davon trennen könnte.

Ein Medikament zu verschreiben, erscheint auf den ersten Blick einfach. Bessert sich der Zustand des Patienten, so schließt man daraus, daß das Mittel wirksam ist. Umgekehrt, wenn es dem Patienten nicht besser geht, so schließt man daraus, daß das Medikament nichts taugt. Diese vereinfachende Denkweise kann nur zu Irrtümern führen, denn viele Patienten genesen, häufig auch ohne Behandlung. Sehr häufig, wahrscheinlich viel häufiger als die meisten Ärzte annehmen, bringt ein Medikament nur aus psychologischen Gründen gute Resultate oder weil die Natur spontan ihr Gleichgewicht wiedergefunden hat.

Versuche, die an Tieren durchgeführt werden, sind nicht stichhaltig, denn die Tiere reagieren nicht unbedingt gleich wie der Mensch. Werden die Versuche an freiwilligen Probanden durchgeführt, so haben sie ebenfalls keinen eindeutigen Wert, weil hier die Placebowirkung sehr wohl in Erscheinung treten kann. Man glaubt sogar, daß diese Wirkung sogar bei den Tieren vorkommt.

Trotz all dieser Klippen gibt es heute Tausende von Medikamenten, die es möglich machen, zahlreiche früher als unheilbar geltende Kranheiten zu besiegen.

Man muß auf mathematische Methoden zurückgreifen, um unter anderem den Anteil des Zufalls in den Ergebnissen zu ermitteln. Man beginnt mit der Untersuchung der Unschädlichkeit des Medikaments durch Tierversuche (an zwei Tierarten in den USA). Während dieser Versuche richtet man die Aufmerksamkeit auf folgende Punkte:
- Verliert das Tier an Gewicht oder nimmt es im Gegenteil zu?
- Zeigt es sich aktiver oder weniger aktiv als vor der Verabreichung des Medikaments?
- Weist es Reizungen oder Schädigungen der Haut auf?

Die Analyse der Eingeweide zeigt, ob das angewandte Medikament organische Veränderungen verursacht. Die Versuche an sehr jungen Tieren oder an trächtigen Weibchen zeigen die Wirkungen auf das Wachstum und auf die Mutterschaft. Der Tierversuch ist unerläßlich, aber er zeigt nicht unbedingt die Wirkung eines Medikaments auf den Menschen auf. Manchmal kann sich eine Substanz, die beim Tier als Heilmittel dient, beim Menschen als Gift erweisen, und umgekehrt.

Das Penizillin beispielsweise ist für den Menschen sehr wenig toxisch, für das Meerschweinchen aber schon in kleinen Dosen tödlich. Eine Morphiumdosis, die einen Menschen umbringen kann, reicht knapp aus, um einen Hund zu anästhesieren. Die chemischen Unterschiede, die unter den verschiedenen Tierarten bestehen, liegen vor allem in den *Enzymen*, die die Lebensvorgänge steuern. Die Gicht zum Beispiel befällt nur den Menschen und die höheren Affenarten, die die "Urikase", die bei den anderen Säugern die Harnsäure unschädlich macht, nicht besitzen. Um die Wirksamkeit einer Substanz unter Beweis zu stellen, muß man sie an Tieren ausprobieren, die an der Krankheit leiden, die wir bekämpfen wollen.

Aber nur die Infektionskrankheiten zeigen gemeinsame Charakteristika bei allen Arten, eine Tatsache, die diese Versuche außerordentlich erschwert.

Ist einmal die Forschungsphase an den Tieren beendet, so gehen die Pharmakologen an die nächste Stufe, nämlich an die, in der sie bestimmen, in welchem Maß das Resultat der Tierversuche auch für den Menschen relevant ist. In den USA werden "präklinische" Versuche an freiwilligen, gesunden Häftlingen gemacht. Diese Versuche werden mit größter Vorsicht durchgeführt. Anfänglich wird eine sehr kleine Menge des neuen Stoffs verabreicht. Wenn kein Zwischenfall eintritt, wird die Dosis leicht gesteigert, bis leichte toxische Erscheinungen auftreten. Dann wird die Dosis wieder herabgesetzt, und man beobachtet einfach die möglichen Veränderungen des Gesundheitszustands des Probanden. Sind die Versuchsleiter sicher, daß sie die Substanz ohne Gefahr verabreichen können, so versuchen sie es bei anderen "menschlichen Probeexemplaren". In diesem Stadium beginnt die Untersuchung der Unschädlichkeit des Stoffes und nicht mehr seiner Wirksamkeit. Die Reaktionen auf eine Substanz sind von Mensch zu Mensch außerordentlich verschieden. Sie hängen von zahlreichen Faktoren wie Rasse, Gewicht, Temperament, Körpertypus usw. ab. In Extremfällen kann dieselbe Substanz den einen Patienten heilen und den anderen vergiften, während sie auf einen dritten überhaupt keine Wirkung hat. Diese Tatsache zeigt die Absurdität der im voraus aufgestellten Medikamenten-Dosierungen, wie man sie in den Prospekten findet. Die Ärzte sollten diese verschiedenen Faktoren in Betracht ziehen, doch das sind sie nicht gewohnt. Ist einmal der Nachweis der Unschädlichkeit eines Medikaments erbracht, so geht man zur wesentlichen Phase der Forschung über, zu den Wirksamkeitstests. Um zu erfahren, ob die Substanz für die Entwicklung einer Krankheit von Bedeutung ist, gibt es nur eine einzige Möglichkeit: sie Patienten zu verabreichen. Genau an diesem Punkt der Forschung beginnen die tatsächlichen Schwierigkeiten. Dabei treten zwei große Hindernisse auf und "legen dem Pharmakologen Steine in den Weg," und zwar die Spontanheilungen und die Placebowirkung. Um die wirkliche pharmakologische Wirkung des Stoffes zu beweisen, greifen die Pharmakologen selber - so paradox es erscheinen mag - zu Placebos.

Eine erste Gruppe von Patienten erhält das wirkliche Medikament; einer zweiten Kontrollgruppe verschreibt man ein Placebo, das in der gleichen Handelsform wie das Medikament der ersten Gruppe getarnt ist. Die Anzahl derer, die durch Placebowirkung oder durch Spontanheilung gesund werden, ist zwangsläufig in beiden Gruppen gleich, so daß man auf eine positive Wirkung des getesteten Medikaments dann schließen kann, wenn die Anzahl der Heilungen in der Gruppe, die das Medikament eingenommen hat, größer ist. Es ist nicht selten, daß das Placebo mehr Patienten heilt als das wirkliche Medikament.

Dieses Vorgehen erlaubt trotzdem nicht, den Wert eines Medikaments genau einzuschätzen. Die Pharmakologen haben schon oft festgestellt, daß die Spontanheilungen und der Faktor Psyche die Versuche durch ihren subtilen und unberechenbaren Einfluß trotz aller Vorsichtsmaßnahmen verfälschen. Wird eine Substanz durch eine hübsche und charmante Krankenschwester eingespritzt, so kann sie Wunder wirken, während sie vielleicht wirkungslos bleibt, wenn sie von einem Krankenpfleger verabreicht wird. All diese unwägbaren Faktoren haben die Forscher veranlaßt, als Schutz extreme Vorsichtsmaßnahmen zu treffen. Die Placebos sind keine einfachen Stärketabletten, sondern sie imitieren das wirkliche Medikament in Form, Farbe, Geschmack und sogar in der Verpackung. Die Verabreichung der Placebos geschieht nicht mehr wie früher in "single-blind" (einfach-blind) Versuchen, bei denen allein der Arzt weiß, ob er das Placebo oder das Medikament gibt, sondern man benützt die "double-blind" (doppel-blind) -Methode, das heißt, daß Arzt und Patient beide nicht wissen, ob es sich um das echte Medikament oder um das Placebo handelt. Sie können nur anhand von kodierten Ziffern identifiziert werden, und nur der Hersteller kennt den Schlüssel und liefert ihn erst nach Beendigung des Versuchs. Die Forscher klassifizieren die gewonnenen Ergebnisse nach Placebo- oder Heilwirkung des Medikaments.

Um den Wert der Versuche zu gewährleisten, sorgt man dafür, daß die Patienten, die mit dem Medikament behandelt werden und diejenigen, die das Placebo erhalten, sich möglichst stark ähneln. Theoretisch sollte, wenn sich in der behandelten Gruppe eine zwanzigjährige im sechsten Monat schwangere Frau befindet, die Kontrollgruppe auch eine in diesem Zustand befindliche, gleichaltrige Frau gleichen Typs enthalten. Es ist überflüssig zu erwähnen, daß diese Bedingungen nur sehr schwer zu verwirklichen sind. Trotzdem ist der Versuchsleiter bestrebt, zwei Gruppen mit möglichst viel Ähnlichkeit zu erhalten. Es ist möglich, dieses Problem auf raffinierte Art zu umgehen, indem man den Patienten gleichzeitig als Kontrollversuchsperson benützt und folgendermaßen vorgeht:

Man gibt ihm vierzehn Tage lang ein Placebo und während der nächsten vierzehn Tage das Medikament, und so weiter (gekreuzt kontrollierte Methode). In diesem Fall sind Versuchspersonen und Kontrollpersonen dieselben. Dieses System funktioniert gut bei Krankheiten mit langsamer Entwicklung (Diabetes, Hypertonie). Krankheiten mit schneller Entwicklung können dieser Untersuchungsmethode nicht unterworfen werden. Es ist trotzdem unmöglich, die Placebowirkung völlig auszuschalten. Sehr häufig stellt der Experimentator gleichviele Heilungen mit dem Placebo wie mit dem Medikament fest. Ist die Anzahl der Heilungen mit dem Medikament größer, so könnte man auf seine Wirksamkeit schließen, aber es kann auch sein, daß seine Placebowirkung in der einen Gruppe stärker war als in der anderen. Es ist also quasi unmöglich, mit Gewißheit zu sagen, ob eine Heilung gänzlich dem Medikament oder der psychologischen Wirkung des Produkts zugeschrieben werden kann.

Das bringt uns zu der Ansicht, daß es vorzuziehen wäre, den Patienten häufiger Placebos als toxische und in Wirklichkeit meist wirkungslose Medikamente zu verschreiben. Wohlverstanden, wir sprechen hier nur von ''ambulanten'' Patienten, bei denen keine Dringlichkeit vorliegt.

Die Voraussage von Medikamenten-Wirkungen gehört einer dem Wesen nach unexakten Wissenschaft an. Auf der einen Seite fordern die Medikamente jedes Jahr neue Opfer (Mißbrauch von Neuroleptika usw.) auf der anderen führen Millionen von Menschen ein normales und produktives Leben dank den Medikamenten, ohne die sie vielleicht schon tot wären (Antibiotika, Antikoagulantien usw.).

Wie wir schon zu Beginn dieses Kapitels sagten, spielt die Art, wie man ein Medikament verschreibt, eine wesentliche Rolle und verstärkt seine Placebowirkung. ''Die Art, wie man gibt, ist mehr wert, als was man gibt.'' Dieses Phänomen läßt sich auf die wohlbekannte ''Übertragung'' zurückführen, von der in einem vorhergehenden Kapitel die Rede war. Man nimmt heute an, daß immer ein gewisser Anteil an Placebowirkung besteht, gleichgültig, welche echte Wirksamkeit ein Medikament hat.

Alle objektiven und subjektiven Reaktionen nach Verabreichung eines solchen neutralen Stoffs unterscheiden sich sehr stark von Person zu Person. Man kann sie in drei Gruppen einteilen:
- positive Reaktion auf das Placebo in Form von Heilung oder Besserung
- keine Veränderung
- negative Reaktion und Anhalten der Störungen nach Einnahme des Pseudo-Medikaments.

Nach Aussagen von Psychiatern haben diese drei Reaktionsweisen keinen Bezug zu den verschiedenen Intelligenzgraden der Patienten. Sie hängen nur von deren affektiver Struktur ab. Einer gegebenen Reaktion entspricht eine bestimmte affektive Silhouette. Die geheilten Patienten oder diejenigen, deren Gesundheitszustand sich gebessert hat, sind gewöhnlich ängstliche, emotionale Menschen, die sich davor fürchten, Initiative zu ergreifen. Es sind Menschen mit eindeutiger Vorherrschaft des Neurovegetativums, bei denen Pseudomedikamente eine vorübergehende Veränderung des Bewußtseinszustands bewirken und somit eine therapeutische Rolle spielen.

Diejenigen, bei denen die Placebos keinen Einfluß haben, scheinen vernunftsbetont, fähig zur Selbstkritik und zu einer sehr guten Kontrolle der Gefühle.

Nun bleibt noch die dritte Gruppe übrig: diejenigen Patienten, die auf Placebos negativ reagieren. Es fällt schwer zu glauben, daß eine Stärketablette oder eine subkutane Einspritzung von physiologischer Kochsalzlösung Übelkeit oder gar Vergiftungserscheinungen auslösen können. Manche Patienten klagen aber über Übelkeit, Kopfschmerzen, Alpträume, übermäßige Müdigkeit und können Schübe von Nesselfieber bekommen. Man hat sogar beobachtet, daß sich Süchte entwickelten, wobei die Patienten nicht mehr auf ihre Placebos verzichten konnten, weil sie sich sonst schlecht fühlten, genau wie Morphiumsüchtige nicht ohne ihr Morphium auskommen können. Diese Reaktionsweise heißt "Noceboreaktion". Sie tritt fast ausschließlich bei Menschen mit neurotischen Tendenzen auf.

Man hat versucht, die Wirkungsmechanismen der Placebos zu erklären, und es gibt verschiedene Theorien, die vermutlich alle ihr Körnchen Wahrheit enthalten. Die bedingten Reflexe nach Pawlow liegen der ersten Theorie zugrunde. Das Aufblühen der Massenmedizin hat dazu beigetragen, jeden von uns gegenüber der Wirkung der Medikamente zu konditionieren, was die Placebowirkung erklären könnte. In Rußland hat man den Versuch gemacht, Patienten für Schlafkuren auf eine ganz besondere Art zu konditionieren: Es wird dem Patienten in dem Augenblick, da eine blaue Lampe aufleuchtet, ein Schlafmittel gegeben. In einer zweiten Phase ersetzt man allmählich das Schlafmittel durch ein Placebo gleicher Form und in gleicher Verpackung, wobei man gleichzeitig die blaue Lampe aufleuchten läßt. In einer dritten Phase benützt man nur noch die blaue Lampe, die dann ausreicht, um den Patienten zum Einschlafen zu bringen.

Gemäß der zweiten Theorie stützt sich die Erklärung der Placebowirkung auf die Theorien von Selye. Jedes Medikament hat die Wirkung eines emotionellen Schocks und kann über den Weg des neurovegetativen Systems allerlei Symptome zur Folge haben. Die Behandlung an sich stellt eine "Aggression" auf die affektive und emotionelle Sphäre dar und bringt verschiedene biologische Veränderungen mit sich, welche die ersten Schritte in Richtung auf eine Besserung oder gar Heilung darstellen. Ein bekannter Versuch, der von Professor Delay durchgeführt wurde, illustriert das in bezeichnender Weise: eine psychotische Patientin bekommt eine Spritze mit physiologischer Kochsalzlösung und wird einem Elektroschock ausgesetzt. Ihr Zimmernachbar, der an der gleichen Krankheit leidet, ist dabei anwesend. Man spritzt dann diesem Patienten ein Barbiturat ein, so daß er einschläft. Nach dem Erwachen ist er überzeugt, daß man an ihm einen Elektroschock durchgeführt hat, und er zeigt die gleichen Zeichen von Besserung wie die behandelte Patientin.

Die dritte Theorie über die Placebowirkung stützt sich auf die Übertragung. Es steht außer Frage, daß dieser Faktor sehr wichtig ist. Das Gewicht der Arzt-Patient-Beziehung hängt von der Persönlichkeit des Arztes ab: Autorität, Sympathie, Berühmtheit, Überzeugungskraft und sogar Höhe der Honorare spielen eine Rolle. Das Vertrauen des Patienten, sein Bedürfnis nach Abhängigkeit sind ebenfalls entscheidende Faktoren.

Es ist allgemein bekannt, daß manche Ärzte bessere Ergebnisse als andere mit Placebos erzielen. Die Wirkung ist so gut wie null, wenn sie Mitglieder ihrer eigenen Familie behandeln; in dieser besonderen Situation ist die "Persönlichkeit Arzt" fast vollständig entmystifiziert.

Man darf natürlich keinesfalls aus den Placebos ein Allheilmittel machen. Dennoch ist ihr Gebrauch in drei Arten von Fällen völlig gerechtfertigt, ja sogar zu empfehlen:

1. Bei der ersten Konsultation (natürlich im Falle von ambulanten Patienten, nicht bei Notfällen) ist der Arzt noch nicht im Besitz aller Elemente, die er für eine exakte Diagnose braucht, er hat die Resultate der chemischen Analysen und die Röntgenbilder noch nicht, dennoch muß er seinem Patienten ein Medikament geben. Um Fehler zu vermeiden, verschreibt er am besten ein Placebo.

Dieses Vorgehen ist der Gewohnheit, ein chemisches Mittel zu verschreiben, das häufig mehr Schaden als Gutes anrichten kann, vorzuziehen. Es ermöglicht das Aufstellen einer Differentialdiagnose zwischen einer organischen Krankheit und einer funktionellen Störung, da letztere fast immer durch die Placebowirkung gebessert wird. Der Patient wird sich automatisch bei der zweiten Konsultation besser fühlen, was für den Arzt eine Orientierungshilfe für seine Diagnose und für seine Therapie ist.

2. Die Patienten, die an chronischen Schmerzen oder Schlaflosigkeit leiden und regelmäßig Beruhigungs- oder Schlafmittel einnehmen, liefern sich einer Medikamentenvergiftung aus. Allein die Tatsache, daß man regelmäßig chemische Substanzen zu sich nimmt, führt zu einer Gewöhnung. Um die Wirkung aufrechtzuerhalten, muß man die Dosis allmählich erhöhen. Zahllose Patienten behaupten, ohne Schlafmittel nicht schlafen zu können. Sie entwickeln in sich einen bedingten Reflex Tablette = Schlaf. In diesem Fall genügt es, das toxische Medikament durch ein Placebo zu ersetzen, und der Patient schläft genauso gut ein.

3. In allen Fällen, in denen mit Sicherheit eine "funktionelle" Krankheit vorliegt, spielen die Placebos die Rolle einer notwendigen Psychotherapie. Jeder Patient, der über verschiedene Störungen klagt, ohne irgendeine Schädigung aufzuweisen, gehört zur Kategorie der Patienten, die einer Placebobehandlung bedürfen. Letzere erleichtert oder heilt sogar die Patienten völlig, besonders wenn das Mittel mit genauen Anweisungen hinsichtlich Dosierung und Einnahmezeiten abgegeben wird.

Das Verordnen von ungiftigen und neutralen Stoffen ist eine echte und ehrliche Behandlung, unter der Voraussetzung, daß alle klinischen, biologischen und röntgenologischen Untersuchungen negativ ausgefallen sind und es sich wirklich um eine funktionelle Krankheit handelt.

Der Arzt, der diese Technik anwendet, scheint uns vernünftiger zu handeln als derjenige, der freizügig und systematisch allen Patienten Medikamente verschreibt, ohne eine genaue Diagnose gestellt zu haben.

Der übermäßige Konsum an pharmazeutischen Mitteln, der heutzutage herrscht, könnte spürbar gesenkt werden, wenn alle Therapeuten Placebos in den oben angegebenen Fällen anwenden würden.

Die Placebowirkung zeigt sich auch auf anderen Gebieten, wo es kaum glaublich ist, zum Beispiel in der Chirurgie. Hier einige Beispiele:

Der erste Fall ist der eines Gärtners, der ständig über heftige Schmerzen auf dem rechten Handrücken klagte. Er war überzeugt, daß der Schmerz von einem Rosendorn kam, der angeblich in dieser Gegend saß. Die zahlreichen aufgesuchten Ärzte hatten weder eine Schädigung noch einen Fremdkörper gefunden.

Ein Chirurg, den die dauernden Besuche des Patienten zur Verzweiflung brachten, nahm eine Scheinoperation vor und zeigte dem Patienten den angeblichen Dorn. Der Gärtner hatte daraufhin keinerlei Schmerzen mehr.

Dieser Beobachtung Dr. Mainzers kann man ein amerikanisches, noch unwahrscheinlicheres Experiment anfügen, bei dem mehrere Ärzte mitwirkten (Cobb, Adams und andere). Das Experiment spielte sich in der hochmodernen chirurgischen Abteilung einer amerikanischen Klinik ab, in der man Angina pectoris behandelte, indem man in den Herzmuskel eine Arterie aus der Brustwand implantierte.

Bei einer Anzahl von Patienten ist diese Operation wirklich gemacht worden, während an anderen lediglich eine Scheinoperation, nur mit einem Hautschnitt, durchgeführt wurde. Beide Gruppen ergaben genau denselben Prozentsatz an Besserungen. Anhand von solchen Experimenten kann man sich ein Bild von der Wichtigkeit der Suggestion in der Heilung bestimmter Störungen machen.

Hier zum Abschluß noch ein persönliches Beispiel von einer Placebowirkung. Eine Patientin klagte über ständige Schmerzen in der Gegend der Schneidezähne des Unterkiefers; sie hatte eine große Anzahl Ärzte ohne jeden Erfolg aufgesucht. Nach einer eingehenden Untersuchung stellte sich heraus, daß der Schmerz rein funktionell war. Ich führte dann lediglich eine Lokalanästhesie und einen kleinen Einschnitt mit dem Skalpell ohne einen Nahtstich durch und sagte ohne andere Erklärungen, nun werde es besser gehen. Gleichzeitig verschrieb ich ihr "Stärketabletten", 'dreimal täglich einzunehmen' und betonte dabei ausdrücklich, daß sie viel Wasser trinken müsse, um die schädlichen Auswirkungen des Medikaments zu bekämpfen. Die Schmerzen verschwanden unverzüglich und tauchten nie mehr auf.

In alter Zeit meinte man, daß die Hysterie eine Krankheit sei, die von der Gebärmutter herrührte. Man glaubte, den absoluten Beweis dafür zu haben, denn man stellte fest, daß sich nach einer Hysterektomie die meisten Patientinnen besser fühlten, oft sogar geheilt waren. Erst viel später, als die Psychologie entwickelt wurde, erkannte man die neurotische Natur dieser Krankheit. Die auf chirurgischem Weg erreichten Besserungen waren ausschließlich der Placebowirkung des Eingriffs zuzuschreiben gewesen.

Das sind die Probleme, die durch die Placebos aufgeworfen werden. Wir haben uns damit von der etymologischen Bedeutung sehr weit entfernt, die, wie gesagt, ”ich werde gefallen” ist. Die Persönlichkeit des Patienten, die des Arztes, die Psyche des Menschen mit all ihren Geheimnissen sind bei diesen ”Phantasie”-Medikamenten in Rechnung zu stellen.

Es ist anzunehmen, daß diese Substanzen ohne jegliche chemische Wirkung in gleicher Weise wie die Suggestion in der Lage sind, eine ausreichende Bewußtseinsveränderung des behandelten Patienten zu bewirken, so daß in der Folge eine Besserung oder gar eine Heilung funktioneller Krankheiten eintreten kann.

Kapitel XVI

Sophronisierungstechniken

Sophronisierungstechniken

Besser, man bereut es, geschwiegen zu haben, als man bereut, zu viel gesprochen zu haben.

Ibn Abd-Rabbihi

Sophronisierung ist die Technik, die der Sophrologe zu therapeutischen oder pädagogischen Zwecken benützt, um seine Patienten in den sogenannten "sophronischen" Bewußtseinszustand zu bringen. Seit der Gründung der sophrologischen Schule sind zahlreiche Methoden entstanden, die sich in vier große Gruppen unterteilen lassen:

I. Die suggestiven Techniken
II. Die teils suggestiven, teils nicht-suggestiven Techniken
III. Die nicht-suggestiven Techniken
IV. Die speziellen Techniken.

Das verfolgte Ziel ist dabei immer eine qualitative Veränderung des Bewußtseins, jedoch der Weg, auf dem man dahin gelangt, ist je nach Methode sehr verschieden. Das einzige gemeinsame Element ist der Gebrauch des "Terpnos Logos" (sanfte und eintönige Art, zu reden). Dadurch sucht der Therapeut beim Patienten das Zentrum für das Vernehmen der Worte zu stimulieren. Die Reizung dieses Zentrums wird - nach dem altbekannten Prinzip von Pawlow - von einer peripheren Hemmung der Hirnrinde begleitet und führt allmählich zu einem Entspannungszustand, der immer tiefer wird, je größer die Hemmungszone in der Hirnrinde wird. Zusätzlich zum Terpnos Logos kann der Therapeut durch Anwendung von eintönigen Sinnesreizen die gewünschte Hemmung beschleunigen. Er kann zum Beispiel seine Worte mit einer sanften Massage oder einer geeigneten Musik begleiten.

Ehe der Patient in den sophronischen Zustand gelangt, durchläuft er mehrere aufeinanderfolgende Bewußtseinszustände:

1. Bewußtseinszustand: Normales Wachsein

2. Bewußtseinszustand: Aufmerksamer Wachzustand am Rande des Schlafs (Caycedo), in dem der Patient seinen kritischen Verstand beiseitelegt.

4. Bewußtseinszustand: Sophronischer Zustand. Die Schwelle, der Filter zwischen Bewußtem und Unbewußtem wird durchlässig, der Patient nimmt die Meldungen des Körpers wahr, er ist fähig, seine Organe zu "visualisieren", und er kann eine direkte Wirkung auf das gesamte automatische (neurovegetative) Nervensystem ausüben. Die therapeutische Wirkung findet in diesem Zustand statt.

5. Bewußtseinszustand: Allmähliches Zurückkehren zum normalen Wachzustand durch einen umgekehrten Vorgang. Dieser letzte Schritt, die sogenannte Desophronisierung, ist sehr wichtig.

Die Kunst des Sophrologen besteht darin, den Patienten in sophronischem Zustand zu halten, was das Nebeneinanderbestehen zweier entgegengesetzter Hirnrindenvorgänge voraussetzt, nämlich Reizung einer Gegend und Hemmung der übrigen Hirnrinde. "Es geht darum, eine psychische Tätigkeit in einer gehemmten Hirnrinde aufrechtzuerhalten" (Dumont).

Es ist der Wahl des Therapeuten überlassen, je nach Persönlichkeit, Charakter und Problem des Patienten die geeignetste Technik auszusuchen. Man muß aber unterstreichen, daß in allen Fällen, gleichgültig welche Sophronisierungstechnik angewandt wird, immer der Patient, und nur er alleine, seine Heilung bewirkt, wobei der Arzt nur Hilfe und Unterstützung gibt.

I. Die suggestiven Techniken

Wir werden nur sehr kurz auf diese vielfältigen Techniken zu sprechen kommen. Der Beginn einer Sophronisierung findet im allgemeinen in Form einer suggerierten Entspannung statt, indem man der Reihe nach den Übungen des autogenen Trainings nach Schultz folgt. Der Patient nimmt eine bequeme Stellung ein, am besten liegt er, er kann aber auch sitzen. Man versucht, eine günstige Umgebung zu schaffen, indem man soweit wie möglich die verschiedenen groben "sensorischen Stimuli" wie übermäßig helles Licht, Hitze, Gerüche usw. ausschaltet. Der Arzt benützt den Terpnos Logos und richtet die Aufmerksamkeit des Patienten auf Ruhe und auf das Gefühl von Schwere. Diese stellt sich allmählich in seinem Körper ein, und zwar im dominanten Arm beginnend. Nach der Schwere suggeriert der Therapeut Wärme und benützt die üblichen Formeln des autogenen Trainings nach Schultz. Der Patient entspannt sich langsam und wird für Suggestionen immer empfänglicher. Um den Entspannungszustand zu vertiefen wird ein "freies Bild" suggeriert: "Versetzen Sie sich in Gedanken in eine angenehme Situation, an einen selbst gewählten Ort, verlassen Sie diesen Raum..."

Ist einmal dieses Stadium erreicht, so suggeriert der Arzt zum Beispiel die Unempfindlichkeit eines Körperteils oder den gewünschten therapeutischen Effekt. Man darf nie direkt auf das Symptom einwirken, sondern immer nur auf dessen Ursache. "Das Symptom ist die Art, in der der Körper seine Angst äußern darf," (Dumont), und seine Unterdrückung könnte ein manchmal noch schlimmeres Ersatzsymptom hervorrufen. So kann ein Bronchialasthma, welches durch direkte Suggestion behoben wurde, beispielsweise durch eine Hautkrankheit oder durch eine Neurose ersetzt werden.

Eine gut geleitete Suggestion ist in sophronischem Zustand unendlich viel wirksamer als im normalen Wachzustand.

Im ganzen Verlauf des "sophronischen Erlebnisses" ist der Patient in permanentem Kontakt mit dem Therapeuten.

Die Rückkehr in den normalen Wachzustand ist äußerst wichtig und muß mit großer Vorsicht und langsam vorgenommen werden. Jeder Sophronisierung muß eine Aussprache mit dem Patienten folgen. Um diese Ausführungen abzuschließen, sei hier das allgemeine Schema einer suggestiven Sophronisierung gegeben:

1. Vollständige *Anamnese*
2. Patient liegt mit geschlossenen Augen da
3. Entspannung nach den Formeln des autogenen Trainings nach Schultz. Vereinbartes Zeichen (Kommunikationsmittel mit dem Arzt)
4. Freies Bild
5. Suggestionen
6. Signalzeichen (bedingter Reflex, um schnell den sophronischen Zustand wiederfinden zu können)
7. Geschenk (man suggeriert dem Patienten, daß er in der Folge der Sophronisierung keinerlei Beschwerden haben wird, daß er im Gegenteil in Hochform sein wird, daß er gut schlafen wird und daß seine Müdigkeit verschwunden sein wird)
8. Langsame Desophronisierung
9. Aussprache

II. Die teils suggestiven, teils nicht-suggestiven Techniken

Diese Techniken leiten sich von der Dynamischen Relaxation nach Dr. A. Caycedo ab. Der Terpnos Logos dient, wie bei allen anderen Methoden auch, als Stütze für die Sophronisierung. Körperliche Übungen in Form von Bewegungen oder von speziellen Atemübungen wechseln mit "Erholungsphasen" ab, während derer der Patient sein Bewußtsein bis "an den Rand des

Schlafes" sinken läßt. Je nach der Methode, die angewandet wird, erfolgt die Sophronisierung im Stehen, im Sitzen oder im Liegen. Die sehr interessanten Techniken, die der sophrologischen Schule eigen sind, entstammen orientalischen Methoden und streben in progessiver Weise ein völliges Bewußtwerden des Körpers an. Die Suggestionen werden zwischen den einzelnen Körperübungen gegeben. Dr. Caycedo wird demnächst darüber ein Buch veröffentlichen.

III. Die nicht-suggestiven Techniken

Wir haben unter all den Techniken zwei ausgesucht:
- Die individualisierte Sophronisierung nach Dr. A. Dumont
- Die progressive Sophronisierung nach dem Autor

1. Die individualisierte Sophronisierung nach Dr. A. Dumont

Es war an einem Mittwochabend. Im Lehnsessel wartete die Patientin darauf, sophronisiert zu werden. Da wir an diesem Abend nur wenig Zeit zur Verfügung hatten, beschränkten wir uns darauf, ihr in Worten zu erklären, wie sie bei sich zuhause die erste Übung des autogenen Trainings nach Schultz ausführen sollte:
"Sie werden die Augen schließen, Sie werden denken "ich bin ruhig"; nach einigen Augenblicken werden Sie ihre Gedanken auf ihren rechten Arm lenken, und sie werden sich folgende Formel im Geist vorsagen:' "Mein Arm wird schwer", usw. Nachdem wir ihr die richtige Art des Zurücknehmens gezeigt hatten, entließen wir sie, nicht ohne uns vorher vergewissert zu haben, daß sie die Instruktionen auch richtig verstanden hatte.

Am folgenden Mittwoch saß sie im gleichen Lehnsessel und wartete immer noch darauf, sophronisiert zu werden. Aus einem uns immer noch unbekannten Grund überkam uns die Lust zu kontrollieren, wie sie ihre Übungen machte. Wir baten sie, sich vor uns zu entspannen, und zwar in gleicher Weise wie sie es zuhause gemacht hatte, gleich schnell, und indem sie die Formeln laut vorsagen sollte. Zu unserer großen Überraschung stellten wir fest, daß die Patientin die Formeln verändert hatte; sie sagte einfach:"Ich schließe die Augen", "ich lasse meine Arme los", "ich lasse meine Beine los" ... "ich fühle mich wohl, sehr wohl..."

Wir hatten soeben verstanden, daß die Worte, die wir aussprechen, und denen wir einen präzisen Sinn geben, vom Empfänger nicht unbedingt mit der gleichen Bedeutung "gehört" werden.

Die Patientin hatte uns also zwei wertvolle Informationen gegeben:
- Eine bestimmte, ihre eigene symbolische Sprache
- Die Geschwindigkeit, mit der sie die Phänomene empfand.

Wir gingen auf ihr Spiel ein und benützten ihre eigenen Sprache und folgten ihrem Rhythmus. Die Sophronisierung begann wirklich *personalisiert* zu werden.

Ein anderer Fall scheiterte. Es handelte sich um ein junges verschlossenes Mädchen, das wenig auf Fragen antwortete und bei dem wir ahnten, daß sich schlecht eine Beziehung herstellen ließ. Wir verwendeten die gleiche Technik.

Bei der nächsten Sitzung begnügte sich das Mädchen damit, lediglich die Formeln fleißig, getreulich und genau so wiederzugeben, wie wir es ihr angegeben hatten. War es ein Zeichen von Widerstand? Wir wissen es nicht, aber in diesem Fall gelingt keine Sophronisierung, und die Therapie wurde abgebrochen.

Glücklicherweise reagierten andere Patienten positiv und ermutigten uns dadurch, auf dem neuen soeben entdeckten Weg weiterzugehen.

So zum Beispiel jene junge Frau, der wir die klassischen Instruktionen nach Schultz gegeben hatten und die dann zurückkam und ganz spontan sagte: "Ich löse den Krampf im Nacken";

und seither sophronisieren wir sie immer, indem wir mit dieser Formel beginnen.

Oder jener andere Patient, der erstaunt war, daß sein Knie schwer wurde oder jener andere, bei dem das Körpergefühl sehr schnell verloren ging.

Im letzteren Fall zogen wir es vor, anstatt unbedingt zu versuchen, ihn die Schwere erleben zu lassen (man müßte eher sagen "unsere" Schwere), ihn das Gefühl für seinen Körper verlieren zu lassen; wir rechneten damit, daß er später im Laufe der weiteren Sophronisierungen von selbst die psychophysischen Zusammenhänge auf der Ebene des *Körperschemas* entdecken würde.

Dann kam der Tag, an dem wir uns folgende Frage stellten: "Wäre es nicht möglich, noch weiter in der Erforschung der Spontanreaktionen zu gehen?"

Es war sicher schon ein Fortschritt, einen Patienten nicht gleich bei der ersten Sitzung zu sophronisieren und ihn ohne unsere Hilfe seine eigenen Körperphänomene entdecken zu lassen.

Trotzdem legten wir eine gewisse Direktivität an den Tag, indem wir ihm die Übungen, die er zuhause machen sollte, beschrieben, und wir benützten Suggestionen. Das konnte den Patienten beeinflussen und seine Spontanität überdecken.

Zu diesem Zeitpunkt erinnerten wir uns an die Methode von Ajuriaguerra. In dieser Methode fordert man den Patienten auf, sich hinzulegen, sich zu entspannen, seinen Geist auf einen Teil des Körpers zu konzentrieren und zu beschreiben, was er dort empfindet.

Diese Technik wird in der Psychiatrie angewandt, und sie ermöglicht die Entdeckung gewisser Widerstände gegen den Entspannungsprozeß, von denen man nachher eine Interpretation versuchen kann. So kamen wir dazu, unsere Methode abzuändern, indem wir die Patienten einluden, in drei Stufen fortzuschreiten:

Stufe Nr I: Spontane Selbstentspannung ohne technische Angaben
Stufe Nr. II: Freie Selbstentspannung mit sehr einfachen verbalen technischen Angaben
Stufe Nr. III: Traditionelle, durch die spontan vom Patienten in den Stufen I und II entdeckten Elemente personalisierte Methode.

Wie man sieht, handelt es sich dabei um eine Vorbereitung des Patienten auf die Entspannung. Diese Vorbereitung will niemals die bestehenden Techniken ersetzen, sondern sie soll im Gegenteil jene verstärken.

Da wir ja entdecken wollen, was wir im Patienten an Spontanem finden können, müssen wir selbstverständlich im Experiment unser suggestives und direktes Handeln auf ein absolutes Minimum beschränken. Das Experiment muß auch möglichst früh einsetzen, ja, man könnte sagen, in der ersten Minute, sogar noch ehe das erste Wort ausgesprochen wird.

Wenn wir die Dinge bis ins Extrem treiben wollen, sollten wir uns einen Therapeuten vorstellen, der völlig schweigend, unbeweglich, wie ein Inder in Meditationsstellung ist; der Patient würde dadurch desorientiert, wüßte nicht, was tun und würde sicher auf eine sehr persönliche Art reagieren.

Man könnte diese Überlegung noch weiter führen: Wenn zwei Menschen zusammen sind, sogar wenn sie schweigen, kann nichts verhindern, daß sie kommunizieren. Und schon wirken sie aufeinander, wie zwei Magnete, die man einander annähert.

Zusammenfassend kann man sagen: Um eine völlige Spontanität zu ermöglichen, müßte man ganz einfach ... den Therapeuten beseitigen.

Aber wir sind im Westen, sind es gewohnt, unsere Patienten zu begrüßen, ihnen die Hand zu geben, sie zu fragen, worunter sie leiden, und trotz unserem Wunsch werden wir wohl oder übel dieses Minimum an Kontakt mit ihnen pflegen müssen, ihrer Geschichte zuhören müssen, ehe wir anfangen können.

Was man anstreben muß, ist eine möglichst weitgehende Einschränkung des ersten Austauschs, während die Arzt-Patienten-Beziehung schon im Entstehen ist.

Man kann versuchen, nicht über das Symptom zu sprechen, keine Anamnese zu erheben, sich gewissermaßen so an den Patienten zu wenden, als ob er gesund wäre.

Technik

Stufe Nr. I

Möglichst rasch und vor jedem Ratschlag, vor jeder Prognose, Ermutigung oder Versicherung, muß man zum spontanen Erlebnis übergehen. Die einzige Frage, die man stellen kann: "Haben Sie schon eine Entspannungstechnik praktiziert?"

Wenn nein, ist alles gut. Wenn ja, muß man den Patienten bitten, diese Erfahrung möglichst zu vergessen. Dann braucht man nur noch zwei Sätze auszusprechen:

"Ich möchte, daß Sie sich entspannen, so wie Sie meinen, daß man es tun muß, ohne irgendwelche Angaben meinerseits; machen Sie es, wie Sie wollen und in der Stellung, die Sie bevorzugen."

"Das Einzige, was ich von Ihnen möchte, ist, daß Sie mir beschreiben, was in Ihnen vorgeht, sei es während der Sitzung, sei es am Schluß." (Man beachte, daß dieser zweite Satz schon eine indirekte Suggestion ist: es wird also etwas geschehen!)

Wir möchten auch betonen, daß wir vom Patienten nicht unbedingt verlangen, er solle sich hinlegen; er hat die Wahl, sich auf einem Stuhl, in einem Lehnsessel, auf einem Sofa, auf dem Boden oder sogar ... im Stehen zu entspannen.

Man wird verschiedene Arten von Situationen beobachten können:

a) Der Patient nimmt Empfindungen wahr und beschreibt mehr oder weniger spontan, was er erlebt. Man wird ihn dann bitten können, zuhause in derselben Weise fortzufahren, dies ungefähr eine Woche lang.

b) Der Patient erklärt, nichts zu verspüren; mit seiner Zustimmung schickt man ihn nach Hause und bittet ihn, so lange weiterzumachen, bis er etwas verspürt, was er dann sogleich aufschreiben soll.

c) Der Patient sagt nichts, sein Schweigen scheint in alle Ewigkeit fortdauern zu wollen. Man kann dann aus der Zurückhaltung heraustreten und versuchen, ihm zu helfen:

1. indem man sich ihm nähert;
2. indem man sich von ihm entfernt;
3. indem man ihn alleine im Raum läßt;
4. indem man ihn die Stellung wechseln läßt;
5. indem man ihm eine erste Suggestion gibt: "Versuchen Sie zu beobachten, was in einer von Ihnen selbst gewählten Körpergegend vorgeht."
6. indem man ihn beobachten läßt, was er in einer vom Sophrologen bestimmten Körpergegend empfindet;
7. schließlich, wenn nichts geschieht, kann man zur Stufe II übergehen oder direkt eine klassische Sophronisierung vornehmen.

Die folgende Sitzung

A. In den günstigsten Fällen ermöglicht diese Technik dem Patienten, alleine fortzuschreiten, beinahe völlig unabhängig vom Therapeuten. Seine Verhaltensformen verändern sich: er bringt neue Elemente in die Analyse. Man wird ihn anspornen, sich immer mehr die Zusammenhänge, die zwischen seinen Spannungen und den täglichen Ereignissen seines affektiven Lebens vorhanden sind, bewußt zu machen.

Diese Technik scheint die einfachste zu sein, die man sich vorstellen kann. Sie braucht wenig Zeit, und vor allem bezieht sie nicht mehr das Prestige des Arztes mit ein.

Stufe II

B. Wenn der unter A. beschriebene Patient keine Fortschritte mehr macht, läßt man ihn die zweite Stufe angehen, was sein Interesse von neuem erwecken wird.

C. Wenn der Patient von vornherein offenbar keinerlei Vorteil aus seinen spontanen Übungen zu gewinnen scheint, oder wenn seine Symptome sogar schlimmer werden, so wird man wahrscheinlich an eine Form von unbewußtem Widerstand gestoßen sein.

Vielleicht fühlt sich der Patient sich selber ausgeliefert und bedroht, oder gar verlassen; er braucht Hilfe, sein Abhängigkeitsbedürfnis ist offensichtlich.

Je nach unserer Intuition und je nach Dringlichkeitsgrad werden wir uns entschließen, ihm die Stufe II zu erklären oder sofort auf die Stufe III überzugehen, in der wir die gewöhnlichen, eher direkten Sophronisierungen machen.

Es wird in einem späteren Stadium immer noch möglich sein, wenn der Patient Vertrauen gefaßt hat, zu versuchen, auf die vorhergehenden Stufen zurückzukommen. Dieses Vorgehen wird dann als eine Art anerkennende Belohnung empfunden.

Die Stufe II wurde weiter oben, zu Beginn dieses Kapitels, beschrieben. Von der zweiten Sitzung an wird man die *Anamnese* vervollständigen können und man wird beginnen können, über das Symptom zu reden.

Stufe III

Die Auskünfte, die man im Laufe der beiden vorhergehenden Stufen erhalten hat, ermöglichen es, von nun an eine bessere Sophronisierung zu machen. Letztere verwendet besonders die vom Patienten selbst spontan entdeckte Symbolsprache und wird mit Fug und Recht *"personalisierte Sophronisierung"* genannt werden können. Eine letzte Bemerkung: in dringenden Fällen oder wenn es sich zum Beispiel um eine relativ kurzfristige Vorbereitung auf eine Prüfung handelt, wird man die Methode, wie sie soeben beschrieben worden ist, nicht anwenden können. Man kann aber, auch wenn man schon bei der ersten Sitzung sophronisieren will, die Stufe I einige Minuten lang anwenden. Die Stufe II setzt eine gewisse Trainingsperiode zuhause voraus. Aber auch hier kann dieser Zeitraum in manchen Fällen auf einen einzigen Tag beschränkt werden.

Dr. A. Dumont

2. Die progressive Sophronisation nach dem Autor

Im Laufe der Zeit hat der Mensch sein Körpergefühl und die Fähigkeit, die Meldungen seiner propriozeptiven sensorischen Systeme wahrzunehmen, verloren. Alle Informationen, alle Auskünfte errreichen ihn von der Außenwelt durch die Sinnesorgane. Wir wollen mittels dieser Methode dem Patienten die Möglichkeit geben, sich von der Außenwelt abzuschließen, um seine ganze Aufmerksamkeit auf die Meldungen aus seinem Inneren zu richten. Das Training erfordert ein langsames Fortschreiten. Wollen wir auf die automatischen organischen Funktionen Einfluß nehmen, so ist es unerläßlich, unseren Körper und alle seine Meldungen "bewußt" zu erleben. Vergessen wir nicht das berühmte "Erkenne dich selbst und überlasse die Natur den Göttern" von Sokrates.

Ausgehend von nicht-suggestiven Selbstentspannungsmethoden - so zum Beispiel vom relativ komplizierten System nach Jacobson - haben wir eine progressive Sophronisierungstechnik entwickelt, welche das Bewußtmachen des "Körperschemas" erlaubt.

Im Gegensatz zu anderen Techniken behält der Patient die Augen während des ersten Teils der Sophronisierung offen, wobei er liegt, und zwar so, daß sich die Beuge- und Streckmuskeln in einer Gleichgewichtsstellung befinden (die Gelenke der Glieder bilden Winkel von 130 °). Nur Bewegungen werden suggeriert. Das "Bewußtwerden des Körpers" macht der Patient selbst. Wir beginnen mit nicht mehr als einem Anspannen der Zehen, und nach einigen Augenblicken des "Bewußtwerdens" der gespannten Muskeln werden sie wieder entspannt. Der Patient muß den Unterschied zwischen gespannten und entspannten Muskeln spüren. Wir lassen allmählich alle Muskelgruppen des Körpers anspannen und entspannen, indem wir von den Füßen zum Bauch hochsteigen, von dort zu den Armen, zum Brustkorb, zum Hals und erst am Schluß zum Gesicht kommen. Erst dann wird der Patient aufgefordert, die Augen zu schließen; er läßt sich von einer totalen Entspannung durchdringen. Nachdem er progressiv das "Bild" des Anteils an quergestreifter Muskulatur in seinem Körper in Raum und Zeit projiziert hat, lassen wir ihn Meldungen seiner Organe "wahrnehmen", indem wir sie eines nach dem anderen Revue passieren lassen.

Von diesem Augenblick an können wir mit eindeutigem Erfolg die Fokalisationsmethode nach Dr. Slocker anwenden. Experimenten zufolge, die auf dem Gebiet der Pädagogik gemacht wurden (Ausbildung von Sportlern), können wir sagen, daß diese Technik zur Erhöhung der Körperkraft, zur partiellen Beherrschung der neurovegetativen Funktionen und zur Selbstbeherrschung im allgemeinen führt. Die während der Übungen erlebten Empfindungen sind von Individuum zu Individuum sehr verschieden.

IV. Die speziellen Techniken

Fünf Techniken haben unser Interesse erweckt:
- die Fokalisationstechnik nach Dr. Perez Slocker
- die Technik des Sophrorelax mit Tröpfcheninfusion nach Dr. A. Caycedo
- die progressive Sophro—Akzeptation
- die sensorische Sophro-Substitution
- die serielle Sophro-Korrektur.

1. Fokalisationstechnik

Nach "Sophronisierung" durch die klassische suggestive Methode wird der Patient aufgefordert (nachdem er anatomische Tafeln betrachtet hat), sich ausschließlich auf sein krankes Organ zu konzentrieren, es zu sehen, es zu spüren, es zu erleben und besonders Wärme zu ihm hin zu "schicken". Der Patient wird zunehmend darauf eingestellt, in seinem leidenden Organ den Blutfluß zu erhöhen. Dadurch werden Schwellungen und Entzündungen gelindert. Diese Technik zeigt eine große Wirksamkeit bei allen Krankheiten mit "-itis" wie Pankreatitis, Arthritis, Hepatitis, Zystitis, Nephritis usw. Die klinischen Resultate, die schon erzielt wurden, erlauben uns, eine beträchtliche Entwicklung dieser Methode vorauszusehen.

2. Die Technik des Sophrorelax mit Tröpfcheninfusion

Wir beziehen uns auf das "Dictionnaire abrégé de sophrologie et relaxation dynamique" von Dr. A. Caycedo [1]. Im Einverständnis mit dem Patienten nimmt man eine einfache Sophronisierung vor. Die ersten Male kann die Sitzung vom Arzt geleitet werden, aber mit der Zeit

---

[1] Caycedo A. Dr.: Dictionnaire abrégé de sophrologie et relaxation dynamique. Ed. Emegé, Barcelona

ist es empfehlenswert, daß nur noch der auf Tonband aufgenommene "Terpnos Logos" des Sophrologen die Sitzung leitet. Die Dauer des Tonbandes beträgt ungefähr eine halbe Stunde. Ist einmal der sophronische Prozeß in Gang gekommen, so geht man folgendermaßen vor:

1. Man verabreicht auf intravenösem Weg tröpfchenweise eine unterschiedliche Menge physiologischer Kochsalzlösung oder isotonischer Glukose-Kochsalzlösung, der man die indizierte chemische Substanz beimischt, zum Beispiel Antidepressiva bei Depressionen, oder Ribonucleinsäurederivate in Fällen von mangelhafter Hirndurchblutung, bei spastischen Vasculopathien des Gehirns etc., oder Vitamincocktails oder sonstige Substanzen, ganz wie es der jeweilige Fall erfordert.

2. Gleichzeitig mit der Wirkung der Tröpfcheninfusion fördert der Sophrologe - oder besser noch: sein auf Tonband aufgezeichneter Terpnos Logos - beim Kranken das Entstehen einer freien *Sophromnesie*. Man stellt die Infusion ab, ehe die Sitzung beendet ist, und zum Schluß wird der Patient desophronisiert.

Man könnte sagen, daß die zweifache Wirkung der Sophronisierung und der aktiven chemischen Substanz ausgezeichnete Resultate bringt, besonders in bestimmten Fällen von *Konfusionen*, von Depressionen, Angstneurosen usw., und sogar bei gewissen psychosomatischen Veränderungen. Diese Methode läßt sich mit anderen sophrotherapeutischen Systemen kombinieren und muß unter strenger ärztlicher Kontrolle stattfinden.

Wir haben die Sophronisierungstechniken absichtlich nur sehr einfach skizziert, denn ihre Anwendung muß Mitgliedern des ärztlichen Berufsstandes vorbehalten bleiben. Werden diese Techniken fachkundig und in Kenntnis aller Umstände von Spezialisten angewandt, so bringen sie eine sehr begrüßenswerte Ergänzung zu den klassischen medizinischen Therapien.

3. Die progressive Sophro-Akzeptaion (Sophro-acceptation progressive = S.A.P.)

Man beginnt mit einer *einfachen Sophronisierung*, und wenn der Patient in sophronischem Zustand ist, stellt er sich ein positives Bild aus seiner Zukunft vor. Diese Technik wird systematisch zur sophrologischen Vorbereitung auf die Geburt angewandt. Die Frau erlebt mehrere Male im voraus die bevorstehende Geburt. Im Sport erlebt der Athlet in seiner Phantasie seinen kommenden Wettkampf.

4. Die sensorische Sophro-Substitution (S.S.S.)

Nach einer einfachen Sophronisierung unterweist man den Patienten, wie er seine eigenen Empfindungen verändern kann. Beispielsweise kann man ihm beibringen, das Empfinden von Schmerz durch ein Gefühl von Wärme zu ersetzen. Man kann auch den Patienten lehren, sich selbst zu anästhesieren. In Wirklichkeit ist das Resultat nicht eine eigentliche Anästhesie, sondern ein Nicht-Wahrnehmen des Schmerzes. Man kann in diesen Fällen ohne jegliche chemische Hilfe chirurgische Eingriffe vornehmen.

5. Die serielle Sophro-Korrektur (sophro-correction serielle = S.C.S.)

Nach einer einfachen Sophronisierung läßt sich der Patient progressiv von der Idee seiner zukünftiger Verwandlung durchdringen. Im Fall einer Agoraphobie (Angst vor weiten Plätzen) beispielsweise bittet der Sophrologe den Patienten, er solle in Gedanken die Situation erleben, die seine Angst hervorruft, und in dem Moment, in dem er auch nur das geringste unangenehme Gefühl empfindet, solle er dies mittels eines vereinbarten Zeichens (zum Beispiel einen Finger heben) anzeigen. In diesem Augenblick suggeriert der Sophrologe die Substitution der negativen Empfindungen durch positive, vom Patienten erlernte Empfindungen, zum Beispiel die Entspannung der Gesichtsmuskeln, der Schultern und des Bauches. Die Angst wird allmählich in einen Entspannungszustand verwandelt. Wenn der Patient (immer noch in sophronischem Zustand) spürt, wie seine Angst sich auflöst, zeigt er es dem Sophrologen an. Dann suggeriert ihm dieser, er solle sich vorstellen, wie er einen Platz überquert, völlig befreit von seiner Angst. In Zukunft wird der Patient fähig sein, das in der realen Welt zu verwirklichen, was er auf der Ebene der Vorstellung erlebt hat.

Der Vollständigkeit halber müssen wir noch auf die Techniken der geburtshilflichen Sophropädagogie von Aguirre De Carcer, der Atemsophrotherapie nach Courchet und schließlich der oralen Sophro-Restaurierung nach Hubert hinweisen. Diese Techniken sind jedoch zu spezialisiert, um in diesem Buch beschrieben werden zu können.

Kapitel XVII

Originaltechnik zur Behandlung der Störungen des Herzrhythmus

Originaltechnik zur Behandlung der Störungen des Herzrhythmus

Das Herz ist ein lebendes Symbol.

R.A.

Das folgende Kapitel beschreibt die Technik, die wir zur Behandlung von Tachykardien (Beschleunigung des Herzrhythmus) und von Bradykardien (Verlangsamung des Rhythmus) entwickelt haben.

Vorversuche

Schon vor mehreren Jahren haben Dr. Dumont und ich festgestellt, daß es möglich ist, den Herzrhythmus bei Patienten mit Rhythmusstörungen zu verändern. Zu diesem Zweck sophronisierten wir den Patienten relativ tief und zählten laut seinen Herzrhythmus mit. Wir begannen beim realen Rhythmus, um dann allmählich langsamer zu werden, bis wir die gewünschte Anzahl Schläge erreichten. Gleichzeitig suggerierten wir, daß sich der normale Herzrhythmus dem angleichen würde. Durch dieses Vorgehen gelang es uns, vorübergehend zahlreiche Tachykardien zu lindern, die erzielten Erfolge waren jedoch leider nicht von Dauer.

Wir überlegten uns, daß es vielleicht möglich sei, eine reflektorische Konditionierung des Herzmuskels zu bewirken, und zwar durch die Anwendung einer gleichartigen Technik, wobei man diese aber mit permanenten äußeren Reizen, besonders während des Schlafs, verbinden müßte. Die Behandlung beginnt also, wenn der Patient in sophronischem Zustand ist. Wir synchronisieren zuerst die Rhythmen der Herzschläge mit dem Pendel einer Wanduhr. Dadurch bewirken wir einen bedingten Reflex Ticken - Herz. Der Patient wird gebeten, die Wanduhr dann nach vorheriger Regulierung in seinem Schlafzimmer aufzustellen. Während der Nacht erfolgt dann ganz automatisch eine Herzregulierung.

Die guten Resultate haben uns ermutigt, eine einfachere und leichter anwendbare Technik auszuarbeiten. Man kann die Patienten natürlich nicht zwingen, sich eine doch ziemlich kostspielige, jedem einzelnen Fall von Herzrhythmusstörung angepaßte Wanduhr anzuschaffen.

Laufende Versuche

Nehmen wir als Beispiel an, daß ein Patient mit einer Tachykardie von 140 Schlägen pro Minute unsere Praxis aufsucht. Verfolgen wir nun den gesamten Ablauf der Therapie nach unserer jetzigen Methode. Das Ziel ist, den Herzrhythmus auf 80 Schläge pro Minute zu senken. Es wurden die verschiedensten Medikationen zur Herabsetzung dieser Tachykadie erfolglos versucht. In unserem Beispiel handelt es sich nicht um einen akuten Notfall, und wir verfügen über genügend Zeit, um das therapeutische Resultat zu erreichen.

Die erste Konsultation besteht in der Kontaktaufnahme mit dem Patienten und in der Erhebung einer genauen *Anamnese*. Zusätzlich erklären wir dem Patienten das Vorgehen in der Behandlung. Ist einmal die unerläßliche Arzt-Patienten-Beziehung (Übertragung) hergestellt, so erlernt der Patient das modifizierte autogene Training in acht Sitzungen unter Fernsehkontrolle und mittels Tonbandaufnahmen in einem speziell dazu eingerichteten Raum. Er lernt, sich seines Körpers bewußt zu werden, sowie auch besonders seiner eigenen Möglichkeiten, bestimmte Reaktionen, die normalerweise dem Willenseinfluß entzogen sind, zu beherrschen.

Bei den zwei letzten Sitzungen kann der Patient das autogene Training schon, und wir versuchen dann einen echten sophronischen Zustand hervorzurufen, indem wir mehr Suggestionen verwenden. Dieses Vorgehen stellt für den Arzt einen nennenswerten Zeitgewinn dar und reduziert die Übertragungsbeziehung auf ein Minimum. Im nächsten Stadium (neunte Sitzung) leitet der Therapeut dank den Signalzeichen eine augenblickliche Entspannung ein. Im so erreichten sophronischen Zustand beginnen wir mit dem allmählichen Erlernen der Verlangsamung des Herzrhythmus. Zu diesem Zweck haben wir bei den Laboratorien der Jefferson Medical School in den USA einen ziemlich einfachen und sehr wirksamen Apparat herstellen lassen. Es handelt sich um ein elektronisches Metronom, auf das wir ein kleines rotes Lämpchen haben aufsetzen lassen, das synchron mit den Metronomschlägen blinkt. Ein Zählgerät erlaubt eine Einstellung der Frequenz der Schläge und Lichtblitze auf Werte zwischen 250 und 40 pro Minute. Die Lautstärke der Töne kann ebenfalls eingestellt werden. Anfänglich wird das Gerät mit dem Herzrhythmus des Patienten gleichgeschaltet, dann allmählich verlangsamt. Gleichzeitig suggeriert man dem Patienten, daß das Herz dem Rhythmus der Töne und der Lichtblitze folgen wird. Wir bitten nämlich den Patienten in sophronischem Zustand, die Augen zu öffnen und seine Aufmerksamkeit auf den kleinen Apparat zu richten, insbesondere auf die Lichtblitzlampe. Allmählich verlangsamen wir die Frequenz des Metronoms und stellen fest, daß in der Mehrheit der Fälle das Herz den akustischen und optischen Reizen genau folgt.

Im Prinzip beschränken wir uns darauf, die Herzschläge um acht bis zehn Schläge pro Minute zu senken und zu betonen, daß dieser neue Rhythmus sich bis zur nächsten Sitzung stabilisieren wird.

Wir gehen jeden Tag gleich vor, bis der erwünschte Rhythmus erreicht ist. Nach der ersten Sitzung erhält der Patient ein Gerät, das auf den Herzrhythmus eingestellt ist, den er in sophronischem Zustand erreicht hat. Er muß es jeden Abend beim Schlafengehen einschalten, das autogene Training durchführen und sich zwischen der fünften (Sonnengeflecht) und der sechsten Übung (kühle Stirn) suggerieren, daß sein Herz genau im Rhythmus der akustischen Reize des Metronoms schlagen wird. Das Gerät bleibt die ganze Nacht hindurch eingeschaltet. Für eine perfekte Konditionierung empfehlen wir dem Patienten, das Gerät einen Monat lang jede Nacht, dann während des folgenden Monats jede zweite Nacht und schließlich einmal wöchentlich zu benützen, bis die Synchronisierung stabil ist.

Resultate

Die Anzahl der Fälle, die wir durch diese Methode behandelt haben, ist noch zu gering, um genaue Statistiken aufstellen zu können. Dennoch können wir aufgrund der bis jetzt erzielten Resultat große Hoffnungen in diese Methode setzen. Um das Metronom benützen zu können, muß man natürlich die sophrologischen Techniken kennen und beherrschen. Von zehn Fällen bisher völlig therapieresistenter essentieller Tachykardien haben wir zwei Mißerfolge, sechs Erfolge und zwei Besserungen verzeichnet. Als Erfolg bezeichnen wir die Fälle, die seit mehr als sechs Monaten keinen Rückfall erlitten haben. Die Geräte befinden sich derzeit in einer Versuchsphase und werden vielleicht noch verbessert und mit bestimmten elektrischen Stimulierungen verbunden werden. In jedem Fall ist ein Minimum an Geräten unumgänglich, nämlich eines beim Therapeuten und die anderen bei den Patienten.

Unsere Forschung auf dem Gebiet der Konditionierung des Herzrhythmus steckt noch in den Kinderschuhen; nichtsdestoweniger darf man sich vorstellen, daß dank der Sophronisierung und ihrer Verbindung mit sensorischen Stimuli in Zukunft merkliche Fortschritte in der aktuellen Therapeutik erzielt werden können. Abschließend möchten wir einen Notfall anführen, der uns kürzlich begegnet ist. Es handelt sich um eine 24-jährige Frau, die sich einer Transplantation von Schaf-Mitralklappen hatte unterziehen müssen und unter sehr schwerer Tachykardie litt. Ihre Herzschläge kamen in so gedrängter Reihenfolge, daß es beinahe unmöglich war, sie zu zählen, schätzungsweise 220 pro Minute. In weniger als fünf Minuten konnten wir den Rhythmus auf 80 herabsetzen. Leider wurde diese Technik anläßlich einer praktischen Demonstration in einem Kurs durchgeführt, und wir hatten unsere Konditionierungsgeräte nicht zur Hand. Der Erfolg dauerte deshalb nur kurz an. Die Patientin hätte mit unserer Methode weiterbehandelt werden müssen. So wurde die Transplantation vom Körper nicht angenommen, und die Patientin starb vorzeitig.

Die Tachykardie ist sehr häufig eine funktionelle Krankheit, die auf einer Anstauung von Emotionen im Leben beruht. In diesem Sinn scheint es uns nützlich, ihr vorzubeugen, indem man frühzeitig bestimmte Selbstentspannungsmethoden erlernt. Ein Patient, der das autogene Training nach Schultz beherrscht, kann nach einer gewissen Zeit seinen Herzrhythmus eindeutig und leicht meßbar regulieren. Es wurden, besonders in Deutschland, Versuche gemacht, bei denen man entdeckte, daß eine Person mit 76 Schlägen pro Minute nach einem Training von ungefähr einem Jahr die Frequenz ohne weiteres bis auf 44 senken oder auf 144 steigern kann. Aufgrund der Lektüre dieser Resultate kam uns der Gedanke, die Technik der bedingten Reflexe zur Kontrolle des Herzens anzuwenden.

Kapitel XVIII

Sophrotherapie und klinische Fälle

Sophrotherapie und klinische Fälle

Pflege verschlimmert manche Wunden, die man besser gar nicht angerührt hätte.

Ovid

Nichts schadet der Heilung mehr, als ständig die Heilmittel zu wechseln.

Seneca

Oft ist es besser, den Kranken zu behandeln als die Krankheit.

R.A.

In der Sophrotherapie ist die Heilung nicht ein Sieg des Arztes, sondern des Patienten.

A. Caycedo

A. Allgemeines

Als Lehre von den Veränderungen des Bewußtseinszustandes beim Menschen - seien sie durch psychische, physische oder chemische Mittel bewirkt - findet die Sophrologie ihre Berechtigung in allen Sparten der Medizin. Die Sophrologie bedeutet wohl einen großen Gewinn für die Therapeutik, doch sie ersetzt nicht die anderen konventionellen Disziplinen der Medizin, sie bedeutet nur eine harmonische Ergänzung, und durch sie erreicht man eine Verbesserung der Resultate. In gewissen, klar umschriebenen Fällen kann sie als einzige Behandlung eingesetzt werden, wie zum Beispiel im Kampf gegen die Angst und den Schmerz. Sie ist sehr wirksam in Fällen von "funktionellen" Krankheiten und ersetzt teilweise - wenn nicht gar vollständig - die Medikamente, welche sehr häufig schädlich sind und nicht immer die gewünschte Wirkung erbringen.

Wir werden uns hier darauf beschränken, einige der wichtigsten Indikationen der Sophrologie anzugeben: die schmerzlose Geburt; die allgemeine Kontrolle der Angst und des Schmerzes beim Zahnarzt, beim Urologen und bei allen schmerzhaften Behandlungen; die Vorbereitung auf größere chirurgische Eingriffe; die Verminderung der Angst nach Myokard-Infarkten und Anfällen von Angina pectoris; die arterielle Hypertonie; die Tachykardie; das Bronchialasthma und verschiedene Atemstörungen; den Diabetes; die chronische Verstopfung; Magengeschwüre; Störungen in der Menopause; die Bekämpfung der meisten Hautkrankheiten (sehr häufig sind letztere durch emotionelle Faktoren ausgelöst, da ja die Haut den Spiegel der Seele darstellt; embryologisch gesehen entstehen sowohl das Gehirn wie auch die Haut aus dem Ektoderm); die nächtliche *Enuresis*; die Übergewichtigkeit; die Drogenabhängigkeit; das *psychogene Erbrechen*; die *Frigidität*; die sexuelle Impotenz; der *Vaginismus*; die psychische Sterilität; die Homosexualität; die Behandlung von Migräne; das Gliederzucken (Ticks); gewisse emotionsbedingte Formen des Stotterns; die Verbesserung der Konzentrationsfähigkeit und des Gedächtnisses. Die Sophrologie kann in bestimmten Fällen angewandt werden, wo man eine Psychoanalyse beschleunigen oder erleichtern will (Dr. Cahen hat dies mit Erfolg versucht); sie kann die Therapie der Neurose erleichtern und ist bei Schlaflosigkeit sehr wirksam. Ihr Wirkungsfeld erstreckt sich auch auf den Kampf gegen die Seekrankheit, gegen Halssteifigkeit und Rheuma, und erleichtert die Wiedereingliederung von Unfallopfern und Poliomyelitispatienten.

Zudem ermöglicht sie den Verbandwechsel bei Schwerverbrannten dank einer starken Herabsetzung der Schmerzen.

Zusammenfassend erlauben wir uns in Erinnerung zu rufen, daß das hauptsächliche Bestreben des Sophrologen (ein Mitglied des ärztlichen Standes, das eine Spezialausbildung genossen hat) darin besteht, dem Patienten (also einem Menschen, der in seiner Integrität durch eine Erkrankung beeinträchtigt ist) seine Hilfe anzubieten und parallel dazu die Krankheit zu behandeln.

B. Klinische Fälle

Es schien uns interessant, einige klinische Fälle zu beschreiben, um den Lesern die beträchtliche Wirksamkeit der sophronischen Behandlung bei den verschiedensten funktionellen Störungen darzulegen. Die nachstehend beschriebenen Fälle entstammen verschiedenen Quellen von französischen, schweizerischen, italienischen und spanischen Ärzten aus verschiedenen medizinischen Fachgebieten. Es ist uns natürlich unmöglich, alle Einzelheiten über diese Fälle anzugeben. Wir beabsichtigen, später einen Band herauszugeben, in welchem nur klinische Fälle beschrieben werden. Tausende von anderen Krankengeschichten stehen interessierten Ärzten im zentralen Sitz der Gesellschaft in Barcelona zur Verfügung.

Es gibt natürlich auch therapeutische Mißerfolge. Wir wollen auf keinen Fall aus der Sophrologie ein Allheilmittel machen oder sie zur einzig richtigen Therapiemethode hochstilisieren. Im Gegenteil möchten wir zeigen, wie die Sophrologie alle anderen modernen Therapien ergänzt. Aus *deontologischen* Gründen veröffentlichen wir die Namen der Ärzte, die uns freundlicherweise ihre klinischen Fälle mitgeteilt haben, nicht. Wir werden nur ihre Initialen und ihr Herkunftsland angeben. Diese klinischen Fälle sind so wiedergegeben, wie wir sie erhalten haben.

Fälle des Doktor R.A., Schweiz

Kind B.P., Knabe, 13-jährig, Belgien
a) **Körperliche Störungen:** Zuckerkrankheit seit dem 10. Altersjahr; mit täglich 62 Einheiten *Insulin* behandelt.
b) **Psychische Störungen:** sehr cholerisch, emotionell überempfindlich, sieht die Welt ganz in schwarzen Farben. Äußerst scheu. Hat panische Angst vor Prüfungen.
c) **Wichtige Punkte in der** *Anamnese*: Mit 7 Jahren ist er einmal beinahe ertrunken, als er von einer Luftmatratze ins Meer fiel. Mit 8 Jahren wurde er von hohem Fieber (40°) befallen, dessen Ursache unbekannt blieb. Damals entdeckte man einen Prädiabetes.
Mit 9 Jahren stürzte das Kind im Schulhof, erlitt dabei eine Gehirnerschütterung, erbrach und erblindete für eine Dreiviertelstunde. Er hatte große Angst. Die Zuckerkrankheit kam unmittelbar nach diesem Unfall zum Vorschein. In der Familie ist der Vater als Bahnhofsvorstand immer abwesend und spielt nie mit dem Kind.
d) **Wichtige Punkte in der Behandlung:** Während der Erhebung der Anamnese in sophronischem Zustand (spezielle Technik) erinnerte sich das Kind, wie es eines Tages, anläßlich eines Spazierganges mit der Mutter, eine kleine Maus gesehen hat, die friedlich am Straßenrand fraß. Er warf ihr einen Stein nach, um sie zu verjagen und tötete sie dabei unglücklicherweise. Beim Anblick dieses Bildes mußte das Kind weinen.
Wir zeigten dem Kind anatomische Tafeln der Bauchspeicheldrüse und erklärten ihm die Bedeutung der *Langerhans'schen Inseln* für die Ausscheidung des *Insulins* und wandten dann in sophronischem Zustand die Fokalisationstechnik nach Slocker an. Wir dachten auch an eine mögliche *thalamo-hypophysäre* [1] Störung und zeigten ihm deshalb auch anatomische Tafeln dieser Gegend. Wir baten das Kind, als es in tiefer Entspannung war, sich seine Bauchspeicheldrüse und die anderen betroffenen Organe bildhaft vorzustellen und zu versuchen,

[1] Siehe "Thalamus" und "Hypophyse"

dort die Durchblutung zu steigern. Andererseits benützten wir die *hypermnestische* Technik, durch die das Kind den im Alter von sieben Jahren beinahe erlittenen Tod durch Ertrinken emotionell nochmals durchlebte. Die Sitzungen wurden achtmal wiederholt, jeweils in einem Abstand von einer Woche, wobei jede Sitzung mindestens eine Stunde dauerte. Wir benützten jedesmal die Gelegenheit, um das "Ich" des Patienten zu stärken und ihm mehr Selbstvertrauen zu geben.

e) Therapeutische Resultate: Am 6. März, bei Beginn der Therapie, betrug die tägliche Insulindosis 62 Einheiten. Am 7. März reichten schon 54 Einheiten aus, am 8. März 50, am 9. März 34, am 10. nur noch 26 und am 11. März 18 Einheiten täglich. Später stabilisierte sich die Dosis bei 20 bis 25 Einheiten täglich. Ein Jahr später hatte kein Rückfall stattgefunden, die tägliche Insulindosis war bei 20 - 25 Einheiten geblieben. Das Kind war viel ruhiger geworden, arbeitete besser in der Schule, hatte fast keine Wutanfälle mehr und bestand alle Schulprüfungen problemlos, ohne vor den Prüfungen in Panik zu geraten.

Die Behandlung wurde zwei Jahre später wieder aufgenommen. Die Insulindosis konnte nicht mehr weiter gesenkt werden; das Kind führte ein normales Leben, hatte seinen Platz in der Gesellschaft eingenommen und lebte zur vollen Zufriedenheit seiner Familie.

Kind Th. H., Knabe, 15-jährig, Frankreich

a) Körperliche Störungen: Zuckerkrankheit, behandelt mit einer täglichen Injektion von 40 Einheiten Insulin. Beginn der Krankheit mit 5 Jahren.

b) Psychische Störungen: Th. machte sich große Sorgen um seine schwerkranke Mutter (letztere wurde gleichzeitig durch die Sophrologie behandelt und wurde später geheilt). Er geriet wegen nichts und wieder nichts in Panik, war bekümmert über sein Los und von seinen Eltern völlig abhängig, da er sich seine Injektionen nicht selber verabreichen wollte.

c) Wichtige Punkte in der Anamnese: Seine Eltern hatten ohne Liebe geheiratet (Vernunftehe). Er wurde schon im Alter von vier Jahren gezwungen, zur Schule zu gehen; dabei sollten ihn Schläge von der Wichtigkeit des Schulbesuchs überzeugen. Der letztgenannte Faktor erwies sich auch in der sophronischen Anamnese als der Hauptgrund für seine Diabetes. Mit fünf Jahren hätte er sich einer Mandeloperation unterziehen müssen, aber in der Klinik verzichtete man angesichts seiner unglaublichen Angst auf diesen Eingriff. Drei Tage nach diesem Klinikaufenthalt brach die Krankheit aus, und gleichzeitig auch eine tuberkulöse Primärinfektion, die mit *PAS* und Rimifon behandelt wurde. Zur gleichen Zeit erkrankte er an Keuchhusten. Mit 10 Jahren erlitt er einen Tetanieanfall und kämpfte drei Tage lang mit Erstickungsanfällen. Unter der Drohung, er müsse ins Krankenhaus, verschwanden die Anfälle blitzartig, sie waren wie weggezaubert. Auf unser Befragen hin meinte die Mutter, Th. sei sehr besitzergreifend, man könne ihn nie alleine lassen. Er wollte auf keinen Fall seine Injektionen selber machen (Abhängigkeit vom Vater) und hatte große Mühe, in der Schule mitzukommen; es fehlte ihm eindeutig an Selbstvertrauen, und er fühlte sich seinen Kameraden sehr unterlegen. Er hatte Angst vor Prüfungen.

d) Wichtige Punkte der Behandlung: In der sophronischen Anamnese schien der erste Schultag entscheidend gewesen zu sein. Wir benützten auch hier die Fokalisationstechnik. Während der Sitzungen krümmte sich das Kind vor heftigen Schmerzen in der Gegend der Bauchspeicheldrüse. Als wir die *Hypermnesie* benützten und vom ersten Schultag sprachen, schrie er und beruhigte sich eine halbe Stunde lang nicht mehr. Wir behandeln ihn nun seit vier Jahren jeweils eine Woche lang pro Jahr mit täglichen Sitzungen. Wie im vorhergehenden Fall versuchten wir, sein "Ich" zu stärken und das Selbstvertrauen zu vermehren.

e) Therapeutische Resultate: Im Vergleich zum Beginn der Behandlung konnte die Insulindosis auf die Hälfte reduziert werden, und das Kind machte sich seine Injektionen selber. Es bestand sein französisches Abitur mit ausgezeichneten Noten und war sogar Primus unter allen Kandidaten. Th. lebt in einem Internat (Veterinärschule), fern von seinen Eltern und ohne jegliches Problem. Die Gesellschaft beeindruckt ihn überhaupt nicht mehr, und er lebt wie alle anderen, segelt, reitet und treibt noch andere Sportarten. Die Insulindosis wurde reduziert und liegt seit über vier Jahren bei 50 % der ursprünglichen Dosis.

Wir haben noch viele andere Fälle von Zuckerkrankheit durch die sophronischen Techniken erfolgreich behandelt.

Frau H. C., 35-jährig, Frankreich

a) Körperliche Störungen: Heftige, mit jedem Tag zunehmende und nach rechts ausstrahlende Schmerzen in der Gegend der Ampulla des Enddarms. Diese Schmerzen begannen im September. Die aufrechte Haltung bewirkte bei ihr solche Schmerzen, daß sie nur liegen konnte. Chronische Verstopfung. Nach dem Stuhlgang wurden die Schmerzen ausgesprochen unerträglich, wie wenn die Enddarmschleimhaut aufgerissen würde. Es wurden vielerlei Behandlungen versucht und zahlreiche Spezialisten konsultiert, ohne daß sich der geringste Erfolg ergeben hätte. Die klinischen Untersuchungen waren negativ, weshalb eine *totale Hysterektomie* vorgenommen wurde (etwas mußte ja geschehen!). Doch auch diese zeigte kein Ergebnis - abgesehen davon, daß sich der schon schwer angeschlagene Zustand der Patientin noch verschlechterte.

b) Psychische Störungen: Die Patientin fühlte sich im Geschäft ihres Mannes nicht integriert. Letzteres stand unter der Leitung eines Onkels und einer Tante, und von beiden wurde sie auf die Seite geschoben und ignoriert. Sie litt moralisch unter ihrer körperlichen Erkrankung, die sie zwang, liegen zu bleiben. Ihr zuckerkranker Sohn kostete sie viel Kraft und machte ihr große Sorgen.

c) Wichtige Punkte in der Anamnese: Die Mutter der Patientin war neurasthenisch und neigte zu starken Depressionen; sie sprach häufig von Selbstmord. Sie hat zwei neun Jahre ältere Brüder. Ihre Geburt war unerwünscht, was sie sehr genau weiß. Während ihrer Kindheit hielt die Mutter immer zu ihren Brüdern und verweigerte ihr jegliche Zuneigung. Die Mutter ließ sie ständig fühlen, daß sie unerwünscht war. Wenn sie als Kind ihrer Mama zum Muttertag Blumen pflückte, so erhielt sie nie einen Dank dafür. Seit frühester Kindheit war sie es gewohnt, im selben Bett wie ihre Mutter zu schlafen, und zwar bis zu ihrer Hochzeit. Diese Lebensweise bewirkte bei ihr eine vollständige Abhängigkeit von der Mutter, was sich auch als zentrales Thema in ihren Träumen äußerte. Frau H. heiratete im Alter von 19 Jahren ohne Liebe und völlig ohne Freude unter dem Druck ihrer Eltern und ihres Mannes, der sie sehr liebte. Am Hochzeitstag weinte sie bitterlich, als ihr bewußt wurde, daß sie ihr Zuhause verlassen mußte. Während der ersten Monate nach der Hochzeit mußte sie ihre an Dickdarmkrebs erkrankte Schwiegermutter pflegen. Sie mußte die Tyrannei von Onkel und Tante ihres Mannes, die im Geschäft ein absolutes Regiment führten, acht Jahre lang erdulden. Trotz der Vernunftehe verstehen sich Frau H. und ihr Ehemann recht gut. Sie haben die gleichen Ansichten und den gleichen Geschmack. In dieser Ehe wurden zwei Kinder geboren, ein Knabe und fünf Jahre später ein Mädchen. Dazwischen hatte sie eine Fehlgeburt im dritten Monat, was ihr moralisch viel Leid bereitete. In der Folge mußte sie sich mehreren Untersuchungen sowie zwei chirurgischen Eingriffen unterziehen, das eine Mal mit oben erwähnter, überflüssiger totaler Hysterektomie, welche ihren psychischen Zustand nur noch verschlimmerte (Weiblichkeitsverlust).

d) Wichtige Punkte der Behandlung: Wir benützten die *freien Bilder* in sophronischem Zustand: die Hochzeit, ihre Mutter, die mit Selbstmord drohte, und der Vater auf seinem Sterbebett flackerten als Erinnerungen bei jeder Sitzung mit starker Gefühlsbeteiligung wieder auf. Wahrscheinlich waren diese drei Momente die bestimmenden Ursachen ihrer Störungen. Es ist anzunehmen, daß die akuten Rektalschmerzen eine unbewußte Ablehnung des Mannes darstellen.

e) Therapeutische Resultate: Während der ersten Konsultation bekam Frau H. jedesmal, wenn man von ihrem Vater oder von ihrer Hochzeit sprach, heftige Anfälle von Tachykardie. In der Folge der Sitzung empfand sie Kopfschmerzen. Nach drei Konsultationen verspürte die

Patientin eine leichte Besserung, sie fühlte sich wohler, entspannter und ruhiger. Die Schmerzen begannen vollständig zu verschwinden. Nach einem Monat jedoch fing alles von vorne an. Eine Woche lang hielten wir jeden Tag eine Sitzung ab. Wir bemühten uns, sie dazu zu bringen, ihre Hysterektomie wie auch ihre familiäre Situation zu akzeptieren. Wir ließen sie ihre Hochzeit und den Tod ihres Vaters intensiv wiedererleben, und sofort zeigte ihr Zustand eine eindeutige Besserung; sehr schnell verschwanden die Rektalschmerzen. Alles kam wieder in Ordnung. Heute noch kommt Frau H. einmal jährlich zur Kontrolle. Sie fährt Ski, macht lange Wanderungen und arbeitet viele Stunden im Geschäft ihres Mannes, ohne irgendwelche Unannehmlichkeiten zu empfinden. Wir können sie als vollständig geheilt betrachten.

Frau M. M., 28-jährig, Belgien

a) **Körperliche Störungen:** Seit dem Alter von vier Jahren lokalisiertes Ekzem mit Tendenz zur Generalisation; bei der ersten Konsultation war diese Generalisation vollständig. Schwere Schlaflosigkeit (täglich ein Valium und ein Vesperax), chronische Verstopfung, Ausfluß, chronische Sinusitis, Haarausfall. Die Patientin kam vor allem wegen ihres scheußlichen generalisierten Ekzems zur Konsultation. Es ließ sich kein Zentimeter des Körpers mit gesunder Haut finden; sie hatte in Frankreich, Belgien und in der Schweiz alle möglichen Behandlungen ohne jeglichen Erfolg versucht.

b) **Psychische Störungen:** Depressive Neurose aufgrund ihres Körperzustandes, sehr demoralisiert, *Angstneurose* [1] .

c) **Wichtige Punkte in der Anamnese:** Während des Krieges geboren, schweigsamer Vater, völlig ohne Liebe aufgewachsen. Der Vater starb 9 Jahre vor Auftreten des Ekzems. Im Alter zwischen 14 und 20 Jahren fühlte sie sich vom katholischen Glauben angezogen und beschloß, in ein Kloster einzutreten. Vier Jahre lang lebte sie in einem Internat; die Mentalität der Schwestern enttäuschte sie, so daß sie aufs Kloster verzichtete. Mit 21 Jahren Liebesheirat mit dem Einverständnis ihrer Mutter und der Eltern ihres Gatten. Seit der Aufnahme der ersten sexuellen Beziehungen merkte sie, daß sie frigide war. Der plötzliche Selbstmord ihres Bruders löste einen erheblichen emotionalen Schock bei ihr aus. In der Folge verallgemeinerte sich das Ekzem und verstärkte sich noch, als sie Belgien verließ, um in der Schweiz eine Arbeit anzunehmen.

d) **Wichtige Punkte der Behandlung:** Das Erlernen des modifizierten autogenen Trainings (TRAM) verbesserte ihren Zustand in jeder Hinsicht deutlich. Das Anwenden der hypermnestischen Technik löste eine starke emotionale Wirkung aus, besonders im Zusammenhang mit dem Tod ihres Vaters und des Bruders. Sehr bald nach den Sophronisierungssitzungen verschwand in wenigen Tagen das Ekzem vollständig. Wir versuchten, das Resultat durch eine strenge Diät zu festigen; zudem gaben wir der Patientin ein Tonband mit einer persönlichen Entspannungsübung mit und wiesen sie an, es jeden Tag abzuhören.

e) **Therapeutische Resultate:** Nach 6 Monaten war alles wieder in Ordnung. Frau M. war glücklich, und drei Monate nach der letzten Konsultation war sie schwanger. Im dritten Monat der Schwangerschaft fing allmählich alles wieder an. Das Ekzem trat wieder auf und generalisierte sich; wir versuchten alles, um seine Entwicklung zu stoppen, aber ohne Erfolg. Nach sechs Monaten positiven Resultats ließ sich der Rückfall durch sophronische Behandlung nicht eindämmen. Wir stehen vor einem kompletten Mißerfolg.

Kind B. M., Knabe, 7-jährig, Schweiz

a) **Körperliche Störungen:** Heuschnupfen.
b) **Psychische Störungen:** Keine.
c) **Wichtige Punkte in der Anamnese:** Nichts Auffälliges.

[1] siehe unter "Phobie"

d) Wichtige Punkte der Behandlung: Wir beschränkten uns darauf, das Kind seinen Körper in sophronischem Zustand bewußt erleben zu lassen, und wir brachten ihm eine persönliche Entspannungstechnik bei.

e) Therapeutische Resultate: Verschwinden des Heuschnupfens nach 30 Tagen ohne Rückfall bei Kontrolle nach fünf Jahren.

Fräulein M. C., 20-jährig, Schweiz

a) Körperliche Störungen: Generalisiertes Ekzem, erfolglose Behandlungsversuche mit konventionellen Methoden.

b) Psychische Störungen: Keine.

c) Wichtige Punkte in der Anamnese: Die Krankheit trat im Alter von 6 Jahren nach den ersten Schulsommerferien auf. Anfänglich waren nur die Gelenke betroffen. Aus den Antworten auf unser Befragen hin war zu entnehmen, daß der Wechsel des Wohnviertels und der damit verbundene Schulwechsel zu jener Zeit der entscheidende Faktor gewesen zu sein scheint. Das Ekzem (als solches von anderen Kollegen diagnostiziert) wies jeweils zwei Tage vor Beginn der Menstruation akute Schübe auf.

d) Wichtige Punkte in der Behandlung: Wir benützten die hypermnestische Technik, in der Fräulein M. C. emotionell den Wohnungswechsel vor Krankheitsausbruch wiedererlebte. Wir benützten dazu 10 Sitzungen. Zusätzlich brachten wir der Patientin das autogene Training bei.

e) Therapeutische Resultate: Vollständiges Ausheilen nach 10 Sitzungen, kein Rückfall nach mehr als fünf Jahren.

Fräulein M. F., 26-jährig, Frankreich

a) Körperliche Störungen: Vollständige *Harninkontinenz* infolge eines Blasenabszesses. Diese Inkontinenz setzt drei Tage lang während der Menstruation aus und tritt dann allmählich wieder auf bis zur Ovulation am 14. Tage; bei Zyklusende ist sie wieder vollständig. Das Phänomen ist genau zyklisch eingestimmt.

b) Psychische Störungen: Angst im Zusammenhang mit den körperlichen Störungen.

c) Wichtige Punkte in der Anamnese: Der Blasenabszess trat einige Monate nach dem Selbstmord eines Freundes in Gegenwart der Patientin auf. Diese Szene hatte einen sehr großen emotionellen Schock bewirkt. Fräulein M. F. hatte keinen Vater und wurde ausschließlich von ihrer Mutter erzogen. Sie war 6 Jahre lang mit einem jungen Mann verlobt, der sie aber nach ihrer Operation verließ.

d) Wichtige Punkte in der Behandlung: In sophronischem Zustand erlebte die Patientin intensiv die Emotionen wieder, welche durch den Selbstmord ihres Freundes hervorgerufen worden waren. Sie schlug um sich und schrie in dem Augenblick, als dieses Bild wieder auftrat.

e) Therapeutische Resultate: In einer einzigen Sitzung gelang uns eine ziemlich erstaunliche Heilung. Das Resultat ist ausgezeichnet, und seither ist kein Rückfall aufgetreten.

Fälle des Arztes Dr. J.-F. A., Frankreich

Fräulein S., 21 Jahre, verbrachte alle Wochenenden mit einem jungen Mann. Die beiden jungen Leute erlebten ein vollständiges Liebesglück und beschlossen, nach den Sommerferien zu heiraten. Leider klappte aber nach einem gemeinsam verbrachten August nichts mehr in ihrer "Ehe", und sie trennten sich. Nach diesen Ferien suchte uns die Ex-Verlobte auf, denn ihre Menstruation, die im August schon 8 Tage früher aufgetreten war, blieb im September völlig aus. Sie zeigte alle *Symptome einer beginnenden Schwangerschaft*: sehr pralle Brüste, ab und zu Übelkeit, Gewichtszunahme und Kreuzschmerzen. Die Ovarien waren berührungsempfindlich, und der Uterus hatte an Volumen zugenommen. Die Temperatur war jedoch monophasisch geblieben, und die biologischen Tests waren negativ. Wir löschten den ”Bruch” in einer die Ferien betreffenden hypermnestischen Sophronisierung aus. Die Menstruation trat am darauffolgenden Tag ein.

Frau G., verheiratet, 36 Jahre, hatte einen schweren Verkehrsunfall, in dem ihr Geliebter getötet wurde. Es entwickelte sich daraufhin eine *Kogzygodynie*, die nur vorübergehend durch eine *Plazentotherapie* gebessert werden konnte. Es blieb bei ihr ein starkes Schuldgefühl zurück; sie hatte Alpträume, Transport*phobie*, und weigerte sich, zu ihrem Mann zurückzukehren, obwohl dieser ihr gerne verziehen hätte. In einer ersten Sitzung ließen wir sie in der Vorstellung den Unfall wiedererleben, um ihn darauf auszulöschen. In einer zweiten Sitzung suggerierten wir ihr die Rückkehr zu ihrem Mann. Definitive Heilung.

Frau A., 22 Jahre alt, hatte vor ihrer Hochzeit nie schmerzhafte Menstruationen gehabt. Das junge Ehepaar hatte keine Wohnung finden können und fand provisorisch bei der Mutter des Ehemannes Unterkunft. Im ersten Monat trat eine *Dysmenorrhoe* auf. Im Laufe einer Sitzung gelang es uns nicht, das ”Trauma” der Schwiegermutter auszulöschen. Es kam uns dann der Einfall, wir könnten der jungen Braut suggerieren, sie habe eine starke positive Bindung zu ihrer Schwiegermutter. Die nächste Menstruation war wieder schmerzlos.

Frau M., 35 Jahre alt, empfand starke Schuldgefühle nach einer *Abtreibung* und verspürte einen heftigen Schmerz rechts im Becken. Einige Jahre zuvor hatte sie sich einer Appendektomie unterziehen müssen. Sie gab starke Berührungsschmerzen an, wobei sich klinisch nichts Auffälliges finden ließ. Sie wünschte einen chirurgischen Eingriff. In der Sophroanalyse erfuhren wir, daß die Schwangerschaft außerehelich war und eine Kastration als Strafe in Betracht gezogen wurde. Das Bewußtmachen dieser Tatsachen sowie Anästhesiesuggestionen ließen die Schmerzen wieder verschwinden.

Frau F., 40 Jahre alt, war wegen des Eintretens ihrer Menopause völlig am Ende. Zufällig lernte sie in einer mondänen Versammlung einen mehr oder weniger bivalenten jungen Schriftsteller kennen, empfand ihm gegenüber eine heftige Leidenschaft und sucht ihn in Paris auf. Aber jedesmal, wenn sie von der Hauptstadt zurückkreiste, litt sie unter intensivem *vaginalen Brennen* und verdächtigte ihren Liebhaber, er benütze minderwertige Gelees, Lotionen oder Salben. Die Vagina war leicht gerötet, und die verschiedenen Gewebeentnahmen ermöglichten es nicht, das Geheimnis zu lüften, genauso wenig wie alle möglichen Injektionen. Eine tiefe Sophronisierung brachte uns zu der Annahme, daß es sich um eine Selbstbestrafung, um einen masochistischen Ausdruck ihrer Libido handeln müsse. Nach dieser einen Sitzung kam der Friede in Körper und Herz zurück.

Fräulein B., 18-jährig, ein ”hübsches und ganz einfaches Mädchen” und bis dahin seriös, machte einen Ausflug in die Berge mit einem jungen Mann, einem Freund der Familie. Leider wurden die beiden jungen Leute durch einen Sturm gezwungen, in einer Berghütte zu übernachten, und einige Zeit später wurde das junge Mädchen von ihrer Mutter zu mir gebracht, weil ihre Regel sich schon einen Monat verspätet hatte... ”Die Höhenluft”, behauptete die Mutter, eine Meinung, welche die Tochter nicht zu teilen schien. Bei der Untersuchung waren wir überrascht, ein widerstandsfähiges Hymen zu finden, und mehr noch, wir konnten keine klaren Aussagen darüber erhalten, was in jener ”Sturmnacht” passiert war. Nach einer guten Entspannung und mit einiger Überredungskraft heilte diese *Amenorrhoe* am übernächsten Tag aus.

Frau L., 40 Jahre alt, war seit sechs Jahren wegen eines Magengeschwürs und seit einem Monat wegen *Dysurie* in Behandlung. Alle Untersuchungen und Kulturen waren negativ ausgefallen. Als wir sie sahen, klagte sie noch immer über Brennen und *Pollakisurie*, aber wir konnten bei der Untersuchung nichts finden. Es handelte sich wohl um eine "Zystitis mit klarem Urin." In der Anamnese erfuhren wir, daß diese Störung kurz nach ihrer Entlassung aus dem Geschäft, in dem sie angestellt gewesen war und das Konkurs gemacht hatte, aufgetreten war. Wir setzten alle Medikamente ab. Nach drei Sitzungen Tiefenentspannung hatte sie mit ihrer Blase keine Sorgen mehr. Wir versuchten dann, präzisere Angaben über die Umstände bei Ausbruch des Magengeschwürs zu ermitteln und erfuhren, daß es auf den Tod ihres Vaters zurückging - eine Erinnerung, die in ihrem Geist immer noch gleich lebendig und schmerzhaft geblieben war. Aus Respekt vor der klassischen Medizin unterließen wir es, ihr eine sophrologische Therapie vorzuschlagen, obwohl diese Krankheit ja den Prototyp einer psychosomatischen Krankheit darstellt.

Frau D., 34 Jahre alt, wurde von ihrem Mann zu uns geschickt. Er selber war Anhänger des Yoga und Vegetarier. Sie hatte in ihrer Kindheit von ihrem Vater eine sehr strenge Erziehung erhalten, denn dieser hätte sich im Grunde einen Knaben gewünscht. Sie trieb Sport, akzeptierte nur mit Mühe ihre Weiblichkeit und träumte oft davon, ein Knabe zu sein. Sie hat übrigens eine Zwillingsschwester, die auf einem wissenschaftlichen Gebiet unterrichtet, ledig ist und Männer verachtet. Schließlich heiratete sie (gegen den Willen ihrer Eltern, die den jungen Mann nicht akzeptierten, da er ihrem Milieu nicht "entsprach") einen Jugendfreund in der Hoffung, einen Sohn zu bekommen. Dieser Ehe entsprang ein Mädchen, und ihre *Libido*, die ohnehin nicht sehr ausgeprägt war, stumpfte mehr und mehr ab. Drei Jahre später kam ein weiteres Mädchen zur Welt, und nun wurde die *Frigidität* total. Nach vier Jahren kam ein drittes Mädchen zur Welt. Seit jener Zeit verweigerte Frau D. alle geschlechtlichen Beziehungen und distanzierte sich immer mehr von ihren Kindern. Außerdem nahm sie an Gewicht zu, das Leben war ihr verleidet, und sie isolierte sich. Als wir versuchten, sie einer Diät zu unterziehen, hatten wir rasch den Eindruck, einen Mißerfolg zu erleben. Da beschlossen wir, ihr eine Entspannungstechnik mit entsprechender Gymnastik beizubringen, und als sie uns dafür "reif" zu sein schien, sophronisierten wir sie in zwei Sitzungen, in denen sie eine Ahnung von den Vorteilen und dem Glück erhielt, das man aus seiner Weiblichkeit gewinnen kann. Wir mußten sie während der Ferien allein lassen. Nach unserer Rückkehr fanden wir sie strahlend, schlanker, und sie erklärte uns, sie habe sich von ihrer "Knabenhülle" befreit und an den Freuden der Liebe Gefallen gefunden. Aufgrund der Konzentration auf den Hauptpunkt hatten wir jedoch ein Ekzem an den Händen übersehen, das sie seit langem beschäftigte. In der Sophroanalyse ergab sich, daß dieses Ekzem nach einem Besuch bei ihrem Vater aufgetaucht war. Dieser hatte den Wunsch geäußert, seinen zwei Monate alten Enkel zu sehen, von dem er gehört hatte, er heiße "Pascal", und in Wirklichkeit besuchte ihn ein Mädchen namens "Pascale". Seine Reaktion war barsch, er setzte seine Tochter und seine Enkelin vor die Tür; nach diesem Schock kam der Milchfluß bei Frau D. zum Versiegen, und das Ekzem trat auf. Zum jetzigen Zeitpunkt kann ich nur berichten, daß das Ekzem zurückgegangen ist, nachdem wir in der letzten Sitzung diese schmerzliche Erinnerung auslöschten. Es ist noch zu früh, um zu beurteilen, ob das Resultat endgültig sein wird.

Frau J., 61 Jahre. Vor 30 Jahren traten Netzhautblutungen des linken Auges jeweils vor der Menstruation auf. Eine *Gestagenbehandlung* erwies sich als wirksam, und während der Schwangerschaft verschwanden die Hämorrhagien spontan. Nach der Geburt traten die Hämorrhagien in der Folge des Abstillens wieder auf. 20 Jahre später Kortisonbehandlung wegen *Urethritis*. Weitere 18 Jahre später *Glaukom* mit einem Augendruck von 35. In der Anamnese erfuhren wir, daß sie als Kind durch den Verlust ihrer Katze traumatisiert worden war. Mit 27 Jahren "Vernunftheirat" mit einem tuberkulösen Mann, der später an Hirnhautentzündung starb. Geburt einer Tochter, neun Jahre später Wiederverheiratung. Vor zwei Jahren schwere Operation ihrer Schwester (Brustkrebs): Beginn des Glaukoms.

Durch Hypermnesie erfuhren wir, daß sie als ganz kleines Kind durch erblindete Kriegsopfer beeindruckt worden war, daß sie dann in der Pubertät verängstigt war, weil sie meinte, "ihre Brust verursache ihr Augenschmerzen". Die Verschlimmerung des Glaukoms (Augendruck von 43) schien mit dem Wegzug der Tochter nach der Hochzeit zusammenzufallen; die Urethritis entstand in einer Zeit, als die Tochter in einem Waisenhaus untergebracht wurde.

Träume: schwarze Katzen, tränendes Auge, Brüste, Reisen, Aggressionen...

Komplexe: Kleinwuchs, schlechtes Verhältnis zur Mutter, die einer Evangelistensekte angehört und ihr immer wieder sagt: "Du leidest an den Augen, du bist vom Teufel besessen."

Behandlung durch den Augenarzt: Largactyl, Polaramin, Diamox, Eserin, Pilokarpin, Glyzerotom, etc.

Sie lernte die Entspannung schnell. Die Farberscheinungen gingen von Schwarz zu Beige über, dann zu Dunkelblau, Hellblau, Weiß, und zwar in dem Maße, wie der Augendruck abnahm. In hypermnestischen Sophronisierungen löschten wir den Tod der Katze aus, und wir erfuhren, daß die unklare Beziehung zwischen Brüsten und Augen daher kam, daß sie in der Pubertät eine Brille aufgrund ihrer Kurzsichtigkeit trug, daß sie sich häßlich fand, zu klein, ohne Brust, wohingegen ihre Tochter gut aussah und Pullover trug, die ihre gut ausgebildeten Brüste zur Geltung brachten.

Nach sechs Sophronisierungen und nach Aufhebung jeglicher Behandlung sank der Augendruck des linken Auges auf 15. Später brachte die Patientin bedrohliche Situationen, welche auf die Stimmung in der Familie zurückzuführen waren, selber und spontan unter Kontrolle, denn sie hatte es gelernt, ihre Entspannungssitzungen gut durchzuführen.

Fälle des Arztes Dr. R. C., Frankreich

Diese klinischen Fälle werden mit Erlaubnis des Autors veröffentlicht und entstammen einem Auszug aus der "Revue Francaise de Sophrologie 4", Dezember 1970.

Erstes Beispiel

Der Fall von Herrn D. zeigt denjenigen, welche die Sophronisation benützen wollen, die Notwendigkeit, über genügend psychiatrische Kenntnisse zu verfügen.

Herr D. ist ein junger *Physiotherapeut*, der uns wegen Charakterinstabilität aufsuchte. Er stellte sich als einen leichten Fall vor und sagte, Ziel seiner Konsultation sei es auch, sich auf beruflicher Ebene zu vervollkommnen; sein Fall warf a priori weder eine psychosomatische noch sonst irgendeine prinzipielle Problematik auf. Wir geben hier den schriftlichen Bericht [1] über seine zweite Sitzung wieder, um zu zeigen, daß auch der einfachste Mensch eine seelische Strukturierung hat und daß die psychologische Maschine unbedingt funktionieren will, auch wenn sie nicht dazu aufgefordert wird - denn wir wollten ihm nur dabei helfen, sich zu entspannen -, wenn man sie nur nicht blockiert.

Objektives Protokoll der zweiten Sitzung: "Wir beginnen die Entspannung nach der Methode Schultz, über die meine Kenntnisse das Schulmäßige nicht überschreiten. Der Arzt scheint mir gut gelaunt zu sein, geht sehr vorsichtig vor und nimmt sich viel Zeit, um mich entspannt zu machen.

Die Sitzung schließt mit einer Erfolgsstimmung, der Arzt scheint begeistert: Man muß sagen, daß er wie durch ein Wunder Zeit gehabt hat zu essen, und er treibt die Freundlichkeit so weit, daß er mich bis zur Türe begleitet und mich über meinen Gesamteindruck befragt."

Subjektives Protokoll: "Keine Wärme, mir ist sogar kalt gewesen. Der Körper ist halb in einer Lähmung befangen, eine Art Gehorsam der Tatsache gegenüber, daß ich den erreichten Zustand nicht brüsk verlassen darf, obwohl ich von Zeit zu Zeit in Versuchung komme, diesem

---

[1] Wir verlangen von allen unseren Patienten, daß sie uns zu jeder Sitzung ein schriftliches Protokoll der vorhergehenden Sitzung erbringen. Siehe: Roland Cahen: L'absence et le rythme comme facteurs therapeutiques. Evolution psychiatrique 3, 1970

Verlangen nachzugeben.

Das Gesicht bleibt von dieser Angst frei; es treten sogar schnelle Bewegungen der Augenlider und des Unterkiefers auf (vielleicht wegen der Kälte). Kein Bild, kein Gedanke im gewollten Augenblick.

Nach dieser ersten Schul-Sitzung fühle ich mich eindeutig in besserer Form."

Protokoll dessen, was zwischen den beiden Sitzungen passiert ist: "Während ich am selben Abend diese Entspannungstechnik übe, empfinde ich Wärme, und eine Art Bild erscheint mir. Ein Frauengesicht, mit geradem, tragischem Profil, eine Art Schiffsbugfigur mit einer langen blonden Haartracht, die wie durch den Wind nach hinten gezogen ist.

An den folgenden Tagen hindert mich die abends durchgeführte Entspannung lange daran, den Schlaf zu finden! (Paradoxe Reaktion, welche zeigt, wie sehr der Patient durch diese scheinbar so banale Technik in der Tiefe seiner selbst getroffen wird.)

Es beginnen ungewöhnliche Träume, die ich mir aufschreibe:

- Vorwürfe meines Vaters wegen eines Pickels auf meinem Gesicht (wie der Vorwurf an eine Prostituierte, die einen reichen Kunden verweigert).
- Tote Katzen in sonst uninteressanten Träumen: einmal als enthäutete, in einer Metzgerei aufgehängte Tiere, ein anderes Mal als schwarzer, krabbelnder Haufen.
- Sehr deutliches Bild von Süßgebäck mit einem intensiven Gefühl von Lust danach, und gleichzeitig unpräzise Gegenwart der Mutter (der Patient hatte seine Mutter 10 Jahre früher verloren).
- Meine verstorbene Ex-Freundin des vergangenen Jahres (sie war in einem Verkehrsunfall gestorben) im Schaufenster eines Kunstmalfarbenladens, als Statue, Puppe oder Zeichnung, jedenfalls in Weiß, die ich mit einem etwas schlechten Gewissen mitnehmen wollte...weil ich sie mitnehmen wollte oder weil ich sie besitzen wollte?
- Mein Bruder und ich streiten uns um eine meiner ehemaligen Freundinnen (ein kurzer Flirt, ein Strohfeuer nach der Rückkehr aus dem Wehrdienst) ohne direkte Auseinandersetzung, aber ich wußte, daß er der Rivale war. In diesem Traum fühlte ich mich sehr verliebt und sehr bescheiden. Gefühl des Unbefriedigtseins.
- Letzter Traum: Ich erfahre vom Tod eines Armeekameraden, dann eine wirre Folge von Einsperrungen und Ausbrüchen aus Kasernen.

Ein markantes Ereignis in jener Woche, bestimmt eines der wichtigsten in jenem ganzen Lebensabschnitt, war, daß ich am Sonntag unter äußerst unpassenden Umständen eine Frau kennenlernte, die durch ihre Einfachheit völlig entwaffnend wirkte - eine mir ganz willkommene Eigenschaft in einem Moment, wo es mir für eine hochgeschraubte Liebeserklärung am nötigen Phlegma fehlte. Fast in abergläubischer Weise war ich über das Ende meines Zölibats ganz schön erleichtert. Schon überkommt mich eine Ängstlichkeit, ob ich mich dieses Gefühls, dessen Ausdrucksformen mich wie einen Schulbuben bewegen, als würdig (!) erweisen werde, eine Ängstlichkeit allen übrigen gegenüber, fast schon grundlos."

Ich habe diesen Fall angeführt, um deutlich zu machen, wie in einem scheinbar höchst banalen Fall, in dem die Sitzung völlig normal und problemlos abgelaufen war, dennoch nachträglich etwas im Geiste des Patienten ausgelöst wurde. Es rief nämlich die Hauptthemen seiner vergangenen Lebensgeschichte, seiner Gegenwart und zukünftigen Entwicklung wach: das Problem seiner Mutter, seines Vaters, seines Bruders, seiner *Anima*, d.h. seiner Seele, etc. Dies bewirkte eine Auflösung des emotionellen Blocks, und für ihn war es wie ein Neustart in das Leben, weil er für neue Liebesbeziehungen empfänglich wurde; in der nächsten Sitzung zog der Patient den Schluß, daß er über diese Entwicklung eher erleichtert war. Ich habe diesen Fall aufgezeigt, um darzustellen, wie sogar in den einfachsten, scheinbar banalsten Fällen ein ganzes Leben im Spiel ist und daß in der scheinbar einfachsten Sophronisierungssitzung ein ganzes seelisches Strukturmuster aktualisiert wird, und der Sophronisierende folglich für die Problematik seines Patienten empfänglich sein muß, ob sie nun verbalisiert wird oder nicht. Das fordert implizit die nötigen medizinischen und analytischen Kenntnisse, wie man sich vorstellen kann.

Zweites Beispiel

Ich berichte nun vom Fall eines Diabetikers, der früher an Kinderlähmung erkrankt war und im übrigen unter Impotenz litt. Das Resultat war bei diesem Patienten sehr aufschlußreich. In einer ersten Phase war der Erfolg sehr bemerkenswert, denn in einem einzigen Behandlungsmonat mit Sophrologie konnte der Patient die Insulindosis von 100 Einheiten auf täglich 15 senken; seine *Pollakisurie* verschwand fast vollständig, während er vor der Behandlung jede Nacht alle zwei Stunden Harn lassen mußte; die Behandlung hatte dagegen keinen Einfluß auf die Impotenz.

Während der Unterbrechung durch die Sommerferien mußte der Patient - er hatte seine Probleme sozusagen noch gar nicht verbalisiert - wieder auf 80 Insulineinheiten täglich hochgehen, um seinen Diabetes wieder auszugleichen.

Bei Wiederaufnahme der Behandlung im September konnte er wieder das Gleichgewicht bei 40 Einheiten täglich finden, aber das Problem der Impotenz hatte sich immer noch in keiner Weise geändert.

Was war geschehen? Dieser von seiner Frau getrennte Patient steckt voll in Problemen, ist ein Patient, den ein Bostoner Autor, Sifneo [1], als "alexithym" bezeichnen würde, d.h.: wortkarg, unbeholfen im verbalen Ausdruck seiner Emotionen.

Weder in einer üblichen Konfrontation noch in sophronischem Zustand noch über die Träume - an die er sich selten erinnerte - konnte er trotz meiner zahlreichen Aufforderungen auch nur eine Spur seiner akuten Konflikte verbalisieren; auch gelang es ihm nicht, aus seinem zwanghaften Grollen bezüglich seiner Impotenz herauszukommen.

Wie können wir nun diesen halben Mißerfolg verstehen? Ich glaube, hier berühren wir die Grenzen der sophronischen Methoden: Solange der Patient unter einer intensiven suggestiven Beeinflussung stand (ich selber habe dabei meinen eigenen Pankreas hyperaktiviert! Und zu meinem großen Erstaunen befand ich mich nach einem Monat dieser Behandlung in hypoglykämischem Zustand! Das bedeutet, daß ich "mich reingehängt" und meine gesamte Überzeugungskraft investiert hatte), besserte sich sein Diabetes, und sein Pankreas reaktivierte sich.

Aber es fand keinerlei Verarbeitung der Probleme statt, keinerlei *Katharsis*, keinerlei emotionelle Entladung, keinerlei Erleben der phantasmatischen Abwicklungen, keinerlei Reifung der Persönlichkeit, so daß der Patient einen Rückfall erlitt, als er während der Ferien sich selber überlassen war; später erfuhr er wieder eine Besserung, aber in einem geringeren Ausmaß, d.h., mit weniger Vertrauen und weniger Hoffnung bei Wiederaufnahme der Behandlung.

Drittes Beispiel

Als Gegensatz zu diesem Fall, in dem es nicht gelang, die Probleme zu verbalisieren, möchten wir hier denjenigen eines Arztes anführen, der uns wegen seines Asthmas aufsuchte; der Erfolg seiner Behandlung war radikal. Eine der ersten Sitzungen begann folgendermaßen:

Dr. R. C.: "Sind Sie bereit, sich zu entspannen?"

Dr. X.: "Ich möchte mich trotzdem noch ausdrücken können..." "

Dr. R. C.: "Was meinen Sie mit "trotzdem noch"? Sie können es nach Belieben tun."

Dr. X.: "Ich befürchtete, zu schnell in die Entspannung zu sinken, um Ihnen alles sagen zu können, was ich Ihnen sagen wollte."

Gewisse Patienten befürchten also, daß ihr verbaler Appetit in dieser Methode nicht voll zum Zuge kommt.

---

[1] Bericht am Kongress für psychosomatische Medizin, Paris 1970.

Viertes Beispiel

Besonders gut und schnell scheinen uns *paranoide* Charaktere auf diese Methode zu reagieren, indem sie sich dem tiefen Frieden hingeben, der aus ihrem Innern kommt und der sie mit sich selbst und der Welt versöhnt. Gibt man durch diese schnell eingeleitete Entspannung dem Paranoiden das Körpererleben zurück, so heilt man ihn offenbar von einer der Frustrationen, die seinen Hang zur Rache verursacht hatte und nährte.

Fünftes Beispiel

Fall des Herrn Z.: Dieser Fall wird Sie in mancher Hinsicht interessieren, da ja die größte Schwierigkeit bei unseren Patienten darin besteht, - wie im Fall des Diabetikers gezeigt wurde -, eine *Desomatisation* zu erreichen. Darunter versteht man die *Loslösung eines psychischen Problems aus dem Kerker* einer falschen Organizität, mit anderen Worten die *Psychifizierung*, welche eine somatische Konversion auskorrigieren kann.

Dieser Patient war anderthalb Jahre früher schon wegen eines schweren Magen- und Zwölffingerdarmgeschwürs in unsere Konsultation gekommen. Dieses Geschwür hatte der richtig durchgeführten Behandlung widerstanden, und der Patient stand somit kurz vor der Operation.

Hinter einer Fassade, die wegen der vier Kinder aufrechterhalten wurde, war seine Ehe völlig zerrüttet. Die Frau hielt ihren Mann für impotent, während dieser heimlich onanierte.

Bis dahin hatte die psychoanalytische Behandlung nur eine leichte Besserung gebracht, und weil die Behandlung eilte und die Entspannung in diesem Fall nur hilfreich sein konnte, schlug ich dem Patienten eine Sophronisierung vor.

Die Behandlungsphase, die ich Ihnen nun erzähle, zeigt, wie die Mauern des neurotischen Gefängnisses zusammenbrechen können und die pathologische, psycho-organische Steifheit einem neuen Lebensmodus Platz macht.

Hier wörtlich das Protokoll einer der ersten wichtigen Sitzungen: "Die letzte Sitzung war eine Entspannungssitzung; seither sind acht Tage vergangen, und am sechsten Morgen habe ich einen seltsamen und wunderbaren (in dem Sinn, daß ich mich wohl fühlte) Traum gehabt, den ich sogleich dem Arzt erzählt habe:

Der Traum: Ich unterrichte in einem Saal vor meinen Mitarbeitern. Jedes Wort materialisiert sich und nimmt die Gestalt von Bällen an, welche sie im Flug auffangen, und ich stürze mich in ihre Mitte, um mit ihnen zu spielen, aber ... Das erste Mal treffen wir uns und trinken ausgiebig.

Ich beginne von neuem mit meinem Unterricht, dann nehmen die Worte die Gestalt eines... fröhlichen und geselligen Schmauses mit ihnen an. Dann kehre ich auf das Podest zurück, um fortzufahren; in dem Moment, wo meine Worte aus meinem Munde kommen, brechen die Seitenwände des Saales zusammen, und wir befinden uns alle zusammen rittlings auf Vögeln, die gerade vorbeifliegen und uns fröhlich mitnehmen; dann wieder, in immer schnellerer Folge, folgen andere Sequenzen. Es sind Schmetterlinge, die uns mitnehmen, schließlich geflügelte Pferde, die uns mitreißen und auf denen wir reitend wegfliegen.

Assoziation: Mein vergangenes Leben, das ganz aus Regeln, Vorschriften, Gesetzen bestand, und meine jetzige Möglichkeit, überall im Leben zuzugreifen. Die Verbote brechen zusammen, mein Wesen wird immer vollständiger durch den Atem des Lebendigen mitgerissen: zuerst materiell (oral), dann das ganze Wesen, körperlich, sexuell (die Pferde), affektiv (die Vögel und der Flug der Schmetterlinge).

Die Mauern waren Schirm und Schutz, die mir die kleinlichen Sicherheiten gewährten. Deren geheimnisvoller Zusammenbruch (Wunder), auf den ich wartete, um zu leben, um alles zu können, zu verstehen, mit den anderen zu leben, nicht unter, über oder neben ihnen. Jetzt bin ich soweit, der Tempel meiner Kindheit, die Mauern dieser 40 Jahre sind in einem Wirbel von Leben zusammengebrochen. In diesen Sequenzen ist die Angst verschwunden. Ich habe keine

Angst mehr vor dem Risiko, ich will leben, denn ich habe viel zu lange geschlafen. Das *Wie* spielt kaum eine Rolle, wir werden sehen, während wir gehen. Ich werde nicht mehr auf das Podest steigen; es ist tödlich, und die zusammengebrochenen Mauern haben es jetzt für immer zugedeckt. Ich verstehe, daß die anderen leben wollen und fühle mich fähig, mit ihnen zu leiden, indem ich sie daran leiden sehe, daß sie nicht leben können.

Die Mauern, die zusammenbrechen: Babylon, Jericho! Die Trompeten des Erwachens lassen die alten Mauern zusammenbrechen; das Licht, die Freiheit, das Leben werde ich nun kosten, mit vollen Lungen einatmen können. Ich habe lange Jahre des Aufbaus und der Enthaltsamkeit gebraucht, um mich gegen das Leben zu schützen, um meine geschliffene kleine Persönlichkeit zusammenzuschmieden, diesen kleinen Typ da, den ich mitten in meinen fensterlosen Tempel gesetzt habe...und den ich verehrte; dieser Buddha, den das Volk bejubelte und all diejenigen, die allein die Fassade anzog - man riskierte ja nie etwas mit seiner Fassade - aber Buddha, dessen Eingeweide am Verfaulen waren, dessen Frau und Mutter daran waren, ihn zu ersticken und zu fliehen, dessen Kinder litten - sie, die einen Vater wollten - denn er war entmannt und ohne Leben."

Dann plötzlich - nach 49 Jahren "langsamen Todes", nach bald zwei Jahren Analyse - begann er über sich selber zu lachen, denn der überhebliche Schleier vor seinen Augen (und in ihm) war zerrissen und verwandelte sich, wie auch seine Worte, in Blasen, in einen Schmetterling, in einen Vogel, der mit großem Gelächter den Tempel seiner Gewißheiten schändet, die Mauern durchrüttelt und sie zwingt zusammenzubrechen, um zum ersten Mal die Vögel, die Sonne, die Lebenslust und auch alle diejenigen, die er nicht verstand, weil sie ganz einfach Lust und das Bedürfnis hatten zu leben, schließlich zu finden und zu verstehen.

"Der langsame Tod des entmannten Buddha ist zu Ende. Ich will leben ... und über mich selbst lachen, den armen Helden des Absurden."

Sechstes Beispiel

Ich erwähne den folgenden Fall von Alkoholismus und *Psychopathie*, um zu zeigen, wie die Kombination von Psychoanalyse und Sophronisierung, werden sie nuanciert und taktvoll angewandt, äußerst bemerkenswerte Dienste leisten kann. Sie gestattet eine sehr beachtliche Entwicklung der Problematik eines sehr intelligenten und begabten Patienten. (Wir sind glücklich, diesem Patienten an dieser Stelle danken zu können, wie auch den anderen Patienten, daß sie uns gestatteten, diese Notizen zu veröffentlichen.)

Hier das wörtliche Protokoll der Notizen (Telegrammstil), die mehreren Sitzungen von Herrn Y entnommen sind: "Ich habe eine große Entspannung mit den sophrologischen Methoden gemacht. Statische Methode im Wartezimmer. Ich war in *Dekubitusstellung* während mehr als einer halben Stunde. Als ich in den Behandlungsraum eintrat, legte ich mich wieder hin. Dr. C. sagte: "Noch tiefere Entspannung." Ich sagte: "Entspannung ein zweites Mal mit geometrischer Steigerung der Versenkung."

Ich habe eine lange Reise in die Dimension Zeit gemacht.

Im Wartezimmer habe ich viele weibliche Gesichter und auch das Bild eines Männergesichtes gesehen. Nach diesen Bildern hatte ich den Eindruck, als träte ich aus meiner Mutter heraus, beim Kopf beginnend und zunehmend bis zu den Füßen. Kein unangenehmes Gefühl, außer der allmählichen Temperaturveränderung von Wärme zu Kälte.

Daraufhin sah ich das Gesicht eines Mannes, nicht sehr deutlich, ein alter und häßlicher Mann. Darauf das Gesicht meiner Mutter, nicht sehr klar, aber ihre blonden Haare mit einer roten Nuance waren sehr deutlich.

Sofort danach das Bild des Gesichtes meiner Gouvernante, die ich in der Sprache der kleinen Kinder "Nono" nannte."

246

Im Behandlungsraum erzählte ich alles, was ich gesehen hatte, und sprach weiter und völlig frei folgendes: "Ich habe keinerlei Identität mit meiner Mutter. Es ist ein bißchen wie während meiner Geburt, und die ersten Gefühle von Zuneigung kamen von der Gouvernante.

Ich lebte in einem Einheitsgefühl mit meiner Mutter, solange ich mich in ihrem Bauch befand, aber sobald ich geboren war und bis zu meiner Ankunft im Hause der Gouvernante ist alles nur Vakuum. Ich hatte keinerlei Bild von meinem Körper. Meine Gouvernante wollte, daß ich möglichst schnell sauber würde.

Verwirrung und Ambivalenz. Der Körper unten, das Unterteil des Körpers, das ist schlecht, der höhere Teil, das ist warm und gut.

Meine Gouvernante hat die Arme um mich gelegt und mich auf ihren Knien auf den Topf gesetzt. "Mach jetzt", hat sie zu mir gesagt. Wenn ich meine Windeln schmutzig machte, so war das dreckig und schlecht, aber wenn ich für sie in den Topf gemacht hatte, so war das gut. Seltsam, eine schmutzige Tätigkeit war gut und sauber geworden. Anale Basis meines Masochismus, zu Beginn meiner urethralen und analen Fixierung.

Suche nach meiner Identität. Zu jenem Zeitpunkt, im Alter von einem Jahr, hatte ich nicht die geringste Ahnung, wer meine Mutter war, und noch weniger eine Ahnung davon, wer mein Vater war, wenn das möglich ist.

Dann hatte ich nicht die geringste Ahnung, wer ich selber war.

Es ist ein bißchen, wie wenn ich anstelle eines Ichs einen negativen oder destruktiven *Narzißmus* gehabt hätte. Dank der Entdeckung meines Innenlebens, das sich mir offenbarte, als ich in mein Unbewußtes tauchte , habe ich den Mut bekommen, jedesmal tiefer zu sinken.

Indem ich meine *Anima* fand, fand ich meine Seele wieder. Dann halfen mir meine Seele und meine Anima, mein Ich zu stärken. Etwas Unlogisches: Ich habe mein *Körperschema* erst nach allen anderen Entdeckungen gefunden. Als Kind habe ich mein Ich aufgegeben und mein "anal-urethraler Körper" ist über mich Herr geworden. Während meiner Kindheit hatte ich nicht viel Möglichkeiten, meine Anima wachsen zu lassen.

Das Bild meiner Schwester kam mir ziemlich deutlich (sie war sieben oder acht Jahre alt). In jener Zeit hatte ich Gefühle meiner Gouvernante gegenüber, aber ich fühlte, daß sie nicht meine echte Mutter sein konnte. Meine Schwester wurde Gegenstand meiner Projektionen, die mit meiner Suche nach der Mutter zusammenhängen. Ich fühlte, daß sie meine Verwandte war.

Die große sophrologische Entspannung hat mir geholfen, in die tiefsten Gefilde meines Unbewußten zu sinken.

Wahrlich habe ich mich dann zum ersten Mal gefunden.

Ich bin.

Zuerst habe ich mich sophronisiert, dann habe ich eine sehr reiche Bilderwelt gesehen. Als ich in den Behandlungsraum eintrat, bin ich noch weiter gesunken und habe *Assoziationen* kommen lassen und meine Bilder interpretiert. Die gegenseitigen Kommunikationen zwischen meinem Unbewußten und meinem Bewußten sind auf demjenigen geistigen Niveau, auf dem es mir gelingt, die Wiederherstellung meiner Persönlichkeit vorzunehmen."

Nächste Sitzung: "Nicht sehr tiefe Entspannung im Wartezimmer.

Beim Eintreten in den Behandlungsraum wachte ich etwas auf und begann dann, wieder in mein Unbewußtes zu tauchen.

Ich setzte die Entdeckung meines Körperbildes fort und erfuhr, wie ich meinen Körper benützte, um zu sprechen, zu urinieren und Stuhl zu lassen.
Später zeigte mir meine Mutter eine Photographie aus jener Zeit, als ich ungefähr 1 1/2 Jahre alt war. Als ich sie betrachtete, sagte ich meiner Mutter: "Wissen Sie, daß ich zornig war - ich wollte sagen wütend - als dieses Bild gemacht wurde?" Meine Mutter und mein Bruder verliessen mich, und ich war zuerst traurig und dann zornig. Aber meine aggressiven Gefühle wurden frustriert. Wie konnte ich meine Aggressivität gegen meine Mutter herauslassen, wenn ich nie die geringste Ahnung gehabt habe, wer sie war? Ursprung meines *Masochismus* (durch Aggressivität, die sich gegen mich zurückwendet).

Meine aggressive Energie blieb drinnen, bis zum Augenblick, wo ich diese Aggressivität gegen mich selber gewandt habe.

Nach dieser Episode tauchte ich noch tiefer in die Entspannung.

Das Gefühl, ein Tier zu sein; wenn ich es mir überlege, glaube ich, daß ich im fötalen Stadium war. Ich hatte den Eindruck, viel tierische Kraft zu besitzen. Fehlen eines lebendigen Geistes, eines starken Geistes, aber muskuläre Empfindung. Ich sagte: "Es ist, wie wenn mein Kopf abgeschnitten worden wäre." Seltsames Gefühl, gar nicht beängstigend, aber ziemlich ungewohnt.

Ich assoziierte dazu die Art und Weise, wie ich die Macht meinem Körper überlassen habe, und wie mein Körper die Macht übernommen hat.

Meinen Schoppen zu trinken und einzuschlafen war ungefähr dasselbe wie das, was mir bei der Anästhesie im Krankenhaus geschah, und später wie das Trinken von Alkohol, um in einen Rauschzustand zu kommen.

Ich überließ die Macht meinem Körper und der Körper hat schnell die Macht übernommen, aber mein Intellekt wußte über diese Übergabe immer die Wahrheit, sonst wäre ich heute nicht fähig, die Ursprünge meiner *Regressionen* zu erzählen.

Viele verschiedene Niveaus in meiner Versenkung, intrauterine Existenz, die ich als "tierisch" ausdrücke, aber ich war auch mit meinem kollektiven neandertalischen Unbewußten in Kontakt.

Man erklärt nicht, man spürt, und das reicht."

Nächste Sitzung: "Kleine Entspannung. Sehr entspannt, aber wenig Bilder:

Das Bild im Behandlungsraum vom Gelobten Land, hier ist es, ergreif es!

Mein Vater hat mich nicht kastriert, es ist eine Tatsache, ich akzeptiere sie.

Ich hatte den Eindruck, daß jetzt der Moment gekommen sei, um die Wiederherstellung meiner Persönlichkeit vorzunehmen.

Nächste Sitzung: "Die Entspannung wurde zweimal durch das Läuten der Hausglocke unterbrochen. Ich habe trotzdem mein mittleres Versenkungsniveau beibehalten. Der Anfang im Behandlungsraum war nicht sehr tief.

Ich dachte an meine Mutter, und die Hausglocke machte mir Angst. Assoziation, als das Telephon läutete: im Alter von drei oder vier Jahren hatte ich fast den gleichen Eindruck, als meine Mutter mich verließ [1].

Nach ihrer Rückkehr von einer langen Reise hatte ich Lust, sie wie eine Gefangene zurückzuhalten.

Dr. C. stieg die Treppe hinunter (...*ich mußte für einige Augenblicke fort*...). Ich tauchte in mein Unbewußtes, sah einen Strand, eine Bucht, einen erloschenen Vulkan mit Wasser drin. Ich bin in diesen See-Vulkan hinuntergestiegen. Kein Bedürfnis nach Sauerstoff. Hinuntersteigen in mein angenehmes Unbewußtes.

Ich hatte den Eindruck, auf meinen Bauch zentriert zu sein, und mein Bauch war konkav, ich war das Zentrum meines Körpers und meines Unbewußten.

Das Unbewußte war auch im Zentrum des Sees und des Vulkans. Und gleichzeitig war ich das Zentrum des Universums.

Ich dachte daran, ein Buch zu schreiben und der Titel, den ich ihm gegeben hätte, wäre "Die Kehrseite der Münze" gewesen.

Seit einigen Sitzungen tauchte ich und war auf der Kehrseite meines Unbewußten. Ich sah Dinge, die man Dämonen nennt, und welche das Rohmaterial der Alpträume liefern. Sie sind gar nicht alptraumartig, sie sind in mein Unbewußtes integriert. Man sollte die Kehrseite kennen, bevor man die Vorderseite genießen kann.

Bilder aus Zentralafrika; schwarz, aber überhaupt nicht bedrohlich, im Gegenteil, Träger

---

[1] Im Verlauf einer Sitzung zählt wirklich alles und alles kann positiv benützt werden.

der universellen Verbindung."

Nächste Sitzung: "Entspannung vorher (im Wartezimmer). Es tut sehr gut, in sich selber hineinzufallen, heute ist weniger Dynamik in den Bildern.

Sehr, sehr tiefe Entspannung, ich bin friedlicher als die anderen Male, ich bin mehr ich selber, die Identifikationsschlachten sind verschwunden (... mit meinen Eltern ...).

Ich sehe meine Mutter psychologisch klarer: sie war hysterisch.

Mein Vater hatte eine *masochistische*, passive Seite, denn ich hatte Identifikationsschwierigkeiten mit seiner Natur, wohingegen ich mich mit der hysterischen Persönlichkeit meiner Mutter identifiziert habe.

Mein Lebensmodus war daraufhin: nicht-männliche, unnatürliche Identifizierung, die eine Invasion meiner *Anima* bestimmt hat und Spannungen verursacht hat, die mich zur Hysterie führten, was nicht mein Charakter noch meine Persönlichkeit ist, und auch eine innere hysterische Ambivalenz hervorriefen. Ich habe diese Schwindelanfälle nicht mehr.

Wirkliche Identifizierung mit meinem Vater - masochistische und passive Seite, eine *Identifizierung* führt zur anderen, "Selbstfinanzierung", "Selbstunterhalt".

Ich habe den Grund in mir selber berührt, ich brauche immer weniger das Spiel der Identifikationen, das zu einem Energieverlust geführt hat. Ich bin viel entspannter...Es war ein überflüssiger Kampf.

Ich brauche diese "schwarze Magie" (der falschen Identifikation) nicht mehr. Bei der Arbeit bin ich viel weniger nervös und aufgeregt; wenn Schwierigkeiten auftauchen, bin ich jetzt eine andere Person, mit Gleichmut, ohne Höhen und Tiefen.

Ich bin nicht mehr ein Mensch der Extreme, ich bin besser im Gleichgewicht...nicht immer, gewisse Elemente bleiben.

Wissen, daß man mit Resten leben kann, und daß man nicht mehr falsche Emotionen fabrizieren muß.

Veränderung des Bewußtseinszustandes.

Bild: ein großes Dreieck aus Stahl, ein A.

Ich bin mein eigener Lehrer und bin ein Kind, ich gebe mir ein A - eine gute Note.

Und es ist ein Aufstieg, eine Entwicklung nach oben, da hinauf.

Es ist gleichzeitig eine Leiter: Jakobsleiter?

Dieses Wochenende habe ich mit einem Lötkolben gearbeitet, welchen ich mir dank eines Gewinns bei den Pferderennen gekauft habe; während der Ferien habe ich eine ziemlich schöne Keramik der Jungfrau Maria gemacht.

Jungfrau Maria, Anima meiner Anima; nicht genau, aber ungefähr das: die Idee eines Schutzengels der Anima.

Offenbarung, wie ein Spiegel.

Ich akzeptiere meine *Anima*, die ehrliche und wahrhaftige, so wie ich als Kind die Hostie akzeptiere, und dank dieses Akzeptierens der *Anima* finde ich die Quellen meines geistigen Lebens wieder.

Es ist gut so.

Dieses A ist das Bild des Mantels der Jungfrau Maria, er steigt nach oben, bis zum Himmel.

Goldene Schnur, wie ein Sonnenstrahl.

Kommunikation und Vereinigung; zusammen ist es ziemlich komisch, wie kann ich solid auf der Erde sein, so hohe Bande haben und noch auf der Erde sein?

Ich habe die ganze Zeit gearbeitet, um hierher zu gelangen?

Ich habe keine Euphorie mehr wie vor einem Jahr: es ist so..."

Und er beendete die Sitzung, streckte sich, und sagte: "Es lohnt sich, es ist fein, in den Vereinigten Staaten spricht man von "Black Power". Man hat hier "Godpower" gesehen. Ich bevorzuge "Godpower"."

Fälle des Dr. G. C., Frankreich

Beobachtung von Frau J. B., 30 Jahre, verheiratet, 2 Kinder

Ursache der Störungen: Im Mai 1970 stürzte Frau J. B. in den Bergen ab und rollte einen Hang hinunter. An einer Tanne blieb sie liegen. In tiefem Koma wurde sie aufgehoben und in ein Krankenhaus transportiert, wo man neben einem Schädeltrauma einen Schlüsselbeinbruch mit starker Verschiebung nach links feststellte. Daraus entstand eine vollkommene Lähmung des linken Arms. Weil das Koma mehr als 24 Stunden gedauert hatte und die Patientin in einem ziemlich schweren Schock- und Hypertoniezustand blieb, schob man den chirurgischen Eingriff auf, durch den der *Plexus bracchialis* dekomprimiert werden sollte.

Die Operation wurde im August 1970 durchgeführt. Im Bericht kann man folgendes lesen: "Stark entzündeter Bereich, leicht blutend. Nervenwurzeln und -stämme sind abgeschnitten und in einem sehr stark entzündeten, verhärteten Gewebe miteinander verwachsen, es ist unmöglich, sie darin wieder voneinander zu trennen. Sehr fibröser Aspekt. Die Dissektion wurde längs der Arteria subclavia durchgeführt, und man entfernte das *Ganglion stellare* vollständig. Prognose sehr vorsichtig zu stellen."

Die elektromyographische Aufzeichnung wies eine Nichterregbarkeit der verschiedenen Muskelgruppen des Arms auf. (Wir haben leider den topographischen Bericht dieser Untersuchung nicht.)

Seit ihrem Aufwachen aus dem Koma litt Frau J. B. trotz des Eingriffs weiter unter heftigen Schmerzen im ganzen Arm, trotz Schmerzmitteln und Tranquilizern.

Bei der ersten Konsultation sah das Bild ziemlich finster aus. Frau J. B. war völlig schlaflos. Sie lebte zurückgezogen, aß sehr wenig, magerte ab. Sie verließ ihre Wohnung nur, um sich in *physiotherapeutische* [1] Behandlung zu begeben. Diese erwies sich als sehr schmerzhaft und brachte nach drei Monaten noch keinerlei Besserung. Die Patientin gab jegliche haushälterische Tätigkeit auf. Der Arm war vollständig unbeweglich, und es bestand eine globale Atrophie. Die Hand war kalt, die Haut ganz dünn. Das aktive Armheben war unmöglich. Das passive Anheben ging nicht weiter als bis in die Waagrechte und löste einen Schmerzensschrei aus. Die Haut war bis in die *Gegend des Deltoidens* völlig unempfindlich, sowohl auf Stechen wie auch auf Hitze. Der psychische Zustand war beunruhigend, ließ langsam eine *autolytische* Reaktion befürchten. Frau J. B. nahm täglich zwischen 10 und 15 Tabletten, sedierende Beruhigungsmittel, Tranquilizer und Schlafmittel ein und erhielt dazu eine intensive antineuritische Vitamintherapie.

Am ersten Behandlungstag führten wir eine Sophrotherapiesitzung durch: eine Induktion durch das autogene Training führte sehr schnell zu einem tiefen Entspannungszustand. Wir suggerierten ihr ein Gefühl von Wärme, welches sich auch bald in der Gegend der Operationsnarbe einstellte, sich allmählich auf dem ganzen Arm ausbreitete und schließlich jegliche andere Empfindung ersetzte; wir insistierten auf dem allgemeinen Wohlsein, welches sich daraus ergeben würde.

Nach dem Zurücknehmen der Entspannung schien Frau J. B. sehr überrascht zu sein, daß sie nicht mehr litt, und sie empfand wirklich ein intensives Gefühl von Wärme. Sie kehrte nach Hause zurück, legte sich hin und schlief bis zum nächsten Morgen, ohne ein Schlafmittel eingenommen zu haben. Am nächsten Tag aß sie reichlich und beschloß, ihrer Familie, die ungefähr 100 Kilometer von ihr entfernt wohnte und die sie schon seit mehreren Monaten nicht mehr gesehen hatte, einen Besuch abzustatten.

Die Überraschung ihrer Mutter war sehr groß, als sie die schnelle Veränderung des Zustands ihrer Tochter bemerkte, und da sie vermutete, daß dieses Phänomen nicht mit rechten Dingen zuging, nahm sie ihre Tochter mit zum "Knochenschlosser". Letzterer erklärte, der Zustand

---

[1] siehe Psychotherapeut

der Patientin sei hoffnungslos und überfordere das Maß der Möglichkeiten. Am gleichen Abend nahmen die Schmerzen wieder zu und wurden sehr heftig. Am nächsten Tag kam Frau J. B. zurück und bat um Erleichterung der Schmerzen. Die zweite Sitzung brachte eine ebenso augenblickliche Sedierung, die aber nur während eines Tages anhielt. Trotzdem nahm Frau J. B. ihre Haushaltätigkeit wieder auf; sie begann zu kochen und das Geschirr zu spülen. Der Appetit blieb ausgezeichnet, und sie nahm überhaupt kein Medikament mehr.

Von der dritten Sitzung an erhob sich der linke Arm während der Sophronisierung beinahe bis in die Senkrechte in aktiver Bewegung. Der *Physiotherapeut* war über die in ungefähr 10 Tagen erreichten Fortschritte erstaunt. Während derselben Sitzung hoben wir einen schmerzhaften Spasmus in den Gallenwegen auf, der durch übermäßiges Essen verursacht worden war.

Daraufhin wurden die Sitzungen im Rhythmus von einer Sitzung pro Woche weitergeführt. Der Schlaf blieb ausgezeichnet. Die Schmerzen traten nur jeweils am Vorabend der vorgesehenen Termine wieder auf.

Nach zwei Monaten begann Frau J. B. wieder ihren eigenen Wagen zu fahren. Allmählich konnte sie ihren linken Arm wieder benützen: Armstützen an der gelähmten Hand. Die *Amyotrophie* des Arms ging zurück, und die Sitzungen wurden allmählich in größeren Abständen durchgeführt; zunächst alle 14 Tage, später einmal monatlich, um das Übertragungsphänomen, welches in Form eines Wiederaufflackerns der Schmerzen jeweils am Vortag der Sophrotherapiesitzungen auftrat, in Schranken zu halten.

Ein Jahr später sah die Situation folgendermaßen aus: Frau J.B. war fröhlich, hatte einen ausgezeichneten Appetit. Sie führte ein völlig normales Leben. Sie litt manchmal unter ihrem Arm, teilte uns dies mit einem Lächeln im Gesicht mit.

Die Hautunempfindlichkeit bildete sich vollständig zurück. Das Anheben des Armes war praktisch normal. Der Trizeps des Armes funktionierte gut, doch der Bizeps wie auch die Muskeln des Unterarmes und der Hand blieben inaktiv.

Schlußfolgerungen

In diesem Fall war die Wirkung der sophrotherapeutischen Methode besonders spektakulär. Sie gestattete unserer Patientin, ein normales Leben in Familie und Gesellschaft wieder aufzunehmen und einer sehr düsteren Prognose entgegenzuwirken, von der zu befürchten war, daß sie die Patientin in eine Verzweiflungshandlung hätte treiben können.

Unverzüglich fand die Patientin Schlaf und Appetit wieder und ebenso rapide war der Fortschritt in der Rehabilitation, all dies ohne jegliche Chemotherapie.

Wenn auch ab und zu wieder Schmerzverschlimmerungen auftreten, so haben sie nicht mehr diese zur Verzweiflung führende Härte, und die Patientin spricht darüber mit einem Lächeln.

Schließlich eine andere, unerwartete Auswirkung dieser Therapie: von dem bemerkenswerten Resultat beeindruckt, beschloß der Physiotherapeut, sich zu einem Sophrologiekurs anzumelden.

Fälle des Herrn V. C., *Physiotherapeut,* **Frankreich**

Frau H.P., 62-jährig

Vor 13 Jahren wurde eine Brust entfernt. Infolge dieser Operation und der Strahlenbehandlung blockierte sich die Schulter, und dies führte zu einer starken Einschränkung der Bewegungen (innere Rotation 25 Grad, äußere Rotation 20 Grad). Es traten Schmerzen an der hinteren Oberseite des Thorax sowie an der Vorderseite der Schulter und im Arm auf. Nach dem Tode ihres Mannes trat 10 Jahre später im gleichen Gebiet Juckreiz auf.

Als Resultat einer ersten Sophronisierung fand die Schulter eine größere Bewegungsfreiheit. Nach sechs Sitzungen (ohne therapeutische Suggestion) verschwanden Juckreiz und Schmerzen vollständig und die Patientin benützt ihren Arm wieder ganz normal.

Herr L.D., 32-jährig

Als Folge einer *Calcaneum*-Fraktur, die während drei Monaten im Gips fixiert worden war, konnte der Patient den Fuß wegen der allzu großen Belastungsschmerzen nicht mehr auf den Boden setzen. Nach fünf Tiefenentspannungssitzungen konnte der Patient wieder normal gehen und hatte keine Schmerzen mehr.

Kind D.M., 9-jährig

Tiefe Schnittwunde am Handgelenk, von einem Chirurgen zugenäht. Dieser bestand darauf, daß das Kind seine Hand nicht bewegte, damit die Wunde "sich nicht wieder öffne". Die Hand war trotz einer ausgezeichneten Narbenbildung blockiert und unbeweglich. Nach einigen Sophronisierungen, in denen wir dem Kind suggerierten, es solle sich vorstellen, wie es wieder malen könne, erlangte es schnell wieder eine vollständige Beweglichkeit im Handgelenk und konnte seine Hand völlig normal gebrauchen.

Fälle des Dr. J.C., Frankreich

Veränderungen der spirographischen Werte, die durch Sophronisierungstechniken bei Atemfunktionsprüfungen erzielt wurden.

Technik

Diese Methode wird bei Funktionsprüfungen an ateminsuffizienten Patienten von Ende ihres Aufenthalts in den "Oliviers" [1] durchgeführt.

Der benützte Apparat ist der *Spirograph* nach Carra, Modell B2, welcher zur Aufzeichnung und Messung von Ventilation, Sauerstoffverbrauch und zur Atemfunktionsprüfung benützt wird.

Nach *kymographischer* Aufzeichnung der gesuchten Werte wird dem Patienten das Signalzeichen gegeben. Er behält das Mundstück, und die Aufzeichnungskurve wird weiterhin aufgeschrieben.

Dieses Signalzeichen wurde in vorhergehenden Sophronisierungssitzungen gegeben. Es löst beim Patienten augenblicklich einen bedingten Entspannungsreflex aus.

Auswahl der Patienten

Es handelt sich natürlich um ateminsuffiziente Patienten, welche die Entspannungssitzungen erfolgreich besucht und die Entspannungsatemübungen einstudiert haben.

Bis heute wurden 42 Patienten ausgesucht.

Diese Gruppe bestand aus:

[1] Oliviers: Name einer Privatklinik

- 27 *Emphysematikern*, Broncho-Emphysematikern und verschiedenen Bronchopathien. Es wurde kein Patient während eines Superinfektionsschubes in die Gruppe aufgenommen.
- 15 stabilisierten Asthmatikern, die sich nicht in Krisenperioden befanden.

Es handelte sich also ausschließlich um Patienten, die eine chronische Atemsuffienz vom obstruktiven Typ aufwiesen.

Es wurden ausgeschlossen:
- die obstruktiven Syndrome bei Bronchialstenose, Patienten mit dekompensierten Cor Pulmonale.

Es handelte sich um ausgeprägte Ateminsuffienzen, denn:
- Die Atemgrenzwerte dieser Patienten waren in allen Fällen unter 50 Liter pro Minute (normalerweise 80 - 140 1/Minute);
- das Verhältnis $\dfrac{\text{maximales Ausatmungsvolumen in 1 Sek.}}{\text{Vitalkapazität}}$, oder auch Tiffeneau-Index

genannt, befand sich unter 40 % (normalerweise über 70 %).

Resultate

Nach Auslösen des Signalzeichens fanden wir folgende spirographische Veränderungen:

Sauerstoffverbrauch	Verminderung um	durchschnittl. 24 % in 65 % der untersuchten Fälle
Pendelvolumen	Verminderung um	durchschnittl. 22 % in 88 % der untersuchten Fälle
Vitalkapazität	Verminderung um	durchschnittl. 2 % in 40 % der untersuchten Fälle
	Erhöhung um	durchschnittl. 8 % in 40 % der untersuchten Fälle
	keine Veränderung	in ca. 2 % der untersuchten Fälle
MAVS [1]	Verminderung um	durchschnittl. 4 % in 20 % der untersuchten Fälle
	Erhöhung um	durchschnittl. 10 % in 50 % der untersuchten Fälle
MAVS oder	Verminderung um	durchschnittl. 2 % in 30 % der untersuchten Fälle
VK (Vitalkapazität)	Erhöhung um	durchschnittl. 11 % in 50 % der untersuchten Fälle
Tiffeneau-Index	keine Veränderung	in ca. 20 % der untersuchten Fälle
inspiratorisches Reservevolumen	Erhöhung um	durchschnittl. 11 % in 70 % der untersuchten Fälle
Expiratorisches Reservevolumen	Erhöhung um	durchschnittl. 12 % in 70 % der untersuchten Fälle
Reservevolumen	Erhöhung um	durchschnittl. 11 % in 75 % der untersuchten Fälle

Kommentar

Die scheinbar paradoxe Verminderung gewisser Volumina ist auf die Entspannung der Muskeln zurückzuführen, welche die tiefen Atembewegungen bewerkstelligen, sowie auf die Verzögerung ihrer Antwort auf Befehle für brüske Kontraktionen.

Diese Prüfungsresultate zeigen deutlich den günstigen und bedeutenden Einfluß der Sophronisierung auf die Bronchodynamik.

[1] Maximales Ausatmungsvolumen in der ersten Sekunde

Fälle des Dr. D., Frankreich

Frau P., 40-jährig, verheiratet, 4 Kinder, ohne Beruf

Bei einem Verkehrsunfall wurde Frau P.'s Gesicht von ihrer Windschutzscheibe regelrecht zerfetzt. Als wir das Gesicht zwei Wochen nach Vernähung sahen, bot es besonders in den Augenlidern einen geschwollenen, ödematösen Anblick. Die Narben waren violett. Diese vorher schöne Frau war völlig entstellt, sagte uns aber zu jenem Zeitpunkt, daß sie eine Perücke und dicke Brillen tragen werde und daß dann alles gut gehen werde.

Wir hatten Gelegenheit, sie zweimal innerhalb eines Monats wiederzusehen, anläßlich der Behandlung ihrer Kinder. Dank ihrer starken Persönlichkeit hielt sie sich über Wasser, obwohl ihr Gesicht noch immer geschwollen war. Sie zeigte eine starke Entschlossenheit, diese Prüfung durchzustehen.

Ende März, nach unserer Rückkehr aus Leysin [1] wurden wir eines Abends in den Notdienst gerufen. Frau P. lag mit 39,5 Grad Fieber, Schmerzen und unbeweglichen Hand- und Fußgelenken im Bett. Sie sagte uns dann, sie habe schon mit 17 Jahren unter *RF* gelitten und bat uns, ihr Penicillin und Cortison zu geben. Wir erinnerten uns an unsere neuen sophrologischen Kenntnisse und fragten sie, ob sie uns nicht vielleicht aus einem anderen Grund gerufen habe, und diese Frau, die zwei Monate lang mit so viel Mut widerstanden hatte, brach an jenem Abend zusammen und sprach über ihre Verzweiflung und ihre Angst, nicht überleben zu können. Besonders ihrem Mann gegenüber (mit dem sie übrigens eine harmonische Ehe führt) befürchtete sie, er werde nicht mehr lange eine so häßliche Frau ertragen können.

Wir schlugen ihr dann eine Entspannung vor, wie wir sie in Leysin gelernt hatten, und erklärten ihr, was sie sich davon erhoffen könnte. Sie akzeptierte sofort, und wir sophronisierten sie, indem wir ihre Entspannung durch die Schultz'sche Methode einleiteten (modifiziertes autogenes Training nach Abrezol und Dumont). Wir gaben ihr als "Abschlußgeschenk" die Gewißheit, daß sie dank der täglichen Anwendung dieser Methode ihren Frieden und ihre psychische Kraft wiederfinden würde. Nach der Desophronisierung baten wir sie, sich auszuruhen und zu schlafen.

Am nächsten Morgen sahen wir Frau P. - nicht ohne eine gewisse Unsicherheit - wieder. Sie öffnete uns die Tür selber, lächelte und war fröhlich, sogar schön. Ihre Temperatur war auf 36,5 Grad gesunken, die Schmerzen und die Funktionsunfähigkeit der Gelenke waren vollständig zurückgegangen. Sie sagte uns, wie sie sich schäme, am Vorabend so zusammengebrochen zu sein.

Diese eine Sitzung genügte, wir sahen Frau P. seither mehrmals wieder, immer gleich fröhlich, entspannt und selbstsicher. Ihr Gesicht war nicht mehr geschwollen, sondern entspannt, die Narben flachten ab. Sie trägt nun keine Perücke und keine Brille mehr; sie übt regelmäßig und kann sich vollkommen entspannen.

Ein wichtiger Punkt ist, daß sie zur Zeit ihrem Mann, der sehr in die Verpflichtungen seines Berufes eingespannt ist, die Entspannung beibringt, und dieser gestand mir, seiner Frau dafür, daß sie ihm ein ausgezeichnetes Entspannungsmittel gegeben habe, sehr dankbar zu sein.

Herr V., 25 Jahre, verheiratet, Inhaber eines Cafes

Wir behandelten Herrn V. schon seit vier Jahren wegen *Psoriasis*, gegen die wir nur eine Hydrocortisonsalbe geben konnten, denn er wurde schon vorher von anderen Kollegen behandelt und hatte, ohne jeglichen Erfolg, alle denkbaren und möglichen Behandlungen über sich ergehen lassen.

---

[1] Ausbildungszentrum für Sophrologie in den Waadtländer Alpen (Schweiz)

Nach unserer Rückkehr aus Leysin waren wir uns bewußt, daß die Hautkrankheit von Herrn V. psychischen Ursprungs war, und wir fragten ihn deswegen wieder:

"Leiden Sie schon lange an Psoriasis?

- Ach ja, schon sehr lange.
- Wie lange ungefähr?
- 11 Jahre.
- Wie kommen Sie auf 11 Jahre?
- Weil ich da 14 Jahre alt war."

Damals geschah offenbar ein wichtiges Ereignis: Dieser junge Mann, der bis dahin entspannt und fast zynisch unsere Fragen beantwortet hatte, bekam plötzlich einen finsteren Ausdruck, setzte sich auf den Stuhlrand und seine Antworten sprach er mit einer gewissen Aggressivität aus.

"Was geschah, als Sie 14 Jahre alt waren?

- Mein Bruder heiratete.
- Und dann?
- Hat er sich mit meinem anderen älteren Bruder geprügelt.
- Erzählen Sie mir."

Der junge Mann war in Tränen ausgebrochen, schilderte mir dann ziemlich schreckliche Szenen, eine Schlägerei zwischen seinen Brüdern, eine Schlägerei, in der er als jüngerer Bruder hatte eingreifen müssen, um die beiden älteren Brüder zu trennen.

"Wie lange nach diesem Ereignis beobachteten Sie Ihre Psoriasis?

- Acht Tage.
- Haben Sie schon an einen Zusammenhang zwischen dieser Szene und dem Auftreten der Psoriasis gedacht?
- Nein, nie.
- Hat dieses Ereignis später Folgen gehabt?
- Ja, ich bin mit meinem älteren Bruder immer noch verkracht."

Wir haben ihm dann eine Entspannungstherapie vorgeschlagen, und deren Möglichkeiten erklärt. Herr V. war sofort einverstanden. Wir haben ihn sogleich in sophronischen Zustand versetzt (Einleitung durch das modifizierte autogene Training nach Abrezol und Dumont). Unser "Geschenk" bestand nur im Vorschlag, künftig nicht mehr mit einem Erlebnis, das noch mit der Gegenwart verstrickt ist, sondern mit einer Erinnerung zu leben. Wir machten ihm klar, daß er jetzt 25 Jahre alt sei, und nicht mehr 14. Nach der Desophronisierung baten wir Herrn V., eine Woche später wiederzukommen. Aber zwei Tage später kam Herr V. von Kopf bis Fuß mit Psoriasis bedeckt wieder. Paradoxerweise war er aber entspannt und fühlte sich sicherer, denn er war von der Beziehung zwischen Ursache und Wirkung überzeugt. Wir sophronisierten später Herrn V. im Abstand von acht Tagen dreimal, und erreichten dadurch eine spektakuläre Besserung der Psoriasis. Da die Psoriasis noch nicht vollständig verschwunden ist, können wir noch nicht von einer Heilung sprechen, aber wir haben allen Grund anzunehmen, daß wir eine vollständige "Reinigung" erreichen werden.

Fälle des Dr. G., Frankreich

Beitrag zur Erforschung der schmerzlosen Geburt in der Sophrologie

Meine Ausführungen erheben nicht den Anspruch, das Thema der schmerzlosen Geburt wieder zur Diskussion zu stellen. Seit ihren Anfängen hat sich die Menschheit mit diesem Problem befaßt, ohne eine ideale Lösung gefunden zu haben. Nur eine einzige religiöse Verbindung hat sich bis heute geweigert, die Schmerzen bei der Geburt zu vermindern. "Du sollst im Schmerz gebären" war zwei Jahrhunderte lang ihr Leitmotiv. Erst seit kurzer Zeit wurde diese Haltung offiziell aufgegeben.

Ich werde also keinen historischen Überblick über alle Arbeiten dieses Problems geben; es würde nämlich eine Bibliothek füllen.

Trotzdem werde ich mich besonders bei zwei Methoden aufhalten, die für unsere moderne Zeit charakteristisch und reich an wissenschaftlichen Erkenntnissen sind. Diese Methoden sind dank der Arbeiten zahlreicher Wissenschaftler eine Synthese aller bisher erworbenen Kenntnisse auf diesem Gebiet.

Es handelt sich um die Schulen von Read und von Velvovski.

Erstere nennt sich Hypnosuggestive Methode (HSM), stützt sich im wesentlichen auf ein Entspannungstraining und benützt die Hypnose in all ihren Formen. Sie florierte vor allem in den romanischen und angelsächsischen Sprachbereichen sowie in Amerika.

Die zweite psychoprophylaktische Methode, PPM genannt, leitet sich von den Arbeiten der russischen Schule Velvovskis ab, wobei letztere ihren Ursprung im Pawlowschen System findet: "Die Wurzeln dieser Methode finden sich in den Prinzipien unserer alten hypnosuggestiven Methode, welche ihrerseits auf der Doktrin Pawlows fußte", schrieb Nikolajew bei der Leningrader Konferenz von 1924.

Sie behauptet also, die Möglichkeiten der Read'schen Methode zu benützen, macht sie aber für jeden Praktiker erreichbar, indem sie eine ausgeklügelte Technik benützt, in der speziell die Psychoprophylaxe berücksichtigt wird. Dies läßt sich umso leichter verstehen, da die grundlegenden Untersuchungen in einer neuropsychiatrischen Abteilung stattgefunden haben, wo man speziell zu diesem Zweck eine geburtshilfliche Abteilung installierte.

Eine ausgezeichnete Synthese all dieser Arbeiten wurden letzthin von Herrn Chertok zusammengestellt.

Bevor die Sophrologie aufgekommen war, war die russische Schule schon zu folgenden Feststellungen gelangt, die wir hier zusammenfassen wollen:
1. Der Schmerz ist bei der Entbindung nicht notwendig.
2. Die verbale Suggestion kann eine schmerzhemmende Wirkung haben.
3. Die Benützung der Hypnose ist gefahrlos für Mutter und Kind.
4. Alle Formen von Suggestionen können benützt werden, außer in Fällen von offensichtlichen Psychopathien.
5. Der Kampf gegen Unsicherheit, Angst und Furcht ist ein wirksamer Faktor.

Ich möchte hinzufügen, daß die Erforschung des Wesens des Schmerzes ein quasi totaler Mißerfolg ist, und daß die Kontroverse über dessen Projektion auf die verschiedenen Gebiete des Zentralnervensystems heute noch lange nicht abgeschlossen ist. Wir befinden uns dabei mitten im Bereich der heutigen neuropsychologischen Forschung, und trotz meiner großen Bewunderung für die Gelehrten, die sich mit diesem Problem beschäftigen, möchte ich mich hüten, meine Auffassung miteinzubringen.

Was soll hier die Sophrologie, eine neue Wissenschaft, die erst 1970 ihre pädagogische Geburt erlebt hat, und welchen Beitrag kann sie bei der Entbindung bringen?

Was mich betrifft, glaube ich, daß es dank ihrer Universalität und der Humanisierung ihrer Methode möglich sein wird, nicht in Widerstreit mit den oben angeführten Methoden zu kommen, auch nicht zwischen ihnen sich einzuschalten, sondern im Gegenteil sie zu umfassen.

Wenn ich über die alten Methoden urteilen müßte, würde ich sagen, daß alle neben dem Ziel, die kreißenden Frauen zu entlasten, vor allem ein wissenschaftliches Forschungsziel verfolgt haben - auch wenn deren Vertreter sich dagegen wehren - und dabei zum Teil den "menschlichen" Aspekt des Problems vernachlässigt haben.

Durch ihren Ansatzpunkt, durch ihren ständigen Kontakt, durch ihre Sorgfalt, die Persönlichkeit nicht zu verletzen, scheint mir die Sophrologie in dieser Hinsicht bereichernder zu sein.

Der zweite Vorwurf, den ich beiden obengenannten Systemen machen möchte, ist derjenige, daß sie mehr oder weniger die kreißende Frau in eine "Technikerin" der Geburt verwandeln wollen. Was aber verlangt sie vom Geburtshelfer?

Zuerst soll er die Schwangerschaft diagnostizieren, und schon in diesem Augenblick das Auftreten von Unsicherheitsgefühlen zu verhindern suchen.

Dann soll er ihr neun Monate lang helfen, die mehr oder weniger pathologischen Irrwege der Schwangerschaft zu überstehen und sie auf den Geburtsakt vorbereiten.

Sie verlangt von uns wahrhaftig eine permanente Beihilfe, um sich auf verschiedenen Fronten verteidigen zu können.

Die erste Front ist die soziale und familiäre Umgebung, die ständig versuchen wird, sie zu deprimieren, indem sie ihre Gedanken mit allen möglichen Ammenmärchen besetzt. Sowohl in der Familie als auch in Beruf und Gesellschaft wird man sie mit allen denkbaren und undenkbaren, mit Übertreibungen gespickten Fällen von Schwangerschaftszwischenfällen verunsichern. Genau dieser psychische Zustand führt zu den meisten Schwangerschaftsstörungen der ersten drei Monate, besonders zu Übelkeit, Erbrechen, Magenbrennen, Darmkrämpfen etc.

Warum hören diese Störungen um den dritten Monat herum auf? Ich glaube eigentlich, daß zu diesem Zeitpunkt die zukünftige Mutter die Idee, daß sie schwanger ist, definitiv akzeptiert hat und daß sie in diesem Moment den instinktiven Kampf gegen diese Idee aufgibt. Ich glaube, ein Beweis dafür ist, daß die vorher aufgeführten Störungen in der Praxis selten mit gewünschten Schwangerschaften einhergehen.

Ich möchte aber darauf hinweisen, daß man zu diesem Zeitpunkt noch keineswegs von Schmerzen oder Wehen spricht.

Die zweite Front besteht in der Aggression, die durch die Entwicklung der Schwangerschaft gegen den Zustand der Nichtschwangerschaft der Frau entsteht. Um mich deutlicher auszudrücken:

Ihr Bauch wird größer, er verformt sich also; ihr Gang verändert sich; ihr Gewicht neigt zu deutlicher Zunahme; sie muß ihre Kleidungsgewohnheiten ändern, und sie ersehnt schon das Ende ihres Zustandes, das heißt den Termin. Von diesem Moment an tritt der Begriff der Wehen im Zusammenhang mit diesem Termin in ihrem Wortschatz auf, weil man ja im Volksmund sagt, daß dank und wegen dieser Wehen die Entbindung stattfinden wird.

Der Geburtshelfer wird also gegen diesen Tatbestand zu kämpfen haben, oder noch besser, er wird ihm vorbeugen müssen. Man muß mit großer Strenge das Wort Wehen vermeiden; ich meinerseits ersetze es durch "Kontraktion". Ich glaube, daß der wesentliche Unterschied zwischen all dem, was bisher praktiziert wurde, und dem, was der Sophrologe machen kann, gerade darin besteht.

Man muß möglichst einfach erklären, daß diese Uteruskontraktionen keinerlei Ausnahmezustand darstellen, daß man sie in allen Eingeweiden unseres Körpers wiederfindet und daß sie einem *Automatismus* unterworfen sind, also unabhängig von jeglichem Willen sind.

Damit haben wir schon eingeflochten, daß der emotionelle Teil und der absichtlich von der Umgebung hinzugefügte Teil nicht auf den Mechanismus der Entbindung Einfluß nehmen dürfen. Hier haben wir auch die Möglichkeit, die physiologische Ähnlichkeit der Uteruskontraktionen und aller anderen Kontraktionen in unserem Organismus festzuhalten, und daß diese in keiner Weise unangenehm sind. Beispielsweise kann man zwischen der Entleerung des Uterus durch seine Kontraktionen und der Entleerung der Verdauungsorgane durch die gastrointestinale *Peristaltik* eine logische Parallele ziehen. Jedermann weiß, daß diese Entleerung automatisch stattfindet.

Ebenso kann die Austreibungsphase mit der Blasen- oder Darmentleerung verglichen werden. Alle drei stützen sich in ähnlicher Weise auf willentliche Anstrengungen, die immer - wie ich schon vorhin sagte - ohne jeglichen Einfluß auf die Sensibilität stattfinden. Ich glaube, daß in der psychoprophylaktischen Methode diese wesentlichen Elemente nicht genügend entwickelt wurden, und daß dank dem für die sophronische Methode charakteristischen "Wachzustand" diese Suggestionen auf natürliche Weise der *kreißenden* Frau eingetrichtert werden können.

Deswegen erlaube ich mir, trotz meiner noch ziemlich beschränkten Erfahrung (50 Fälle), Ihnen die Methode zu erklären, die ich benütze. Sie fußt natürlich auf dem, was sie mich gelehrt haben, der Sophronisierung.

Schon beim ersten Kontakt mit meiner Klientin notiere ich sehr diskret aufgrund des anamnestischen Gesprächs alle Informationen, die sie charakterisieren: ihre Umgebung, ihre Lebensweise, ihren Geschmack, ihre Vorgeschichte, usw.

Dann im Verlauf der späteren Untersuchungen bitte ich sie, möglichst nicht daran zu denken, daß sie schwanger ist, und sichere ihr meinen ständigen Beistand zu.

Nach dem sechsten Monat übergebe ich sie meinen Assistenten, die ihr einige ganz einfache Grundlagen der Anatomie, der Physiologie der Schwangerschaft und des Geburtsvorganges erläutern.

Selbstredend ist das Wort Schmerz absolut untersagt und wird sogar in der autoritärsten Weise sanktioniert.

Jeder dieser Vorträge endet mit einer Entspannungssitzung, die größtenteils der Schultz'schen Methode entnommen ist.

Gegen Ende des achten Monats übernehme ich sie wieder in Einzelkonsultation für eine klassische Sophronisierungssitzung.

Dank der Informationen, die ich im Verlauf der vorhergehenden Sitzungen erhalten habe, sind die Einleitungs- sowie die Vertiefungsphase mehr oder weniger lang und enden mit der außerordentlich wichtigen Suggestionsphase, in der ich versuche, den vorgängig beschriebenen Begriff von Automatismus einzuprägen.

Ich vergesse bei dieser Gelegenheit nie, lang über das jetzige Leben des Fötus und über die Freuden der Mutterschaft zu sprechen.

Ich möchte hier wieder erwähnen, daß ich von der Schultz'schen Technik höchstens die Muskelentspannung durch das Schweregefühl entnehme, dann lasse ich die Atmung folgen, und erst in einer dritten Phase die Wärme, die ich aber sofort auf das *Sonnengeflecht* fixiere.

Ich messe letzterem eine erstrangige Bedeutung bei. Ich mache es für alle Automatismen im Bauchgebiet verantwortlich. Sicher ist dieser Begriff anatomisch und physiologisch falsch, aber er erlaubt, daß sich das Interesse der Schwangeren an etwas Bekanntem "festklammert": wer kennt heute die Existenz des Sonnengeflechts nicht, z.B. vom Faustschlag des Boxers her?

Meiner Klientin sind der Plexus sacralis, hypogastricus, die ortho- und parasympathischen Verbindungen usw. völlig gleichgültig.

Das Ziel, welches ich verfolge, besteht darin - ich wiederhole es - , ihre Aufmerksamkeit auf einen geburtshilflichen Motor in ihrem Bauch zu konzentrieren, den ich somit vom Zentralnervensystem trenne.

Dadurch wird ihre Psyche während der wichtigsten und unangenehmsten Phase der Geburt, d.h. während der *Eröffnungsphase*, beiseite gelassen. Hat dann letztere begonnen, so suggeriere ich meiner Klientin, daß sie mit ihrem Willen ihre Bauchmuskeln mobilisieren soll, und zwar nach den Anweisungen der Austreibungsmethode, die man ihr im Verlauf der ersten Sitzungen beigebracht hat.

Während der Sophronisierungssitzung muß der Geburtshelfer gleichzeitig die vollständige geburtshilfliche Untersuchung seiner Klientin vornehmen, damit seine Worte gleichzeitig einen anatomischen und physiologischen Widerhall finden. Besonders wichtig sind dabei der *Gebärmutterhals* und der *Damm*, damit die spätere Analgesie dieser Körperteile möglich wird.

Weder die postsophronischen Aufträge - und im Speziellen das wertvolle Signalzeichen - noch die Probleme, die aus den Folgen des Wochenbetts und des Stillens entstehen, dürfen dabei vergessen werden.

Darauf folgt eine sehr langsame Desophronisierung.

Nach einer weiteren Woche führe ich eine zweite Sitzung durch und sehr kurz vor der Niederkunft eine dritte.

258

Die Resultate sind sehr ermutigend. In absoluten Zahlen entsprechen sie denjenigen, die man mit den beiden großen Vorläufern der Sophronisierung erreichte.

Man kann ungefähr mit folgendem rechnen:

50 % gute Resultate

30 % Teilanalgesien

20 % relative Erfolge, nicht Mißerfolge, denn auch in diesen Fällen hat die Sophronisierung meinen Klientinnen immer irgendetwas gegeben. Das Wenigste, was wir erreichten, war, daß die Unruhe und die Schreie im Gebärsaal verschwanden und die Dauer der Niederkunft verkürzt wurde.

Praktisch keine psychosomatische Störung des Schwangerschaftsbeginns konnte der Induktion oder einer sogar oberflächlichen Suggestion widerstehen.

Natürlich können alle diese Resultate nur dank einem völlig harmonischen Team zustande kommen, welches die *kreißende* Frau schon bei ihrem Hereinkommen empfängt und bis zu ihrem Fortgang eine sophronische Stimmung ausstrahlt.

Zusammenfassend scheint es mir nicht allzu kühn zu behaupten, die Sophrologie biete der schwangeren Frau von Beginn ihrer Schwangerschaft an bis zur Geburt und deren Folgezeit eine äußerst wertvolle Hilfe.

Fälle des Dr. N., Frankreich

Herr P.

67-jährig, in Behandlung wegen Brechreflex und wegen völliger Unverträglichkeit einer Zahnprothese schon seit mehreren Jahren.

Dieser Patient (er trägt in Montpellier den Beinamen "Der Nervöse") machte uns einen sehr geschwächten Eindruck. Die Anamnese deckte keinerlei Krankheit oder Besonderheiten in der familiären Vorgeschichte auf. Man muß aber auf eine ausgeprägte *Neigung zu Unfällen* hinweisen: er hatte 17 Verkehrsunfälle erlitten ("ohne daß er je einen selber verschuldet hätte!").

Andererseits beschäftigte ihn zu jener Zeit die Gesundheit seiner Frau sehr. Er hatte eine Wasserphobie. (Sein Bruder war am Tage seiner Hochzeit ertrunken, als er 25-jährig war: "Wir gingen in Hochzeitsgewändern zur Beerdigung," gestand er mir.)

Früher war Herr P. sehr sportlich (Radfahren) gewesen. Zur Zeit seiner Behandlung war er Jäger und Fischer, er liebte die Berge, obwohl er sich vor der Kälte fürchtete. Doch liebte er weder Sonne noch Wärme.

Schließlich war Herr P. Rechtshänder.

Zusammenfassend zeigt sich der Patient als eine unstabile Person mit "schwierigem" Charakter.

Als ich ihn bat, seine Brille abzulegen, berichtete er mir von einer Plastikallergie: tatsächlich litt er unter retroaurikulären, ulzerösen und leicht nässenden Läsionen.

Erste Sitzung

Im Verlauf der ersten Sitzung kam der Patient in eine gute Entspannung, aber der Bewußtseinszustand blieb unverändert. Die Ruhe- und Schwere-Suggestionen schienen positiv zu wirken. Doch der Zeigefinger der linken Hand erhob sich nicht, um die Wärme im rechten Arm anzuzeigen (Abmachung im Wachzustand).

Zweite Sitzung

Die zweite Sitzung war interessant. Es war nämlich unmöglich, eine vollständige Entspannung zu erreichen und die muskuläre Hypotonie hatte sich weniger stark auf den ganzen Körper erstreckt als bei der ersten Sitzung.

Nachdem ich ihm die Schwere im Arm suggeriert hatte und ihm die Möglichkeit anbot, sich selber dessen zu vergewissern:

"Ihr Arm ist so schwer, daß Sie ihn, sogar wenn Sie es wollen, nicht anheben können", machte er eine schnelle Bewegung, bewegte die Finger und Hände mit einem höhnischen Lächeln auf den Lippen.

Ich gab ihm *unverzüglich* eine neue Form der Suggestion, indem ich ihm zu verstehen gab, daß es *sein eigenes Scheitern* war. Nachdem ich mich an seine Intelligenz gewandt hatte, berührte ich nun seine Affektivität, indem ich seinen Ehrgeiz anstachelte. Tatsächlich war der zweite Versuch positiv, denn ich bat ihn, sich zu vergewissern, ob er fähig sei, seinen rechten Arm schwer zu machen.

Ich verstand die Gründe seiner Haltung nach der Sitzung: er erzählte mir von zwei Hynosevorstellungen, denen er beigewohnt hatte und in denen er gegen den Willen des Hypnotiseurs gekämpft hatte.

Ich versuchte auf ihn einzureden und erklärte ihm das therapeutische Ziel der Entspannung, die Notwendigkeit, daß er mitmache und den Unterschied zur Hypnose. Angesichts seiner Ungläubigkeit - die noch durch die Tatsache verstärkt worden war, daß alle bisherigen Behandlungen ein negatives Ende genommen hatten -, angesichts seines Jähzorns und seines Antifeminismus schlug ich ihm brutal vor, unsere Sitzungen abzubrechen, um unsere Zeit nicht zu vergeuden. Er reagierte nicht unmittelbar darauf, aber bei der dritten Sitzung (zwei Tage später) war die Beziehung endlich zustande gekommen.

Dritte Sitzung

Der sophronische Zustand kam schnell zustande, und die Schwere im Arm wurde so groß, daß der Muskeltonus beim Aufheben des Zustandes nicht zurückkam und ich den Arm einzeln nochmal vornehmen mußte (mit einer neuen sofortigen Resophronisierung).

Obwohl er mir bei der **vierten Sitzung** einleitend erklärte, mit ihm sei nichts zu machen, wurde diese sehr instruktiv.

Ich begann, ihn über seine zahlreichen Unfälle auszufragen. Unter allen Einzelheiten, mit denen er mich überschüttete, fiel mir eine besonders auf. Nach einem dieser Unfälle war sein kleiner Lastwagen unbrauchbar geworden, und im Schrotthaufen fand er seine "neue" Zahnprothese, die er bis dahin, schon länger als einen Monat, ohne jegliche Schwierigkeiten getragen hatte. Dieser Unfall fand vor neun Jahren statt, und seither ertrug er nichts mehr im Mund. Dafür machte er die schlechten Abgüsse oder die Inkompetenz des Zahntechnikers verantwortlich. Es ist vielleicht interessant, darauf hinzuweisen, daß es derselbe Zahntechniker gewesen war, der die erste Zahnprothese gemacht hatte.

Ich begann die therapeutischen Suggestionen mit Bewußtwerden und kortikaler Integration der ganzen Mundhöhle von der **fünften Sitzung** an.

Obwohl er eine leichte Reaktion zeigte, die sich durch Muskelkontraktionen im Gesicht, durch Jucken an den Nasenflügeln und durch eine Grimasse feststellen ließ, als ich ihn darum bat, mit der Zunge seinen Gaumen zu berühren, bliebe er ruhig und gelassen. Dieses Phänomen dauerte nur sehr kurze Zeit.

Das Mundschema (Zahnfleisch, Wangenschleimhäute, Gaumen) in sophronischem Zustand war in der **siebten Sitzung** vollständig bewußt geworden. (Er klagte über leichtes Ameisenlaufen im Zahnfleisch unten rechts, später aber trat es nicht mehr auf.) Da er bei der vorhergehenden Sitzung von Mundtrockenheit gesprochen hatte, suggerierte ich ihm einen vermehrten Speichelfluß als positives Phänomen, und auch als postsophronischen Befehl die Möglichkeit des Berührungskontakts von Zunge und Gaumen. Diese Übung führte der Patient hunderte von Malen im Wachzustand ohne jegliche Reaktion aus.

Dann, bei der nächsten Sitzung, substituierte ich den Zungenkontakt am Gaumen durch den Kontakt mit dem rechten Zeigefinger, als Symbol eines äußeren Gegenstandes, den man in die Mundhöhle führt.

Gute Speichelsekretion und keine Brechreflexe in sophronischem Zustand. Suggestion, denselben Kontakt im Wachzustand auszuführen. Der Patient sagte mir, daß er früher nur den Finger dem Munde zu nähern brauchte, um einen Brechreiz auszulösen.

Nach zwei weiteren Sitzungen berührte unser Patient im Wachzustand seinen Gaumen mit dem Daumen und konnte sogar ohne jegliche Reaktion einen ziemlich starken Druck ausüben.

Bei der **neunten Sitzung** setzte ich ihm in sophronischem Zustand den oberen Teil seiner Zahnprothese in den Mund: er konnte sie zehn Minuten lang behalten (ich mußte die Sitzung abbrechen). Seit mehr als neun Jahren hatte er sie nicht mehr ertragen.

Gegen Ende der nächsten Sitzung behielt er sie länger, sogar noch im Wachzustand.

Schließlich, als ein neuer Abguß gemacht wurde, wies Herr P. einen guten Entspannungszustand auf. Weder die Größe noch der Geschmack des Abgusses störten ihn. Fehlen jeglichen Brechreizes.

Wir haben Herr P. drei Wochen später gesehen, strahlend und verjüngt ... dank der leuchtenden Zahnprothese,die er schon seit mehr als einer Woche trug. Er war glücklich.

Fälle des Dr. F.P., Gynäkologe, Frankreich

Fall Nr. 1: Frau C.D., 28-jährig

Primäre Anorgasmie

Frau D. kam zwecks einer gynäkologischen Untersuchung und wegen Schlaflosigkeit in unsere Sprechstunde. Bald kamen wir auf das wahre Motiv ihres Besuchs zu sprechen: es handelte sich um eine vollständige Anorgasmie (klitoral und vaginal), die seit der Hochzeit bestand (25 Jahre).

Die Patientin konnte das Streicheln ihres Mannes nur sehr schwer akzeptieren und hatte eine übermäßige Scham als Folge einer strengen Erziehung in der Furcht vor Nacktheit und Sünde. "Erinnert sich, von ihrer Großmutter im Alter von neun Jahren geohrfeigt worden zu sein, weil sie sich nackt vor einem Spiegel betrachtete."

Die sexuelle Disharmonie des Paares führte zu einem solchen Spannungszustand, daß die Scheidung seit mehreren Monaten in Betracht gezogen wurde. Die Patientin litt unter Schlaflosigkeit und war nervös, sogar aggressiv. Im Augenblick der Untersuchung zeigte sie einen Widerstand gegen das Sich-Entblössen: "Sie hat sich vor ihrem Mann nie vollständig nackt gezeigt und hat sexuelle Beziehungen immer nur in der vollständigen Dunkelheit gehabt."

Die gynäkologische Untersuchung war normal und zeigte eine völlig normale prävaginale Muskulatur und eine sehr gute vaginale "Rezeptivität".

Nach der Untersuchung folgte ein Gespräch und eine Diskussion über die Beziehung der Sexualität zur Scham.

Vorschlag, ihr durch eine Sophronisation zu helfen.

Schon in der ersten Sitzung wurden ihr Ideen von Selbstvertrauen, von Vertrauen in die Schönheit ihres Körpers, die Möglichkeit und Notwendigkeit, sich "körperlich" zu geben, sich nackt vor ihrem Mann zu zeigen, empfohlen und suggeriert.

Da die Patientin sich für die Sophrologie gut eignete, konnte schon in der zweiten Sitzung die hypermnestische Technik bis zur Rückkehr ins Alter von neun Jahren benützt werden, um sie die Szene mit der Ohrfeige der Großmutter wieder erleben zu lassen. Die Behandlung fand während einer Auslandsreise des Mannes statt, und 14 Tage später, bei seiner Rückkehr, erlebte die Patientin ihren ersten Orgasmus. Der nervöse Zustand und die Schlafstörungen waren bald verschwunden, und fast alle sexuellen Annäherungen führten zu Orgasmen.

Fall Nr. 2: Frau F.D., 25 Jahre

Sekundäre Anorgasmie

Frau F.D. suchte uns wegen *Frigidität* auf; sie empfand seit der letzten Geburt (sechs Monate vorher) keinen vaginalen Orgasmus mehr. Sie sah sich als anatomisch verändert an, denn sie "spürte nichts mehr von der Penetration an". Verschwinden der Lust am Koitus.

Wir führten eine Serie von Sophronisierungen durch, während derer Ideen von Selbstvertrauen, von Vertrauen in die anatomische Integrität der Vagina suggeriert wurden. Im Verlaufe der dritten Sitzung gelang es uns, ein Bewußtwerden der vaginalen orgasmischen Fähigkeiten durch Kontraktionen und Entspannung der prävaginalen Muskeln hervorzurufen. Desgleichen geschah bei der vierten und fünften Sophronisierung, und die Patientin erlebte von nun an den Orgasmus bei normalen Koiti ganz regelmäßig wieder.

Fall Nr. 3: Herr J.-P. B., 22-jährig

Primäre Impotenz

Unfähigkeit zu vaginalem Koitus wegen fehlender Erektion, schon bei den ersten Versuchen (mit 15 Jahren), und alle Versuche mit etwa zehn verschiedenen Partnerinnen wurden zu Mißerfolgen.

Bei der Masturbation hat der Patient normale Erektionen, und nachts treten regelmäßig nächtliche Ejakulationen auf.

Der Patient ist ein schöner, offener Junge, er hat bei Frauen viel Erfolg, aber er kann seine Beziehungen aus Angst, lächerlich zu erscheinen, nicht voll ausleben und bricht seine Bekanntschaften aus irgendwelchen Motiven ab. Der Patient raucht viel und nimmt auch immer häufiger Alkohol zu sich. Wir bringen ihm das autogene Training bei, und der Patient erreicht sehr tiefe Entspannungszustände.

Im Verlauf von mehreren Sophronisierungen geben wir ihm Suggestionen von Selbstvertrauen, von Vertrauen in seine unangetasteten sexuellen Fähigkeiten. Wir suggerieren ihm verschiedene sexuelle Situationen, die in einem klassischen vaginalen Koitus enden. Wir empfehlen ihm ebenfalls, eine verständnisvolle Partnerin zu finden, die bereit ist, ihm in dem Maße zu helfen, in dem er sich ihr selber vollständig öffnet. Der Patient glaubt, es werde ihm unmöglich sein, seine Schwierigkeiten zuzugeben. Nach der vierten Sophronisierung war es dem Patienten möglich, an einem mit einer "Samariterin" verbrachten Wochenende normale sexuelle Beziehungen aufzunehmen.

Fall Nr. 4: Frau D.A., 23 Jahre

Enuresis und *Algopareunie*

Seit einem Jahr verheiratet.

Frau D.A. war sehr stark von ihrem Vater abhängig. Dieser war sehr autoritär und hatte eine starke Persönlichkeit. Sie "fand bei ihrem Mann die Eigenschaften ihres Vaters nicht wieder".

Sie hatte bis zur Pubertät ab und zu enuretische Zwischenfälle gehabt, meistens im Zusammenhang mit Aufenthalten fernab von der Familie. Die Enuresis trat zwei Monate nach der Hochzeit wieder auf (ungefähr einmal wöchentlich) ohne besonderen auslösenden Grund. Eine Untersuchung des urogenitalen Apparates brachte keinerlei organischen Befund. Die verschiedenen bisher versuchten Behandlungen hatten sich als erfolglos erwiesen.

Wir brachten der Patientin eine Entspannungsmethode bei und gaben ihr in sophronischem Zustand die Suggestion, sie könne ihre verschiedenen Sphinktermuskeln des Harntrakts kontrollieren, so z.B. durch die Wahrnehmung des Völlegefühls in der Blase.

Wir förderten das Bewußtwerden der prävaginalen Muskulatur durch die Anspannung und Entspannung der Muskeln und gaben gleichzeitig Suggestionen einer schmerzlosen vaginalen Penetration des Penis ihres Mannes.

Der Geschlechtsverkehr war nicht mehr schmerzhaft. Nachdem die Enuresis zwei Monate lang verschwunden war, trat sie einmal wieder auf, aber in abgeschwächter Form, denn die Patientin konnte schon bei Beginn der Miktion aufwachen. Im Augenblick können wir noch nicht von definitiver Heilung sprechen.

Fall Nr. 5: Frau B.R., 33-jährig

Schmerzen in der Beckengegend

Typische "Schmerzen im Unterleib" seit dem Alter von 25 Jahren, nach drei Schwangerschaften in vier Jahren.

Frau B.R. mußte sich zuerst einem partiellen, konservativen Eingriff unterziehen. Der Erfolg blieb aus, und schließlich wurde mit 31 Jahren eine vollständige Hysterektomie durchgeführt (die Patientin hatte den Chirurgen unter Druck gesetzt, denn sie "wollte damit Schluß machen"). Seit dem Eingriff persistierende Schmerzen in der Beckengegend, mit atypischen Ausstrahlungen in die Lumbalgegend, die nicht einmal durch Ruhe gelindert werden können. Die Patientin empfindet während des Geschlechtsverkehrs keine Schmerzen.

Schon bei der ersten Untersuchung sagte die Patientin, sie leide in "unerträglicher" Weise, und diese Behauptungen waren für uns eine Bestätigung einer psychosomatischen Störung. Wir brachten der Patientin eine Entspannungstechnik bei, und mehrere Sophronisierungssitzungen (sechs, über drei Monate verteilt) ermöglichten eine zunehmende Abschwächung und schließlich ein Verschwinden der Schmerzen. Wir suggerierten ihr, sie solle eine bessere Durchblutung der Beckengegend, eine Desensibilisierung der Nervenendigungen geschehen lassen, und wir bestätigten ihr das Fehlen von reellen organischen Läsionen und die Gutartigkeit ihrer Beschwerden.

Fall Nr. 6: Fräulein M.B., 35-jährig (2 Kinder)

Migräne und Kopfschmerzen während der Menstruation

(Katamenial)

Seit der Pubertät wies die Patientin mehr oder weniger typische Migränefälle auf, die mit Kopfschmerzen einhergingen und jeweils am Vortag und am ersten Tag der Menstruation auftraten. Die Anfälle verschwanden nach den Entbindungen jeweils für vier bis fünf Monate. Hingegen traten die heftigsten Anfälle während der Ferienaufenthalte am Meer auf, und die Patientin wagte nicht mehr, in Urlaub zu reisen. Die Patientin erinnerte sich, im Alter von ca. 10 Jahren während der ganzen Sommerferien krank gewesen zu sein, in dem Jahr, als ihre Eltern sich trennten, um sich später dann scheiden zu lassen.

Die Migräneanfälle konnten durch die klassischen Migränemittel nur schwerlich beherrscht werden. Nachdem wir der Patientin die Entspannung beigebracht hatten, führten wir mehrere Sophronisierungen durch. Bei der vierten Sophronisierung führten wir die Patientin bis ins Alter von 10 Jahren zurück, in die Ferien am Meer. Wir suggerierten der Patientin sehr angenehme Aufenthalte am Meer und die Möglichkeit, sich sogar während der Menstruationsperioden dorthin zu begeben. Während der verschiedenen Sophronisierungen legten wir viel Wert auf eine gesunde Durchblutung der Hirn- und Augengegend.

Die Patientin konnte in den folgenden Monaten die Anfänge von Krisen während der katamenialen Perioden durch eine einfache Entspannung abstoppen.

Fall Nr. 7: Frau C.P., 28 Jahre

Pruritus an der Vulva

Atypischer Pruritus, bestehend aus einem unangenehm beißenden Gefühl, in der Folge einer vulvovaginalen *Mykose*, die nach zweijähriger Behandlung scheinbar ausgeheilt war. Furcht vor Krebs verfolgt die Patientin. Wir nahmen eine Serie von Sophronisierungen vor, in welchen wir das Gefühl von angenehmer Wärme in der Vulva und in der Scheide entwickelten, der Patientin die Gutartigkeit der Infektion bestätigten und die Gründe für das Weiterbestehen der psychosomatischen Störung erklärten. Wir suggerierten ihr, sie solle die regelmäßige Anwendung von Salben aufgeben, denn diese sorgten für eine sekundäre Aufrechterhaltung des *pruriginösen Syndroms*. Die Patientin brach die Behandlung ab und betrachtete sich bei einer Kontrollkonsultation zwei Monate später als "geheilt".

Fall Nr. 8: Frau F.M., 44 Jahre

Schlaflosigkeit

Die Patientin nahm seit ungefähr 20 Jahren Schlafmittel; diese waren aber immer weniger wirksam geworden. Die Schlaflosigkeit schien ungefähr eineinhalb Jahre nach der Hochzeit eingesetzt zu haben, als die Patientin eine Liaison ihres Mannes entdeckte. Letzterer ließ sie sechs Monate lang die Konsequenzen seines Gefühlsdoppellebens erdulden und war häufig von zuhause weg.

264

Wir brachten ihr das autogene Training bei, und im Verlauf von mehreren aufeinanderfolgenden Sophronisierungen wurde die Vorstellung von Reversibilität der Störung und von Unabhängigkeit von Schlafmitteln mit Nachdruck suggeriert; wir wiesen sie auch auf die Stärke der Toxizität dieser Medikamente hin. Wir sprachen auch ihre moralischen und intellektuellen Fähigkeiten an, die ihr erlauben würden, "die Gewöhnung zu durchbrechen".

Nach drei Sophronisierungen konnten wir die Medikamente aufheben und ließen ihr nur die Möglichkeit, ein Medikament in Tropfenform zu nehmen - jedoch auch hiervon immer weniger.

Die Patientin wurde sich der Placebowirkung der Substanz bewußt, in dem Maße wie sie immer schwächere Dosen benützte. Sie schlief jeden Abend normal und entspannt ein. Ab und zu zieht sie die Einnahme einiger Tröpfchen in Betracht, denn sie befürchtet noch einen Rückfall.

Fall Nr. 9: Fräulein M.D., 19-jährig

Primäre Dysmenorrhoe

Schon seit der ersten Menstruation im Alter von 13 Jahren empfand die Patientin heftige Schmerzen. Diese Schmerzen traten besonders am Vortag und am ersten Tag der Menstruation auf und zwangen die Patientin, sich hinzulegen.

Mangels einer präzisen organischen *Ätiologie* konnte man die Dysmenorrhoe als *"essentiell"* betrachten. Wir schlugen der Patientin von vornherein eine Ruhigstellung der Ovarien durch *Oestrogen-Gestagen-Behandlung* vor, denn alle bisher versuchten Medikationen hatten sich als unwirksam erwiesen.

Das Problem bestand darin, die Schmerzen der Patientin möglichst schnell zu lindern, um die medikamentöse Therapie dann möglichst wirksam durch eine sophronische Behandlung ablösen zu können.

Da die Schmerzen unter dem Einfluß der Oestrogen-Gestagen-Behandlung schon beim ersten Zyklus verschwunden waren, brachten wir der Patientin eine Entspannungstechnik bei und führten mehrere Sophronisierungen durch, in denen wir auf die Möglichkeiten der Entspannung des Gebärmuttermuskels und der Öffnung des Gebärmutterhalses insistierten.

Nach drei Monaten therapeutischer Ruhigstellung der Ovarien suggerierten wir ihr, sie solle keine Medikamente mehr nehmen. In den acht darauf folgenden Monaten war die Dysmenorrhoe nur ein einziges Mal in abgeschwächter Form aufgetaucht.

Fall Nr. 10: Fräulein M.P., 22-jährig

Übergewicht (75 kg)

Diese Person hatte mehrere erfolglose Versuche von Abmagerungskuren hinter sich. Sie begnügte sich nämlich damit, etwa 10 kg abzunehmen, und nahm darauf noch mehr zu.

Die Patientin litt unter unwiderstehlichen *Bulimiekrisen*, besonders Süßgebäcken gegenüber. Parallel zu ihrer Gewichtszunahme wurde sie immer reizbarer, ging seltener aus und zog sich in ihr Schneckenhäuschen zurück. Ihr Sollgewicht lag bei 55 kg.

Wir brachten ihr die Relaxation bei. Die Patientin war sehr leicht sophronisierbar, und im Verlauf von monatlichen Sophronisierungen ermutigten wir die Patientin zu kämpfen, um eine körperliche Ästhetik wiederzufinden, die ihrem natürlichen Körpertyp entsprach. Wir suggerierten ihr, alle Nahrungsmittel, die gegen ihre Diät standen, als Gifte und als toxisch zu betrachten. Wir verbanden mit der Vorstellung von Süßgebäcken einen Brechreflex. In einem Jahr erreichte die Patientin die 55 kg, die wir uns als Ziel gesteckt hatten. Man muß vielleicht erwähnen, daß zwei Sophronisierungen nötig wurden, um einen Brechreflex auszuschalten, der bei jedem Essen auftrat und jede Nahrungsaufnahme unmöglich machte!

Fälle des Dr. Sch., Schweiz

Fall Nr. 1: Frau H.M., 58-jährig

Die Patientin litt seit mehr als 10 Jahren an den Folgen einer ausgeheilten Herpes Zoster *(Gürtelrose)*, an ständigen unausstehlichen Schmerzen *(Kausalgie)*. Schon beim morgendlichen Erwachen überkam sie eine so große allgemeine Müdigkeit und Schlaffheit, daß sie jeglicher Tätigkeit gegenüber einen echten Ekel verspürte. Es war ihr unmöglich, eine längere oder schwerere Haushaltsarbeit auszuführen; sie konnte nicht mehr spazierengehen; im Konzert oder Theater konnte sie keine günstige Stellung finden und litt sosehr, daß sie sich nicht mehr auf die Aufführung oder die Musik konzentrieren konnte. Moralisch litt sie mehr unter der ständigen Müdigkeit als unter der Kausalgie.

Wir widmeten die ersten beiden Sitzungen dieser großen Schlaffheit, dann vier weitere Sitzungen den so schmerzhaften Folgen der Gürtelrose.

In zwei Sophronisierungssitzungen war die Patientin definitiv von ihrer Müdigkeit befreit; schon 30 Minuten nach ihrer Rückkehr von der ersten Sitzung unternahm sie mühsame Arbeiten, die sie schon mehr als 10 Jahre nicht mehr gemacht hatte.

Nach der ersten der *Kausalgie* gewidmeten Sitzung ging es ihr während 12 Stunden besser, nach der zweiten Sitzung während 24 Stunden, nach der dritten während fast 72 Stunden, nach der vierten während fast 48 Stunden. Wir gaben ihr dann in sophronischem Zustand einen Schlüssel, durch den sie in Selbstsophronisierung ihre Schmerzen progressiv bis zum völligen Verschwinden lindern konnte.

Seither gelingt es ihr nicht nur, ihre Kräfte, ihren körperlichen Widerstand, ihre Lust an der täglichen Arbeit und die Freude am Leben, am Spazierengehen, am Theaterbesuch usw. mit Leichtigkeit aufrechtzuerhalten, sondern sie kann auch ihre Schmerzen für eine Dauer von 12 Stunden zum Verschwinden bringen. Zwei Sitzungen täglich (manchmal auch nur eine) ermöglichen ihr, wieder ein normales Leben zu führen, und ihre besten Freunde erkennen sie nicht wieder.

Aber unserer Patientin war dieses Resultat nicht genug, und so benützte sie die Macht der Autosuggestionen, die sie sich in sophronischer Entspannung gab, um den Mut wiederzufinden, ins Wasser zu springen und zu schwimmen; sie fand auch den Mut und die Freude wieder, in einer Fremdsprache zu sprechen, alles Dinge, von denen sie überzeugt gewesen war, sie werde sie nie mehr wagen können.

Es handelt sich bei diesem Fall um eine vollständige Darstellung aller Möglichkeiten der Sophrologie bei einer Person, die das Phänomen gut verstanden hat, die auch weiß, wie sie sie benützen kann, sowohl auf der psychosomatischen wie auch auf der moralischen und psychologischen Ebene.

Fall Nr. 2: Mädchen F.M., 9-jährig

Wird von ihrer Mutter wegen unverbesserlichem Daumenlutschen, wegen mäßiger Charakterschwierigkeiten und Überreiztheit gebracht.

Restloses Aufhören des Daumenlutschens nach sechs Sitzungen und Verbesserung des Verhaltens nach 10 Sitzungen. Die Behandlung wurde weitergeführt, mit größeren Abständen zwischen den einzelnen Sitzungen.

Fall Nr. 3: Herr P.C., 52-jährig

Nervenzusammenbruch und Depression als Folge großer beruflicher Schwierigkeiten und Überanstrengung (Verdauungsstörungen, persistierende Kopfschmerzen, Hypernervosität, Abmagerung und extreme Schwäche).

Spektakuläre Besserung schon nach der ersten Sophronisierung; geheilt und in ausgezeichneter körperlicher und seelischer Verfassung nach fünf Sitzungen.

Fall Nr. 4: Fräulein C.N., 19-jährig

Interkostale Gürtelrose, außerordentlich schmerzhaft, vom rechten Schulterblatt ausgehend, unter der Achsel durchgehend, dann über die rechte Brust bis zum Brustbein wieder aufsteigend. Die Patientin konnte sich fast nicht bewegen. Seit dem Vortag war die Patientin bei ihrem Arzt in Behandlung, und dieser gab ihr die erste Spritze gegen die Krankheit. Man brachte sie uns nach zwei völlig schlaflosen Nächten mit der Bitte, eine Linderung der unerträglichen Schmerzen zu versuchen.

Schon bei der ersten Sitzung erreichten wir eine bedeutende Abnahme der Schmerzen. Am selben Abend schlief die Patientin ein, während ihre Mutter einen Text vorlas, den wir für sie vorbereitet und geschrieben hatten. Die Patientin schlief friedlich und wachte erst am nächsten Morgen auf.

Am nächsten Morgen fand im Einverständnis mit dem behandelnden Arzt die zweite Sitzung statt. Wir stellten nochmals eine deutliche Verminderung der Schmerzen fest, und die Patientin beschloß sogar, die Arbeit teilweise wieder aufzunehmen. Vier Tage lang ließ sich die Patientin jeden Abend den vorbereiteten Text vorlesen und schlief bis zum nächsten Morgen gut. Vier Tage später dritte Sitzung mit Eingebung von Suggestionen, die auf eine schnelle Wundheilung und auf das Fehlen jeglicher Spur oder sichtbaren Narbe hinzielten. Vier Tage später letzte Sitzung, in der wir uns vor allem mit der schnellen Wundheilung der Narbenspuren befaßten. 14 Tage später rief uns die Patientin an, um uns zu sagen, daß sie sich schon seit mehreren Tagen wohlfühlte. Sie erklärte uns mit Freude, daß nicht die geringste Narbe mehr zu sehen sei.

Fall Nr. 5: Herr S.W., 40-jährig

Der Patient litt seit bald 15 Jahren an Hypernervosität, an Magenschmerzen mit Krämpfen oder mit heftigen Koliken beim geringsten Anlaß zu Aufregung bei der Arbeit oder vor oder während einer Reise, sogar vor den Ferien usw. Morgens beim Erwachen: Tachykardie und Angstzustände. Häufig Durchfall und Kopfschmerzen.

Zahlreiche Beobachtungsaufenthalte in Krankenhäusern wie auch Röntgenbilder zeigten, daß die Organe in perfektem Zustand waren. Medizinische Diagnose: Vegetative Dystonie. Der Patient erzählte uns, daß er häufig mit seiner Frau zu Freunden reiste, die im Ausland wohnten, und daß die lange Autoreise auf ihn eher wie ein Golgatha wirkte als ein Vergnügen.

Nach der Ankunft bei seinen Freunden war er gezwungen, sich hinzulegen, anstatt mit seinen Freunden zu essen und mit ihnen einen fröhlichen Abend zu verbringen. Am Tag der ersten Sophronisierungssitzung mußte er ausgerechnet zu diesen Freunden reisen und hatte Angst vor dieser Reise, war von vornherein überzeugt, daß er erschöpft ankommen werde und sich gezwungen sähe, ins Bett zu gehen. Beim Verlassen unserer Praxis nach dieser ersten Sitzung war der Patient außerordentlich in Form, ohne jegliche Angst, ohne organische oder andere Schmerzen. Drei Tage später rief er uns an, um uns seine Zufriedenheit auszudrücken: Er hatte die Reise ohne Krämpfe und Müdigkeit überstanden, war in ausgezeichnetem körperlichem und seelischem Zustand angekommen, hatte bis spät in die Nacht hinein an einem kleinen Fest teilgenommen und hatte sich völlig wohlgefühlt. Auf der Heimreise und auch später blieb sein Zustand gut. Bei der vierten Sitzung gaben wir ihm einen Schlüssel für seine Selbstsophronisierung.

Doch sieben Monate später trat unter besonderen Umständen und in einer bestimmten Gefühlslage ein plötzlicher Rückfall ein. Dies erlaubte uns, den ursprünglichen kausalen Schock zu entdecken. Eine Sophronisierungssitzung, die mit diesen neuen Begebenheiten arbeitete, erbrachte die nötige Besserung.

Fall Nr. 6: Dr.B., 58-jährig

Depression, Melancholie, Selbstbeschuldigung, zeitweise Selbstmordgedanken. Zusammen mit der medikamentösen Behandlung des Psychiaters ermöglichte die sophronische Behandlung in kurzer Zeit ein leichteres Akzeptieren der persönlichen Probleme; er fand wieder eine größere Lust am Leben und an der Arbeit, und die Selbstmordgedanken verschwanden völlig. Doch die Behandlung des Psychiaters mußte weitergeführt werden, da die Rolle der Sophronisierung und der Autosuggestion nur die eines sehr wirksamen Hilfsmittels war.

Fall Nr. 7: Mädchen B.D., 12-jährig

Erkrankung des Nervensystems mit epileptischen Phänomenen - "Absenzen". In Behandlung bei einem Neurologen, einem Professor für Elektroenzephalographie.

In Zusammenarbeit mit dem behandelnden Neurologen begannen wir eine sophronische Therapie, aber nur auf der psychologischen und charakterlichen Ebene. Unsere Patientin litt nämlich, wie die meisten Patientinnen dieser Art, unter immer mehr Komplexen, wurde immer melancholischer, reizbarer, eifersüchtiger und schwieriger im Umgang.

Eine adäquate Sophronisierung ermöglichte in kurzer Zeit, gegen die Komplexe, gegen die Reizbarkeit und Melancholie wirksam anzukämpfen. Wir konnten dadurch auch den Ursprung der Störung finden. In einem solchen Fall gehört es sich natürlich, nichts ohne das Einverständnis des behandelnden Neurologen zu unternehmen. Dieser erklärte sich aber von der Hilfe, die unsere sophronische Psychotherapie-Methode gebracht hatte, sehr befriedigt.

Kapitel XIX

Sophrologie und Musiktherapie

Sophrologie und Musiktherapie

Töne lösen Emotionen aus

R.A.

Schon seit Anfängen sucht der Mensch, durch Töne seine Bewußtseinszustände zu verändern.

In frühen Zeiten schon wurde die menschliche Stimme zum ersten "Instrument", zum Beispiel in der Verwendung für monotone Rezitationen bei den tibetischen Lamas. Die Kehlkopfschwingungen werden zur geistigen Konzentration benützt. Wir können hier auch die indischen Mantras erwähnen, deren berühmteste AUM und RAM sind. Wiederholt man diese Töne und verbindet sie mit Atemübungen, so besitzen sie dank "kosmischer" Schwingungen, die dadurch entstehen, die Fähigkeit, das Bewußtsein zu verändern. Die wenigen bescheidenen Versuche, die wir in den USA an einem meditierenden und diese Mantras singenden Yogi durchführten, bewiesen uns, daß eine beträchtliche Veränderung der EEG-Wellen stattfindet. Beim Rezitieren des Lautes AUM konnten wir eine spürbare Erhöhung der Wellenfrequenz im EEG (Gammawellen) beobachten, wohingegen das Singen des RAM die Frequenz unverzüglich senkte (angrenzend an Alpha).

Es werden Schlaginstrumente dazu benützt, durch Rhythmus und Tanz tiefgreifende Veränderungen im Menschen zu bewirken (Voodoo).

Mit dem Erscheinen neuer Instrumente und unter dem Einfluß moderner Auffassungen in Psychologie und Physiologie wurde die Anwendung der Musik allmählich zu prophylaktischen und therapeutischen Zwecken nutzbar gemacht. Es wurden zahlreiche Untersuchungen durchgeführt, unter welchen die neuesten von M. Gabai und J. Jost aus Paris in direktem Zusammenhang mit der Sophrologie stehen. [1]

Die Musik oder - besser gesagt - die musikalischen Klänge sind schon allein wirksam oder reichen zumindest aus, um einen geängstigten Patienten zu beruhigen. Verbunden mit dem Terpnos Logos des Sophrologen verstärken Töne den therapeutischen Wert des "Wortes".

Man findet heute zahlreiche Tonband- oder Schallplattenaufnahmen, welche die psychosomatische Entspannung unterstützen. Man hat schon - mit mehr oder weniger Erfolg - versucht, zu diesem Zweck "nicht-konstruierte" Musik, Verbindungen von mehr oder weniger "harmonischen" Klängen der elektronischen Musik, zu schaffen. Die Wirkung hängt natürlich von der individuellen Psyche des Patienten ab. So kann eine Methode auf den einen beruhigend, auf den anderen aufreizend wirken. "Umweltschallplatten" werden z.B. von den Amerikanern heiß geliebt: Vogelgesang im Urwald, Wind in den Bäumen, das Rauschen von Wellen, die sich an Felsen brechen, etc.

Bei anderen Schallplatten wurden berühmte Musikstücke aufgenommen, wobei die zu hohen oder zu tiefen Töne unterdrückt wurden. Dieses System bewährt sich in gewissen Fällen, stößt aber auf heftigsten Widerstand bei den Musikfreunden. Diese fühlen sich durch die "Sabotage" dieser großen Werke "frustriert". Sie verlassen die Entspannungssitzung gereizter, gespannter als vor Beginn. In manchen Fällen kann gerade die Wirkung dieser "Frustration" nützlich sein. Wir kennen Psychiater, die mit Erfolg die Frustration zu therapeutischen Zwecken benützen.

Ein klassisches oder modernes Musikstück ist an sich ohne jegliches "Frisieren" geeignet, das Bewußtsein des Zuhörers zu verändern. Ein Musikfreund befindet sich außerhalb der Welt, jen-

---

[1] M. Gaibai und J. Jost: Detente psychomusicale et odonto-stomatologie. Musique et sophrologie. Relation medicin-malade, Ed. Maloine

seits von Zeit und Raum, wenn er seine Lieblingswerke hört. Ein völlig anderes Phänomen, mit einer etwas anderen Dimension, tritt bei jungen oder weniger jungen Leuten anläßlich eines Popmusik-Konzertes auf.

In beiden Fällen ist allein schon die Wirkung der Musik und der Töne therapeutisch und kann somit ein mangelndes psychosomatisches Gleichgewicht vermeiden oder sogar behandeln. Es kann manchmal auch vorkommen, daß die Musik eine negative Reaktion auslöst.

Überraschende Versuche sollen in Treibhäusern gemacht worden sein, um das Wachstum der Pflanzen durch Klänge zu beeinflussen. Glaubt man den Berichten, so sollen die harmonische Musik, die großen Klassiker die Fähigkeit besitzen, das Wachstum der Pflanzen zu fördern. Jazz soll je nach Art verschiedene Wirkungen haben, während moderne Popmusik mit ihren Dissonanzen das Wachstum verlangsamen und in den meisten Fällen sogar den Tod der Pflanze herbeiführen soll.

Die Anwendung von heftigen Rhythmen zu therapeutischen Zwecken nennt man die Transterpsychotherapie. Diese Technik wurde von Dr. Ankstein, einem brasilianischen Arzt, entwickelt und in Europa von den Doktoren J. Donnars und A. Marchand mehr oder weniger erfolgreich eingeführt.

Während der Entbindung lenkt die Musik die Gedanken ab und vermindert dadurch die Schmerzempfindlichkeit. Die gebärende Frau konzentriert sich mit Leichtigkeit auf eine Musik, die sie selbst ausgesucht hat. Ihr Bewußtseinsfeld wird teilweise von den Reizen, die auf ihre akustischen Hirnzentren wirken, "besetzt". Nach Pawlow führt die Stimulierung eines Hirngebietes zu einer Hemmung in den peripheren Zonen. Wird das Schmerzempfindungszentrum durch diese Hemmung getroffen, so läßt sich leicht verstehen, daß die schmerzhafte Empfindung abnimmt oder sich gar nicht erst zeigt.

In Fabriken, Warenhäusern etc. wird eine angepaßte Musik ausgestrahlt, um die Leistung des Personals zu verbessern. Nach gewissen Autoren soll das Resultat eindeutig positiv sein.

Sogar Landwirte haben versucht, sich die Musik beim Vieh zunutze zu machen: es heißt, unter der Wirkung von klassischer Musik würden Kühe mehr Milch produzieren, während "moderne" Musik die Produktion vermindere.

Als logische Schlußfolgerung können wir annehmen, daß sich der Einfluß der Schallwellen auch auf den Menschen nützlich oder schädlich auswirkt. So können alltägliche Geräusche (Verkehr, Bauarbeiten, Flugzeuge usw.) funktionelle Krankheiten (*peristatische Krankheiten*) verursachen, denn sie werden unbewußt aufgenommen. Wir könnten noch weiter gehen und die Hypothese aufstellen, daß gewisse Formen moderner "Musik" zu ähnlichen Störungen führen können.

Die Musiktherapie ist eine echte Wissenschaft geworden. Es gibt spezifische Musikstücke für die Behandlung jedes einzelnen pathologischen Falles. Als Beispiel wird man einem Patienten mit depressiver Neurose zu Beginn der Behandlung eine traurige Musik vorspielen, welche mit seinem Zustand übereinstimmt. Eine Schallplatte nach der anderen beeinflußt ihn durch immer heiterere Musik, und schließlich erklingen hinreißende und fröhliche Melodien, welche das therapeutische und gesuchte Resultat symbolisieren: Lebenslust und Glück.

Hier ein Beispiel von ausgewählten Stücken:

1. *Trauermarsch* von Chopin, oder *Finlandia* von Sibelius, oder der *Chor der Pilger* aus dem *Tannhäuser* von R. Wagner
2. *Largo* von Händel
3. *Träumerei* von Schumann
4. *Andante grazioso* von Mendelssohn, aus *Andante* und *Rondo Capriccioso*, Op. 14
5. *Trauriges Lied* von Tschaikowsky, Op. 14 Nr. 2
6. *Impromptus Nr. 6* in a-moll von Schubert, Op. 142 Nr. 2
7. *Deutsche Suite* von Eugen Albert

8. *Puszta-Wehmut* von Franz Liszt
9. *Wenn die Liebe stirbt*, Walzer von Oktave Cremieux
10. *Die lustige Witwe*, Walzer von F. Lehar
11. *Menuett aus der Symphonie Nr. 39 in Es-Dur* von Mozart, KV 543
12. *Menuett in G-Dur* von J.J. Paderewski, Op. 14 Nr. 1
13. *Die Fledermaus*, Walzer von J. Strauss

M. Feijoo de St-Raphael schlägt neue, sehr interessante Ideen zur Verwendung der Töne zu therapeutischen und prophylaktischen Zwecken vor. Seine Methode besteht darin, harmonische Töne, die mit Blas- und Schlaginstrumenten erzeugt werden, stereophonisch aufzunehmen. Der Patient bekommt diese Töne mit Kopfhörern abwechselnd in jedes Ohr übertragen. Diese Technik ist für die einen sehr wirksam, wirkt aber auf andere Leute unangenehm.

Ein anderer Autor, Christian Desmarty d'Armaillacq, arbeitet an der Entwicklung einer Technik, die unsere Aufmerksamkeit verdient: Er benützt die eigenen Herzschläge und die Atmung des Patienten, die er mit elektronischen Apparaten verstärkt.

Andere benützen Musik und andere Töne, um den *kreißenden* Frauen zu helfen. Es ist sehr interessant, die Wirkung dieser Techniken an Frauen im Zustand größter Anstrengung zu beobachten. Mehreren Autoren zufolge muß die Wahl der Musik durch die Frau selbst getroffen werden. Diese Musik wird während der schwierigsten Phasen der Entbindung abgespielt. Dadurch wird der Angstzustand vermindert, und man erreicht eine tiefere Entspannung.

Es ist interessant, daß auch das Personal aus den eben erwähnten Vorteilen Nutzen ziehen kann. Seine Arbeit findet unter besseren Bedingungen statt, ist wirksamer, und der Faktor Langeweile, der mit den langen und routinemäßigen Wartezeiten bei den Entbindungen verbunden ist, wird teilweise ausgeschaltet. Alle Autoren beobachten die eindeutige Wirksamkeit der Musiktherapie (auch Sonotherapie genannt) bei der Aufrechterhaltung der Ruhe, der Entspannung und bei der Atmung. Aus der Anwendung dieser Therapie im speziellen Gebiet der Entbindung kann man folgende Schlüsse ziehen:
1. Die Musik hat eine positive Wirkung auf die Kreißenden, welche die Anstrengung der Entbindung mit mehr Gelassenheit auf sich nehmen.
2. Die Wartezeit wird dadurch weniger eintönig und langweilig, die Zeit scheint schneller vorbeizugehen, und die Müdigkeit wird vermindert.
3. Das Klinikpersonal arbeitet dynamischer und ökonomischer.
4. Die Kreißende muß das Musikstück, die musikalische Begleitung oder die Umweltmusik selber aussuchen.
5. Die musikalische Kulisse fördert die Wirkung der Sophronisierungstechniken.

Schon nur eine wohlausgesuchte Stimmungsmusik, die in einer Arztpraxis (Wartezimmer oder Behandlungsraum) erklingt, führt zu einer Verminderung der Ängstlichkeit bei den Patienten und schafft somit eine Atmosphäre von allgemeiner Ruhe, welche auch den Therapeuten und sein Personal beeinflußt. Sogar die Arzt-Patient-Beziehung wird dadurch besser.

Die Hifi-Technik sowie spezielle Installationen ermöglichen es heute, beinahe unglaubliche Montagen zu verwirklichen. Der Weg in ein wichtiges Forschungsgebiet, die Benützung der "Schallwellen" in der medizinischen Therapeutik, steht offen.

Kapitel XX

Sophropädagogik

Sophropädagogik:

I. Sport
II. Entbindung
III. Chirurgische Eingriffe
IV. Vorbereitung auf Prüfungen

Nichts ist unmöglich für den, der seinen Sinn auf das Ziel richtet, das er verfolgt.

Kovral

Nur eine perfekte physische, technische und psychische Vorbereitung kann "Champions" hervorbringen.

R.A.

I. Anwendung der Sophrologie im Sport

Vor mehreren Jahren, als ich in der Sophrologie noch Anfänger war, machte ich einige Sophronisierungsversuche an Freunden, die Amateursportler im Tennis und im Skilaufen waren. Die interessanten Resultate, die wir dabei von Anfang an erreichten, haben mich ermutigt, damit fortzufahren und die Anwendungsmöglichkeiten der Sophrologie auf dem Gebiet des Sports, insbesondere des Skilaufs, später dann des Segelns, der Flugakrobatik, des Fechtens und des Boxkampfes genauer zu untersuchen.

Die Grundtechnik besteht in der Anwendung verschiedener Selbstentspannungstechniken, die man individuell und in der Gruppe übt; man kann auch Sophronisierungstechniken direkt oder mittels Tonbandkassetten anwenden.

Das Glück war auf meiner Seite, und man vertraute mir versuchshalber - völlig zufällig, wie ich gestehen muß - die Vorbereitung von vier alpinen Skiläufern von internationalem Rang an, nämlich Willi Favre, Jean-Daniel Daetwyler, Fernande Bochatey und Madeleine Vuilloud. Diese vier Sportler sollten an den Olympischen Spielen von Grenoble im Jahr 1968 teilnehmen Drei von ihnen gewannen eine Medaille, und dies waren die einzigen, die die Schweizer Alpinski-Nationalmannschaft bei diesen Spielen gewann. Waren es die Früchte der sophrologischen Vorbereitung? Oder waren sie ganz einfach die Besten unserer Mannschaft? Wir werden das vermutlich nie wissen. Und dennoch wurde ich in der Folge dieses erfreulichen Resultats von 1968 an vom Schweizer Skiverband, durch Vermittlung Peter Baumgartners, mit der sophrologischen Vorbereitung und mit der psychologischen Betreuung der Schweizer Alpinski-Nationalmannschaft und der Springer der nordischen Mannschaft beauftragt.

Um die Notwendigkeit einer sophrologischen Vorbereitung der Skiläufer (oder anderer Spitzensportler) zu verstehen, wollen wir eine kurze Standortbestimmung der jetzigen Lage im internationalen Wettkampf vornehmen. Die Resultate hängen von Hundertstel-Sekunden ab, wo es noch vor wenigen Jahren bei der Zeitmessung nur um Zehntel-Sekunden ging. Wir haben es bei den Olympischen Spielen von Sapporo gesehen, wo es sogar nötig war, die Zeitmessung bis zum Tausendstel der Sekunde einzuführen, um ex aequos zu entscheiden.

Die körperliche Vorbereitung der Sportler, die solche Leistungen vollbringen, wird bis ins Extrem betrieben. Die menschlichen Fähigkeiten erreichen das Äußerste. Jedes Jahr bringt die Technik kleine Neuerungen, die eine Verbesserung der Leistungen ermöglichen. Die verschiedenen Herstellerfirmen von Skiern, Skischuhen, Skiwachsen und Bindungen bemühen sich, die

274

Kunden zufriedenzustellen und höchste technische Rentabilität zu erreichen. Gewisse Verbesserungen bleiben im Gebiet des Möglichen, obwohl man mit jeder Saison der Perfektion ein Stückchen näher kommt. Es würde mich kaum wundern, wenn es bald eine elektronische Maschine gäbe, die fähig wäre, je nach Luft- und Schneetemperatur die ideale Wachszusammensetzung anzugeben. Der Spitzensportler wurde bis in die letzten Jahre als eine Art Roboter betrachtet, als eine Art Leistungsmaschine, die sowohl technisch als auch physisch gut eingestellt ist. Diese "Maschine" wurde so gut entwickelt, daß sie beinahe am Gipfel ihrer Fähigkeiten angelangt ist. Die Rekorde werden immer schwieriger zu übertreffen, man ist bei einer Stufe angelangt, die man nicht mehr durch eine einfache technische und physische Vorbereitung überschreiten kann.

Durch welche anderen Mittel soll man also versuchen, von nun an diese Stufe zu übertreffen?

Der Mensch, sei er nun Sportler oder nicht, ist das Resultat einer präzisen Zusammensetzung von Zellen und Organen, die wunderbar aufeinander abgestimmt sind. Außer seinem materiellen, faßbaren, meßbaren Körper besitzt er auch einen unsichtbaren, nicht faßbaren Teil, seine Psyche, die mindestens ebenso wichtig ist. Das Soma (der Körper) kann in verschiedene Teile, Organe und Zellen unterteilt werden; die Psyche kann ebenfalls unterteilt werden, nämlich in individuelles Unbewußtes, kollektives Unbewußtes und Bewußtes. Bis in die letzten Jahre wurde - speziell auf dem Gebiet des Sports - nur der Körper berücksichtigt, und die Psyche wurde als "quantité négligeable", als unwichtig für die Verwirklichung von Leistungen in den Hintergrund geschoben. Das war zweifellos ein großer Irrtum.

Um das Niveau des modernen Sports zu heben, ist es unerläßlich, die Möglichkeiten einer psychischen Vorbereitung der Sportler seriös und wissenschaftlich zu untersuchen, ohne deswegen das körperliche und technische Training zu vernachlässigen. In vielen Ländern, wie in Frankreich, Österreich, Italien, den USA und anderen, hat man diese offensichtliche Notwendigkeit seit Jahren erkannt. Es werden die verschiedensten Methoden angewandt, und die erzielten Resultate sind unterschiedlich.

Eine sophrologische und psychologische Betreuung stellt ein beachtliches Programm dar und erfordert viel Geduld und viel guten Willen vonseiten der Sportler sowie der verantwortlichen Person. Wir werden hier nur von der sophrologischen Vorbereitung sprechen.

Was kann man sich von dieser Vorbereitung erhoffen?

Im Wettkampf gibt es zahlreiche psychische Störfaktoren, die den Leistungen im Wege stehen. Diese Elemente sind in der Reihenfolge ihrer Bedeutsamkeit:
1. Lampenfieber vor und während des Wettkampfes.
2. *Angst* (vor Tod, vor einem Unfall, vor der Geschwindigkeit, vor Mißerfolg usw.)
3. Die psychologisch negativen Einflüsse des Fernsehens, der Zuschauer und der Zeitmessung.
4. Mangelhafte Konzentration (was beispielsweise mit persönlichen Problemen oder Angst zusammenhängt).
5. Aus psychischen oder physischen Gründen verminderte körperliche Energie.
6. Mangel an Sports- und Kameradschaftsgeist.
8. Mangel an Kampfgeist.
9. Körperliche oder seelische Müdigkeit.
10. Minderwertigkeitskomplexe gegenüber den Stars.
11. Wettkampfsmüdigkeit, besonders gegen Ende der Saison.
12. Verlust des Mutes nach einem Mißerfolg.

Die sophrologische Vorbereitung hat als Hauptziel, im Rahmen des Möglichen alle diese Störfaktoren auszuschalten.

In der Schweiz ist die Situation auf dem Gebiet des Sports wegen der verschiedenen Herkunft der Sportler besonders kompliziert. So besteht beispielsweise die Rennfahrermannschaft aus Deutschschweizern und Welschschweizern und ist somit völlig heterogen. Man muß sich also um junge Leute kümmern, deren rassische, sprachliche und kulturelle Ursprünge völlig verschieden sind. Die Deutschschweizer haben eher einen germanischen Charakter, "militärisch", diszipliniert, starr; sie nehmen im allgemeinen das Leben sehr ernst. Sie sind eher verschlossen, und sie äußern sich nicht leicht. Das Temperament der Welschschweizer ist eher dem der Franzosen ähnlich, d.h. sie sind Individualisten, wenig geneigt zu gehorchen, sie haben eher die Tendenz, das Leben von der positiven Seite zu nehmen und sind sogar ein wenig leichtfertig; sie haben einen sehr offenen Geist und sind von großer Ehrlichkeit.

Die Bündner gehören zu einer eigenen Gruppe; sie haben ihren eigenen Charakter und ihre eigene Psychologie. Sie befinden sich zwischen Welschen, Deutschschweizern und Tessinern. Zu diesen drei Gruppen muß man noch die Tessiner hinzufügen, die als Muttersprache Italienisch sprechen; in punkto Temperament kommen sie den Südländern nahe. Diese Verschiedenheiten hinsichtlich Charakter, Temperament, Typ und Sprache erleichtern die Aufgabe des verantwortlichen Sophrologen nicht gerade.

Trotz all dieser Hindernisse habe ich mich "ins Wasser gestürzt", und habe versucht - vielleicht ist es mir nicht ganz geglückt - mich allen anzupassen. In diesem speziellen Fall betrifft das Wort "alle" nicht nur die Rennfahrer, sondern auch die Verantwortlichen, wie Mannschaftsleiter, Trainer, Coach, Arzt usw.

Man muß noch besonders erwähnen, daß die sophrologische Vorbereitung innerhalb einer Sportlermannschaft, welche sie auch immer sei, absolut frei sein muß. Es darf keinerlei Zwang für die Rennfahrer bestehen, sich ihr zu unterwerfen. Sie müssen zu dieser Vorbereitung aus freiem Willen kommen.

Das Erste, was zu tun ist, wenn man fast ein bißchen wie eine "Bombe" in eine Gruppe von jungen Leuten, Jungen und Mädchen aller möglichen Klassen und Ursprünge und verschiedener intellektueller Niveaus hineinplatzt, ist zu versuchen, sich möglichst vollständig zu integrieren. Mit anderen Worten, man muß versuchen, sich wirklich in die Mannschaft einzufügen, indem man vermeidet, eine Mauer zwischen Rennfahrern und sich selbst zu errichten; ein Vertrauensverhältnis aufbauen, diskutieren, lustig sein, mit der Mannschaft leben und trainieren, all dies ist offensichtlich wichtig, um den Kontakt und eine Atmosphäre von Vertrauen aufzubauen. Aus diesem Grund ist es unerläßlich, daß der Sophrologe den Sport und seine Probleme genauestens kennt, und daß er ihn wenn möglich selber praktiziert. Hier sei schematisch und kurz das allgemeine Programm der sophrologischen Vorbereitung der Schweizer Mannschaften angeführt:

1. Einen guten, menschlichen, freundlichen Kontakt zwischen Sportlern und Sophrologen aufbauen.
2. Ein gutes Einvernehmen innerhalb der Mannschaft, unter den Sportlern einerseits und zwischen Sportlern und Verantwortlichen andererseits herstellen.
3. Erlernen des autogenen Trainings nach Schultz, individuell und in Gruppen, und jedem einzelnen Temperament angepaßt.
4. Erlernen des dem Skilauf angepaßten autogenen Trainings.
5. Erlernen des modifizierten autogenen Trainings (TRAM).
6. Erlernen der DAC nach Dr. A. Dumont.
7. Erlernen der Dynamischen Relaxation nach Prof. Caycedo, erste Stufe (erster und zweiter Teil).
8. Erlernen der reinen Dynamischen Relaxation nach Prof. Caycedo, zweite Stufe (erster und zweiter Teil).
9. Erlernen der für den Wettkampf abgeänderten Dynamischen Relaxation (persönliche Technik).
10. Erlernen eines Teils der Techniken von Jacobson und von Feldenkreis.
11. Informationsvorträge über Sophrologie.
12. Anpassung der Methode an den einzelnen Fall unter Berücksichtigung der individuellen Probleme.

Wir wollen einzeln auf diese 12 Punkte zurückkommen, ohne jedoch allzu sehr ins Detail zu gehen.

1. Einen guten, menschlichen Kontakt zwischen Sportlern und Sophrologen aufbauen

Wir haben schon erwähnt, wie wichtig es ist, daß sich der Sophrologe in die Mannschaft einlebt. Der Kontakt muß freundschaftlich und dennoch respektvoll sein. Das ist nicht immer einfach, besonders in einer so heterogenen Mannschaft wie in der Schweiz. Man stößt manchmal an eine Mauer von Unverständnis und Unwissen. Das Bildungsniveau, die Intelligenz und das Wissen dieser Sportler erlauben ihnen nicht immer, den Zusammenhang zwischen psychologischen Faktoren und sportlichen Leistungen zu erfassen.

Um den Zusammenhalt zu verbessern, müßte man immer auf den Pisten sein und Diskussionen mit den Rennfahrern führen. Die Gegenwart des Sophrologen während des Trainings und während der Wettkämpfe kann eine große moralische Förderung bedeuten und kann die Rolle einer psychologischen Stütze spielen.

2. Ein gutes Einvernehmen innerhalb der Mannschaft, unter den Rennfahrern einerseits, zwischen Rennfahrern und Verantwortlichen andererseits, herstellen

Wir haben festgestellt, daß die Anwendung sophrologischer Methoden die zwischenmenschlichen Beziehungen verbessert. Die Entspannungstechniken tragen sehr stark dazu bei und ermöglichen es den Mitgliedern der Mannschaft, sich solidarisch zu fühlen. Sie bilden einen echten Block, sie kämpfen zusammen, um einen Sieg zu erringen, der nicht individuell, sondern kollektiv ist. Jeder muß an einem Erfolg seiner Kameraden eine aufrichtige Freude empfinden. Im Falle eines Versagens oder einer Niederlage muß sich der Unglückliche von den anderen moralisch unterstützt fühlen. Es muß eine enorme Anzahl kleiner Details berücksichtigt werden.

3. Erlernen des autogenen Trainings nach Schultz, individuell und in Gruppen, und jedem einzelnen Temperament angepaßt

Es scheint uns hier überflüssig, nochmals zu erwähnen, was das autogene Training nach Schultz ist. Wir unterrichten es in reinster Form. Das eigentliche Training dauert drei Monate, wobei alle 14 Tage eine neue Übung dazukommt. Die Formulierungen sind genauso wie sie der Begründer der Methode angegeben hat.

4. Erlernen des dem Skilauf angepaßten autogenen Trainings

Haben sich die Sportler erst einmal das reine autogene Training perfekt angeeignet, so können wir uns erlauben, gewisse Änderungen einzuführen, und zwischen den Übungen persönliche Formulierungen speziell hinsichtlich des Skilaufens, des Problems Lampenfieber und der mangelhaften Konzentration oder der Verminderung der physischen Energie hinzuzufügen. Ich habe mehrere Formulierungen ausgearbeitet, die das autogene Training ergänzen und ausschließlich in der Selbstentspannung angewandt werden können.

5. Erlernen des modifizierten autogenen Trainings (TRAM)

Diese spezielle Technik wurde von A. Dumont und von mir selbst entwickelt und erleichtert das Erlernen des autogenen Trainings beträchtlich. Um die Empfindungen, die im klassischen autogenen Training wahrgenommen werden, zu vertiefen, führen wir spezielle Bewegungen vor den Übungen aus. Das Ziel dieser Bewegungen ist, neben der Stimulierung der Gelenke und des Rückenmarks, eine Reizung der *Hirnrinde* zu bewirken. Dies erleichtert mit der Zeit, wie das bekannte Prinzip von Pawlow, den im autogenen Training erstrebten Inhibitionszustand zu erreichen. Zusätzlich erlaubt das TRAM, das Körperschema allmählich kennenzulernen. Durch das Üben der Dynamischen Relaxation und durch die Methode nach Feldenkreis wird diese Bewußtwerdung noch vertieft.

Die Übungen des TRAM sind folgende:

A. Bewegungen des Kopfes nach links und nach rechts, so als wolle man "nein" sagen.

B. Bewegungen des Kopfes nach oben und nach unten, so als wolle man "ja" sagen (dabei immer die Konzentration auf die Wahrnehmung des Körpers).

C. Langsame, axiale Drehung des Körpers, mit hängenden Armen, bis ein Gefühl von Schwere in den Händen auftritt.

D. Seitwärtsneigen des Körpers, wechselweises Anheben des einen Armes und dann des anderen.

E. Spannen der ganzen Wirbelsäule nach hinten, wie man einen Bogen spannt, dann Beugen nach vorne und nach unten so weit wie möglich, ohne beim ersten Mal zu forcieren, beim zweiten Mal Anfassen der Fußgelenke mit leichtem Ziehen, das dritte Mal wieder frei.

F. Auf dem Boden sitzend legt man den rechten Fuß unter den linken Oberschenkel.

G. Desgleichen mit dem anderen Fuß.

H. Man legt den rechten Fuß über den linken Oberschenkel.

I. Desgleichen mit der anderen Seite.

J. Übung H. und I. gleichzeitig.

K. Im Liegen auf dem Rücken (Stellung des autogenen Trainings) drei vollständige Atemzüge nach dem Rhythmus 1-4-2-4, d.h. eine Zeiteinheit Einatmen, vier Zeiteinheiten Anhalten mit leerer Lunge.

Nach diesen Atemübungen führt man das klassische autogene Training durch. Andere spezielle Atemübungen werden in der Vorbereitungsphase unterrichtet.

6. Erlernen der DAC nach Dr. A. Dumont

Diese Methode ist ein ausgezeichneter Übergang vom autogenen Training zur Dynamischen Relaxation. Sie ermöglicht ein Bewußtwerden der drei Stellungen des Menschen (stehend, sitzend, liegend) und erleichtert das Erlernen der Entspannung in diesen drei Haltungen. Die Entspannung wird mit Bewegungen und Anspannungen verbunden.

7. Erlernen der Dynamischen Relaxation nach Prof. Caycedo, erste Stufe (erster und zweiter Teil)

Prof. Alfonso Caycedo entwickelte die Dynamische Relaxation nach langen Studienaufenthalten in Indien und bei tibetanischen Mönchen. Letztere besitzen seit Jahrhunderten wertvolle Techniken, um ihren Bewußtseinszustand zu verändern. Diese teilweise *esoterischen* Techniken können in ihrer ursprünglichen Form nicht von westlichen Menschen angewandt werden. Natürlich hat Prof. Caycedo die für unser Verständnis notwendigen Veränderungen anzubringen verstanden. Die Dynamische Relaxation wird nach den genauen Anweisungen von Prof. Caycedo durchgeführt, und das Erlernen dauert einen Monat, wobei jeder einzelne Teil eine Zeitspanne von 14 Tagen beansprucht.

8. Erlernen der reinen Dynamischen Relaxation nach Prof. Caycedo, zweite Stufe (erster und zweiter Teil)

Hier benützen wir auch die Methode, wie sie von Prof. Caycedo beschrieben wurde; die erste Phase des Lernprozesses dauert einen Monat in zwei Teilen von 14 Tagen Jeder Sportler muß den Unterschied zwischen einem angespannten Muskel und einem entspannten Muskel spüren können. Andererseits muß er die Muskelspannungen empfinden, die mit jeder Bewegung einhergehen, die ihrerseits mit der Atmung zusammenhängt. In diesem Stadium zeigen wir den Sportlern, wie sie die Spannungen, die die Emotionen begleiten, bewußt erleben können. Der Sportler, der fähig geworden ist, diese Verspannungen zu beherrschen, wird seine emotionellen Reaktionen viel besser im Griff haben können. Dieses Training wird später durch das Erlernen der Methode nach Jacobson noch vertieft.

9. Erlernen der für den Wettkampf abgeänderten Dynamischen Relaxation (persönliche Technik)

Durch langes Tasten und Probieren haben wir versucht, eine schnelle, leicht anwendbare und schnell wirksame Technik der Dynamischen Relaxation zu entwickeln. Wir haben einige dynamischen Übungen hinzufügt, die den tibetanischen Lehren entstammen und eine außerordentlich starke Wirkung haben. Diese Techniken dürfen nur zusammen mit einem intensiven Training benützt werden, sonst geht man das Risiko von unnötigen Ohnmachtsanfällen wegen *Alkalose* ein. Wir haben selbst diese Erfahrungen am Anfang gemacht. Zwischen zwei Übungen muß eine Erholungszeit eingehalten werden, während sich der Betreffende auf die Zunahme seiner Körperkräfte und seiner Konzentrationsfähigkeit besinnt. Er konzentriert sich auf den Verlust des Lampenfiebers und der Angst. Schematisch sehen die Übungen folgendermaßen aus:

a. Drehung des Kopfes in beide Richtungen (Stimulierung der Atem- und Herzzentren im *Bulbus* [1].
b. Muskelkontraktion des Halses (Stimulierung der Schilddrüse).
c. Rasche Bauchatmung bis zu einem leichten Schmerzgefühl in der Lendengegend (Stimulierung des *Nebennierenmarks*).
d. Vollständige Atmung (Bauch-Brustkorb-Schultern), dabei Anhalten der Luft und Pumpen mit den Schultern, solange es möglich ist, bis ein leichtes Gefühl von Müdigkeit auftritt. Dreimal hintereinander. Das Einatmen erfolgt durch den halboffenen Mund, das Ausatmen durch die Nase.
e. Vollständige Atmung mit Anhalten der Luft und Hüpfen an Ort und Stelle. Beim Auftreten der geringsten Müdigkeit explosionsartiges Ausstoßen der Luft durch die Nase.
f. Vollständige Atmung mit Anhalten der Luft und Kreisbewegungen des rechten Armes und dann des linken, dann beider Arme zusammen. Luft explosionsartig ausstoßen, indem man den oder die Arme nach vorne wirft; einige Augenblicke ausruhen, in Spannung, bevor man zur nächsten Übung übergeht.
g. Vollständige Atmung, Anhalten der Luft und Anspannung aller Muskeln des Körpers gleichzeitig. Wenn die Ermüdung langsam spürbar wird, explosionsartiges Ausatmen durch die Nase, wobei man den Körper schlagartig entspannt.

[1] siehe unter ''Bulbär''

h. Vollständige Atmung, die Arme gegen den Himmel erhoben, so als wolle man einen 200 kg schweren Tisch stemmen, Luft anhalten und Anspannen aller Muskeln des Körpers gleichzeitig, bis ein leichtes Gefühl von Müdigkeit auftritt. Explosionsartiges Ausatmen durch die Nase, wobei man schlagartig alle Muskeln des Körpers entspannt.

i. Diese Übung, die letzte der Serie, ist ziemlich kompliziert und führt zu einer starken Hyperoxygenisierung. Wird sie schlecht ausgeführt, so kann sie gefährlich werden. In gewohnter *orthostatischer* Stellung (stehend) beginnt man, die gesamte Luft auszuatmen, indem man sich möglichst weit nach vorne neigt. Die Lungen sollten völlig leer sein, wenn der Kopf sich ganz unten befindet. Man macht eine langsame Drehung des Oberkörpers nach links, wobei man durch die Nase einatmet, und wenn man die senkrechte Stellung wiedergefunden hat, müssen die Lungen ganz gefüllt sein, in allen drei "Etagen". Man hält dann die Atmung an, macht drei vollständige Drehungen des Körpers und geht langsam möglichst weit nach unten, und zwar mit vollständig blockierter Atmung. Bei der dritten Drehung atmet man explosionsartig durch die Nase aus, wobei man sich nach vorne neigt und alle Muskeln entspannt. Diese Stellung wird beibehalten, bis man sich vollständig erholt hat, und man sagt dabei die persönlichen, jedem einzelnen Fall angepaßten Formulierungen vor.

j. Zurückkehren aus der Entspannung durch Armbewegungen, Einatmen, Ausatmen, Augen öffnen.

Mit dieser persönlichen Technik wurde in den USA experimentiert, und sie wird in einem späteren Kapitel näher erläutert. Die erzielten Resultate haben die eindeutige Erhöhung der Energie mehrfach bestätigt. Diese Übungen führen zu einer Veränderung des Bewußtseinszustandes und zum Auftreten von schnellen EEG-Wellen. Experimente auf diesem Gebiet sind im Gang. Die bisher erzielten Resultate ermutigen uns, in unserem Vorhaben beharrlich zu bleiben.

10. Erlernen eines Teils der Techniken von Jacobson und von Feldenkreis

Die differenzierte Entspannung nach Jacobson wird nur in ihrer letzten Phase angegangen: Das Erlernen und Bewußtmachen der Körperspannungen, die die Emotionen begleiten.

Der Sportler lernt, augenblicklich die körperliche Spannung zu lösen, was rückwirkend die Emotionen vermindert oder gar aufhebt. Dadurch lassen sich Angstgefühle einschränken.

Die Technik von Feldenkreis bewirkt ein besseres Bewußtwerden des Körperschemas, und sie erlaubt demzufolge eine bessere Ausnützung der Lebenskräfte. Die körperlichen Fähigkeiten werden dadurch noch verbessert.

11. Informationsvorträge über Sophrologie

Vor und während der Skisaison werden Informationsvorträge von allgemeinem Interesse organisiert. Sie haben zum Ziel, die Sportler über die Gründe zu orientieren, die uns dazu gebracht haben, die verschiedenen sophrologischen Methoden anzuwenden. Wir reden über ihre Wirkungen und die richtige Weise, mit ihnen umzugehen. Psychoanalytische und psychologische Theorien, wie sie von Freud, Jung, Adler und anderen aufgestellt wurden, ergänzen diese Kapitel. Dabei betonen wir die Wichtigkeit der Beziehung zwischen Psyche und Körper.

12. Anpassung der Methode an den einzelnen Fall unter Berücksichtigung der individuellen Probleme

Sind einmal alle Techniken perfekt erlernt, so kommen wir zu der letzten Etappe, der individuellen Anpassung der bisher unterrichteten Methoden. Persönliche Formulierungen, speziell während der Erholungsphase der Dynamischen Relaxation, werden je nach dem individuellen Problem verändert.

Seit 1972 haben wir zusätzlich zu den bisher erwähnten Techniken die Dynamische Relaxation, dritte Stufe, von Prof. Caycedo praktiziert. Diese Methode ist direkt vom Zen abgeleitet und hat eine außerordentlich starke Wirkung auf die Wiederherstellung des Gleichgewichtes.

Diese Zusammenfassung der sophrologischen Vorbereitung bezieht sich auf die alpinen Skiläufer, die nordischen Springer und andere nationale Sportler, die wir zur Zeit betreuen. Die geschilderten Techniken scheinen uns für alle Sportarten wertvoll zu sein, unter der Voraussetzung, daß man sie den verschiedenen speziellen Problemen jeder einzelnen Richtung anpaßt. In manchen Fällen ist das Konzentrationsproblem das Wesentliche, in anderen ist es die Angst, die an erster Stelle steht usw. Mehrere unserer Kollegen haben mit verschiedenen Erfolgsquoten versucht, im Sport die gleichen Methoden anzuwenden. Wir denken im speziellen an die Vorbereitung von Juan Santijago, Sanchez Zalacain, an die spanischen Schwimmer bei den Weltmeisterschaften in Barcelona 1970, die mit zwei Medaillen ausgezeichnet wurden. Wir wissen zum Beispiel, daß der spanische Skiläufer Fernandez Orchoa für den Wettkampf durch einen Sophrologen aus Madrid vorbereitet wurde.

Wir möchten keine voreiligen Schlüsse ziehen, aber wir sind überzeugt, daß die sophrologische Vorbereitung der Sportler eine immer größere Verbreitung erlangen wird, daß sie zur Entwicklung aller Sportarten beitragen und ihnen eine andere Dimension geben wird.

II. Sophropädagogik und Geburt

Das Verdienst, als erster die Sophrologie als Vorbereitung auf die Geburt angewandt zu haben, gehört Dr. Aguirre de Carcer aus Madrid. Die Resultate sind eindeutig besser als die der SG (Schmerzlosen Geburt) und der PPM (Psychoprophylaktischen Methode). Die Technik wird in dem Buch "Anti-mouton humain" beschrieben.

III. Sophropädagogik und chirurgische Eingriffe

Die Sophropädagogik hat sich bei der Vorbereitung von Patienten auf größere chirurgische Eingriffe als wirksam erwiesen. Das Ziel der Methode ist, dem Patienten Selbstvertrauen, Vertrauen in seine eigenen Erholungsfähigkeiten nach der Operation, in seinen Chirurgen, und in die Dienstleistungsysteme der Klinik zu geben. Wir haben eine Verminderung der postoperativen Schocks, eine schnellere Regenerierung der verletzten Gewebe und eine kürzere Rekonvaleszenzzeit beobachten können. Schematisch könnte man sagen, daß die Vorbereitung dem Patienten "Lust gibt, zu leben." Sein moralischer Zustand ist für den Erfolg des Eingriffes sehr wichtig. Die Technik, die man "Psychoplastik" nennen könnte, besteht in einer progressiven Sophro-Akzeptation (siehe Kapitel XVI, Technik 3). In sophronischem Zustand visualisiert der Patient geistig den Verlauf seiner Heilung. Nehmen wir ein praktisches Beispiel: Mehrfacher Beinbruch und Unmöglichkeit, eine *Osteosynthese* vorzunehmen. Man beginnt, dem Patienten zu erklären, wie sich der Callus hinsichtlich der *Histologie* aufbaut. Im sophronischen Zustand muß sich der Patient die Zellfunktionen vorstellen. Dann stellt er sich vor, wie die Bruchstelle sich festigt, indem er sich geistig das Röntgenbild ohne die Linien des Bruches vor Augen führt. Diese Übung sollte jeden Tag durchgeführt werden. Zudem muß der Patient "sich sehen", wie er an einem bestimmten Datum wieder gehen kann, wobei dieses Datum im voraus (innerhalb eines vernünftigen Zeitraums) bestimmt wird. Er soll in sein Bewußtsein eine vorzeitige Heilung einprägen. Die Erfahrung hat uns gezeigt, wie perfekt das Unbewußte auf diese Mental-Suggestionen reagiert. Wir haben eine raschere Heilung als gewöhnlich beobachtet.

IV. Sophropädagogik und Vorbereitung auf Prüfungen

Gegenüber den Examinatoren ist der Student häufig aus Angst gehemmt. Auch wenn er an und für sich für die Prüfungen gut vorbereitet ist, empfindet er doch einen Block, so als ob seine Antworten einfach nicht herauskommen könnten. Das Ziel der sophrologischen Vorbereitung ist es, den Kandidaten von seiner Angst zu befreien, ihm Selbstvertrauen zu geben und seine Erinnerungsfähigkeit und Konzentrationskraft zu steigern. Man benützt dazu die SAP (Progressive Sophro-Akzeptation). Wie es auch bei einer Geburtsvorbereitung der Fall ist, erlebt der Student in sophronischem Zustand im Geiste den Erfolg seiner Prüfungen.

Anhang

Einleitung

Die Themen der zwei letzten Kapitel dieses Bandes (XXI: Allgemeines über die Parapsychologie, XXII: Betrachtungen über die Gestaltung des Lebens) stehen nur in indirektem Zusammenhang mit der Sophrologie.

Die Parapsychologie gehört nicht zur Sophrologie. Sie ist eine selbständige Schule und hat ihre eigenen Forscher. Trotzdem erleichtert der sophronische Zustand in gewissen Fällen das Auftreten von parapsychologischen Phänomenen.

Im letzten Kapitel (XXII : Betrachtungen über die Gestaltung des Lebens) haben wir versucht, eine Beziehung zwischen dem Alltagsleben und dem philosophischen Teil der Sophrologie herzustellen. Die darin dargelegten Ideen sind persönliche Ansichten und stammen aus erlebten Erfahrungen.

Kapitel XXI

Allgemeines über die Parapsychologie

Allgemeines über die Parapsychologie

Durch die Zivilisation verlieren wir unsere psychischen Fähigkeiten.

R.A.

Heutzutage wird in der ganzen Welt auf dem Gebiet der Parapsychologie geforscht. Wir werden in diesem Kapitel nur zwei Erscheinungen behandeln, nämlich die Telepathie und die Telekinese.

Die Telepathie

"Sie ist eine bestimmte Form von Information oder Kommunikation unter Lebewesen, die durch direkte Beeinflussung (d.h. ohne den Umweg über die schon bekannten Sinnesorgane) der neuropsychischen Prozesse des einen Individuums durch die neuropsychischen Prozesse eines anderen Individuums übertragen wird." [1]

Schon im letzten Jahrhundert wurden mehr oder weniger weitreichende Forschungen angestellt, so z.B. in Großbritannien durch die "Society of Psychical Research". Aber erst um 1960 wurden den telepathischen Versuchen ein wissenschaftliches Fundament gegeben, als die Berichte über das Abenteuer des Atomunterseebotes *Nautilus* von den Amerikanern veröffentlicht wurden. Die Nachricht der sensationellen Resultate dieses Versuchs verbreitete sich schnell in den interessierten Kreisen, und die Russen, die nicht hintenanstehen wollten, richteten in Leningrad unter der Leitung von Prof. Vassiliev ein großes Telepathie-Forschungszentrum ein.

Sehr bald darauf folgten die Amerikaner diesem Beispiel und erstellten Laboratorien, die speziell für telepathische Experimente ausgerüstet waren. Im Rennen um die Beherrschung dieser gefährlichen Macht des menschlichen Geistes wurde ein großer Aufwand an Menschen und Finanzen investiert.

Heute wird die Parapsychologie als eine echte Wissenschaft akzeptiert und nimmt einen der ersten Plätze in den Raumforschungen ein. Man hofft, durch das Beherrschen der telepathischen Phänomene einen nicht-verbalen Kontakt mit eventuellen Bewohnern von anderen Planeten aufnehmen zu können. Man hofft zudem, eines Tages auf diese Weise im Fall von Versagen der Radioverbindungen Raumschiffe steuern zu können.

Es gibt 2 Arten von Telepathie:
1. Die Spontantelepathie
2. Die experimentelle Telepathie.

Die Spontantelepathie

Diese natürliche Form tritt unter Tieren, zwischen Tier und Mensch, und schließlich auch unter Menschen auf. Im Tierreich spricht man von biologischen Radioverbindungen. Ein interessantes Beispiel ist dasjenige der Mormyren (Trübwasserfische), die mit regelrechten Radiosende- und Empfangsgeräten ausgestattet sind. Diese zeigen sich in Form eines Organes, wel-

---

[1] Vassiliev L.L.: La suggestion à distance. Vigot Frères, Paris

ches ein niederfrequentes elektromagnetisches Feld schafft, und in Form eines ultrasensiblen Elektrorezeptors. Die Fische nehmen einen elektrischen Impuls wahr, der tausendmal schwächer ist als die Intensität, die nötig ist, um eine Nervenfaser zu reizen.

Ein anderes sehr interessantes Phänomen, das bei den meisten Tierarten auftritt, ist der Ruf der Männchen auf Distanz. Fabri hat in der UdSSR mit einem Typ von seltenen Schmetterlingen Experimente gemacht (ähnliche Versuche wurden auch in Frankreich durchgeführt). Er schloß ein nicht befruchtetes Weibchen in einen Käfig und stellte es auf den Balkon. Nach einer halben Stunde beobachtete er mehrere Männchen, die um den Käfig herumflogen. In 3 Nächten fing er 64 Männchen dieser seltenen Gattung. Diese Männchen wurden mit Farbe markiert und acht Kilometer davon entfernt wieder freigelassen. Nach 45 Minuten waren sie alle zurück.

Man weiß noch nicht, wie dieses wunderbare Kommunikationssystem auf solche Distanzen funktioniert. Man weiß jedoch, daß beim Männchen die Fühler die Empfangsorgane sind. Schneidet man sie nämlich ab, so werden die Männchen unfähig, das Weibchen wiederzufinden. Man nimmt an, daß dabei der Geruchssinn eine wesentliche Rolle spielt. Hier eine eigenartige Tatsache: Ist das Weibchen befruchtet worden, so kommen die Männchen nicht mehr. Der Sender beim Weibchen müßte sich also in den Geschlechtsorganen befinden.

Was die Telepathieversuche zwischen Mensch und Tier betrifft, hat man viel über Versuche von Skinner (USA) gehört. Er hat Tauben darauf dressiert, auf mentale Befehle zu gehorchen. Es heißt sogar, er sei so weit gegangen, diesen Vögeln beizubringen, Militärflugzeuge durch telepathische Befehle zu steuern. Andere, weniger spektakuläre Versuche wurden in der UdSSR durch Dourov mit Hunden und in den USA durch Rhine durchgeführt.

Es gibt auch Telepathie von Tier zu Mensch. Die bekannteste Geschichte ist die des berühmten englischen Jägers Jim Corbett, der auf die Vernichtung menschenfressender Raubtiere spezialisiert war. Er spricht vom "Gefühl, das ihn vor der Gefahr eines lauernden Raubtieres warnt".

Zwischen Mensch und Mensch tritt das Phänomen häufig auf; es sind Tausende von Fällen beschrieben worden. Die Eingeborenen Australiens besitzen psychische Fähigkeiten, die jeglicher wissenschaftlicher Erklärung trotzen. Sie sind fähig, ohne irgendein anderes Verbindungsmittel als die Gedanken, sich zu verabreden mit genauer Festlegung von Zeitpunkt und Ort. Die Todes- oder Krankheitsanzeigen erfolgen von einer Sippe zur anderen ausschließlich auf telepathischem Weg und mit außergewöhnlicher Präzision. Solche Phänomene trifft man auch auf den Sunda-Inseln und in manchen Gebieten Afrikas. Es gibt also Menschen, die in solchen Dingen außergewöhnlich begabt sind. Solche Erscheinungen nennt man ESP (Extrasensory perceptions).

Man kann 4 Stufen von spontanen telepathischen Äußerungen unterscheiden:

Erste Stufe

Die erste Stufe, die schwächste, ist das Auftreten einer plötzlichen und zunächst unverständlichen Emotion. Wir wollen als typisches Beispiel das, welches von Gurney, Nyers, Podmore und Vassiliev beschrieben wird, hier zitieren:

"Ich saß alleine in einem Salon, ganz in die Lektüre eines interessanten Buches vertieft. Ich fühlte mich ganz wohl, bis ich plötzlich von einem undefinierbaren Gefühl von Angst und Schrecken ergriffen wurde. Ich schaute auf die Wanduhr und sah, daß es gerade 7 Uhr war. Es war mir daraufhin unmöglich, weiterzulesen. Ich stand also auf, spazierte im Zimmer umher, versuchte mich von diesem Gefühl zu befreien, aber es gelang mir nicht. Es wurde mir ganz kalt, und ich hatte das Gefühl, als würde ich sterben. Dieses Gefühl dauerte etwa eine halbe Stunde an, und nachdem es verschwunden war, blieb ich noch für den Rest des Tages von diesem Zwischenfall beeindruckt." Man erfuhr dann, daß die Base dieser Frau, mit der sie sehr eng verbunden war und von deren Krankheit sie nichts gewußt hatte, an jenem Tag zu eben dieser Stunde gestorben war.

Es gibt zahllose ähnliche Fälle; allein das Parapsychologielabor der Duke-Universität in den USA hat über 8000 Fälle registriert.

Zweite Stufe

Die zweite Stufe ist schon präziser. Das Gefühl wird mit dem Bild einer Person verbunden, ohne daß man das erlebte Ereignis definieren kann.

Dritte Stufe

In der 3. Stufe beinhaltet die erhaltene Meldung (Telepathem) präzise Details über den Zwischenfall, welcher der Sender-Person (Induktor) zugestoßen ist, aber in symbolischer Form, wie in einem Traum.

Vierte Stufe

In der vierten Stufe erlebt der Perzeptor (Empfänger der Meldung) das Ereignis genau auf dieselbe Weise wie der Induktor, so als ob sich die Szene vor seinen Augen abspielte. Er hört sogar die Worte, die gesprochen werden.

Man hat während des ersten Weltkriegs häufig beobachtet, wie telepathische Meldungen zwischen Mutter und Kind, zwischen Mann und Frau ausgesandt wurden, wenn einer von ihnen verletzt war oder im Sterben lag.

Damit sich eine telepathische Meldung äußern kann, muß zwischen dem Induktor und dem Perceptor eine Bindung, ein sehr starkes Gefühl wie Liebe, Haß oder Eifersucht bestehen.

Das erste Ziel der modernen Parapsychologie-Spezialisten war, die Existenz der Telepathie zu beweisen. Das zweite Ziel besteht in der Erklärung ihrer Mechanismen und in der Erforschung der Möglichkeiten einer praktischen Anwendung. Diese letzten Punkte sind trotz zahlreicher Experimente noch nicht erreicht.

Die experimentelle Telepathie

Charles Richet war der erste Experimentator auf diesem Gebiet. Später wurden sehr seriöse Arbeiten von Rhine in den USA, sowie von mehreren russischen Forschern durchgeführt. Bei diesen Experimenten wirken immer Mathematiker mit, die die Resultate von der Wahrscheinlichkeitstheorie her zu interpretieren haben.

Hier ein Beispiel dieser Art Rechnung:

Der Experimentator ist vom Perzeptor durch eine Wand getrennt und hat vor sich je ein Exemplar aller Schweizer Münzen, d.h. je eine Münze im Wert von: 5 Rappen, 10 Rappen, 20 Rappen, 50 Rappen, 1 Franken, 2 Franken und 5 Franken, mit anderen Worten, sieben Möglichkeiten. Die Münzen können durch den Induktor auf Kopfseite oder auf Zahlseite gelegt werden, was die Chancen, richtig zu raten, um die Hälfte vermindert. Die Wahrscheinlichkeit kann man auf folgender Basis ausrechen:

$$\frac{1}{7} \times \frac{1}{2} = \frac{1}{14}$$

Der Perzeptor muß erraten, welche Münze der Induktor auf welcher Seite vor sich hat. Nach der Wahrscheinlichkeitsrechnung wird er jedes 14. Mal richtig raten, wenn bei diesem Phänomen ausschließlich der Zufall spielt. 5 richtige Antworten oder mehr in 14 Versuchen beweisen die Existenz des telepathischen Phänomens und schließen Zufälle aus.

Man benützt häufig die Karten von Zener, um dieses Phänomen zu beweisen. Dieses Spiel mit 25 Karten besteht aus 5 Serien von 5 Karten, die verschiedene Symbole darstellen und beim Betrachter eine unbewußte Reaktion auslösen sollen (Abb. XXI.1). Die Karten werden maschinell gemischt. Der Induktor ist von der Versuchsperson durch eine undurchsichtige Wand getrennt, nimmt eine Karte nach der anderen und konzentriert sich auf deren *Symbol*. Der Perzeptor empfängt die Meldung und errät die Figur auf der Karte. Soal erreichte im Verlaufe von 15 000 Versuchen dieser Art einen Durchschnitt von 9 Erfolgen gegenüber den 5, welche die Wahrscheinlichkeit voraussieht. Zweimal wurde die vollständige Serie von 25 Karten richtig erraten, 4 mal wurden von 25 Karten 24 richtig erraten, 40 mal wurden zwischen 19 und 23 Karten erraten. Diese Resultate übertreffen bei weitem das, was man nach der Wahrscheinlichkeitstheorie hätte erwarten können. Die Chancen, die 25 Karten in der Reihenfolge richtig zu erraten, sind - wenn nur der Zufall spielt - unendlich klein. Dieses Resultat ist nämlich in Zahlen ausgedrückt

$$1 : 5^{25} = 1 : 298\ 023\ 223\ 876\ 953\ 125.$$

Es hätte dieser unendlich großen Anzahl von Versuchen bedurft, um eine Erfolgschance zu haben, daß die Serie von 25 Karten rein zufällig, ohne Mentalsuggestion, richtig erraten würde. Vassiliev sagte völlig richtig, daß mehrere Generationen von Spezialisten ihr ganzes Leben vom Morgen bis zum Abend dem widmen müßten, um diese Anzahl von Versuchen durchzuführen.

Unter bestimmten Umständen, besonders wenn sich die Versuchsperson im tiefen Entspannungszustand oder in sophronischem Zustand befindet oder unter der Wirkung von Drogen steht, findet die Mentalsuggestion ein fruchtbares Feld.

Alle bisher durchgeführten Experimente haben bewiesen, daß das telepathische Phänomen kein Mythos ist, sondern tatsächlich existiert. Ist diese Tatsache einmal erwiesen, so muß man versuchen zu verstehen, wie sich die telepathische Meldung überträgt. Nach Desoille findet die Übertragung vom Induktor zum Perzeptor auf drei verschiedenen Wegen statt (Abb. XXI.2.). Die letzte Möglichkeit scheint die wahrscheinlichste zu sein. Dieser Hypothese zufolge ruft der Induktor bewußt nach einer Person, zu der er im allgemeinen eine Gefühlsbindung hat, wenn er sich in einer besonders schwierigen Situation befindet (schwerer Unfall, Krankheit, Todesgefahr). Dieser Gedanke wirkt auf das Unbewußte, welches dann die Meldung "aussendet". Dieses Telepathem wird durch das Unbewußte des Perzeptors aufgenommen, und von dort aus taucht es in dessen Bewußtsein auf.

Trotz aller mathematisch kontrollierten Beweise für die Existenz des telepathischen Phänomens, ist es noch nicht gelungen, den Übertragungsmechanismus zu erklären. Die Wellentheorie, derzufolge der Induktor sie empfängt, wurde nach Versuchen im Metallkäfig (Faradaykäfig) aufgegeben. Es ist nämlich so, daß die im Rundfunk benützten elektromagnetischen Wellen Metallwände von einer gewissen Dicke an nicht mehr durchdringen können. Selbst sehr perfekt ausgeklügelte Rundfunkempfänger können im Innern solcher Käfige keinerlei Wellen empfangen.

Trotz solcher Isolation kommt die telepathische Meldung wie gewohnt an. Die Versuchsleiter stellten fest, daß nur sehr kurze (Gammastrahlen) oder sehr lange Wellen den Faraday'schen Käfig durchdringen konnten. Man könnte also annehmen, daß Nervenzellen im Gehirn fähig sind, diese Art Wellen zu empfangen und zu senden und somit als telepathische Vehikel zu fungieren. Aber leider lehrt die Physik, daß die Intensität dieser Wellen mit dem Quadrat der Distanz abnimmt (fading). Andererseits beweisen Experimente, die über große Distanzen durchgeführt wurden, beispielsweise zwischen Bordeaux (Dr. Jean Barry) und den USA (Dr.

Rhine), daß einerseits dieser Energieverlust nicht stattfindet, und daß die Kugelform der Erde keinerlei Einfluß auf die telepathische Übertragung hat, und daß andererseits die Geschwindigkeit der Meldung in der Größenordnung der Lichtgeschwindigkeit liegt (ungefähr 300 000 km pro Sek.).

Wir haben *ähnliche Versuche auch in der Schweiz* zwischen Lausanne und St. Moritz durchgeführt. Zwischen diesen beiden Städten liegen trennend die Alpen. Wir stellten fest, daß natürliche Hindernisse wie die Berge die Resultate in keiner Weise verändern, zudem ist die Erfolgsquote bei Tag und bei Nacht dieselbe. Diese letzte Feststellung bestätigt unsere Annahmen. Die Mittelwellen im Runkfunkbereich werden nur nachts durch die ionisierten Schichten der Stratosphäre gebrochen und durchdringen die Hindernisse nicht. Bei den Phänomenen von telepathischer Übermittlung können die Mittelwellen keine Rolle spielen. Die anderen gewöhnlichen Rundfunkwellen durchdringen Hindernisse auch nicht.

Um das Phänomen mit sehr großen oder langen Wellen zu erklären, müßte man annehmen, daß unser Rezeptor für elektromagnetische Wellen mit einem Anti-fading-System ausgestattet sei, was an sich möglich ist.

Berger versuchte zu zeigen, daß *die von unserem Gehirn produzierte elektrische Energie* [1] (man kann sie mit dem Elektroenzephalogramm aufzeichnen), sich in psychische Energie verwandelt, die sich über beliebige Distanzen ausbreiten und beliebige Hindernisse durchdringen könnte. Er unterscheidet 3 Stadien im telepathischen Prozeß:
1. Der elektrische Prozeß des Gehirns verwandelt sich im Gehirn des Induktors in psychische Energie.
2. Diese Energie breitet sich im Raum aus.
3. Im Gehirn des Empfängers verwandelt sie sich wiederum in elektrische Energie und löst die entsprechenden Stadien wie beim Induktor aus.

Ein Mitarbeiter Einsteins, Hoffmann, ist der Ansicht, daß zwischen der psychischen Energie und dem Gravitationsfeld eine große Analogie besteht, da die eine wie das andere Hindernisse nicht beachtet und über sehr große Distanzen funktioniert.

Die Entdeckung von Elementarteilchen, die man Neutrinos nennt, hat das Forschungsfeld erweitert. Die Erforschung ihrer Eigenschaften nimmt in der Nuklearphysik und in der Astronomie einen wichtigen Platz ein. Ihre Existenz wurde in großen Atombeschleunigern erwiesen. Man hat ihre Wechselbeziehungen mit der Materie beobachtet. Wir können nicht auf dieses sehr komplizierte Thema der Physik eingehen, ohne den Rahmen dieser Ausführungen zu sprengen. Wir wollen nur sagen, daß Neutrinos unendlich klein sind, viel kleiner als Atome; ihre Masse ist gleich null, und ihre Wirkung äußert sich durch ihre Ladung und ihre Geschwindigkeit, die der Lichtgeschwindigkeit gleichkommt. Die Neutrinos stehen immer in sehr enger Verbindung mit ihren Antagonisten, den Antineutrinos. Diese Partikel werden automatisch im Verlauf von thermonuklearen Reaktionen frei. Die Neutrinos kennen keine materiellen Hindernisse und durchdringen diese ohne jede Schwierigkeit. So bombardiert uns z.B. die Sonne, auf der ständig Atomreaktionen stattfinden, Tag und Nacht mit einer großen Menge Neutrinos. Diese gehören zur kosmischen Energie, die wir zur Aufrechterhaltung unserer Gesundheit brauchen. Im jetzigen Stadium sind wir noch nicht fähig, sie zu beherrschen aber in einer nicht mehr fernen Zukunft wird es möglich sein, dank ihrer Beherrschung eine ganze Anzahl von Problemen zu klären, z.B. die Frage des Wesens der Materie, die Erklärung für die Ausweitung des Universums, die Beziehungen zwischen Materie und Antimaterie, die parapsychischen Phänomene, etc.

Als logischen Schluß können wir folgende Hypothese aufstellen: In den Nervenzellen verwirklicht unser Gehirn nukleare Mikroreaktionen, die unter bestimmten Umständen in der Lage sind, Neutrinos freizusetzen (psychische Energie), welche von anderen Hirnnervenzellen durch einen umgekehrten Vorgang neu interpretiert werden.

[1] siehe elektrische Aktivität des Gehirns

Abb. XXI.1

Zener –Karten

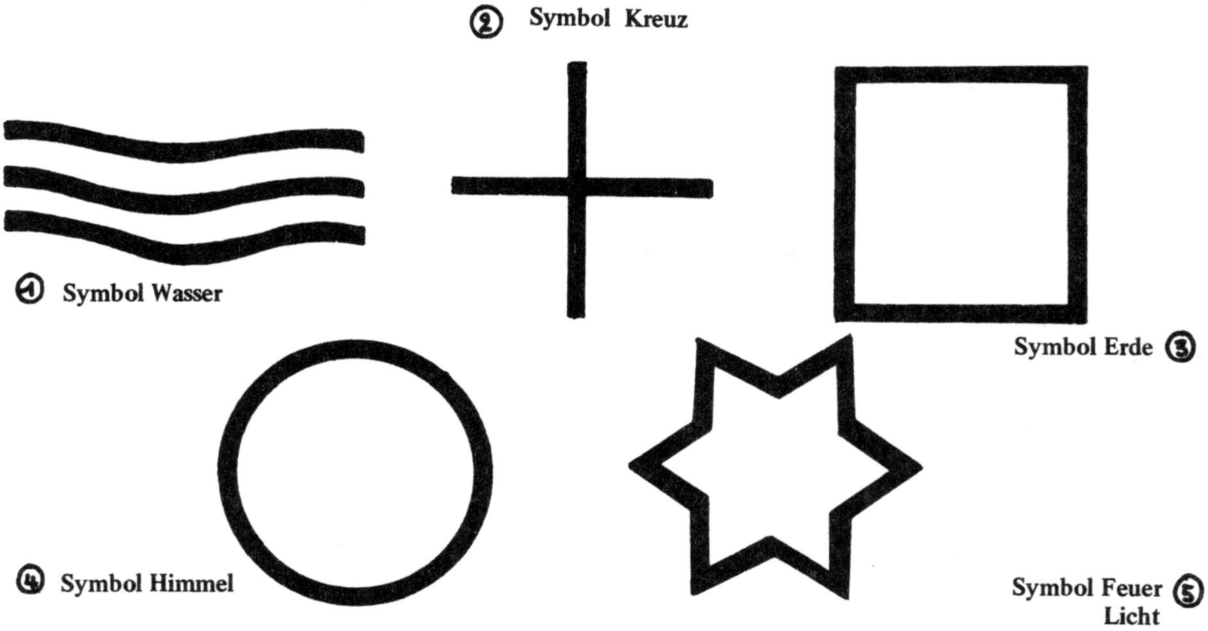

② Symbol Kreuz

① Symbol Wasser

Symbol Erde ③

④ Symbol Himmel

Symbol Feuer ⑤
Licht

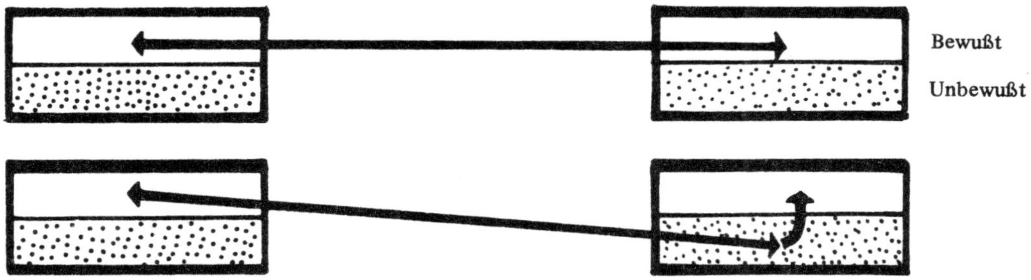

Bewußt

Unbewußt

mögliche telepathische Übertragungswege

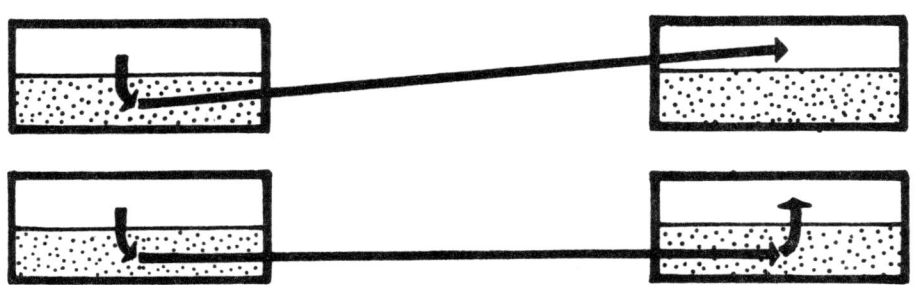

Versuchen wir einmal auf sehr einfache Weise zu erklären, wie die Neutrinos die "festen" Körper durchdringen, und nehmen wir dazu den Vergleich mit unserem Sonnensystem (Abb. XXI .2) und seiner Stellung im Universum.

Die Sonne ist gegenüber den Planeten dieses Systems fix. Diese Planeten drehen sich um ihre eigene Achse und um die Sonne mit verschiedenen Geschwindigkeiten Unser Planet "Erde" ist winzig, nur Merkur, Venus, Mars und Pluto sind noch kleiner als sie. Der Durchmesser der Sonne ist 109 mal größer, der des Jupiter 11,20 mal, derjenige von Saturn 9,47 mal größer. Unser Sonnensystem befindet sich selbst unter Millionen anderen unendlich größeren Sonnensystemen. Der von der Erde aus nächste Stern, Proxima, befindet sich 4 *Lichtjahre* von uns entfernt! Was stellt in diesem riesigen Universum ein Erdenbewohner dar? Nicht einmal ein Staubkörnchen. Wenn beispielsweise in Cap Canaveral eine Rakete vom Typ Apollo ohne Steuerung abgefeuert würde und somit eine völlig freie Bahn hätte, bestünde überhaupt kein Risiko, daß sie mit einem Himmelskörper zusammenstoßen würde. Man müßte mehrere Millionen von Raketen aussenden, damit vielleicht zufällig eine von ihnen einen Planeten oder einen Stern treffen würde.

Im Falle der Neutrinos ist die Situation analog, aber auf atomarer Ebene. Jegliche Materie besteht aus Atomen, die nichts anderes als Mikrosonnensysteme sind, wobei die Sonne durch einen Kern und die Planeten durch Elektronen ersetzt sind. In der atomaren Größenordnung ist die Leere zwischen dem Kern und den Elektronen proportional gleich groß wie der freie Raum zwischen den Planeten. Das Neutrino, auf die gleiche Skala reduziert, entspricht der Rakete aus unserem Beispiel. Gegenüber den Elektronen und Protonen ist es unendlich klein und kann mit Lichtgeschwindigkeit die leeren Räume zwischen den Partikeln ohne Kollisionsrisiko durchqueren. (Abb. XXI .2). So läßt sich erklären, warum die von der Sonne oder von unserem Gehirn ausgestrahlten Neutrinos keine Hindernisse kennen. Jegliche (in unseren Augen) feste Materie ist auf atomarer Ebene quasi leer. Auf diese Weise kann man die telepathische Übertragung durch Hindernisse hindurch und über große Distanzen hinweg erklären.

Zitieren wir abschließend Vassiliev [1] : "Die Suggestion über größere Distanzen kann einmal auf überraschende Weise sowohl für die Wissenschaft wie auch für das Leben von großer, ja sogar eminenter Wichtigkeit werden, nämlich dann, wenn man eines Tages erkennt - wie wir übrigens aufgrund unserer Experimente annehmen können -, daß die telepathischen Verbindungen über eine unbekannte Form von Energie oder über einen Faktor stattfinden, der nur der höchstentwickelten Form von Materie, nämlich den Substanzen und Strukturen des Gehirns, angehört. Die Existenz einer solchen Energie oder eines solchen Faktors zu beweisen, wäre ebenso bedeutend wie die Entdeckung der Atomenergie.

Die Telekinese

Diesen Ausdruck benützt man vor allem, um das Bewegen von Gegenständen aus Distanz zu bezeichnen, für welches sich keine physikalische Ursache beobachten läßt. Aber wir wollen hier diesen Aspekt des Themas außer acht lassen, denn die meisten Experimente auf diesem Gebiet, die bis zum heutigen Tag stattgefunden haben, sind kaum oder gar nicht interessant und völlig wertlos. Lediglich Rhine's Forschungen mit Würfeln könnten von wirklichem wissenschaftlichem Interesse sein - obwohl sie sehr wenig schlüssig sind. [2]

Wir werden hier nur kurz auf die seriösen Forschungen eingehen, die über telekinetische Verbindungen zwischen Mensch und Pflanze gemacht wurden.

Kann man das Wachstum der Pflanzen durch Gedanken beeinflussen? Mehrere Forscher haben sich mit dieser Frage beschäftigt, unter ihnen Dr. J. Barry aus Bordeaux.

---

[1] Vassiliev L.L.: La suggestion à distance. Vigot Frères, Paris
[2] Wir empfehlen das Buch Fantastiques recherches parapsychiques en U.R.S.S. Ed. Laffont

Abb. XXI.2

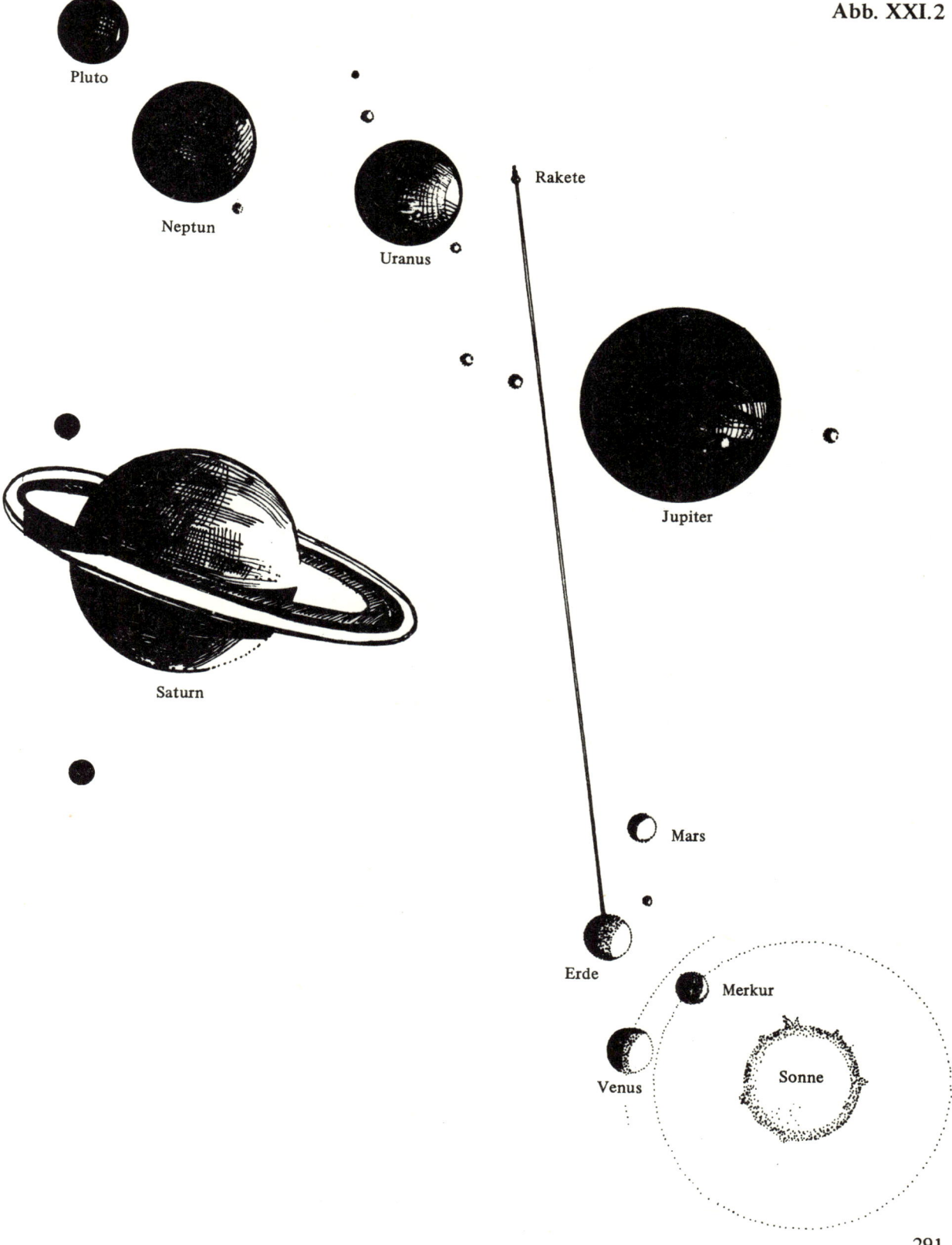

Pluto

Neptun

Uranus

Rakete

Jupiter

Saturn

Mars

Erde

Merkur

Venus

Sonne

Sie stellten fest, daß Zimmerpflanzen, die mit "Liebe" behandelt werden, sich entfalten und gleichmäßig wachsen. Dabei kommt uns ein vielen Hausfrauen wohlbekanntes Beispiel in den Sinn: Wird die Pflege der Pflanzen mehrere Wochen lang einer anderen Person überlassen, die sie in der gleichen Weise wie die Besitzerin pflegt, so degenerieren sie oder sterben gar ab. Obwohl sie im Genuß der gleichen äußeren Umstände waren, kann man annehmen, daß diese Pflanzen aus Mangel an Liebe oder Gefühl zugrundegegangen sind.

Desgleichen ist es wohlbekannt, daß der Wein, der aus Reben stammt, die mit einem echten "Gefühl" unterhalten werden, besser ist als der aus Reben, die unter gleichen Bodenbedingungen, mit der gleichen Behandlung und unter derselben Sonneneinstrahlung, aber nur aus finanziellem Interesse gezüchtet werden; man sagt, das sei der Grund für den Ruf großer Weine.

Dr. Barry und Mitarbeiter entwickelten einen Apparat, dessen Skala eine Beobachtung der Wachstumsgeschwindigkeit der Pflanzen mit einer beträchtlichen Vergrößerung der Bewegung ermöglicht.

Die Keimlinge verschiedener Pflanzensorten werden in einem künstlichen chemischen Boden, also unter identischen Bedingungen gezüchtet. Haben sie eine Höhe von 5 cm erreicht, so werden sie unter dieselbe künstliche Beleuchtung gestellt und werden durch Glasscheiben von der umgebenden Luft isoliert, um zu vermeiden, daß die durch die Atmung der Versuchsleiter freigesetzte Kohlensäure ihr Wachstum durch die *Photosynthese* beeinflußt (Funktion des Chlorophylls). Die Experimentierpflanzen werden voneinander isoliert und mit dem Bewegungsamplifikator verbunden.

Vor jede Pflanze wird ein Versuchsleiter gestellt, und dieser versucht, deren Entwicklung durch Gedanken zu beeinflussen. Der eine denkt: "Du wirst schneller wachsen, mit größerer Geschwindigkeit wachsen." Ein anderer suggeriert hingegen, das Wachstum zu verlangsamen oder sogar sie absterben zu lassen: "Du wirst zugrundegehen" usw. Die Veränderungen in der Wachstumsgeschwindigkeit werden notiert. Die bisherigen Resultate sind sehr interessant und schlüssig. Dr. Barry berichtet über diese Versuche in seinem Buch *"Das Tagebuch eines Parapsychologen"* [1].

Das menschliche Denken kann zweifellos das Leben der Pflanzen in verschiedenem Ausmaß beeinflussen. Man hat festgestellt, daß die Wirkung je nach Experimentator variiert und daß es deutlicher wird, je nachdem ob es sich um ein Individuum handelt, das in den Erfolg und in den Wert des Experimentes Vertrauen hat. In der Parapsychologie spricht man von "Schafen" bei denjenigen, die daran "glauben", und von "Ziegen" für die Skeptiker. Ein "Schaf" wird im allgemeinen eine viel deutlichere Veränderung des Wachstums erreichen als ein "Ziegen"-Experimentator.

Dr. J. Barry führt seine Experimente weiter, und wir können uns vor dem Mut eines solchen Wissenschaftlers, der seine Forschung auf einem so speziellen und oft kritisierten Gebiet betreibt, nur verneigen. Wir möchten ihn in der Weiterführung seiner spannenden Forschungen, die bestimmt eine große Zukunft haben, ermutigen.

Die Beziehung zwischen Mensch und Materie erweckt unsere Neugier und wir haben in Zusammenarbeit mit Dr. Barry und Dr. Puncernau aus Barcelona verschiedene Experimente auf diesem Gebiet gemacht. Die Resultate sind sehr interessant, aber es wäre voreilig, sie schon zu veröffentlichen.

[1] Barry J.: Le journal d'un parapsychologue: Ed. Speciale, Paris

Abbildung XXI.3

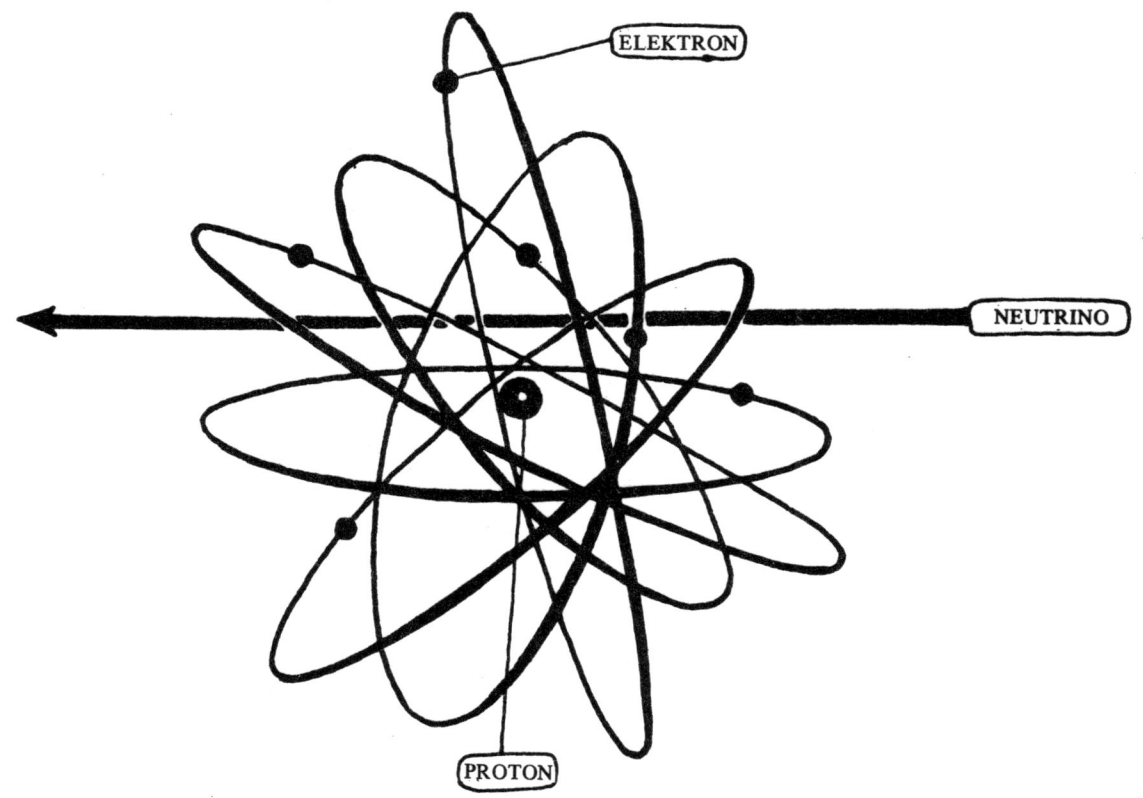

Kapitel XXII

Betrachtungen über die Organisation des Lebens

Betrachtungen über die Organisation des Lebens

Die meisten Gesetze findet man in den anonymsten Staaten.

Tacitus

Zu Beginn dieses Buches sagten wir, daß die Sophrologie neben einem medizinischen Teil, den wir in den vorhergehenden Kapiteln skizziert haben, einen philosophischen enthält, den wir auf den folgenden Seiten kurz behandeln werden.

Unabhängig von seinen beruflichen und gesellschaftlichen Funktionen wird jeder von uns unaufhörlich durch *Stress and Strain* gehetzt, von allen Seiten gefordert, ständigen Spannungen ausgesetzt und von Alltagssorgen schwer belastet. Wollen wir unsere Gesundheit bewahren, so müssen wir der Arbeit, dem Schlaf und der Freizeit jeweils ihren angemessenen Teil einräumen. Wohl organisiert und entspannt werden wir allen Verpflichtungen gewachsen sein, unsere Arbeit wird effizienter sein, und wir werden bei Gesundheit bleiben.

A. Organisation der Arbeit

Unter diesem Ausdruck verstehen wir die effektive, bezahlte Arbeit, sowie diejenige, die man beruflichen Weiterbildungen widmet (Lektüre, Kurse, Seminare, Kongresse etc.). Sie sollte im Jahresdurchschnitt ungefähr acht Stunden pro Tag betragen. Es gibt Tage, an denen man mehr Zeit aufwendet, aber die Sonn- und Feiertage und die Urlaubstage sollten diese Überstunden kompensieren.

Die ideale Bedingung, damit die Arbeit nicht nur aus Verpflichtungen, Sorgen und Kummer bestünde, wäre gegeben, wenn jeder seinen Beruf seinen Neigungen und Fähigkeiten gemäß aussuchen könnte. Wer seinen Beruf liebt, ist mit Leib und Seele dabei und findet in der Arbeit große Befriedigung. In der heutigen Hochkonjunkturperiode können sich sogar die "Entrechteten", diejenigen, die die Möglichkeit oder die Mittel nicht hatten, um zu studieren und die aus diesem Grund irgendeine Anstellung annehmen mußten, weiterbilden und ihre

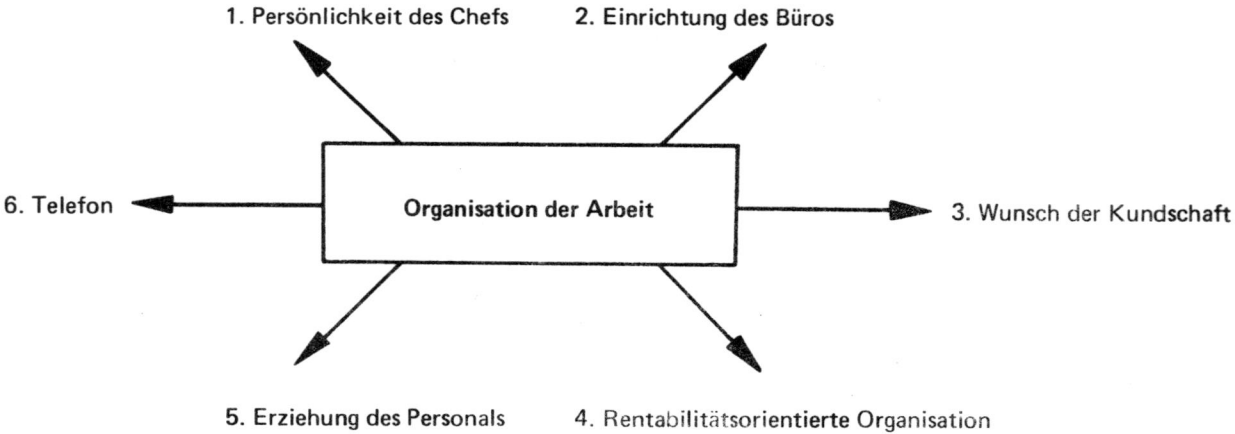

296

Situation ändern, wenn sie den Willen und den Mut dazu haben. Abendkurse, Volkshochschulen, Fernkurse sind allen zugänglich, die sich beruflich weiterbilden wollen. Jeder kann nach seinen Mitteln und Wünschen sich einen Beruf wählen, der auf ihn "zugeschnitten" ist und in dem die Arbeit nicht zum Frondienst, sondern zum Vergnügen wird.

Nehmen wir an, diese erste Bedingung sei erfüllt, dann wollen wir nun durch einige Abbildungen die verschiedenen Verbesserungen illustrieren, die man besonders als Unternehmer oder als Chef einer Firma in der Organisation der Arbeit durchführen kann. (siehe Abb.)
Da die Zeichnungen ohne großen Kommentar verständlich sind, werden wir uns darauf beschränken, nur gewisse Punkte, die uns besonders wichtig erscheinen, zu erläutern.

1. Persönlichkeit des Unternehmers (Abb. XXII .1)

Im Geschäft, wie in allen menschlichen Beziehungen, sind die Worte und die Verbalsuggestionen von großer Wichtigkeit. Im allgemeinen stellt sich der Kontakt zwischen zwei Menschen durch die Sprache (zweites Signalisationssystem nach Pawlow) ein. Die Sprache muß klar, direkt, höflich und der Persönlichkeit jedes einzelnen Gesprächspartners angepaßt sein. Aus diesem Grunde scheint es uns nötig, sich einige Grundbegriffe der Psychologie anzueignen.
Das Prestige des Unternehmers spielt eine entscheidende Rolle in der Entwicklung jedes Unternehmens. Sein Verhalten gegenüber den Angestellten und der Kundschaft muß streng und doch gemäßigt sein.
Zwischen Unternehmer und Personal muß ein Geist von Zusammenarbeit und von gegenseitigem Vertrauen herrschen. Ein gut bezahlter Angestellter ist loyaler, er gibt sich mehr Mühe, interessiert sich mehr für seine Arbeit, ist moralisch enger an seinen Chef gebunden. Jeder Chef sollte seine Reaktionen beherrschen und den Schwankungen seiner Laune nicht freien Lauf lassen. Zwistigkeiten und Meinungsverschiedenheiten werden in den meisten Fällen leichter in Ruhe und Entspannung als im Zorn gelöst. "Aus dem Häuschen zu geraten" schadet nur einem selber. Um zu dieser Selbstbeherrschung zu gelangen, sind die sophronischen Methoden sehr wirksam, besonders die Selbstentspannungstechniken.

2. Einrichtung des Büros (Abb. XXII .1)
Wenn ein Kunde ein Büro betritt, so ist der erste Eindruck, den er erhält, sehr wichtig. Aus diesem Grund muß man ganz besondere Sorgfalt auf die Eingangsräumlichkeiten verwenden. Die Klingel soll angenehm klingen und darf nicht schrill sein. Das System "läuten und eintreten" ist zwar praktisch, aber psychologisch schlecht. Der Kunde bevorzugt es, *als Mensch empfangen zu werden*, z.B. von einer freundlich lächelnden Empfangsdame, die ihn ins Wartezimmer oder ins Büro führt. Ein Kunde darf sich unter keinen Umständen als Nummer fühlen. Einige Blumen, eine neutrale Hintergrundmusik wirken sehr angenehm, sowohl auf das Personal wie auch auf die Kundschaft. Alles muß dazu beitragen, daß Kunden und Angestellte sich wohlfühlen. Werden in einer Arztpraxis diese Bedingungen beachtet, so werden die Patienten viel weniger angespannt sein. Das Warten muß sich in einer angenehmen Umgebung, in gemütlichen entspannungsfördernden Sitzgelegenheiten und mit einer Auswahl an ausgesuchten Zeitschriften neueren Datums abspielen. In einem Geschäftsbüro hingegen dürfen die Sitze nicht allzu gemütlich sein, damit der Betreffende im Besitz all seiner geistigen Fähigkeiten ist. Das Büro muß aus praktischen Gründen durch Interphon oder Telephon mit dem Personal verbunden sein.

3. Wünsche des Kunden (Abb. XXII.2)

Es ist bekannt, daß der Kunde in allen Gebieten König ist oder besser gesagt, daß er sich als König fühlen soll. Dies setzt voraus, daß man im Rahmen des Möglichen seinen Wünschen, die je nach Spezialisten, an den man sich wendet, verschieden sein können, Rechnung tragen soll. Sehr häufig könnten seine Wünsche verwirklicht werden, vorausgstzt, daß man ihm besondere Aufmerksamkeit und die nötige Zeit widmet. In den allermeisten Fällen ist der erste Vorwurf, den man den Geschäftsleuten und denjenigen, die einen freien Beruf ausüben, machen kann, daß sie die Kunden *zu lange warten lassen*, häufig ohne triftigen Grund. Dieser Zeitverlust ist aufreibend und bereitet schlecht auf den Abschluß von Geschäften vor. Zudem ist das ”Sich-bitten-lassen” ein Beweis mangelnder Höflichkeit und zeugt von einer schlechten Organisation.

4. Organisation der Arbeit (Abb. XXII.2)

Wir können hier nur über eine ganz allgemeine Organisation reden, da ja jedes Gebiet seine eigenen Ansprüche in sich birgt. Doch wir erlauben uns, all denen, die dazu die Möglichkeit haben, die gleitende Arbeitszeit zu empfehlen. Sogar in kleinen Städten wird der Verkehr während der Stoßzeiten immer unerträglicher. Jeder Ortswechsel erhöht noch beträchtlich den Streß und die Gelegenheiten zur Aufregung. Verfügt man über zwei Stunden Mittagszeit, so benötigt man die Hälfte oder noch mehr dieser Zeit für die Fahrt; was bleibt dann noch für das Essen und die Entspannung übrig? Das amerikanische System erlaubt, um die Mittagszeit eine Unterbrechung einzuschalten, eine leichte Mahlzeit zu sich zu nehmen, einige Minuten einer Entspannungsmethode zu widmen (autogenes Training beispielsweise) und den Arbeitsplatz ungefähr um siebzehn Uhr zu verlassen. Dieser Zeitplan ermöglicht eine Erhöhung der Effizienz und eine Verminderung des Stresses.

Eine goldene Regel für jeden Chef oder Verantwortlichen besteht darin, die Arbeit rationell zu verteilen, sich möglichst auf Kosten des Personals zu entlasten, um sich auf die wesentlichen Aufgaben konzentrieren zu können.

5. Erziehung des Personals

Der gute Gang der Geschäfte beruht zu einem großen Teil auf dem Personal. Dieses muß qualifiziert, gut ausgebildet und fähig sein, die Verantwortlichkeiten, die ihm zukommen, zu tragen. Steht das Personal in ständigem Kontakt mit dem Kunden, so muß es - genau wie der Chef und die Verantwortlichen des Geschäfts - über elementare Psychologiekenntnisse verfügen, die unumgänglich sind, um diese Funktion zu erfüllen. Unter meinen Bekannten leiden viele unter psychosomatischen und neurotischen Störungen, nur weil sie acht Stunden täglich die Reibereien und Sorgen des Berufslebens ertragen müssen. Sowohl für den Unternehmer als auch für die Angestellten ist es unendlich viel angenehmer, bei guter Laune und in einer Stimmung von Entspannung, von Verständnis, von gegenseitigem Vertrauen und Respekt zu arbeiten, als in einem gespannten und angsteinflößenden Klima, welches zu zahlreichen Störungen führt. Diese günstige Situation kann aber nur dann Wirklichkeit werden, wenn alle Angestellten, unabhängig von ihrem sozialen oder beruflichen Niveau oder Rang, dies erkennen und ihr Verhalten ändern. Das Verhalten des Unternehmers und die Erziehung des Personals bekommen eine andere Dimension, wenn sie in diese Richtung orientiert werden.

Abbildung XXII.1

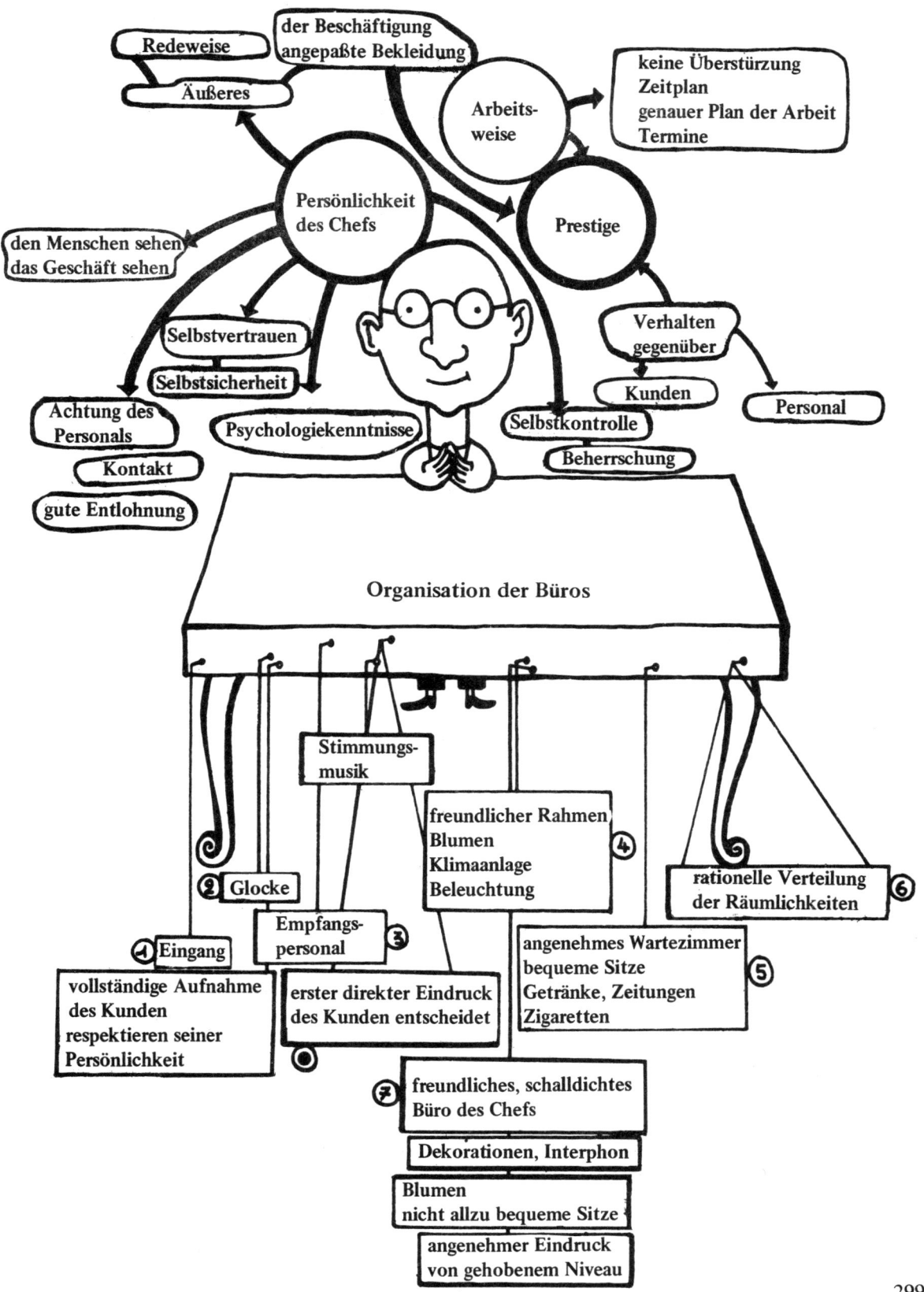

Abbildung XXII.2

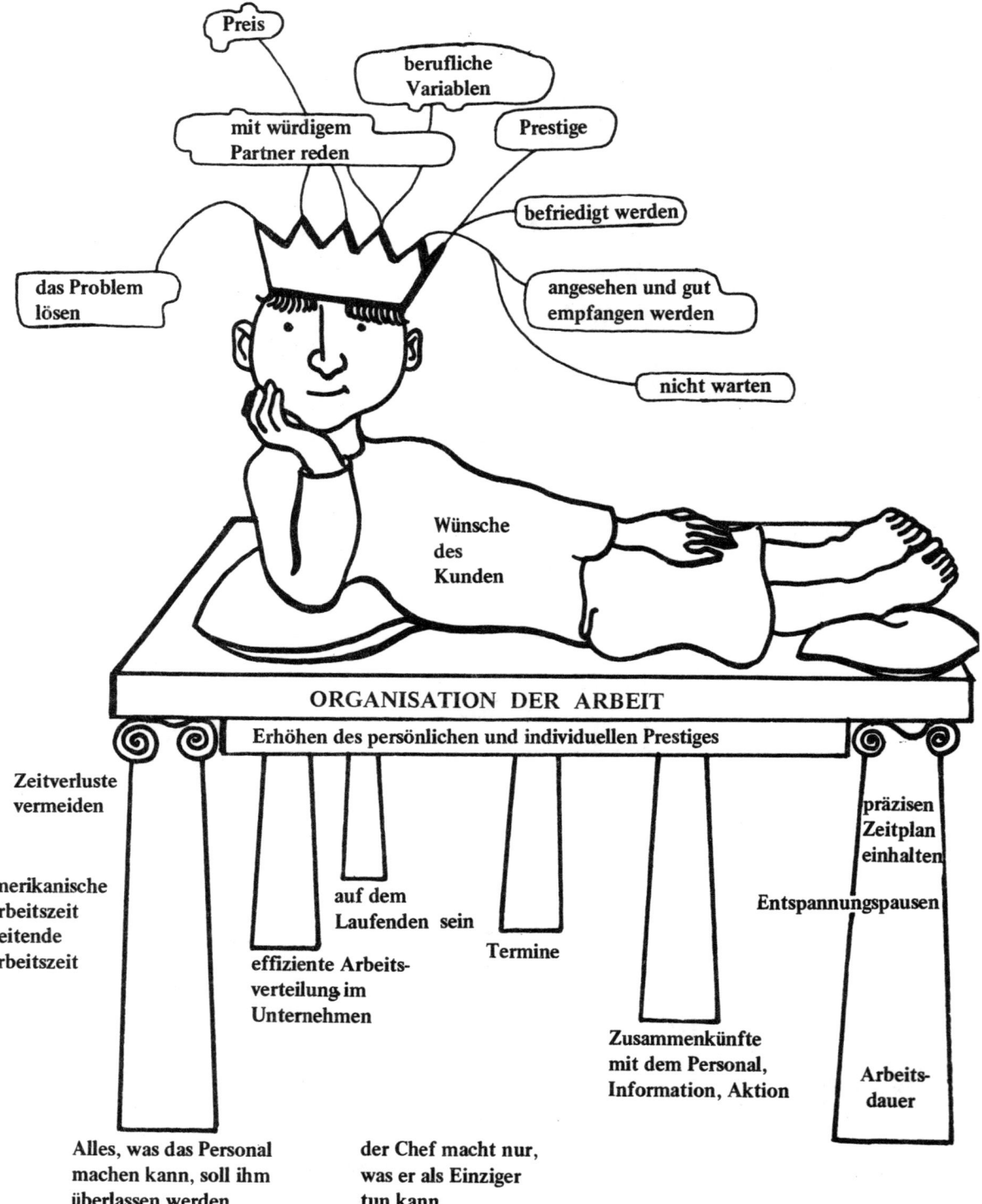

Abbildung XXII.3

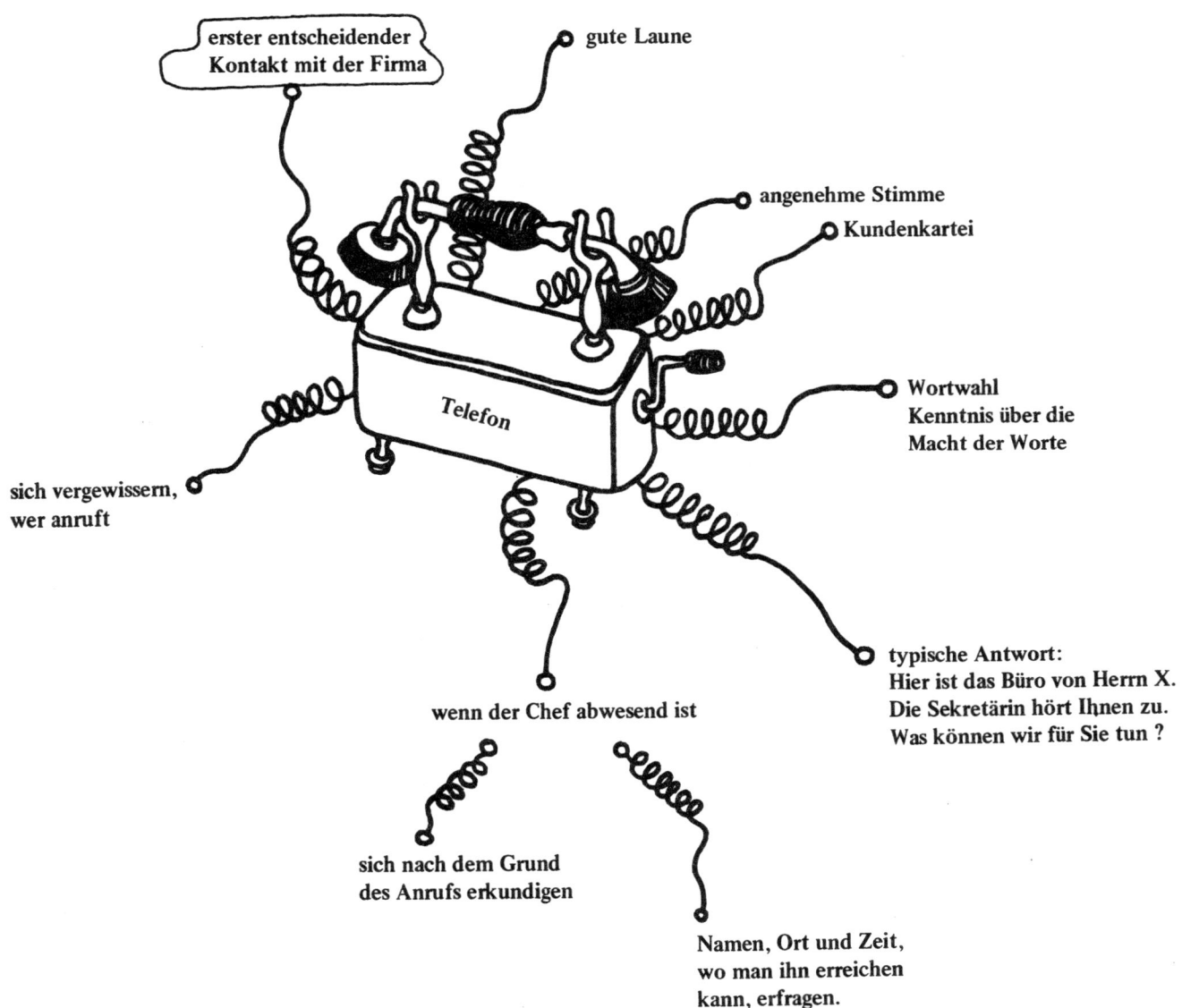

erster entscheidender
Kontakt mit der Firma

gute Laune

angenehme Stimme

Kundenkartei

Telefon

Wortwahl
Kenntnis über die
Macht der Worte

sich vergewissern,
wer anruft

typische Antwort:
Hier ist das Büro von Herrn X.
Die Sekretärin hört Ihnen zu.
Was können wir für Sie tun ?

wenn der Chef abwesend ist

sich nach dem Grund
des Anrufs erkundigen

Namen, Ort und Zeit,
wo man ihn erreichen
kann, erfragen.

6. Telephon (Abb. XXII .3)

Das Telephon ist in Geschäftsbeziehungen und auch sonst ein unentbehrliches Instrument geworden, doch es kann, obwohl es die Kommunikation erleichtert, auch zu Spannungen und Aufregungen führen. Auch wenn es beim ersten Blick nicht so aussieht, erfüllt die Telephonistin innerhalb eines Unternehmens eine sehr wichtige Aufgabe und muß aufgrund ihrer Art, sich auszudrücken, ausgewählt werden. Sie sollte die Macht der Worte kennen. Unter allen Umständen muß sie Ruhe bewahren können und diese Ruhe auch ihrem Gesprächspartner vermitteln.

B. Der Schlaf und die Träume

Wir haben über dieses Thema schon in einem vorhergehenden Kapitel gesprochen; wir werden also nicht in allen Einzelheiten darauf zurückkommen. Wir möchten aber unterstreichen, daß der Schlaf und die Träume diejenigen Faktoren sind, von denen das Gleichgewicht im Leben abhängt. Die Anzahl Stunden, die man regelmäßig dem Schlaf widmen muß, sind individuell verschieden, je nach Alter, Persönlichkeit, Temperament, Tätigkeit und Konstitution. Die durchschnittliche Dauer für einen Erwachsenen beträgt acht von 24 Stunden. Manchen Menschen (auch Napoleon gehörte beispielsweise dazu) genügen sechs Stunden, wohingegen andere (Maréchal Joffre) zehn Stunden benötigen.

Zu Beginn seines Lebens verbringt der Mensch die meiste Zeit mit Schlafen, wohingegen er am Lebensabend mit einigen wenigen Stunden Schlaf auskommt und dabei ein gutes Gleichgewicht zu bewahren vermag. Im Jugendalter, besonders während der Pubertät, liegt das Schlafbedürfnis weit höher.

C. Die Freizeit

Wir haben unter dieser Rubrik alles, was nicht mit der Arbeit und dem Schlaf zusammenhängt, eingeordnet (Abb. XXII .4).

Die neueste Entwicklung in den industrialisierten Ländern zeigt sich in der charakteristischen Tendenz, die Arbeitszeit zu verkürzen (Fünftagewoche). Die Folge davon ist eine beachtenswerte Erhöhung der Zeit, die man den Freizeitbeschäftigungen widmen kann. Um ein Leben im Gleichgewicht zu führen, ist es wichtig, daß Arbeit und Freizeit gut verteilt sind, aber auch, daß innerhalb jedes einzelnen dieser Elemente eine gewisse Harmonie herrscht.

1. Die Familie

Die Familie ist die wesentliche Grundlage unserer Zivilisation. Das moderne Leben, "die Konsumgesellschaft", die Erleichterungen auf allen Gebieten, führen allmählich zu einer Desorganisierung der Familienzelle. Die Kinder brauchen einen Vater und eine Mutter, sowie auch Geschwister, um sich normal entwickeln zu können, um ihr Gleichgewicht finden und sich auf das Erwachsenenleben vorbereiten zu können. Leider wird nur allzu oft der Rahmen der Familie zerstört. Scheidung, Trennung, die Streitigkeiten und Zwistigkeiten, die sich zwischen den Eltern immer wiederholen, haben unausweichlich Auswirkungen auf die Kinder, welche schließlich die Folgen tragen müssen. Das Resultat davon sind unter anderem Jugendkriminalität und psychocharakterielle und sexuelle Ungleichgewichtssituationen. Um den psychologischen Vorgang dieser Reaktionen zu erklären, um den Einfluß der Eltern in der affektiven Entwicklung der Kinder und infolgedessen auch der ganzen Gesellschaft zu beweisen, werden wir auf die Theorien von Freud zurückgreifen. Wie wir schon betont haben, spielt der Ödipus-

Abb. XXII.4

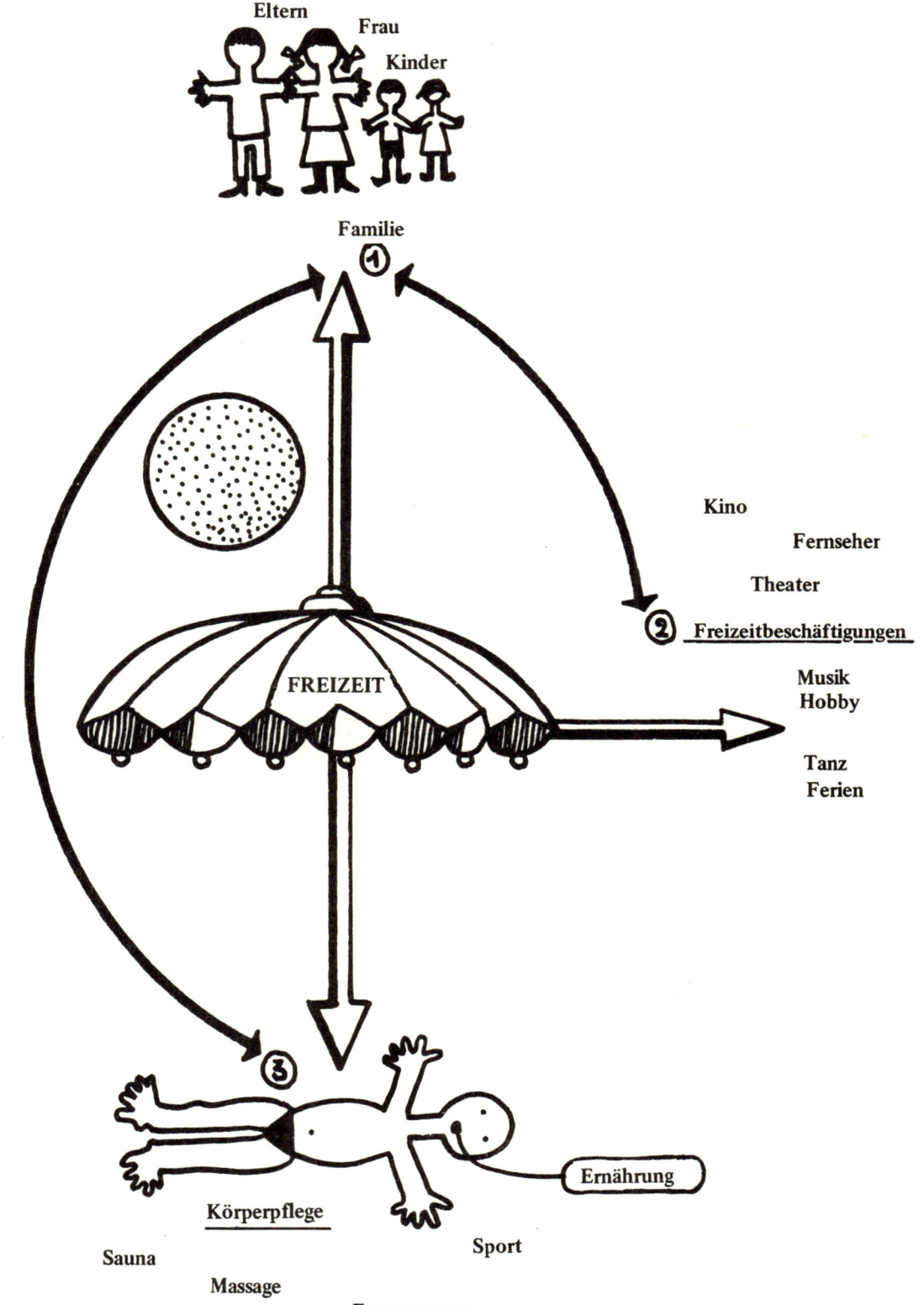

komplex (Elektrakomplex bei den Mädchen) in der Strukturierung der Persönlichkeit und der Sexualität eine fundamentale Rolle. Die Lösung dieses Komplexes ist für das Leben entscheidend.

In einigen karikierten und etwas übertriebenen Beispielen werden wir versuchen, diese Situationen zu illustrieren. Vorher möchten wir jedoch noch hinzufügen, daß zumindest unserer Meinung nach das Familiendreieck von Freud eher als Quadrat dargestellt werden sollte, da Brüder und Schwestern manchmal die unbewußten Konflikte, die jedes Individuum erlebt, verstärken.

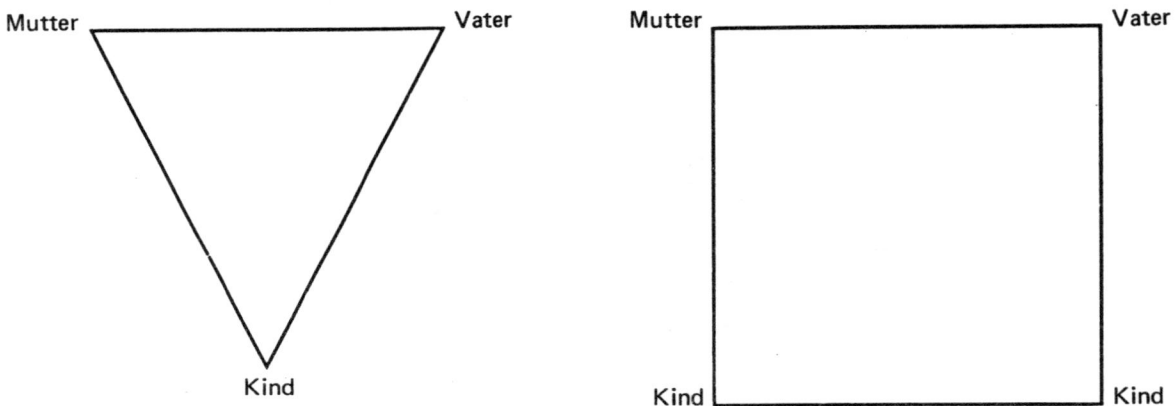

Dieses Problem ist sehr vielschichtig, denn in anderen Fällen ist es gerade das Fehlen von Geschwistern, das die psychologische Entwicklung stören kann. Der vorzeitige Verlust eines Elternteils (wobei während der Kleinkindzeit eine Amme die Rolle der Mutter übernimmt und dann die Familie vor der Reife des Kindes verläßt) usw. kann zu Störungen in der normalen Entwicklung führen. Auf alle Fälle wird das zukünftige Sexualleben des Mannes oder der Frau durch den Rahmen der Familie geprägt. Das Kind nimmt unbewußt schon von ganz klein auf (ja, schon ab dem 7. Monat des intrauterinen Lebens) alle Handlungen, Gesten, Worte der Umgebung, in der es lebt, wahr, und das geht so weit, daß es durch Verhaltensfehler der Eltern für den Rest des Lebens beeinträchtigt werden kann.

Kommen wir zu einigen Beispielen, die teilweise von Pierre Daco stammen und von A. Dumont im vervielfältigten Skriptum des "Sophrologie"-Kurses dargestellt worden sind.[1]

[1] Daco P.: Les prodigieuses victoires de la psychologie moderne. Marabout, Paris

Nach *Alfred Adler* ist die Situation des Kindes in der Familie für seine Zukunft prägend. Hier einige schematische Beispiele:

Situation des Ödipuskomplexes (für den Jungen)

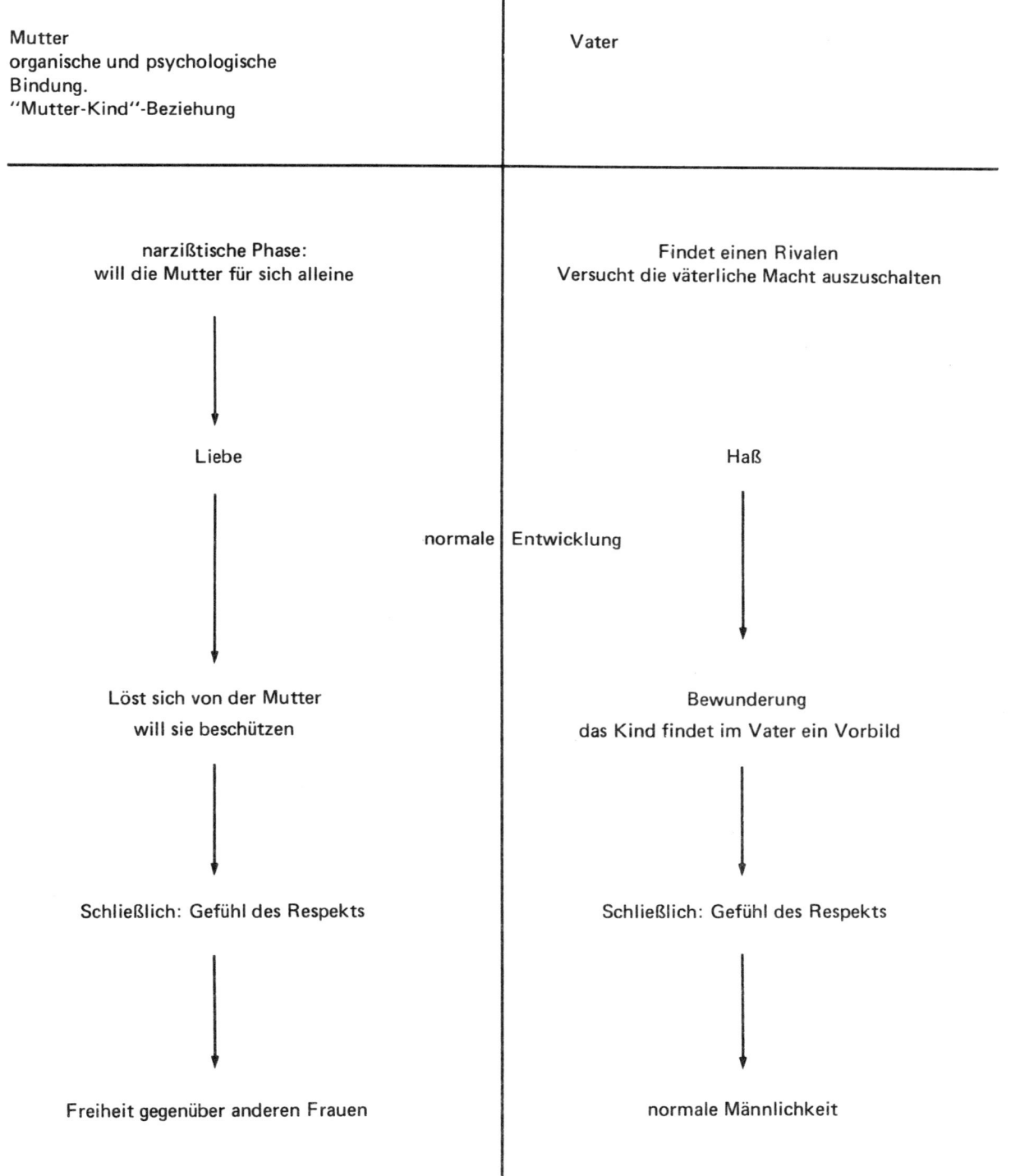

Mögliche Folgen eines unausgewogenen Ödipuskomplexes wegen eines schwachen Vaters

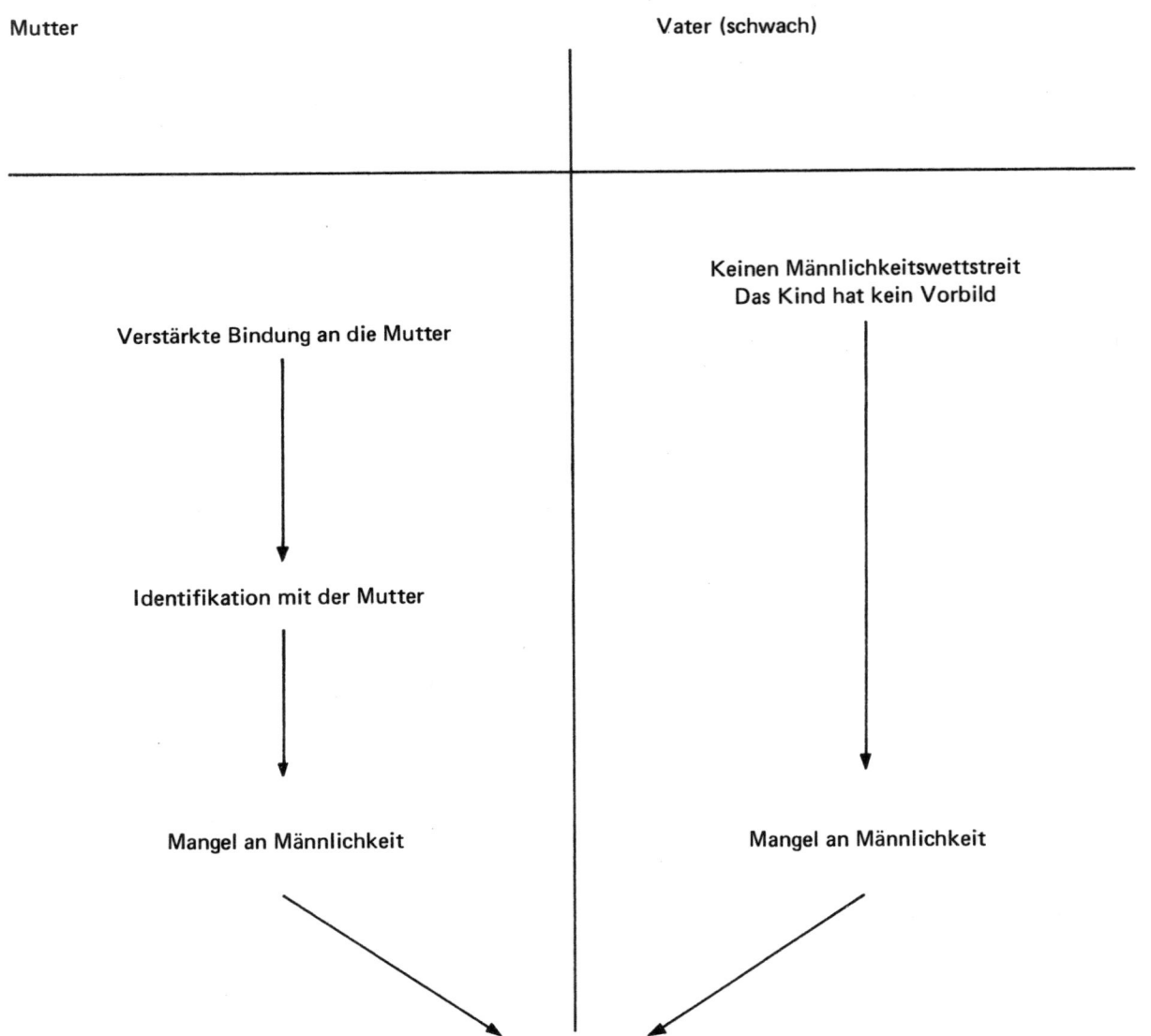

Mutter

Vater (schwach)

Keinen Männlichkeitswettstreit
Das Kind hat kein Vorbild

Verstärkte Bindung an die Mutter

Identifikation mit der Mutter

Mangel an Männlichkeit

Mangel an Männlichkeit

1. Bleibt Junggeselle
2. Sucht in seiner Frau die Mutter (Impotenz)
3. Homosexualität, weibliche Rolle

Weiteres Beispiel: despotischer Vater

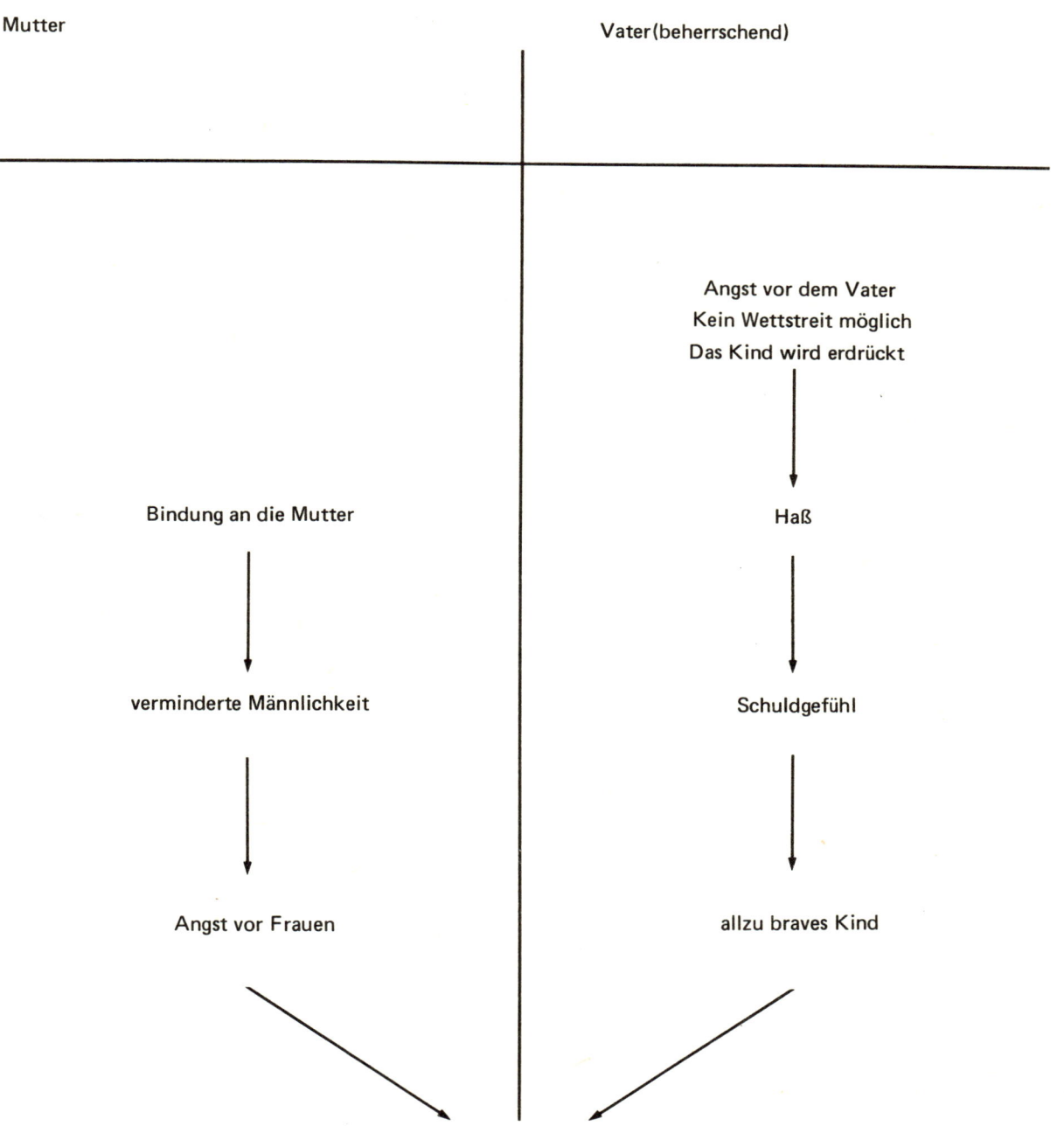

Mutter

Vater (beherrschend)

Angst vor dem Vater
Kein Wettstreit möglich
Das Kind wird erdrückt

Bindung an die Mutter

Haß

verminderte Männlichkeit

Schuldgefühl

Angst vor Frauen

allzu braves Kind

1. Angst vor Verantwortung, vor Aktivität
2. Homosexualität
3. Überkompensiert und wird aggressiv:
   wird selber ein despotischer Vater

Weitere Situation: autoritäre Mutter

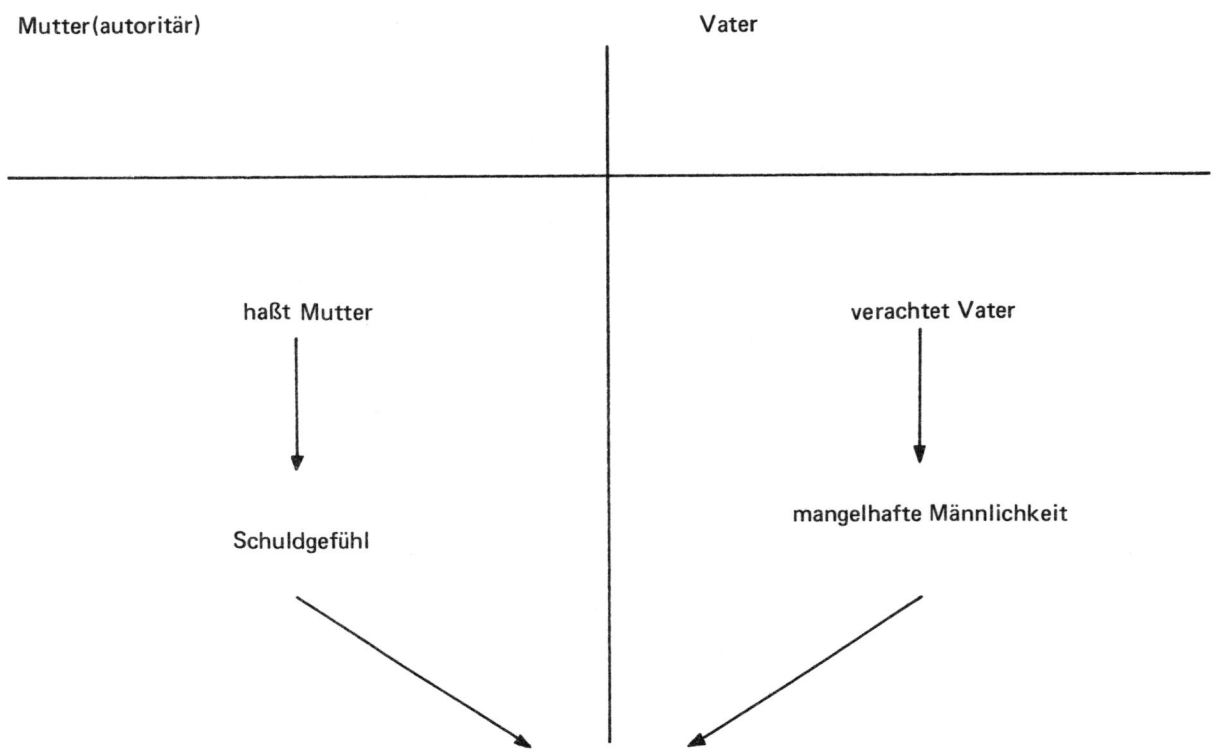

Mutter(autoritär)   Vater

haßt Mutter   verachtet Vater

Schuldgefühl   mangelhafte Männlichkeit

1. Überkompensierung: versucht,möglichst viele Frauen zu erobern.
2. Idem,führt zum Sadismus
3. Oder aber: sucht immer Frauen,denen er sich unterwerfen kann.

Ödipus-(Elektra-)Komplex(beim Mädchen)

Mutter	Vater
organische und psychologische Bindung "Mutter-Kind"-Beziehung	
↓	
Narzißtisch: will die Mutter für sich alleine	Entdeckt einen Rivalen
↓	↓
Ausschalten oder in Verführungskraft übertreffen	Ausschalten, indem man ihn erobert
↓	↓
Haß	Liebe

normale Entwicklung

Mutter	Vater
	löst sich vom Vater, um andere Männer zu suchen
Ende der Rivalität mit der Mutter	
↓	↓
Schließlich: Gefühl des Respekts	Schließlich: Gefühl des Respekts
↓	↓
normale Weiblichkeit	normale Weiblichkeit

Beispiel einer ödipalen Entwicklung,wenn die Mutter schwach ist

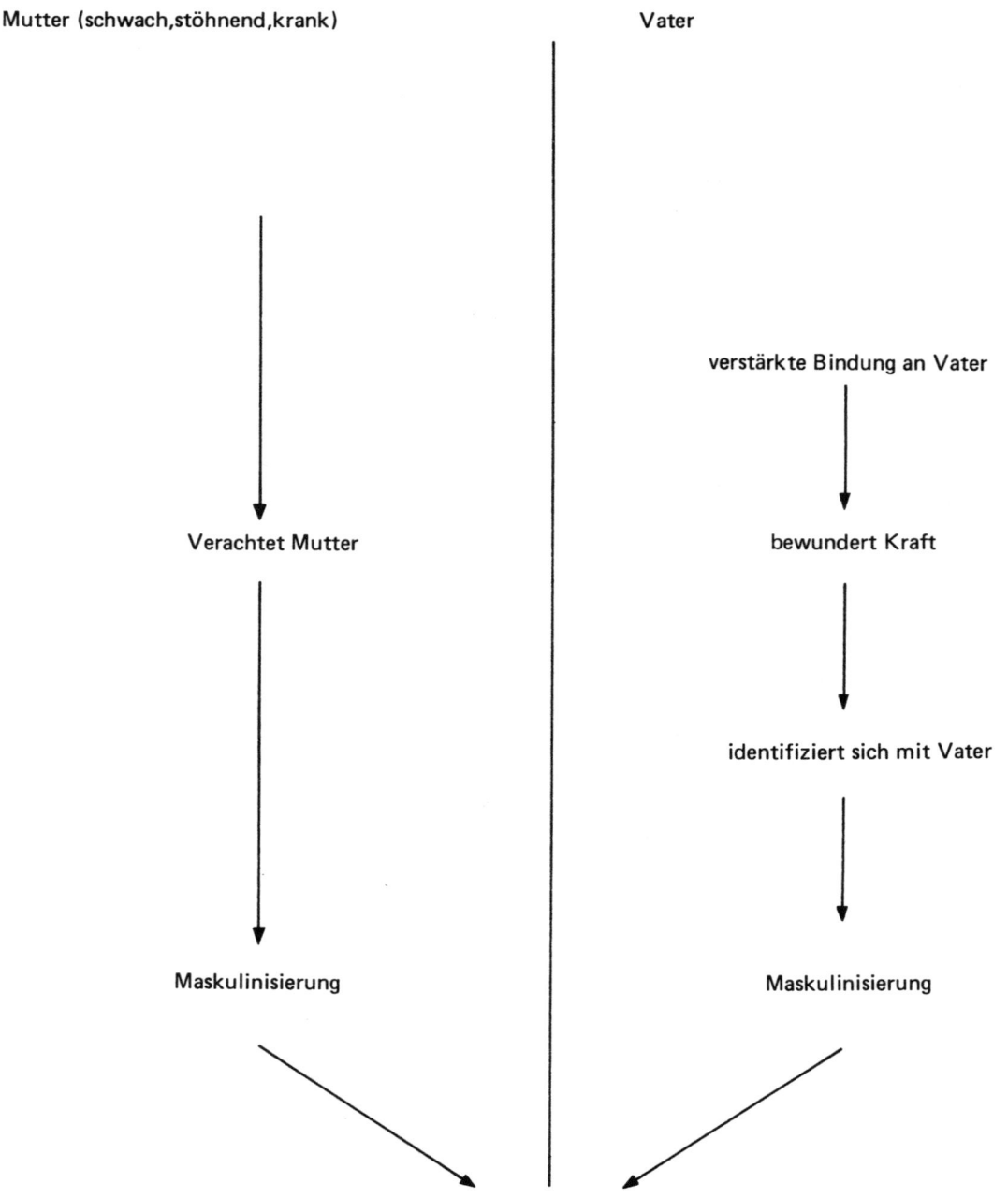

Mutter (schwach,stöhnend,krank)   Vater

verstärkte Bindung an Vater

Verachtet Mutter   bewundert Kraft

identifiziert sich mit Vater

Maskulinisierung   Maskulinisierung

1. Will immer den Mann spielen: Junggeselle,ledige Frau,Geschäftsfrau,etc.
2. Homosexualität: männliche Rolle

Beispiel einer despotischen Mutter

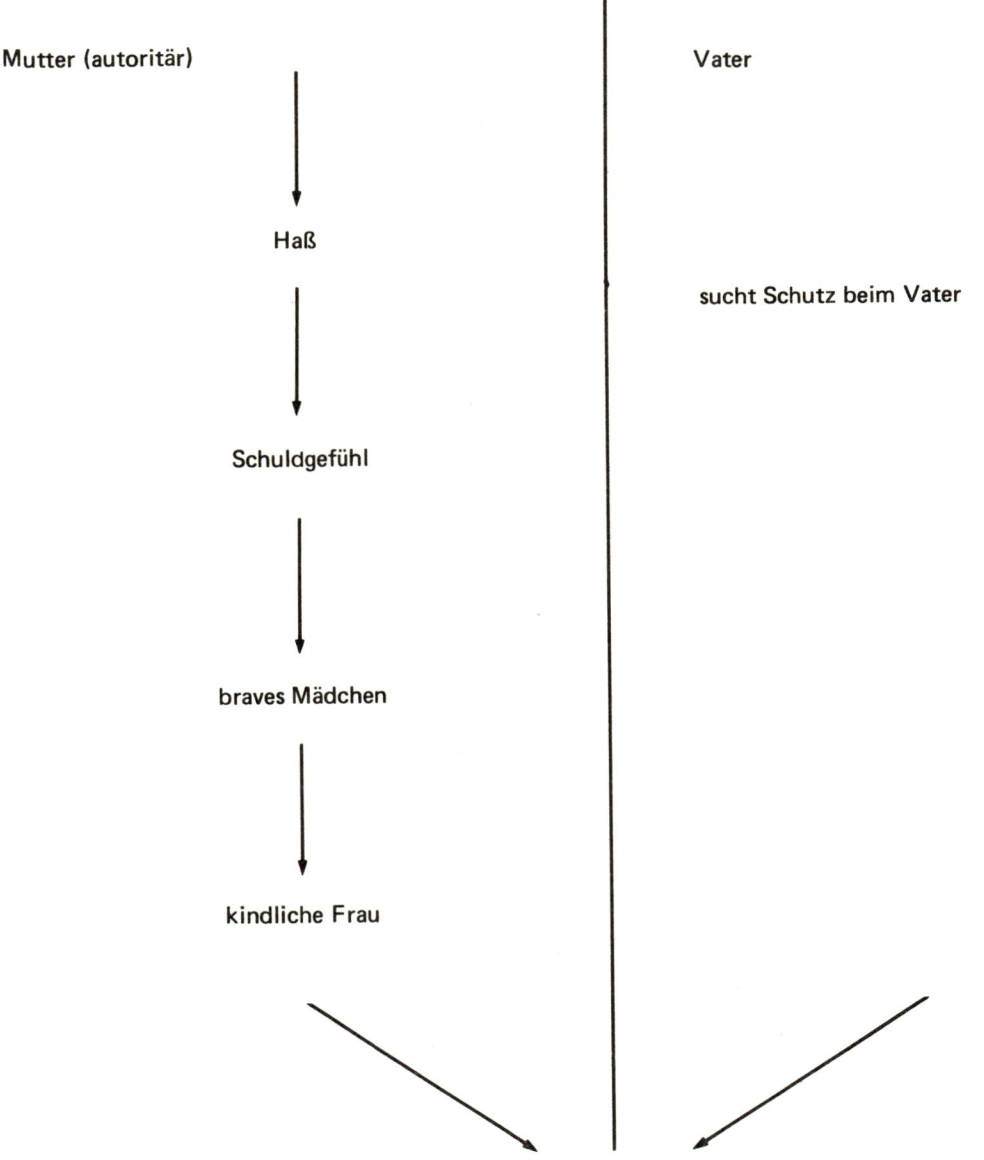

Mutter (autoritär)   Vater

Haß   sucht Schutz beim Vater

Schuldgefühl

braves Mädchen

kindliche Frau

1. Sucht beim Ehemann mehr Schutz als Liebe
2. Überkompensiert: übermäßig kokett

Beispiel mit einem schwachen Vater

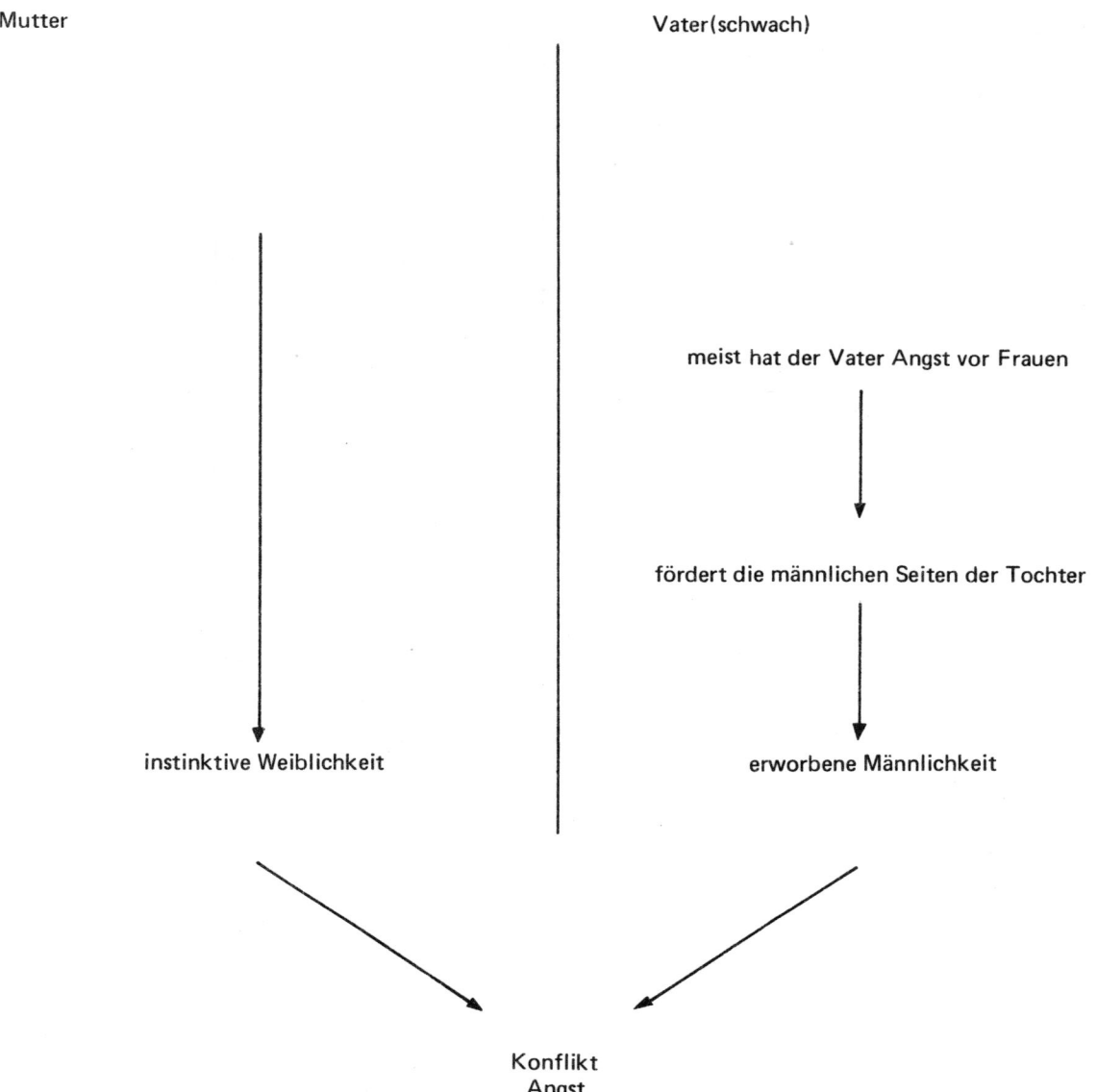

Mutter

Vater(schwach)

meist hat der Vater Angst vor Frauen

fördert die männlichen Seiten der Tochter

instinktive Weiblichkeit

erworbene Männlichkeit

Konflikt
Angst

Schließlich, Beispiel eines autoritären Vaters

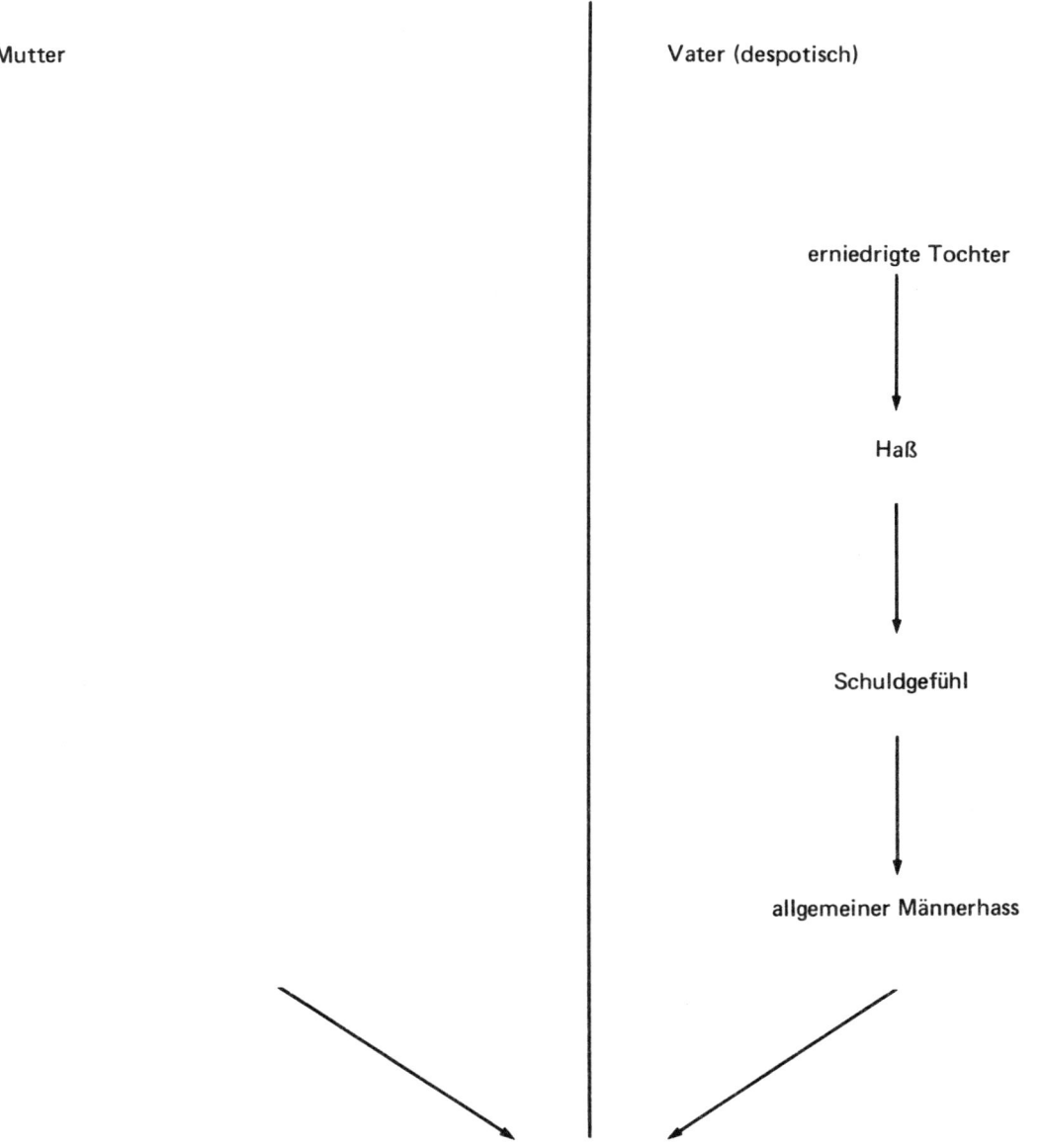

Mutter

Vater (despotisch)

erniedrigte Tochter

Haß

Schuldgefühl

allgemeiner Männerhass

1. Homosexualität (weibliche Rolle)
2. Ablehnung der eigenen Weiblichkeit,
   ledig, frigide

Einzelkind

Die Eltern halten alle Schwierigkeiten von ihm fern.

Es meint, eine privilegierte Stellung einzunehmen.

Die ganze Welt muß sich um das Kind kümmern.

Erwachsen

Schwierigkeiten, die Anderen als gleichberechtigt zu betrachten.

Egoist

Hat Angst vor Schwierigkeiten, vor der Zukunft.

Auf Ehe schlecht vorbereitet, wegen Problemen in Zweierbeziehung.

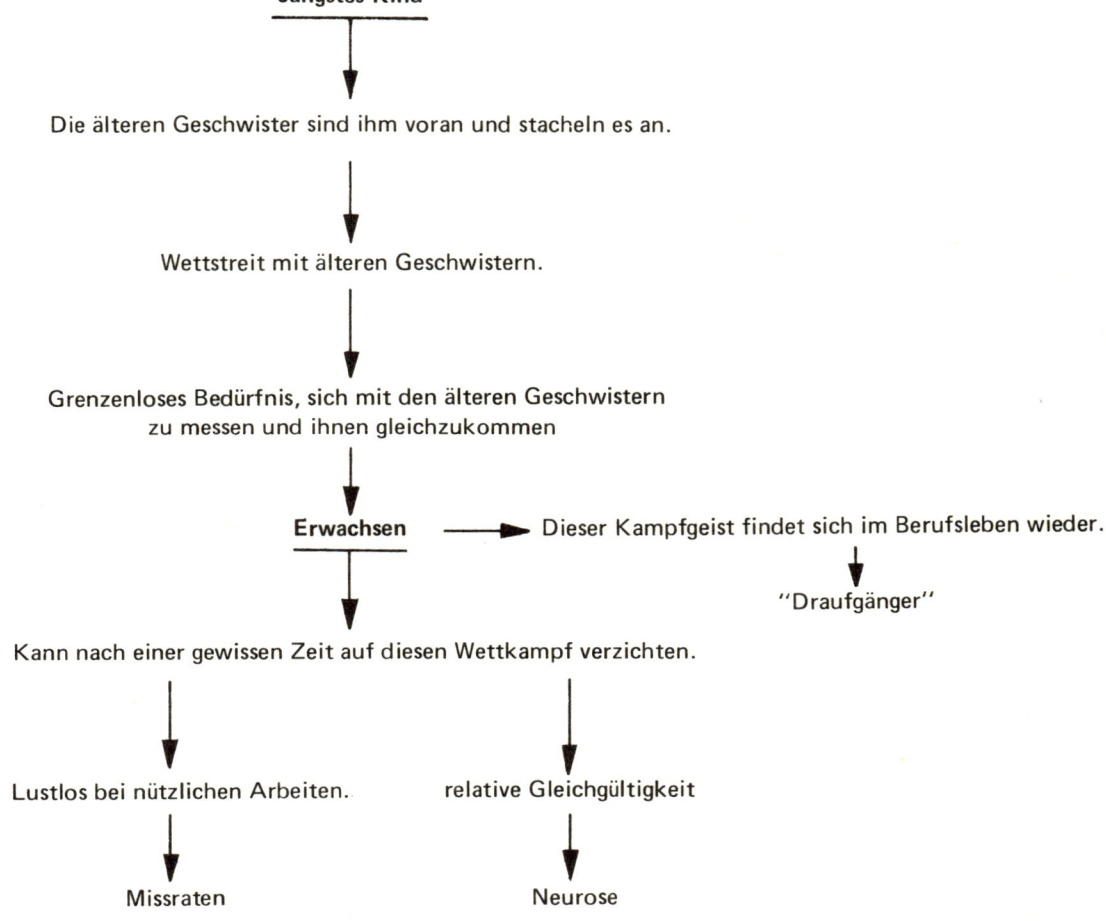

Jüngstes Kind

Die älteren Geschwister sind ihm voran und stacheln es an.

Wettstreit mit älteren Geschwistern.

Grenzenloses Bedürfnis, sich mit den älteren Geschwistern
zu messen und ihnen gleichzukommen

Erwachsen ⟶ Dieser Kampfgeist findet sich im Berufsleben wieder.

"Draufgänger"

Kann nach einer gewissen Zeit auf diesen Wettkampf verzichten.

Lustlos bei nützlichen Arbeiten.

relative Gleichgültigkeit

Missraten

Neurose

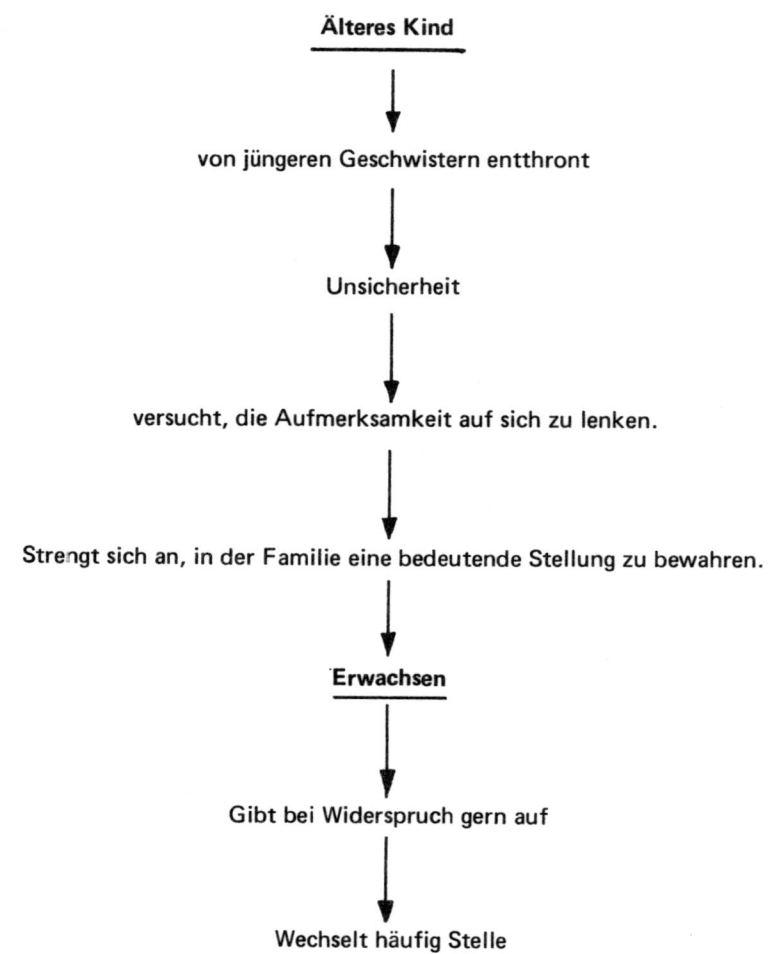

Älteres Kind

↓

von jüngeren Geschwistern entthront

↓

Unsicherheit

↓

versucht, die Aufmerksamkeit auf sich zu lenken.

↓

Strengt sich an, in der Familie eine bedeutende Stellung zu bewahren.

↓

Erwachsen

↓

Gibt bei Widerspruch gern auf

↓

Wechselt häufig Stelle

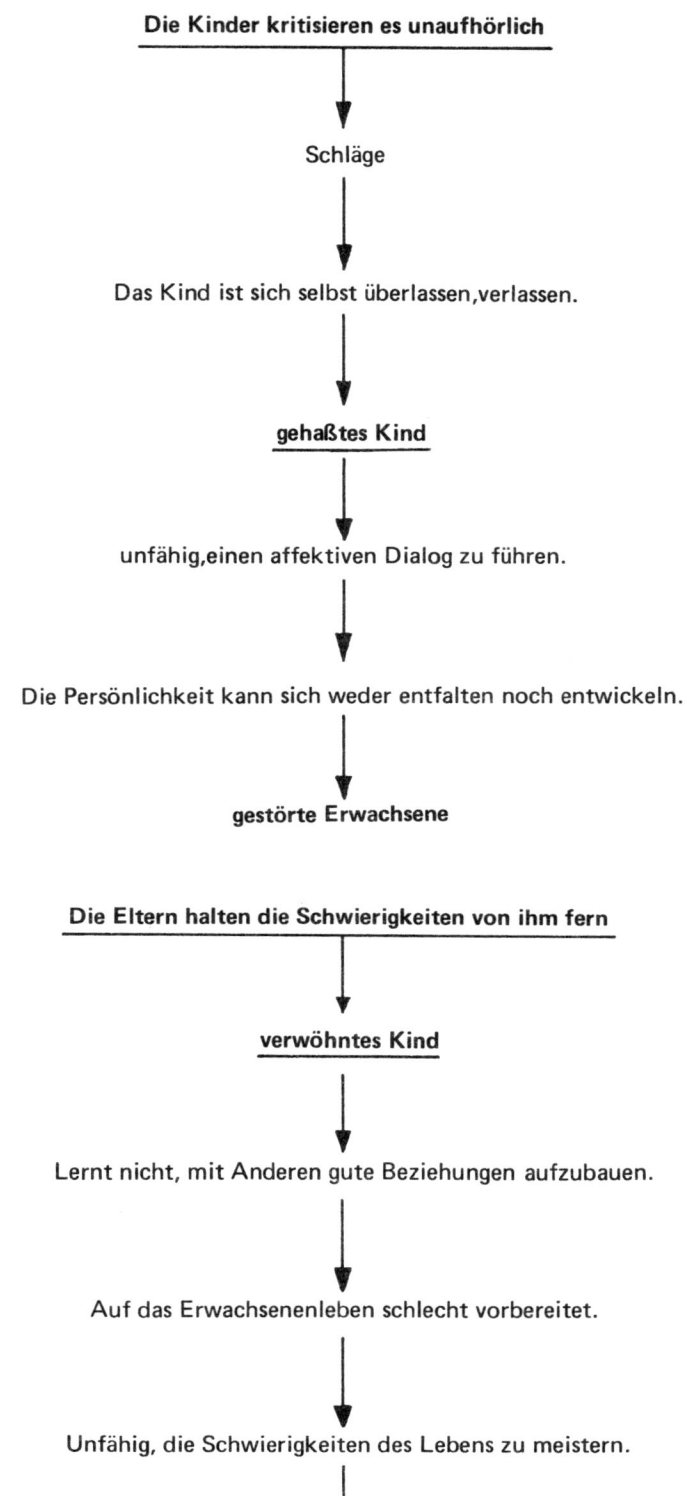

Die Kinder kritisieren es unaufhörlich

Schläge

Das Kind ist sich selbst überlassen, verlassen.

gehaßtes Kind

unfähig, einen affektiven Dialog zu führen.

Die Persönlichkeit kann sich weder entfalten noch entwickeln.

gestörte Erwachsene

Die Eltern halten die Schwierigkeiten von ihm fern

verwöhntes Kind

Lernt nicht, mit Anderen gute Beziehungen aufzubauen.

Auf das Erwachsenenleben schlecht vorbereitet.

Unfähig, die Schwierigkeiten des Lebens zu meistern.

gestörter Erwachsener

317

Was hier gezeigt wurde, steht im Zusammenhang mit der allgemeinen Psychologie und nicht mit der Sophrologie.

Ehe wir von der Freizeit sprechen, möchten wir noch ein Problem angehen, das die gesamte Menschheit beschäftigt: die Geburtenkontrolle. Wenn die derzeitige demographische Explosion nicht willentlich und bewußt gestoppt wird (außer durch ein natürliches universelles Kataklysma), dann rennt der Mensch in seine Selbstzerstörung. Schon heute sind 3/7 der Menschheit am Verhungern. In den "entwickelten" Ländern, wo die natürliche Selektion durch den Fortschritt der Medizin ausgeschaltet ist, ist die Kindersterblichkeit gegenüber derjenigen, die man in den "unterentwickelten" Ländern kennt, unbedeutend. Man erhält abnorme Kinder, Debile und Schwache am Leben, die dann später Erzeuger werden. Die Folge ist eine Degenerierung der Rasse.

In manchen Ländern leisten soziale Institutionen durch Familienbeihilfen einen großen Beitrag zur Unterstützung von großen Familien. Diese Kassen sollten für die ersten beiden Kinder eines Ehepaares Zulagen gewähren, nichts für das dritte, und von der vierten Geburt an sollten die Eltern eine Buße zahlen müssen. Diese Meinung, die für manche schockierend erscheinen mag, ist gänzlich persönlich und setzt voraus, daß die Bevölkerung über die modernen *Empfängnisverhütungsmittel* systematisch instruiert wurde.

In manchen Ländern ist man schon so weit, daß nach der Geburt des dritten Kindes die Sterilisation vorgeschlagen wird. Dies scheint uns eine ausgezeichnete Lösung, unter der Bedingung aber, daß im Gegensatz zur gewohnten Art der Mann und nicht die Frau ligiert wird. Der Eingriff an den Eileitern ist kostspielig, macht einen Krankenhausaufenthalt erforderlich und stellt eine größere chirurgische Operation dar. Das Unbewußte reagiert häufig auf diesen "künstlichen Weiblichkeitsverlust" durch eine psychische Störung in Form einer Neurose, die bis zur Depression und zu Selbstmordtendenzen gehen kann. Die Sterilisation des Mannes hingegen ist einfach (Vasektomie), da die Sexualorgane äußerlich sind. Es genügt eine Lokalanästhesie, der Eingriff ist schnell, schmerzlos, billig, erfordert keinen Klinikaufenthalt, und hat nur ausnahmsweise psychische Störungen zur Folge. Die Männlichkeit wird nicht in Frage gestellt, die sexuelle Potenz wird nicht vermindert; nur die Qualität und nicht die Quantität der *Spermaflüssigkeit* ist verändert: sie ist nicht mehr befruchtungsfähig. Die wesentlichen *endokrinen* Funktionen werden in keinem Fall verändert.

2. Die Freizeitbeschäftigungen

Die moderne Welt bringt zahlreiche Freizeitbeschäftigungen in unsere Reichweite. Wir werden nur einige von ihnen behandeln.

Das Fernsehen hat in den letzten Jahren eine erstrangige Wichtigkeit gewonnen. Im Interesse jedes einzelnen sollten gewisse Regeln beachtet werden. Das Fernsehen während des Essens schadet der Gesundheit. Zu den Essenszeiten strahlen die Programme oft Nachrichten aus, die häufig aufregend und beängstigend sind. Der Geist ist ausschließlich mit dem beschäftigt, was auf dem Bildschirm passiert, und die Nahrung wird geschluckt, ohne gekaut worden zu sein und ohne daß das Essen bewußt wahrgenommen wird; mit der Zeit können dann Verdauungsstörungen auftreten. Wir müssen sagen, daß wir, wenn wir keine führenden Politiker sind, nichts an der internationalen Situation ändern können. Wir halten es also für unnötig, sich damit zu "stressen", besonders während der Essenszeiten, die eher Augenblicke der Entspannung und des Familienkontaktes sein sollten. Neben der Förderung von Verdauungsstörungen und der Erhöhung der Angst ruiniert das Fernsehen sehr häufig Ehen. Man schaut sich Fernsehfilme an, jeder sitzt in seinem Sessel oder liegt auf seinem Bett, man spricht kein Wort mehr miteinander, und wenn das Programm zuende ist, ist es spät und man schläft ein. Gespräche zwischen Partnern, die im Leben zu zweit so wichtig sind, werden rar, man gewöhnt sich allmählich an diese Situation, und es stellt sich Zwietracht oder noch schlimmer, Gleichgültigkeit ein.

Man darf unter gar keinen Umständen Sklave dieser modernen Maschine werden. Es gibt lehrreiche und interessante Programme, wohingegen viele andere sinnlos und ohne Belang sind. Viele Leute zwingen sich dazu, systematisch jeden Abend alle Filme anzusehen, aus Angst, vielleicht etwas Interessantes zu verpassen. Für Kinder kann Fernsehen schädlich sein und ihre normale Entwicklung verhindern. Eine strenge Auswahl der Programme ist unerläßlich. Sehr häufig schludern die Jungen ihre Schulaufgaben hin, um länger fernsehen zu können, oder sie essen überstürzt, um zum Beispiel nicht den Beginn einer bestimmten Sendung zu verpassen. Sehr oft werden sie nur wenig von den lehrreichen, bereichernden Sendungen angezogen, sondern vielmehr von Krimis, Western, Schlägereifilmen oder Science Fiction usw. Aber die Persönlichkeit von Jugendlichen und Kindern ist nicht gefestigt; sie ist beim Anblick von gewalttätigen Filmen, wo die menschliche Bosheit im Vordergrund steht, einem außerordentlich starken Einfluß ausgesetzt. Sie identifizieren sich immer mit den Helden und versuchen sie nachzuahmen, so daß der Anstieg der Jugendkriminalität, den wir heute beobachten können, teilweise auf diese Art von Fernsehprogrammen zurückzuführen ist (das Kino spielt genau dieselbe Rolle).

Andererseits ist das Fernsehen auch sehr erholsam und hilft oft, die Isolierung, die Einsamkeit und die alltäglichen Sorgen leichter zu ertragen. Es hat natürlich auch Vorteile und positive Seiten.

Musik kann viele Leute glücklich machen oder zumindest zu ihrem Glück beitragen. Häufig führt sie zu Bewußtseinsveränderungen, genauso wie "künstlerische Kreativität". Musik kann auf den Gesundheitszustand heilsam wirken und in die Therapie der psychosomatischen Störungen miteinbezogen werden. Man hört heute immer mehr von "Musiktherapie" (Siehe Kapitel XIX). Man kann beispielsweise für die Entspannung klassische Musik benützen.

Es wäre zu umfangreich, hier das Problem der Ferien zu besprechen, denn je nach Familiensituation, auch je nach finanzieller Lage und persönlichem Geschmack ist es ganz verschieden. Ferien, Urlaubstage sind da, um sich von der Anstrengung des Jahres zu erholen, und sie müssen eine vollständige Veränderung der Lebensweise darstellen, wo nur Schlaf und Freizeitbeschäftigungen wichtig sind. Während dieser Zeit sollte sich jeder bemühen, seine Sorgen mit einem Sicherheitsschloß zu verriegeln und nicht mehr daran zu denken.

So wie der Urlaub heute geplant wird, vermehrt er aber noch den Streß. Man verläßt den Lärm und die Menschenmassen der Städte, um sich dann an überfüllten Stränden zusammenzudrängen. Dort ist es schwierig, einen Platz zu finden; man muß stundenlang in den Restaurants warten, bevor man bedient wird; es herrscht eine überspannte Stimmung und ein höllischer Lärm.

Um zum Ferienziel zu gelangen, tritt man die Reise gleich nach beendeter Arbeit überstürzt an, und man muß "um jeden Preis" innerhalb kürzester Frist am Urlaubsort ankommen. So kommt es, daß man sich trotz der Müdigkeit eine lange Reise aufhalst, meist am Steuer seines Wagens, und anstatt am Urlaubsort einzutreffen, erwacht man in einem Krankenhaus oder, noch schlimmer, die so lange ersehnten Ferien enden auf dem Friedhof. Um sich an das Klima, an den anderen Lebensrhythmus, an die lokale Küche des ausgewählten Landes zu gewöhnen, braucht unser Organismus mindestens zwei Wochen. Aber dann muß man schon wieder an die Heimreise denken. Die Arbeit beginnt wieder mit Müdigkeit, die von der Heimreise herrührt, die am letzten Tag stattgefunden hat. Die Müdigkeit kommt auch von den physischen Belastungen der 14 Tage, in denen sich der Organismus umstellen mußte. Solche Ferien sind schädlich und haben mit "Freizeit" nichts zu tun. Meiner Meinung nach wäre es besser, die Ferien viel mehr über die Zeit zu verteilen; es wäre, meine ich, besser, alle zwei Jahre zwei Monate Urlaub zu nehmen, als um jeden Preis jedes Jahr fortzureisen. Man könnte sich ja einige Ruhetage zuhause gönnen, wenn die Erschöpfung zu groß wird.

3. Die Pflege des Körpers

Wir haben in den vorangehenden Kapiteln die Bedeutung der Entspannung ständig betont, und wir werden also nicht mehr darauf zurückkommen. Regelmäßige Massagen und Sauna sind gute Ergänzungen zur Entspannung. Allein die Massage ist schon prophylaktisch und therapeutisch wertvoll und sollte in die Gewohnheit Eingang finden. Die Sauna ist ausgezeichnet für die Gesundheit, aber es ist unerläßlich, sie regelmäßig zu besuchen. Vorher muß man sich vergewissern, daß das Herz in gutem Zustand ist, sonst kann die Sauna gefährlich oder gar fatal sein. Der Glaube, man könne durch dieses Mittel abmagern, ist falsch. Das intensive Schwitzen befreit den Organismus von toxischen Substanzen und bewirkt in einem gewissen Sinne eine Reinigung des Blutes. Das kalte Bad bewirkt eine intensive und heilsame Kreislaufreaktion, aber man muß sich progressiv daran gewöhnen. Nach der Sauna ist es empfehlenswert, viel zu trinken - vorzugsweise reines, nicht alkalisches Wasser - um das verlorene Flüssigkeitsvolumen wieder zu ersetzen.

Im Rahmen der Körperpflege spielt der Sport eine wichtige Rolle. Meistens wird er aber falsch durchgeführt. Nur Regelmäßigkeit ohne Übertreibung ist vernünftig. Die Erfindungen der Zivilisation haben manches vereinfacht, indem sie dem Menschen zahlreiche Anstrengungen und Körperbewegungen ersparen, aber die zunehmende Automatisierung und Motorisierung hindern ihn immer mehr daran, sich natürlich zu entfalten und bei guter Gesundheit zu bleiben. Die Stubenhockerei schadet uns, unser Körper wird schwach, verliert seine physische Widerstandskraft wegen Nichtbenützung eines großen Teils unserer Muskeln sowie durch Nahrungsüberlastung, die unseren Organismus "verschlackt". Auf diese Weise degeneriert unser Körper, wird unförmig, unästhetisch, schlaff. Die allgemeine Muskelschlaffheit wird zunehmend ein Charakteristikum des modernen Menschen. Er wird häßlich, ein betrübliches aber logisches Ergebnis unserer Lebensweise.

Mangelnde Körperübungen begünstigen in hohem Maße das Auftreten der modernen Zivilisationskrankheiten; eine vernünftige sportliche Tätigkeit kann diese Störungen verhindern oder zumindest abschwächen. Gewisse Entspannungstechniken können Sport ersetzen und sind manchmal sogar vorzuziehen. Wir denken hier insbesondere an die Dynamische Relaxation und an das T'ai Chi Ch'uan.

"Wir können sogar den Beweis erbringen, daß mangelnde Bewegung eine Herabsetzung der Rentabilität und eine Dysregulation des zentralen Nervensystems mit sich bringt, was die Entwicklung bestimmter organischer Störungen begünstigt" (Knipping und Mitarbeiter). "Die Zivilisationskrankheiten betreffen besonders das Kreislaufsystem, und genau an diesem System lassen sich die Bedeutung der Leibesübungen und des Trainingsmangels am besten beweisen."

Das Kreislaufsystem eines trainierten Organismus funktioniert besser, nicht nur im Ruhezustand, sondern auch wenn es eine Leistung zu erbringen hat. H. Reindell und H. Roskam schreiben: "Der Bewegungsmangel führt nicht nur zur Einschränkung der Funktionskapazität des Organismus, sondern bewirkt auch häufig Störungen in der Reizantwort im *neurovegetativen System*. Die regelmäßige Ausübung von Sport führt zu einer physiologischen Müdigkeit und dadurch zu einer Entspannung und Sedierung des neurovegetativen Systems. Sobald die körperliche Betätigung ungenügend ist, kommen die meisten Menschen nicht mehr in den Genuß dieser regenerierenden Einflüsse, die es dem neurovegetativen System ermöglichen, sein Gleichgewicht sicherzustellen (besonders dann nicht, wenn jeden Tag ein Übermaß an akustischen und optischen Reizeinflüssen vorhanden ist). Daraus folgt für dieses Nervensystem eine Zustandsveränderung, die man Hyperexzitation und chronische Übermüdung nennt. Die pathologische neurovegetative Reizbarkeit äußert sich oft in Störungen der Herzfunktionen, die zu Anomalien im EKG (Elektrokardiogramm) führen. Letztere interpretiert man häufig zu unrecht als Myokardläsionen (Schädigungen des Herzmuskels). Der Arzt verschreibt körperliche Ruhe, was die Nervenstörungen nur noch verstärkt, wo doch das einzige Mittel in Wirklichkeit darin bestünde, dem Kranken anzuraten, vernünftig Sport zu treiben.

320

Die nervöse Überreizung führt auch häufig zu Hypertonie. Das Schlimme daran ist, daß diese ursprünglich rein "nervösen", mit anderen Worten "funktionellen" Störungen schließlich zu organischen Kreislaufveränderungen und damit zu einer verfrühten Invalidität führen können. Die Lebenserwartung nimmt auch ab, denn es kommt nicht selten vor, daß der Tod infolge der vorzeitigen Gefäßabnützung in Form eines Herzinfarkts oder eines Schlaganfalls *(Apoplexie)* eintritt. In diesem Zusammenhang ist zu erwähnen, daß Tabakmißbrauch und Überschuß an Ernährungskalorien, die zu Übergewicht führen, die Neigung zu Angiopathien (Kreislaufstörungen) verstärkt." [1]

Aus dem Gesagten können wir schließen, daß ein Sport, vorausgesetzt, er wird mit Maß und Ausdauer betrieben, eine ausgezeichnete prophylaktische Wirkung gegen unsere Zivilisationskrankheiten haben kann. Man muß sich eine Sportart aussuchen, die dem Alter entspricht. Heftige Sportarten, die eine beträchtliche, aber kurz dauernde Anstrengung erfordern, sind für die Gesundheit schädlich. Für Leute ab einem gewissen Alter sind Tourenskifahren, besonders Langlauf, Golf und Tennis ausgezeichnet. Das Wandern ist unersetzlich. Man soll möglichst häufig wandern, vorzugsweise in waldigen Gegenden, wo man geschützt ist vor den giftigen Abgasen der Fabriken und Autos. Auch Schwimmen ist ausgezeichnet. Der Kontakt des Wassers mit der Haut stellt eine heilsame Massage dar, welche günstig auf das neurovegetative System wirkt.

Neben der wohltuenden physischen Wirkung hat mit Maßen betriebener Sport auch eine wichtige psychologische Wirkung, die sich besonders bei Personen mit "psychosomatischen" Störungen feststellen läßt, sowie auch bei Patienten mit Angstneurosen. "Dank dem Sport können diese Menschen, die unter "nervösen" Kreislaufstörungen leiden, ihr Vertrauen in ihre Herzfunktionen und in sich selber wieder erlangen. Sie empfinden eine Verstärkung ihrer Körperfähigkeiten und haben folglich eine erhöhte Vitalität..."

"Experimentelle Forschungen beweisen, daß tägliche Körperbewegung die Entwicklung der Arteriosklerose verhindert ... und die Entwicklung des *Koronarkreislaufes* begünstigt..."

"In Finnland leben die Männer, die bis zu einem fortgeschrittenen Alter Sport treiben, im Durchschnitt sieben Jahre länger als diejenigen, die keinen betreiben."

Wir sehen also, daß für ein gutes allgemeines Gleichgewicht der Sport seinen Platz im Alltag finden muß, und zwar in regelmäßiger und vernünftiger Weise. Man kann ihn in der Familie betreiben, was den Kontakt mit den Kindern und dem Ehepartner auf angenehme und nützliche Weise verstärken kann.

Die Ernährung

Das letzte Thema, das wir hier besprechen wollen, ist das der Ernährung. Es ist richtig, wenn man sagt, daß "der zivilisierte Mensch sich mit den Zähnen sein Grab schaufelt". In unserer Konsumgesellschaft findet ein beträchtlicher Mißbrauch der quantitativen und qualitativen Nahrungsaufnahme statt; die Art, sich zu ernähren, ist abnorm und kann unserer Gesundheit nur schaden.

Man muß essen, um zu leben, und nicht leben, um zu essen. Unser Körper ist eine Maschine, die wie ein Auto Brennstoff braucht, um ihm Energie zu liefern. Diese Maschine funktioniert mehr oder weniger gut, je nach dem benützten Brennstoff.

Wie wir vorhin sahen, geht die allgemeine Tendenz heutzutage zum Materialismus, zur Suche nach der sinnlichen Befriedigung. Der Mensch des 20. Jahrhunderts ist Sklave seiner Sinne, und er kommt aus diesem Grunde dem Tier immer näher. Wir haben gesehen, daß nach Freud im "Es" sowohl der Erhaltungstrieb (Eros), als auch der Selbstzerstörungstrieb (Thanatos) existiert. Der erstere schließt die Erhaltung der Art durch den Sexualtrieb und die Suche

---

[1] Reindell H. und Roskam H.: Sport et loisirs consideres du point de vue medical. Service bibliographique Roche No. 9, 1970

nach Nahrung ein. Mit der Involution des Menschen hat der Nahrungsmißbrauch von heute mehr eine zerstörende als erhaltende Wirkung angenommen.

Die erste sexuelle Tätigkeit des Menschen, noch im Zustand des Säuglings, bezieht sich auf den Mund. Der hauptsächliche vom Neugeborenen geäußerte Instinkt ist die Nahrungsaufnahme. Wenn er satt ist und einschläft, zeigt sein Gesicht einen Ausdruck von glücklicher Befriedigung, wie man ihn später nach sexueller Befriedigung wiederfindet. Wir konnten beobachten, daß der Säugling immer wieder bereit ist, Nahrung aufzunehmen, nicht weil er noch Hunger hätte, sondern wegen der Befriedigung, die er dadurch erfährt. Er lutscht am Daumen und kann schließlich nicht mehr ohne diesen schon sexuellen, lustbetonten Akt einschlafen. Dieses Lustgefühl bezieht sich auf die Mundzone, die damit zur erogenen Zone wird. Die Psychoanalyse lehrt uns, daß das Daumenlutschen eine tiefgreifende psychische Bedeutung hat, daß seine Spuren im ganzen Leben bestehen bleiben. Die Handlung, die darin besteht, an der Mutterbrust zu saugen, ist der Ausgangspunkt jeglichen Sexuallebens.

Jeder kennt die Rolle, die der Mund im Geschlechtsakt spielt. Das ist der Grund, weshalb sich die Zahnärzte, die ja an diesem Organ arbeiten, in einer besonderen und schwierigen Situation befinden. Sehr viele Patienten sagen zum Zahnarzt: ''Ich ertrage die Spritzen überall, nur nicht im Mund.'' Psychologisch gesehen (im Unterbewußten) entspricht diese Spritze einer Vergewaltigung. Frauen sagen ebenso häufig: ''Ich entbinde lieber, als daß ich zum Zahnarzt gehe.'' Die Entbindung ist ein natürliches und der Sexualität gegenüber in keiner Weise aggressives Phänomen, wohingegen die Instrumente, die der Zahnarzt benützt, vor allem die Nadeln und Bohrer, eine so große Aggressivität besitzen, daß ihre Benützung einer Vergewaltigung gleichkommt. Ebenfalls laut psychoanalytischen Theorien entspricht die Zahnextraktion einer Kastration: der Verlust oder der drohende Verlust mehrerer Zähne soll einen regelrechten Kastrationskomplex auslösen können. Das würde die Tatsache erklären, daß viele Patienten ihre Zähne nach der Extraktion unter irgendeinem bewußten Vorwand mit nach Hause nehmen wollen. In Wirklichkeit aber soll es einen unbewußten Trieb geben, der befiehlt, das Kastrationsobjekt mitzunehmen.

Das beweist die Bedeutung des Mundes, den alle Nahrungsmittel, seien sie fest oder flüssig, passieren. Die Nahrung kann in gewissem Sinne die ''Lust'' im Maße des Appetits und nicht in dem des Hungers hervorrufen. Man muß die beiden Ausdrücke Hunger und Appetit gut unterscheiden. Der übermäßige Nahrungskonsum wird durch den Appetit ausgelöst, welcher der Wunsch ist, zu essen, wohingegen der Hunger das Signal eines echten Nahrungsbedürfnisses ist.

Man weiß heute, daß das Hungerregulationszentrum sich an der Hirnbasis im *Hypothalamus* befindet. In dieser Zone findet man zwei verschiedene Gruppen von Kontrollneuronen. Die eine ist unter dem Namen ''Hungerzentrum'' bekannt und löst den Eßreiz aus. Die andere wird ''Sättigungszentrum'' genannt und neutralisiert diesen Reiz. Bei einem normalen Individuum inhibiert das Sättigungszentrum in dem Augenblick, in dem die Energiebedürfnisse gedeckt sind (in dem Moment, wenn genügend Brennstoff da ist) das Hungerzentrum, so daß man aufhört zu essen. Man hat keinen Hunger mehr. Wenn man aber dennoch weiter Nahrung zu sich nimmt, kann man sagen, daß hier der Appetit ins Spiel kommt: die Suche nach unmittelbarer Lustbefriedigung, mit einem großen Überschuß an Kalorien; dieser setzt sich im Organismus in Form von Fett als Reserve an.

Es kommt auch gelegentlich vor, daß das Sättigungszentrum eine Störung aufweist, so daß man nicht mehr weiß, wann man aufhören soll zu essen. In beiden Fällen kommt es zum Übergewicht und zu allen entsprechenden Störungen der Ernährung *(Bulimie)*.

Wir dürfen diese Tatsache nicht übersehen: Viele Leute schaden ihrer Gesundheit, indem sie über das Maß des Notwendigen hinaus essen. Das Übergewicht, das bei einem großen Prozentsatz der Menschen vorliegt, ist die Ursache verschiedener Krankheiten, wie gewisser Formen von Diabetes, Herzkrankheiten, Nierenkrankheiten und Arteriosklerose, die alle zu einem frühzeitigen Tod führen.

Manche Versicherungen vertreten die Ansicht, übergewichtige Kunden sollten als Versicherte mit hohem Risiko angesehen und mit einem höheren Tarif belegt werden als die anderen. Die Statistiken zeigen eindeutig, daß dicke Personen weniger lang leben als schlanke.

In den USA hat die Metropolitan Life Insurance Company gezeigt, daß ein Übergewicht von 10 % gegenüber der Norm zur Folge hat, daß die Sterbewahrscheinlichkeit um 13 % erhöht wird. Das Risiko wächst mit jedem zusätzlichen Kilogramm. Für Personen, deren Gewicht die Norm um 30 % überschreitet, steigt die Todeswahrscheinlichkeit um 42 % an. Diese ziemlich beeindruckenden Zahlen beweisen, wie wichtig es ist, nicht "zu leben um zu essen", und zu lernen, sich in der Qualität und Quantität der Nahrung, die wir täglich einnehmen, zu beschränken.

Der Kalorienüberschuß kann entweder von der chemischen Zusammensetzung der Nahrung (die kohlenhydratreichen Nahrungsmittel machen dick) oder auch von der Menge der eingenommenen Nahrungsmittel herrühren.

Es gibt zahlreiche Gründe, weshalb man überschüssige Kalorien zu sich nimmt. Entscheidend können Essensgewohnheiten sein, die von bestimmten Traditionen herkommen, wie zum Beispiel der Konsum von Teigwaren bei jedem Essen in Italien, von Olivenöl, das für alle Speisen in Spanien gebraucht wird. All das sind sehr kalorienreiche Substanzen. Unter den Nahrungsmitteln, die dick machen, möchten wir außer Teigwaren noch das Brot, die Kartoffeln, den Zucker, die Süßgebäcke, Trauben, Bananen und Alkohol in allen Formen erwähnen. Der durch unseren Körper nicht verbrauchte Energieüberschuß wird in Form von Fett als Reserve angesetzt, was allmählich zum Übergewicht führt.

Auch die Erziehung spielt eine Rolle. Viele Eltern verbieten ihren Kindern, Reste im Teller zu lassen. Das ist ein Fehler, denn wenn das Kind keinen Hunger mehr hat, ist es absurd, es zu zwingen, den Teller leer zu essen. Später wird es diese Gewohnheit beibehalten und wird übergewichtig werden. Der Glaube, daß ein dickes Kind ein gesundes Kind sei, ist absurd und entbehrt jeglicher Grundlage.

Psychologische Faktoren können ebenfalls einen wichtigen Einfluß auf das Körpergewicht haben. Für manche Personen ist Essen ein Mittel gegen Langeweile, gegen den Streß des Lebens und ein Mittel, um gegen die Sorgen anzukämpfen. Häufig ist der Überschuß an Nahrung auch eine Kompensation für den Mangel an Liebe. Es kann auch ein Zeichen sein, daß man Schwierigkeiten hat, sich in die Gesellschaft einzufügen.

Ursache für Korpulenz können auch rein physiologische Gründe sein, unter denen wir die *endokrinen* Störungen (*Hypophyse*, Schilddrüse) oder eine Läsion im *Hypothalamus* erwähnen müssen. Der genetische Faktor kann auch determinierend sein. Die Neigung zu Übergewicht ist häufig erblich.

Auf jeden Fall ist es unerläßlich, das der Körpergröße entsprechende Gewicht zu halten, um eine möglichst große Chance, gesund zu bleiben, zu haben. Als Anhaltspunkt führen wir hier das Soll-Gewicht nach Geschlecht, Größe und Form des Körpers an.

	*	I	II	III		*	I	II	III
	cm	kg	kg	kg		cm	kg	kg	kg
	155	52,5	56	60,5		142	43	46	50,5
	157,5	54	57,5	62		145	44	47	51,5
	160	55	59	63,5		147,5	45,5	48,5	53
	162,5	56,5	60,5	65		150	46,5	50	54,5
	165	58	62	66,5		152,5	48	51	56
	167,5	60	64	68,5		155	49,5	52,5	57
	170	62	66	71		157,5	51	54	59
	172,5	64	67,5	73		160	52	56	60,5
	175	66	69,5	74,5		162,5	54	58	62,5
	178	67,5	71,5	76,5		165	55,5	59,5	64
	180	69,5	73,5	79		167,5	57,5	61,5	66
	183	71	75,5	81		170	59	63,5	68
	185,5	73,5	77,5	83		172,5	61	65	70
	188	75	80	85,5		175,5	63	67	72
	190,5	77	82	87,5		178	65	68,5	74
	zierl. Typ	mittl. Typ	kräft. Typ			zierl. Typ	mittl. Typ	kräft. Typ

Ist unser Körpergewicht zu hoch, so sollten wir abnehmen. Dazu gibt es ein einziges Mittel, nämlich eine kalorienarme Diät mit gemäßigter aber regelmäßiger Körperbewegung. Ausgezeichnet ist Wandern (man benötigt ungefähr 140 Kalorien für 5 Kilometer), wie auch Tennis und *Schwimmen*. Wesentlich ist, daß eine Diät ständig und nicht nur periodenweise eingehalten wird. Die Mehrzahl der Übergewichtigen folgen einige Zeit einem drakonischen Abmagerungsplan und bringen dafür zahlreiche Opfer, haben jedoch anschließend schon bald ihr altes Gewicht wieder. Sobald das Ziel erreicht ist, treiben sie einen erheblichen Nahrungsmißbrauch, und wenige Wochen, manchmal sogar nur wenige Tage später ist das Gewicht wieder beim ursprünglichen Wert angelangt. Die ganze Anstrengung war umsonst, und alles muß wieder von vorne begonnen werden.

Man kann sehr gut eine ständige Diät ohne Opfer durchführen. Dazu reicht es aus, daß man den Hunger befriedigt, ohne den übermäßigen Appetit befriedigen zu wollen. Jegliche chemische Substanz, die zur Abmagerung führen soll, ist gefährlich, unnötig und hat eine große Wahrscheinlichkeit, Depressionen zu bewirken (Ausnahme bei dringender Indikation). Der Verkauf solcher Medikamente sollte verboten werden.

Eine gut geleistete Entspannung hilft, den Appetit zu zügeln. Es gibt sehr gute und wirksame Methoden, die helfen, die Kalorienzufuhr zu drosseln. Eine ist unter dem Namen "Slumberslim" bekannt und benützt die Autosuggestion. Kurz zusammengefaßt, ist das Vorgehen folgendes: Man praktiziert das autogene Training nach Schultz, und nach jeder Übung, wenn man gut entspannt ist, wiederholt man sich im Geiste bestimmte vorher ausgedachte Formeln, wie z.B.: "Ich sehe die anderen Teigwaren, Kartoffeln, Süßigkeiten essen..., aber ich, ich habe keine Lust darauf. Im Gegenteil, ich habe besondere Lust auf gegrilltes Fleisch, Fisch, Gemüse, Salat usw." Diese Formeln ergänzt man durch eine recht lustige, aktive Technik. Die Person schneidet aus einer Zeitschrift das Bild einer leicht bekleideten oder noch besser nackten Person aus, der sie in der Körperform gleichen möchte. Wohlverstanden muß natürlich der Körpertypus dem eigenen Typus entsprechen. Man macht dann eine Photomontage, indem man den Kopf des Modells durch sein eigenes Bild ersetzt. Das Ganze wird auf Pappe aufgeklebt und an einem Ort aufgehängt, an dem man häufig vorbeigeht. Jedesmal, wenn man dieses Bild sieht, muß man denken: "So will ich aussehen." Das ist amüsant und gleichzeitig auch wirksam.

Wir haben besonders von der Nahrungsmenge gesprochen. Ein anderer wesentlicher Faktor für die Erhaltung einer guten Gesundheit besteht auch darin, die qualitative Beschaffenheit zu berücksichtigen. Dieser zweite Faktor ist sehr schwierig zu verwirklichen, denn heutzutage werden die meisten Nahrungsmittel, die in den Handel kommen, chemisch konserviert oder mit Hilfe von künstlichen Düngemitteln hergestellt. Dadurch wird unsere Nahrung mit Stoffen behandelt, die für unseren Organismus giftig sind.

Von Ausnahmefällen abgesehen, muß man zuallererst die Konserven aus unserer Ernährung verbannen. Konservierte Produkte haben nicht nur ihren Wert verloren, meist sind sie noch zusätzlich mit toxischen Substanzen gefärbt. Wir können im Rahmen dieses Werkes das allgemeine Problem der "frisierten" oder natürlichen Nahrungsmittel nicht diskutieren. Wir werden nur darauf hinweisen, daß die übermäßige Verfeinerung der Konsumprodukte ihnen ihre gesunden Eigenschaften nimmt, die *Vitamine* wie auch andere wesentliche Substanzen, die für unsere Gesundheit nötig sind, zerstört. Der Reis und das Mehl, um nur diese beiden Beispiele zu nennen, haben nach ihrer Verfeinerung ihren ganzen Wert verloren. Das im Vollreis vorhandene Vitamin B 1 fehlt im "weißen" Reis völlig, so daß letzterer nur noch kalorischen Wert hat.

Zu Beginn dieses Vortrages über die Ernährung haben wir gesagt, daß unsere übliche Art zu essen falsch ist. Wir haben bereits von der katastrophalen Wirkung des Fernsehens während des Essens gesprochen. Die Gewohnheit, die die meisten von uns angenommen haben, ist falsch, nämlich schnell zu essen und dabei zu reden. Wir schlucken dabei auch eine große Menge Luft (Aerophagie) und nehmen oft gar nicht wahr, was wir essen. Wir schlucken eine viel zu große Menge von Nahrungsmitteln "einfach so runter", ohne sie überhaupt zu kauen, denn wir haben es ja so eilig.

324

Das Kauen ist für die Erhaltung einer guten Gesundheit wesentlich. Die Kohlehydrate können durch den Organismus nicht aufgenommen werden, wenn sie nicht mit Speichel durchtränkt sind, denn dieser enthält einen wichtigen Verdauungssaft, das Ptyalin. Die Verdauung beginnt also schon im Munde. Wenn die Nahrungsmittel ungenügend gekaut werden, muß der Magen eine viel größere Arbeit leisten und läuft Gefahr, mit der Zeit Funktionsstörungen zu bekommen. Ein beträchtlicher Teil der Verdauungskrankheiten lassen sich durch mangelndes Kauen erklären.

In diesem sehr schematischen Vortrag haben wir nur einige Probleme im Lichte unserer persönlichen Meinungen aufgegriffen. Eine harmonische, besonders eine vernünftige Lebensweise, würde in vielem zu einem besseren psychosomatischen Gleichgewicht beitragen und würde die Anzahl der Erkrankungen beträchtlich verringern.

Die meisten Betrachtungen, die in diesem Vortrag geäußert wurden, stehen mit der Sophrologie nur in indirektem Zusammenhang.

Schlußbetrachtung

Schlußbetrachtungen

Diejenigen, die als Letzte zum Kampfe antreten, scheinen alleine den Sieg zu entscheiden.

Titus Livius

William James sagte: "Jede neue Lehre durchläuft drei Stufen: Zuerst attackiert man sie und hält sie für absurd; dann kommt man zu der Ansicht, daß sie zwar wahr, aber unbedeutend ist; schließlich erkennt man ihren wirklichen Wert, und ihre Gegner beanspruchen dann die Ehre, sie entdeckt zu haben."

Auch die Sophrologie kann dieser Regel nicht entkommen. Heute, nach mehr als 13 Jahren ihrer Existenz, befinden wir uns zwischen dem ersten und dem zweiten Stadium. Bis in ein paar Jahren kann man damit rechnen, daß dann einer oder mehrere bedeutende Universitätsprofessoren, die heute von der Sophrologie nichts wissen wollen (zumal die meisten überhaupt nicht wissen, worum es geht, und keinerlei Interesse zeigen, es zu erfahren), ihre Bedeutung und ihre beträchtliche Entwicklung erkennen und sich dann rühmen, ihre Väter zu sein und den Grundstein zu dieser neuen Schule gelegt zu haben.

Die Medizin hat seit Anfang dieses Jahrhunderts unglaubliche Fortschritte gemacht. In allen sogenannten zivilisierten Ländern sind wichtige Forschungszentren entstanden, um wirksam gegen Krankheiten anzukämpfen. Die Entdeckung der Antibiotika und der Antikoagulantien, um nur diese zu nennen, hat das Leben von Millionen Menschen verlängert. Alles soll wissenschaftlich sein; jede Entdeckung muß gemessen und in all ihren Details studiert und verstanden werden, sonst wird sie als empirisch und nicht-wissenschaftlich abgetan. Diese Denk- und Handelsweise hat die moderne medizinische Therapeutik erheblich verändert. Die Medizin und die Ärzte sind - häufig unbewußt - meist allzu materialistisch geworden, so daß die Medizin Gefahr läuft, in eine Katastrophe zu rennen, wenn nicht eine wesentliche Kursänderung stattfindet.

Obwohl in den letzten Jahren besonders dank den Fortschritten in der Psychiatrie, in der psychosomatischen Medizin und in der Analyse eine bedeutende Entwicklung stattgefunden hat, gibt es viel zu viele Ärzte, die verbissen nur gegen die Krankheit ankämpfen und dabei den Kranken vergessen, der hinter seinem Symptom verborgen bleibt. Die Ideale des Medizinstudenten: Selbstlosigkeit, Selbsthingabe, menschliche Gefühle, die Bereitschaft, alles zu tun, um seinen Nächsten zu retten, ändern sich allmählich, wohl oder übel. Das finanzielle Interesse gewinnt oft gegenüber dem menschlichen Interesse die Oberhand.

Die Mehrzahl der Patienten, die ambulant behandelt werden, leidet unter psychosomatischen Störungen, die, wie wir vorhin gesehen haben, besonders auf die Lebensweise und auf die Art der Zivilisation, die uns auferlegt ist, zurückzuführen sind. Die Krankenkassen bezahlen die Konsultation, wie auch die häufig sehr teuren Medikamente. Diese Situation führt paradoxerweise dazu, daß die schon überlasteten Ärzte einen Großteil ihrer Zeit damit verlieren, sich mit Leuten zu beschäftigen, die eigentlich keiner medizinischen Versorgung bedürfen, die Praxis jedoch unnötigerweise belasten.

Der Patient ist falsch erzogen und kann sich keine medizinische Konsultation ohne Rezept vorstellen. Gibt der Arzt nicht schon bei der ersten Konsultation irgendein Medikament, so wird er für unfähig gehalten und riskiert, seinen Patienten zu verlieren.

Natürlich gilt das, was hier gesagt wurde, nicht für alle Ärzte, auch nicht für alle Patienten, aber leider für viele von ihnen. Wir können nicht oft genug wiederholen, daß *70 %* der Patienten an funktionellen Krankheiten leiden, das heißt, daß sie unbewußt Opfer des Lebensrhythmus sind, der ihnen in unseren Ländern zugemutet wird. In diesen Fällen wird die klassische symptomatische Therapie der konventionellen Medizin nur eine zeitweilige oder gar keine Wirkung haben. Nur allzu oft beruht die therapeutische Wirkung nicht, wie man glaubt, auf der Wirkung der Medikamente, sondern im wesentlichen auf der zwischen Arzt und Patient entstandenen Beziehung. Diese Beziehung ist ausschließlich psychisch. Im Geist des Patienten erscheint der Therapeut als ein Mensch, "der etwas versteht" (glücklicherweise ist der Mythos des Arztes noch nicht vollständig verschwunden) und dem man sich blindlings anvertrauen kann. Diese "Übertragung", der wir ein eigenes Kapitel gewidmet haben, spielt eine fundamentale Rolle. Sie ist es, die im allgemeinen den Vorgang der Heilung bestimmt; die Medikamente sind nur eine Ergänzung und nur in den Augen des Patienten unerläßlich. Folglich könnte der Arzt häufiger Placebos [1] verschreiben, da diese niemanden vergiften und doch fähig sind, bei manchen psychosomatischen Störungen spektakuläre Heilungen zu bewirken.

Wir sprechen hier natürlich weder von akuten Fällen, die ein ganz anderes Problem darstellen, noch von echten symptomatischen Krankheiten. Nach all dem, was wir über die Pharmakologie und die Medikamente gesagt haben, hoffen wir, daß der Leser bewogen wurde, Medikamente nur bei absoluter Notwendigkeit und ausschließlich auf ärztliche Verordnung hin einzunehmen. Nimmt man an, daß 20 % der Patienten einer symptomatischen Behandlung bedürfen, daß 10 % unheilbar sind, so müßte wohl für die restlichen 70 %, die im wesentlichen "funktionelle Patienten" sind, eine andere Medizin geschaffen werden. Das ist der Grund, weshalb man immer mehr von psychosomatischer Medizin spricht. Auch die Sophrologie findet darin ihr hauptsächliches Ziel.

Wir wollen noch zur Entlastung der Ärzte sagen, daß der Verkauf von Medikamenten, wie es d'Autrec [2] sagt, "eine methodische und rationalisierte Ausnützung der Krankheit" ist, und ich möchte hinzufügen: eine Ausnützung des Patienten und des Arztes, die, ohne es zu wissen, beide deren Opfer sind.

"Die Mittel, um den behandelnden Arzt suggestiv zu beeinflussen, sind zahllos. Man überschwemmt ihm buchstäblich mit Taschenagendas, Kalendern, Mementos, mit Briefpapier und besonders mit Fließblättern. Jedesmal, wenn man eine Adresse vornimmt, wenn man die Tinte abtupft, springt einem der Name des Produktes in die Augen, und schließlich prägt er sich in den Geist ein; wenn dann ein Patient kommt, der die in den Slogans beschriebenen Symptome aufzuweisen scheint, dann natürlich, warum auch nicht? Man kann es ja einmal versuchen. Und, fast ohne es zu wollen, unterschreibt man das Rezept, welches dieses Präparat verschreibt."

Die allmächtigen pharmazeutischen Konzerne begnügen sich nicht damit, die Ärzte psychologisch zu vergiften, sie gehen noch weiter. Sie wenden sich direkt an die Öffentlichkeit, indem sie deren Angst vor der Krankheit durch Werbung für pharmazeutische Produkte in den Zeitungen und in der Presse ganz allgemein, dem Radio, Kino, Fernsehen, in den Schaufenstern der Drogerien und Apotheken ausnützen. Jeder kann sich ohne Rezept unglaubliche Mengen von unnötigen oder gar kontraindizierten Substanzen beschaffen, weil der Apotheker nicht immer die Ehrlichkeit hat, sie zu verweigern.

Schon von frühester Kindheit an erwirbt der "zivilisierte" Mensch des 20. Jahrhunderts die Gewohnheit, für alles und für nichts Medikamente einzunehmen. Eine kleine Magenstörung und "hopp" eine Tablette; irgendwelche Einschlafschwierigkeiten? eine andere Tablette, usw.

Das geht so weit, daß heutzutage fast jeder gute Haushalt eine wohlsortierte Hausapotheke besitzt mit allerlei Medikamenten, von denen man oft nicht einmal weiß, wozu sie gut sind,

---

[1] siehe Kapitel XV
[2] d'Autrec C.V.: Les charlatans de la medecine. Ed. La Table Ronde

und die häufig monatelang, wenn nicht für Jahre, im Schrank herumliegen. Man kann sich fragen, wie es der moderne Mensch zustandebringt, unter solchen Umständen noch bei Gesundheit zu bleiben, besonders, wenn man dazu den Skandal der Nahrungsmittel hinzunimmt. Nichts von dem, was wir essen, ist natürlich, alles ist chemisch durch Düngemittel, durch Konservierungsmittel, durch Farbstoffe und viele andere toxische und krebserzeugende Elemente verändert. Man fügt unserer Nahrung chemische Stoffe wie z.B. Borsäure, Natriumbenzonat, Kaliumnitrat, Ammoniumpersulfat, Stickstofftrichlorat usw. und besonders - der Gipfel der Misere - Farbstoffe wie das Anilin zu.

Was letzteres anbetrifft, so möchten wir erwähnen, daß es vom Kohlenteer abgeleitet ist, der - wie jeder weiß - hochgradig krebserzeugend ist. Und dennoch benützt man es laufend, um Teigwaren, Butter, Süßgebäcke und andere Nahrungsmittel gelb zu färben. In gewissen hochindustrialisierten Ländern werden beispielsweise in den Konfitüren, die man im Handel findet, die Früchte vollständig durch chemische Ersatzstoffe, die man aus Lumpen gewinnt, ersetzt, und der Zucker wird durch bekanntermaßen krebserzeugende Substanzen substituiert. Man synthetisiert Bananen aus Methylvalerianat, Birnen aus Amylazetat, usw. "Manche Boullionwürfel werden aus Kasein hergestellt, aus dem man auch die Griffe von Regenschirmen, sowie Knöpfe und Kämme produziert. Schnecken aus Burgund sind häufig nichts anderes als Gummiabfälle." [1]

Ein großer Teil unserer Nahrung ist verfälscht und "frisiert". Wir könnten auf die unglaublichen Kunstgriffe eingehen, die bei der Herstellung von Margarine, Öl und pflanzlichen Fetten benützt werden. Alle enthalten hoch kanzerogene und für den menschlichen Organismus toxische Substanzen, was eine empörende und allgegenwärtige Werbung in keiner Weise verhindert. Selbst das Leitungswasser ist mit Chlor behandelt."Die Textilien halten dieser Behandlung nicht stand, unser Organismus auch nicht." [2]

Obst und Gemüse werden durch die Verwendung von chemischen Düngemitteln (die auch die Erde und ihre natürliche Düngefähigkeit zerstören) geschädigt und verlieren dadurch ihre Eigenschaften als gesunde pflanzliche Nahrung; sie sind Träger von toxischen Substanzen, die dann in unserem Organismus abgelagert werden. Zitieren wir nochmals d'Autrec: "Man ernährt die Pflanze so, wie man die Menschen ernährt: unlogisch und künstlich. Sie werden unausweichlich krank; dann behandelt man sie mit chemischen Medikamenten, die sie noch mehr vergiften."

"Doch die Gesundheit," sagt Dr. Paul Carton, "hängt von der Art ab, wie man sich den Naturgesetzen fügt. Krankheit erscheint lediglich als Folge von wiederholten und akkumulierten Verletzungen der Gesetze des menschlichen Lebens. Sogar die Infektionen treten nur dank Herabsetzung der Widerstandskraft des organischen Terrains auf, denn Mikroben sind um uns herum ständig vorhanden. Aber sie vermehren sich nur bei Individuen, deren Körpersäfte Schaden genommen haben und ihnen einen günstigen Nährboden liefern."

Heute nimmt man an, daß die Bakterien nicht unbedingt aus dem äußeren Milieu stammen, sondern daß sie ein Teil von uns selbst sind. Wir tragen sie in uns, in unseren Säften, und nur unter ganz bestimmten Bedingungen können sie virulent werden und bestimmte Krankheiten auslösen.

Man kann sich eine schwerwiegende Frage stellen, der unsere gesamte Aufmerksamkeit gehört. Es gibt heutzutage eine beträchtliche Erhöhung der Sterblichkeit an Krebs in den "zivilisierten" Ländern. Da wir nicht wissen, wie alle Medikamente und anderen chemischen Produkte in unserem Organismus wirken, ist es auch denkbar, daß sie eines Tages durch Akkumulation eine kleine Zellmutation bewirken, wodurch diese Zelle "verrückt" wird und sich in abnormer Weise teilt, d.h. zu einem Krebstumor führt. Krebs verursacht heute den Tod von mehr als einem Fünftel der Menschheit, und diese Ziffer ist im Zunehmen begriffen. Was

---

[1] d'Autrec C.V.: Les charlatans de la medecine. Ed. La Table Ronde
[2] d'Autrec C.V.: Les charlatans de la medecine. Ed. La Table Ronde

macht man nun, um dieses Anwachsen des Krebses zu bekämpfen? Man organisiert nationale Geldsammlungen, man treibt die Forschung voran, um eine wirksame Therapie gegen den Krebs zu entdecken, was jährlich viele Millionen kostet. So wie die Dinge jetzt stehen, muß man hoffen, daß die Forscher ihr Ziel erreichen werden. Man kann aber auch der Ansicht sein, daß das Verbot des freien Verkaufs der Mehrzahl der Medikamente, die Umerziehung der Ärzte, daß sie die Medikamente nicht haufenweise verteilen, das Verbot jeglicher Werbung für Medikamente und die peinliche Kontrolle unserer Ernährung mit weniger Kost eine wirksame Krebsprophylaxe gewährleisten würden.

Heute glaubt man auch, daß in vielen Fällen der Krebs psychosomatischen Ursprungs ist. Er soll, wie andere funktionelle Krankheiten, auf unsere Lebensweise, auf die Umwelt, kurzum auf die ungeregelte Zivilisation, in der wir leben, zurückzuführen sein.

Von Tag zu Tag erkennen mehr Ärzte die Bedeutung der Person des Patienten selbst beim Auftreten der Krankheit, und sie sehen ein, daß in erster Linie der Patient und nicht die Krankheit behandelt werden muß. Hier und in diesem Sinne wird die Sophrologie eine erstrangige therapeutische Ergänzung bringen können.

Selbstverständlich wollen wir aus der Sophrologie keinesfalls ein Allheilmittel machen. Wir glauben einfach, daß sie eine Medizin des Menschen und nicht der Krankheit, eine neue Ergänzung zu allen modernen Therapieformen ist, und daß sie für die Patienten eine Hilfe bedeuten kann. Denn schließlich sind sie es, und sie alleine, die betroffen sind, von finanziellen und anderen Aspekten ganz abgesehen.

Die Sophrologie ist eine Therapie, welche die Veränderungen der Bewußtseinszustände des Menschen benützt. Sie ist eine Philosophie, die sich mit den Problemen des Gleichgewichts des Lebens befaßt. In diesem Sinne spielt sie eine wesentliche prophylaktische Rolle gegenüber den Krankheiten unseres Jahrhunderts.

Man muß erkennen, daß die Ausbildung der Ärzte viel zu materialistisch orientiert ist. Doch schließlich besteht der Mensch nicht nur aus einem Körper - einem Soma - sondern er besitzt auch eine Psyche, die genau gleich wichtig ist. Das eine ist mit dem anderen ganz eng verbunden, und es ist unlogisch, den Körper alleine behandeln zu wollen. Ist der Körper krank, so ist automatisch auch die Psyche betroffen und umgekehrt. Soll sie Anspruch auf Vollständigkeit haben, so muß sich die Medizin ebenso mit dem Körper wie mit der Psyche beschäftigen. Eine einseitige Therapie ist also offensichtlich falsch. Und dennoch wurde bis vor kurzem den Studenten in den medizinischen Fakultäten keine Psychologie unterrichtet, noch wußten sie, was Übertragung ist, noch wie wichtig der Kontakt zum Patineten ist, noch hatten sie eine Ahnung von der Bedeutung der Atmung im Leben, oder von dem, was unter einer gesunden Ernährung zu verstehen ist.

Der Unterricht an den Universitäten enthält so, wie er heute aussieht, viele Unvollkommenheiten, die verändert werden sollten. Der Medizinstudent wird dogmatisiert; er lernt viele Dinge, die ihm nichts nützen, während es so viele Gebiete gäbe, die ihn wirklich bereichern könnten, und zwar nicht nur als Arzt, sondern auch als Mensch.

Zitieren wir Dr. Roland Cahen, einen Psychiater und Psychoanalytiker aus der Jung'schen Schule, der in einer Kritik des Buches von Dr. Caycedo schreibt: ''Es war für uns ein wenig überraschend, wie wir auf die Sophrologie stießen, aber wir waren voller Bewunderung... Ihre Mischung aus Doktrin, Psychologie, Philosophie, Neurophysiologie, Klinik und Therapie stellt einen Katalysator des Erwachens gegenüber der menschlichen und psychiatrischen Problematik dar, wie wir bisher tatsächlich noch nie einem begegnet waren.

Daß es auf diese Weise gelungen ist, ein allgemeines und aktives ärztliches Interesse für die menschliche Person, Gefäß des Bewußtseins, Tempel seiner Freiheit, seiner Leiden und seiner Bestrebungen, zu mobilisieren, ist ein großartiges Verdienst.

Mir scheint, man werde in Zukunft zahlreiche positive Folgen verbuchen können, z.B.:
- die beschleunigten Entspannungs- und Induktionsmethoden scheinen in vielen Spezialgebieten eine große Zukunft vor sich zu haben, indem sie die Möglichkeiten der ärztlichen Handlungsfähigkeit erweitern.

- Eine richtig verstandene Sophrologie sollte beispielsweise auf der Ebene des *Allgemeinspitals* dazu beitragen, die Aufnahme dort weniger langwierig und unangenehm zu gestalten und sie in eine wirkliche Aufnahme zu verwandeln. Die Vermenschlichung der Beziehungen wird ein erster Schritt im Kampf gegen die Angst vor Krankheit und in Richtung Entspannung sein.

Auch hinsichtlich der psychischen Hygiene könnte die Sophrologie eine schnellere Verbreitung der wohltuenden Wirkungen der Entspannungstechniken ermöglichen...

Die Sophrologie erweist sich also gleichzeitig als eine Ganzheit von theoretischen Überlegungen, welche Beachtung verdient, und als eine Verbesserung und Vertiefung der Entspannungstechniken... Sie mobilisiert in legitimer und fruchtbarer Weise die verschiedensten Köpfe in der ärztlichen Familie zur Diskussion über Probleme, über die die meisten Kollegen nicht bereit waren nachzudenken. Sie verfolgt einen Plan und liefert einen weiteren Schlüssel zur Gesundheit, einen Schlüssel, der gleichzeitig besonders universell anwendbar und handlich ist. Die menschliche Plastizität, von der man lange nur die pathologischen Potentiale und Abweichungen gekannt hat, kann künftig in ihren positiven und wohltuenden Aspekten betrachtet werden. Durch die Befreiung der menschlichen Plastizität von ihrer hysterischen Pathologie und vom Fetischismus werden sich viele neurographische Gegebenheiten klären, und man wird daraus einen Ansatzhebel für die Gesundheit und für die Prophylaxe machen können." [1]

Zitieren wir abschließend eine Zusammenfassung einer Publikation von Dr. E. Rawlings: "In der Ausbildung der Medizinstudenten legt man zuviel Wert auf die physikalischen Faktoren gegenüber den psychologischen Faktoren. So werden die neu qualifizierten Ärzte auf eine ständige Suche nach den physischen "Ursachen" hin orientiert, und sie vernachlässigen dabei die psychologischen Faktoren. Dieser Irrtum verfestigt sich auf diese Weise über eine ganze Berufskarriere hinweg. Reagiert der Patient positiv auf eine medizinische oder chirurgische Behandlung, so ist man überzeugt, daß es sich hier um Ursache und Wirkung handelt, ohne die auch miteinbezogenen psychologischen Faktoren in Betracht zu ziehen.

Auf diese Weise überleben komplizierte und kostspielige Behandlungsweisen, die häufig beklagenswerte Nebenwirkungen auslösen" [2]

Beiläufig möchten wir noch darauf hinweisen, daß viele Krankheiten iatrogenen Ursprungs sind, d.h. sie werden vom Arzt selber durch seine falsche Therapie hervorgerufen. Die durch diagnostische oder therapeutische Methoden bewirkte Pathologie soll für 10 % der Krankenhauseinweisungen verantwortlich sein.

Die gleiche Fehlbeurteilung der Bedeutung der Psyche in der Entstehung der Symptome führt zu *unnötigen chirurgischen Operationen* - eine recht unangenehme Art von Placebo.

"Meine Schlußfolgerung", sagt Dr. E. Rawlings, "ist, daß die für die Suche nach psychologischen Faktoren verwendete Zeit auf lange Sicht nicht nur eine Zeitersparnis darstellt, sondern daß sie auch bessere Resultate erzielen kann, ohne daß auf Medikamente zurückgegriffen werden braucht, die teuer und möglicherweise gefährlich (und unwirksam) sind. Sie kann die Anzahl der chirurgischen Eingriffe reduzieren. So wird dem Patienten ein besserer Dienst erwiesen, und die Krankenhausbetten werden frei für die Menschen, die sie wirklich benötigen."[3]

Die verschiedenen therapeutischen und prophylaktischen Techniken, die von der Sophrologie den Ärzten zur Verfügung gestellt werden, stellen einen integralen Bestandteil der Basisbehandlung der Patienten und eine qualitativ hochstehende Ergänzung zu allen modernen Therapieformen dar. Zusätzlich zu diesen Vorteilen ermöglicht es die Sophrologie, daß der Arzt selbst besser leben kann und sich zumindest teilweise von der Erschöpfung aufgrund seines anstrengenden Berufs befreien kann.

---

[1] Cahen R., Dr.: Appreciations sur "Progres en Sophrologie" du Docteur Caycedo et collaborateurs
[2] Cahen R., Dr.: Appreciations sur "Progres en Sophrologie" du Docteur Caycedo et collaborateurs
[3] Rawlings E., Dr.: Revue de la medecine psychosomatique et de physiologie medicale. tome 12, N. 3, p. 289, automne 1970, Ed. Privat

Dieses Buch ist zweifellos unvollständig. Es erklärt auf sehr lakonische Weise, was Sophrologie ist. Wir haben versucht, die behandelten Themen so klar und so einfach wie möglich darzustellen, da sie sich ja an ein nicht-spezialisiertes Publikum wenden. Bei allem, was wir besprochen haben, versuchten wir, im Rahmen des Möglichen rationale und kartesianische Erklärungen zu finden, die dem Intellekt des westlichen Menschen des 20. Jahrhunderts entsprechen.

Ehe wir zum Schluß kommen, möchten wir noch folgendes betonen: Das ständige Nachdenken und der für den westlichen Menschen charakteristische Materialismus zerstören den Intellekt und führen zum Denkautomatismus (jenes Symptom = jene Krankheit = jenes Medikament) und zur intellektuellen Sklerose, ein Zeichen unserer Zeit. Allein der metaphysische Gedanke kann uns vor dieser in ständigem Vormarsch begriffenen Sklerose retten. Im Gegensatz zu den akzeptierten Evolutionstheorien scheint der Mensch trotz der sogenannten wissenschaftlichen Fortschritte auf allen Gebieten, sowohl physisch wie auch psychisch, voll in einer Involution zu stecken. Ändert er seine Lebensweise nicht, so rennt er in die Selbstzerstörung.

Wiederholen wir, daß wir uns vollständig der Mängel dieses Werkes bewußt sind, daß manche Themen nicht besprochen und andere ungenügend ausgeführt wurden. Wir hätten gerne auch über die bedingten Reflexe nach Pawlow, über Suggestion, über Hirnphysiologie, über esoterische Lehren, über die Biochemie des Gehirns, über die zervikale Pharmakologie etc. gesprochen.

Wenn es uns gelungen ist, die Notwendigkeit einer Veränderung in unserer Lebensweise, soll unsere Gattung und mit ihr jegliches Leben gerettet werden, ins Bewußtsein zu rufen und das Interesse daran zu erwecken, so sind wir vollkommen befriedigt. Die Sophrologie wird dann in der Existenz jedes Einzelnen den Platz einnehmen, den sie einnehmen muß.

GLOSSAR

ABSOLUTE, DAS: Für den Hinduisten ist das Absolute Ursprung und Ziel aller Dinge. Aus dem Absoluten geboren, muß der Mensch dorthin zurückkehren. Imdem er sich in zahlreichen "Karmas" (Inkarnationen) schrittweise vervollkommnet und einmal ein "perfektes Wesen" wird, kann er sich mit ihm wieder vereinen.

ABSTINENZSYNDROM: Gesamtheit der Störungen, die bei einem Drogensüchtigen auftreten, wenn man ihm plötzlich seine Drogendosis entzieht (Heroin, Kokain, Alkohol, etc.). Bei schweren Drogensüchtigen ist der abrupte Drogenentzug sehr gefährlich und kann zu schweren neurotischen Zuständen sowie zu möglicherweise katastrophalen Nervenzusammenbrüchen führen. Die Entgiftung muß schrittweise und langsam geschehen.

ALFRED ADLER (1870-1937): Österreichischer Arzt und Psychologe. Schüler und später Kollege Freuds, von dem er sich wegen unterschiedlicher Betrachtungsweisen trennt. Er begründet die vergleichende Individualpsychologie. Seine Theorie beruht auf dem Begriff des Charakters, auf dem Minderwertigkeitskomplex, dem der Drang nach Überlegenheit entgegenwirkt, und auf der reellen Situation des Individuums, die mit seinen Bestrebungen in Konflikt steht.

ADRENALIN: Von den *Nebennierenrinden* ausgeschiedenes Hormon, das zur Regulierung des Blutdrucks und des Herzrhythmus dient. Adrenalin hat auch eine Wirkung auf die Bronchien (Erweiterung) und verlangsamt die Verdauung. Es wird auch in Verbindung zwischen einzelnen Nervenzellen (Synapsen) produziert und spielt in der Reizleitung eine wichtige Rolle.

ÄHNLICHE TELEPATHIE=VERSUCHE IN DER SCHWEIZ: Versuchsweise haben wir mehrere Experimente mit erstaunlichem Erfolg durchgeführt. Hier eine kurze Beschreibung eines solchen Experiments: Der Induktor befindet sich in Lausanne und in tiefer Entspannung. Er wird von einer neutralen Person kontrolliert, die nichts vom Experiment weiß. Am anderen Ende der Schweiz, in St. Moritz, versetzt sich eine junge Dame ebenfalls in Entspannungszustand. Sie wird in der gleichen Weise wie der Induktor kontrolliert. Außer letzterem kennt niemand das Ziel des Experiments, dessen Protokoll schriftlich in einem Briefumschlag versiegelt ist. Die Kontrollpersonen müssen mit Sekundenpräzision aufschreiben, was sie beobachten, wobei die Uhren synchronisiert sind. Beginn des Experiments um 20^{00} Uhr. (Wir führten mehrere Versuche in Intervallen von einer Woche durch.) Der Induktor führt eine Serie von Bewegungen aus und konzentriert sich dabei auf das Bild des Empfängers. Die Kontrollpersonen schreiben mit größter Präzision die Bewegungen sowie die Uhrzeit auf. In St. Moritz führt der Perzipient alle Bewegungen genau zur selben Sekunde aus. Es wurde ein einziger Fehler gemacht (dieser Fehler wiederholte sich jedesmal). Der Perzipient hob den linken Arm, während der Induktor den rechten Arm anhob. Alle anderen Bewegungen stimmten genau überein.

Mehrere ähnliche Versuche und, was ihr Resultat anbetrifft, sogar noch überraschendere, wurden zwischen Lausanne und Bordeaux (Dr. J. Barry) durchgeführt. Es wäre verfrüht, deren Resultate zu veröffentlichen.

334

ÄTIOLOGIE: Ursache, Quelle einer Krankheit.

AFFERENTE BAHNEN: Nervenbahnen, welche auf ein Zentrum zugehen. Im Gegensatz dazu verlassen die efferenten Bahnen das Zentrum nach außen hin.

AGR: Akuter Gelenkrheumatismus. Diese äußerst häufige Krankheit kann in den meisten Fällen als funktionelle Krankheit betrachtet werden. Die Sophrologie ist dagegen eine wirksame Therapie.

AGRANULOZYTOSE: Krankheit, die eine bestimmte Kategorie von weißen Blutkörperchen (Granulozyten) betrifft. Ihre Anzahl wird ungenügend. Die Agranulozytose tritt häufig in der Folge einer übertriebenen Einnahme von Schmerzmitteln auf. Die Prognose ist schlecht.

ALGOPAREUNIE: Schmerzhafte sexuelle Penetration. Algopareunie ist häufig mit *Vaginismus* verbunden. Sie kann auch andere Ursachen haben: zu enge Vagina, Mißbildung, etc.

ALKALOSE: Sauerstoffübersättigung des Blutes, die zu Bewußtseinsverlust führen kann. Sauerstoffmangel hingegen führt zu Azidose. Beim Erlernen der Atemtechniken wird die Sauerstoffzufuhr viel größer als beim normalen Atem. Der Körper muß sich schrittweise an diese Hyperventilation gewöhnen. Die Übungen müssen vorsichtig und zunehmend durchgeführt werden, um eine Alkalose zu vermeiden.

ALLGEMEINSPITAL: Heute sind noch zahlreiche Krankenhäuser schlecht organisiert. Die Patienten werden in gemeinsamen Sälen eingepfercht, ohne Rücksicht auf Alter oder Gesundheitszustand. Häufig liegen Todkranke neben Rekonvaleszenten. In gewissen Krankenhäusern kann man eine echte Industrialisierung der Krankheit beobachten, wobei die Patienten nichts anderes als Nummern sind. Moralisch gesehen ist in gewissen Spitalzentren noch alles zu tun, um diese automatisierten Fabriken zu humanisieren, um die Persönlichkeit des Patienten zu respektieren.

ALS MENSCHLICHES WESEN EMPFANGEN WERDEN: Die Art, einen Patienten bei einem Arzt oder Zahnarzt aufzunehmen, ist sehr wichtig. Er muß sich als Mensch betrachtet fühlen und nicht als Nummer. Letzteres geschieht bei den "Fließbandkonsultationen", sowie bei der Technik des Rezepte-"Verteilens". Wir wehren uns gegen diese Art von Praxis der Medizin, welche völlig unmenschlich und kommerziell ist.

ALZHEIMERSCHE KRANKHEIT. Organische Krankheit, die auf eine Veränderung des Parenchyms der Nervensubstanz zurückzuführen ist (sie befällt Menschen zwischen 40 und 60 Jahren). Störungen der Motorik, Desorientierung.

AMBULANTER PATIENT: Patient, der bei einem Arzt behandelt wird und keiner Hospitalisation bedarf.

AMENORRHOE: Fehlen oder abnorme Verminderung der Menstruation . Die Amenorrhoe beruht im allgemeinen auf einer Hormonstörung, aber sie kann auch rein psychisch bedingt sein.

AMRIT DESAI: Amrit Desai ist ein Inder und seit frühester Kindheit Yoga-Anhänger. Er hat lange Jahre in indischen Ashrams verbracht, bevor er seine Kunst in den USA, in der Nähe von Philadelphia, zu lehren begann. Dort begründete er seine Schule. Man findet im Westen selten so qualifizierte Lehrer wie ihn. Wir konnten ihn dazu bewegen, sich ins Forschungslabor zu begeben, und so konnten wir an ihm verschiedene Messungen vornehmen.

AMYOTROPHIE: Muskelschwund.

ANAMNESE: Lebensgeschichte des Patienten, seine Familiengeschichte, jetzige und vergangene Leiden. Die Anamnese ist für jegliche sophrologische Therapie unerläßlich. Jeder Arzt sollte eine möglichst vollständige Anamnese seiner Patienten erheben, bevor er eine Behandlung beginnt.

ANGST: In Wirklichkeit sollte man von "Ängsten" (Mehrzahl) sprechen. Manche gehören zur normalen menschlichen Psyche, wie z.B. die Angst vor dem Tod. Diese mobilisiert den Erhaltungstrieb und kann durch eine sophrologische Vorbereitung nicht beeinflußt werden. Bei der Geburt ist die Vielfalt der Ängste offensichtlich: Angst vor dem fötalen Leiden, vor dem Risiko, vor dem Geschlecht, vor der Unfähigkeit, sein Kind aufzuziehen, vor finanziellen Schwierigkeiten, vor einem abnormen Kind, vor einer Totgeburt, etc. und natürlich Angst vor dem Leiden. Durch die Sophrologie kann man die meisten nicht normalen Ängste einschränken oder gar ausschalten.

ANIMA – ANIMUS: (Jung) Unbewußter Teil der männlichen Psyche bei der Frau (Animus) oder der weiblichen beim Mann (Anima). In den Träumen erscheint der Animus in der Gestalt von Männern, die Anima in der Gestalt von Frauen, beide sind Projektionen unseres eigenen inneren Gegenpols.

ANOREXIE: Vollständiger Appetitverlust. Ein Anorektiker muß künstlich mit Glukose-Vitamin-Kochsalzlösungen ernährt werden, da er sonst am Hungertod sterben kann. Anorexie kann eine Äußerung von *Hysterie* sein, kann aber auch in verschiedenen Schocksituationen auftreten. Die sophrologische Behandlung ist im allgemeinen wirksam.

ANORGASMIE: Unmöglichkeit, zu sexuellem Genuß (Orgasmus) zu kommen. Es gibt bei der Frau den vaginalen Orgasmus, der durch den Geschlechtsakt zustande kommt, und den klitorialen Orgasmus, der durch Reizung der Klitoris bewirkt wird. Anorgasmie kann die eine oder die andere dieser Gegenden betreffen oder gar beide, wie im Fall auf der Seite 261. Siehe auch *Frigidität.*

ANTIKOAGULANTIEN: Medikamente, welche die Blutgerinnung verhindern oder hemmen. Das Phänomen der Blutgerinnung steht in direktem Zusammenhang mit den Blutplättchen (Thrombozyten), mit dem Vitamin K und der Vasokonstriktion. Die Antikoagulantien werden systematisch nach chirurgischen Eingriffen an Blutgefässen, bei Thrombophlebitiden, nach Herzinfarkt und bei Angina Pectoris verschrieben. Es sind die Medikamente gegen Arteriosklerose "par excellence".

APNOE: Atemstillstand.

APOPLEXIE: "Rammbockschlag" auf die Gefäße, welche in einem ganzen oder in einem grösseren Teil eines Organs zu einer beträchtlichen Vasodilatation, zu Ödemen und ausgebreiteten Blutungen führt. Diese schwere Kreislaufstörungen entziehen dem Organ abrupt seine normale Funktionsfähigkeit. (Definition des Nouveau Larousse Medical.)

ARCHETYP: "Archetypen sind Arten von angeborenen Komplexen, vorgeformte Strukturen unserer Psyche, welche im Laufe des Lebens die Materialien des individuellen Erlebnisses ausfüllen und beleben." (R. Cahen)

ARTERIELLER BLUTDRUCK, SYSTOLISCH UND DIASTOLISCH: Der Blutdruck wird in zwei Zahlen angegeben: die höhere entspricht dem Druck im Augenblick, wo die Herzkammern sich zusammenziehen: es ist der systolische Blutdruck; der andere, niederere Wert entspricht der Phase, in der die Kammern sich mit Blut füllen, sich entspannen: es ist der diastolische Blutdruck. Diese Zahlen sind je nach Alter, Gesundheitszustand, Tageszeit, etc. verschieden. Der Blutdruck beträgt bei einem 20-jährigen 120 - 80 (Druck in mm/Hg gemessen).

ARTERIOPATHISCHE DEMENZ: Psychische Störung, die auf eine Krankheit der Hirngefäße zurückzuführen ist. Durch Cholesterinablagerung verlieren die Arterien ihre Elastizität und ihre Lichtung nimmt ab. Allmählich wird das Gehirn schlechter durchblutet, seine Funktionsfähigkeit nimmt ab, was den Patienten zu einer psychischen Störung führt, bei der jede Logik und Rationalität verschwindet. Es tritt eine progressive Auflösung des Bewußtseins auf.

ASSOZIATIONSTEST: Projektiver Test, der von C.G. Jung benützt und erfunden wurde, um die Komplexe von Patienten ans Tageslicht zu bringen.

ATEMRHYTHMUS: Der normale Atemrhythmus beträgt ungefähr 15 pro Minute bei Ruhe. Bei körperlicher Anstrengung oder unter Emotionen nimmt er deutlich zu. Wird er zu schnell, so riskiert der Betreffende, das Bewußtsein wegen zu hohem Sauerstoffgehalt im Blut zu verlieren. (*Alkalose*).

AUTOGENES TRAINING, REINES: (Siehe Seite 128) Autogenes Training nach Schultz, so angewandt wie der Autor es beschrieben hat, ohne jegliche Veränderung (auto-suggestive Methode).

AUTOLYSE: Selbstmord; Zerstörung durch sich selber.

AUTOSUGGESTIVE METHODEN: Methoden, bei denen der Betreffende sich geistig und ohne Einfluß einer Drittperson Suggestionen gibt. Die Wirkung dieser Suggestionen ist umso deutlicher, je tiefer der Entspannungszustand ist.

BAUCHATMUNG: Die Bauchatmung ist die natürliche Atmung, welche dem Menschen durch die Natur gegeben ist. Alle Tiere, die Neugeborenen und die Primitiven atmen auf diese Weise. Erziehung, Gesellschaft, Zivilisation, Mode und besonders Angst verfälschen die natürliche Atmung. Die Folge davon ist Verstopfung und Störungen der Bauchdurchblutung.

BEDINGTER REFLEX: (Siehe Seite 143, die Pawlowsche Theorie der Hypnose.) Es gibt beim Menschen angeborene Reflexe (Beispiel: Patellarsehnen-Reflex) und eine große Anzahl von sogenannten bedingten Reflexen, die im Verlauf eines Lebens angelernt werden. Der berühmte russische Physiologe I. Pawlow entwickelte aufgrund von Tierexperimenten die Theorie dieser Reflexe, von der wir hier ein typisches Beispiel geben werden: Man zeigt einem Hund ein Stück Fleisch und gleichzeitig läßt man eine Glocke erklingen. Beim Anblick des Fleisches beginnt der Hund mehr Speichel fließen zu lassen (angeborener Reflex). Nach einigen identischen Versuchen benützt man nur noch die Glocke. Der Hund hat denselben Speichelfluß; es ist ein bedingter Reflex.
Die Mehrzahl unserer automatischen Handlungen sind nur bedingte Reflexe, die wir erlernt haben. Ein anderes typisches Beispiel ist die regelmäßige Einnahme von Schlafmitteln, die Tablette bedingt den Schlaf, und dies auch, wenn sie keinerlei chemische Eigenschaften besitzt, die zum Schlaf führen.

BIOCHEMISCHES GEDÄCHTNIS: Langzeitgedächtnis. Die mnestische Information hat intracerebrale chemische Veränderungen bewirkt (Ribonukleinsäure RNS —Desoxy-Ribonukleinsäure DNS), welche in unverwüstlicher Weise in unserem Gedächtnis eingraviert bleiben, ob es bewußt oder unterschwellig ist. Die Entspannung kann das unterschwellige Gedächtnis ins Bewußtsein aufkommen lassen.

BIOELEKTRISCHES GEDÄCHTNIS: Kurzzeitgedächtnis. Die Information wird rasch vergessen und bewirkt keine biochemischen Veränderungen im Gehirn.

BLOCKIERUNG: a) Abdominelle: Kontraktion der Bauchmuskeln in *Apnoe*, wie wenn man mit dem Bauchnabel die Wirbelsäule berühren wollte.
   b) Anale, abdominelle und Kinnblockierung: abdominelle Blockierung, dazu Kontraktion des Afterhebemuskels und Anpressen des Kinns gegen das Brustbein. Das Kinn komprimiert die Schilddrüse, was bedeutende Veränderungen im Grundstoffwechsel bewirkt.

BULBÄR: Zum Bulbus gehörig. Der Bulbus befindet sich in der Nackengegend im Nervensystem zwischen dem Zwischenhirn und dem Rückenmark, wo sich wichtige Zentren der Regulierung von Atmung und Kreislauf befinden. In dieser Höhe kreuzen sich die Nervenfasern. Der rechte Teil des Körpers wird vom linken Gehirn gesteuert und umgekehrt.

BULIMIE: (Siehe Seite 265) Ständiger, unstillbarer Hunger, der im Zusammenhang mit gewissen Geisteskrankheiten und manchmal Diabetes auftritt. Die Ursachen sind häufig psychologischer Natur. Das übermäßige Bedürfnis nach Essen würde in jenen Fällen eine Kompensation zu Mangel an Zärtlichkeit, Liebe und Gegenliebe bedeuten.

CALCANEUM: Fersenbein, welches in stehender Haltung das gesamte Körpergewicht trägt. An diesem Knochen setzt die wichtige Achillessehne an.

CHIASMA OPTICUM: X-förmige Kreuzung der Sehbahnen.

COMPUTER: Elektronengehirn mit Speicher.

CONGENITAL: Schon bei der Geburt vorhanden.

CORTIKALE NEURONEN: Ein Neuron ist eine edle Zelle des Zentralnervensystems. Ist es einmal zerstört, so regeneriert es nie. Die Neuronen sind in bestimmten Zonen des Gehirns konzentriert, beispielsweise in der grauen Substanz. Den neuronenreichen äußeren Teil des Gehirns nennt man Hirnrinde oder Cortex.

CORTISON: Von der Nebennierenrinde produziertes Hormon. Als synthetische Substanz ist das Cortison das mächtigste Kampfmittel gegen Entzündungen, besonders Rheuma und Asthma. Bei langdauernder Anwendung ist es außerordentlich gefährlich. Es wird mit Cortison viel Mißbrauch getrieben, was zu schweren *iatrogenen Krankheiten* führt. Es darf nur umsichtig und während kurzer Zeit bei ganz genauer Indikation angewandt werden.

DAMM: Anatomische Gegend, die sich zwischen After und Geschlechtsorganen befindet. Die Geburt bewirkt an dieser Stelle eine sehr starke Spannung, die zum Durchreißen führen kann und manchmal einen Einschnitt (Episiotomie) erfordert. Dieser Eingriff ist im allgemeinen schmerzlos und erfordert keine Anästhesie. Die Kompression durch den Kopf des Kindes ist so stark, daß diese Gegend spontan unempfindlich geworden ist.

DEKUBITUS: Liegend. Man spricht vom dorsalen oder lateralen Dekubitus. In der Dynamischen Relaxation nach Dr. Caycedo, erste Stufe, legt sich der Patient in rechtem lateralem Dekubitus hin, dann links, und schließlich auf den Rücken. Die seitliche Stellung führt die Blutmasse auf die Seite, auf der man liegt, und führt zu einer Verminderung des Blutandrangs auf der entgegengesetzten Seite.

DELTOID - GEGEND: Gegend des Musculus deltoideus, eines dreieckigen Muskels, der die äußere Seite des Schultergelenks umgreift. Er wirkt als Abduktor und als Armhebe-Muskel.

DEONTOLOGISCH: Zur Deontologie gehörig, d.h. zur Wissenschaft, die sich mit den Pflichten zwischen Ärzten und zwischen Arzt und Patient befaßt.

DESOMATISIERUNG: Vorgang, durch den ein körperliches Symptom mit psychischem Ursprung verschwindet. Man spricht von Somatisierung (von Soma = Körper) in Fällen, wo Stress, Aggression aus der Außenwelt, Emotionen und Angst so heftig werden, daß eine labile physische Reaktion auftritt. Es ist die psychosomatische Krankheit "par excellence".

DIASTOLISCHER BLUTDRUCK: Siehe *"Arterieller Blutdruck, diastolisch und systolisch".*

DIURETIKUM: Mittel, welches die Diurese, d.h. die Harnausscheidung, fördert. Kaffee und Tee sind diuretisch.

DYSMENORRHOE: Schmerzhafte Menstruation bei der Frau. Dysmenorrhoen treten sehr häufig auf. Außer seltenen Fällen von genitalen Mißbildungen ist der Ursprung der Menstruationsschmerzen psychisch (Selbstbestrafung, Masochismus oder Identifikation).

DYSPNOE: Atemschwierigkeiten, die auf Störungen des Atemsystems oder indirekt auf Kreislaufstörungen zurückzuführen sind.

DYSURIE: Erschwertes Harnlassen. Die Störung kann psychisch sein, kann aber auch in der Folge von Gonorrhoe, von Verengung der Urethra, Prostatahypertrophie, Blasensteinen oder Zystitis (Blasenentzündung) auftreten.

EKSTATISCHER ZUSTAND: Zustand, in dem eine Person außerhalb der Welt, des Begriffes von Zeit und Raum getragen wird. Es besteht eine Veränderung des Bewußtseinszustands.

ELEKTRISCHE HIRNTÄTIGKEIT: Das menschliche Gehirn ist eine echte elektrische Zentrale. Sind die Neuronen tätig, so entsteht in jeder Synapse (Verbindung zwischen zwei Nervenzellen) ein elektrischer Strom in der Größenordnung von 80 Mikrovolt (Millionstel Volt). Jede Zelle besitzt ungefähr 200 Synapsen, das Gehirn selber ungefähr 16 Milliarden Neuronen. Wenn sich einmal alle Zellen gleichzeitig in Tätigkeit versetzten, so würden sie soviel Energie freisetzen, daß wir augenblicklich zersetzt würden. Berechnen wir einmal das Total aller freigesetzten Energien: 16 Milliarden Neuronen mal 200 Synapsen = 3200 Milliarden Schaltstellen; 3200 Milliarden mal 80 Mikrovolt = 288'000 Milliarden Mikrovolt oder 28'800'000 Volt, und das allein für das Gehirn.

ELEKTRONEN: Elementarteilchen mit negativer Ladung, die um das Proton im Atom kreisen. Den neuesten Forschungen zufolge enthalten die Elektronen das, was wir bei den Atomen der lebenden Zellen "Geist" nennen.

ELEKTROENZEPHALOGRAMM: Kurve, die man mittels *Elektroenzephalographie* erhält.

ELEKTROENZEPHALOGRAPHIE: Siehe Seite 180.

340

ELEKTROMYOGRAMM: Kurve, die man durch elektronische Aufzeichnung der elektrischen Muskeltätigkeit erhält. Das Aufnahmegerät nennt man *Elektromyograph* (EMG).

ELEKTROMYOGRAPHISCH: Siehe *"Elektromyogramm"*, EMG.

EMETIKUM: Brechmittel. Gewisse Morphinderivate und Kupfersulfat sind starke Emetika.

EMG: Elektromyogramm oder *"Elektromyograph"*. Der Elektromyograph ist das elektronische Gerät, mit welchem die elektrische Muskeltätigkeit aufgezeichnet werden kann.

EMPFÄNGER − SENDER: Der menschliche Körper ist einer der kompliziertesten Sende- und Empfangsgeräte. Als Bindeglied zwischen Himmel und Erde wird er von zahlreichen Wellen durchdrungen. Als Sender strahlt er Wärmewellen, Nerven- und Muskelelektrizität aus und leitet die kosmischen und irdischen Strahlungen weiter. Als Empfänger sammelt er zahlreiche kosmische Wellen wie Licht, Neutrinos, Wärme sowie zahlreiche Erdstrahlungen, welche auf das elektromagnetische Feld und auf die Fernseh- und Radiosender zurückzuführen sind.

EMPHYSEMATIKER: Von Emphysem befallener Patient. In diesem speziellen Fall handelt es sich um Lungenemphysem (im Gegensatz zu Fäulnisemphysem und traumatischem Emphysem), um eine chronische Schädigung, die mit übermässiger und permanenter Blähung der Lungenbläschen zusammenhängt. Diese häufige Erkrankung tritt häufig mit folgenden Krankheiten auf: Asthma, chronische Bronchitis, Krankheiten der oberen Luftwege, der Nase und des Rachens.

ENGRAMM: Die durch jegliches Ereignis, welches im Nervensystem stattfindet, hinterlassene Spur.

ENURESIS: Nächtliche Harninkontinenz beim Kind, seltener beim Erwachsenen. Die häufigste Ursache ist ein emotioneller Schock, die Geburt eines zweiten Kindes beispielsweise. Die Sophrotherapie ist dagegen wirksam.

ENZYM: Lösliche organische Substanz, die sogar in geringsten Mengen die chemischen Reaktionen des Organismus fördert. Es gibt zahllose Enzyme im menschlichen Körper.

EPIGASTRISCHE ZUSCHNÜRUNG: Schmerzhafte Kontraktur in der Gegend zwischen Bauchnabel und Brustbein. In dieser Gegend befindet sich das *Sonnengeflecht*. Eine unter Angst leidende Person empfindet dort Schmerzen.

EPIKURÄER: Mensch, der ein angenehmes Leben liebt, und der Lust nachlebt. Der moderne Mensch hat einen starken Hang zum Epikuräertum.

EPILEPTISCH: Siehe Seite 115, "Epilepsie".

EPIPHYSE: Endokrine Drüse, die sich an der Hirnbasis befindet und auch unter dem Namen Pinealdrüse bekannt ist (befindet sich über dem *Zwischenhirn*).

EPODE: Durch Überlieferung weitergegebene Benützungsart des Wortes zu therapeutischen Zwecken bei den Griechen der homerischen Zeit.

ERÖFFNUNGSPHASE: Der Geburtsvorgang besteht aus zwei Phasen: 1) Die Eröffnung, 2) Die Austreibung. Die Eröffnung geht mit Muskelkontraktionen einher, die zu Schmerzen führen können, welche besonders auf die Erweiterung des Gebärmutterhalses, einer muskelreichen stark enervierten Gegend, zurückzuführen sind. Man nennt diese Öffnung, (welche im allgemeinen in Münzengrößen (1 Franken, 2 Franken, 5 Franken) gemessen wird), Eröffnungsphase. Eine gute sophrologische Vorbereitung schränkt diese Schmerzen stark ein.

ESOTERISCH: Was mündlich überliefert wird. Was esoterisch ist, kann in Worten nicht ausgedrückt werden; es kann nur erlebt werden. Alle alten Traditionen sind esoterisch.

ESSENTIELL; ESSENTIELLE KRANKHEITEN: Krankheiten, von denen man die *Ätiologie* noch nicht kennt. Jede Krankheit, von der man weder die Ursache noch die Behandlung kennt, wird als essentiell betrachtet. Beispiele: Essentielle Trigeminus-Neuralgie, essentielle Kopfschmerzen, essentielle Hypertonie, essentielle Tachykardie, etc.

EXHIBITIONISMUS: Unbewußter und krankhafter Trieb, der einen Menschen dazu führt, sich zu entkleiden und seine Genitalorgane zu zeigen. Exhibitionisten leiden häufig an verdrängten sexuellen Perversionen. Sie zeigen sich besonders gerne vor jungen Leuten und können bei Kindern heftige psychische Schocks auslösen, welche für deren Leben prägend sein können.

FEHLLEISTUNG: Eine Fehlleistung oder Lapsus bringt die individuellen Komplexe, Teile der normalen Psychologie des Menschen, ans Licht.
(Zitat v. Jung: " Es vergeht kein einziger Tag, ohne daß wir diesen oder jenen Lapsus begehen, ohne daß das eine oder andere Wort, das uns sonst ganz vertraut ist, uns nicht einfällt, ohne daß sich diese oder jene Laune, deren Ursache uns nicht klar ist, unserer bemächtigt. Das alles sind Symptome einer unbewußten Aktivität...")

FREIES BILD: Nicht-suggeriertes Bild, welches im Entspannungszustand dem Patienten automatisch in den Sinn kommt.

FRIGIDITÄT: Bei der Frau Unmöglichkeit, zum Orgasmus zu gelangen. Ein immer höherer Prozentsatz von Frauen ist frigide. Die Ursache dazu ist sehr häufig die Unfähigkeit und der Egoismus des männlichen Partners. Manchmal kann ein psychologischer Schock, besonders

342

im sexuellen Bereich, eine Frigidität auf lange Zeit hinaus auslösen; allzu schmerzhafte erste Erfahrung, Enttäuschung, Frustration, allzu starre und falsche Erziehung, Vergewaltigungsversuch, Exhibitionismus etc. Sophrologie ist eine Therapie der Wahl bei sekundärer Frigidität.

GANGLION STELLARE: Sternförmiges Nervenganglion im unteren Teil des Halses; zum orthosympathischen Teil des Nervensystems gehörig. (Es ist auch unter dem Namen Ganglion cervicale inferius bekannt.)

GASTRITIS: Entzündung der Magenwand. Häufig wird Gastritis von Sodbrennen und Schmerzen begleitet. Sie ist eine Vorstufe des Magengeschwürs, dessen Ursprung immer psychisch ist (außer in traumatischen Geschwüren). Gastritis und Magengeschwür sind funktionelle Krankheiten "par excellence", die durch Sophrologie behandelt werden können.

GEBÄRMUTTERHALS: Teil der weiblichen Geschlechtsorgane, der gegen unten die Gebärmutter und gegen oben die Scheide voneinander abgrenzt. Eine Schlaffheit in dieser Zone kann zu wiederholten Fehlgeburten führen.

GLAUKOM: Verhärtung des Augapfels durch Erhöhung des Augeninnendrucks. Das Glaukom führt zu häufig sehr akuten Kopfschmerzen und mehr oder weniger schlimmen Sehstörungen, die bis zu Blindheit führen können. Die Ursache kann psychisch sein.

GROSSHIRNRINDE: Oberflächliche Schicht grauer Substanz an den Großhirnhemisphären. Dort finden die entwicklungsmäßig höchsten Hirnvorgänge statt.

GROSSE SYMBOLE DER NATUR: Diese Symbole werden durch die Basiselemente des Lebens dargestellt. In der westlichen Tradition gibt es deren vier: das Feuer, das Wasser, die Erde, die Luft. In der östlichen Tradition, die entwickelter und älter ist, gibt es deren fünf: das Holz, das Feuer, die Erde, das Metall und das Wasser. Man findet diese fünf Elemente im Tao wieder. Im Frühling herrscht das Holz vor, im Sommer das Feuer, im Herbst das Metall und im Winter das Wasser. Die Erde ist das Referenzelement, welches im Tao auf einer Achse mit einem Winkel von $23^{\circ}30'$ dargestellt wird, was der Erdachse entspricht.

HAEMODIALYSE: Eigenschaft des Blutes, dank der es leicht poröse Membranen durchschreiten kann. Im speziellen Fall handelt es sich um eine Reinigungsmethode des Blutes durch eine künstliche Niere.

HAEMOPTYSIS: Bluthusten.

HALLUZINATION: Traumbild, welches im Wachzustand spontan auftritt. Halluzinationen scheinen auf eine Hyperaktivierung des Traumzentrums in der Substantia reticularis (Nucleus reticularis pontis caudalis) zurückzuführen sein.

HAUTWIDERSTAND: Man legt zwei Elektroden auf die Haut und läßt einen elektrischen Strom laufen; letzterer läuft mehr oder weniger stark, je nach lokalem und individuellem Hautwiderstand. Es gibt Punkte, wo der elektrische Hautwiderstand viel geringer ist. Diese Punkte entsprechen den chinesischen Meridianen(Peridromien), denen entlang sich die Akupunktur-Punkte befinden.

HERPES ZOSTER: Gürtelrose. Sehr schmerzhafte Hautkrankheit, welche längs einer Nervenbahn auftritt, am häufigsten längs der Interkostalnerven. Die Krankheit wird häufig von allgemeinen, fieberhaften Erscheinungen begleitet. Die Gürtelrose rezidiviert selten und immunisiert.

HERZINFARKT: Nekrose eines mehr oder weniger großen Teils des Herzmuskels in der Folge eines arteriosklerotischen Verschlusses in einer der beiden Arterien, welche das Herz ernähren (Coronarien). Der Infarkt tritt am häufigsten bei Leuten mit großer Verantwortung und bei ängstlichen Personen auf. Mit Vorliebe befällt er Raucher.

HERZMASSAGE: Die Herzmassage kann entweder äußerlich indirekt oder direkt durch Massage des Herzmuskels nach chirurgischer Öffnung des Brustkorbes stattfinden. Die äußere Herzmassage, die man bei Herzstillstand durchführen muß, erfordert bestimmte Kenntnisse. Der Patient liegt auf einer harten Fläche; kurze und abrupte Druckbewegungen werden ungefähr 60 Mal pro Minute auf das Brustbein durchgeführt. Die Herzmassage wird immer mit künstlicher Beatmung gekoppelt.

HERZRHYTHMUS: Der normale Herzrhythmus bei einem Gesunden variiert je nach Anstrengung, Atmung, Jahreszeit, Alter, Gesundheitszustand und Emotion. Als Ruhe-Herzrhythmus betrachtet man 60 bis 80 Schläge pro Minute.

HIRNRINDE: Man spricht auch von der corticalen grauen Substanz oder von Cortex. Die Hirnrinde ist eine sehr neuronenreiche Schicht (reich an edlen Nervenzellen), die vollständig die Oberfläche des Gehirns bedeckt, und in der sich die Zentren aller Wahrnehmung und höherer psychischer Aktivitäten befinden.

HIRNSKLEROSE: Verhärtung der Hirngewebe infolge einer Entzündung oder von Medikamentengebrauch.

HISTOLOGISCH: Von ''Histologie'', Wissenschaft, die sich mit den mikroskopischen Strukturen der menschlichen Gewebe befaßt.

HONORARE: Man sollte Gratisbehandlungen verbieten, denn die therapeutische Wirkung wird dadurch stark vermindert, auch wenn dies paradox erscheint. Eine honorarlose Therapie ist von vornherein zum Scheitern verurteilt. Man muß Behandlungen immer honorieren lassen, auch wenn es sich nur um einen symbolischen Franken handelt.

HORMONVERÄNDERUNG: Veränderung in der Hormonausscheidung. Ein Hormon ist eine lebensnotwendige Substanz, die im Inneren des Körpers durch eine endokrine Drüse synthetisiert wird. Es gibt zahlreiche Hormone. Die bekanntesten sind: Kortison, Thyroxin, Progesteron, Follikulin, Insulin, Adrenalin, etc.

HYPERÄSTHESIE: Überempfindlichkeit. Die Hyperästhesie ist ein Gegenstand der Anästhesie. Diese übertriebene Empfindlichkeit, sogar auf einfachen Haut- oder Schleimhautkontakt, kann bei Gürtelrose, Neuros oder Vergiftung auftreten. Durch gewisse Sophronisierungstechniken kann der Patient selber eine Hyperästhesie oder eine Anästhesie ohne pathologische Phänomene verwirklichen (SSS: Sensorische Sophro-Substitution).

HYPERMNESIE: Siehe *"hypermnestisch"*.

HYPERMNESTISCH: Das Erinnerungsvermögen erhöhend. Gewisse Entspannungstechniken haben die Eigenschaft, daß das unterschwellige Gedächtnis wieder ins Bewußtsein kommen kann. Dieser Vorgang wird in der sophronischen Therapie benützt, um den Patienten traumatische Erlebnisse, die er vergessen oder verdrängt hat, wieder erleben zu lassen. Anfänglich wurden hypermnestische Techniken in der sophrologischen Schule intensiv benützt, doch allmählich wurden sie durch andere, bessere Techniken verdrängt (SAP: Progressive Sophro-Akzeptation; SCS: Serielle Sophro-Korrektion; SSS: Sensorische Sophro-Substitution).

HYPERPNOE: Übertriebenes, schnelles Atmen.

HYPNOTIKA: Medikamente, welche den Schlaf hervorrufen oder fördern. Sie können entweder das Schlafzentrum reizen oder das Wachzentrum hemmen.

HYPOPHYSE: Endokrine (innersekretische) Drüse, die sich an der Hirnbasis in einer knöchernen Ausbuchtung des Keilbeins, welche Türkensattel genannt wird, befindet. Diese Drüse ist nicht größer als eine Haselnuß und ist für ein gutes Funktionieren unseres Organismus unerläßlich. Die Hypophyse stellt die Hauptschaltstelle zwischen unserer emotionellen Welt und unserem Körper dar. Sie reguliert im speziellen das Funktionieren aller anderen endokrinen Drüsen (Nebenschilddrüse, Schilddrüse, Bauchspeicheldrüse, Nebennieren, etc.)

HYPOTHALAMUS: Grauer Kern im Gehirn, welcher die Aktivität des sympathischen Nervensystems steuert und die Körpertemperatur reguliert. Dieses sehr neuronenreiche Zentrum gehört zu den Hirnteilen, die für den Wach- und Schlafzyklus verantwortlich sind, und ist eine wichtige Schaltstelle für das gesamte emotionelle und motorische System. Es befindet sich an der Basis des Gehirns.

HYPOTONIE: Unter der Norm befindliche Muskelspannung. Sogar ein entspannter Muskel behält eine gewisse Grundspannung bei, die von Mensch zu Mensch verschieden ist. Ist diese zu hoch, so spricht man von Hypertonie. In der Entspannung sinkt der Tonus (Grundspannung).

HYSTEREKTOMIE (TOTALE): Chirurgische Entfernung der weiblichen Genitalorgane außer der Vagina (Gebärmutter, Eierstöcke, Eileiter). Häufig wird dieser Eingriff mißbräuchlich vorgenommen. In den meisten Fällen leidet die operierte Frau psychisch unter Weiblichkeitsverlust und Vermännlichung wegen der Aufhebung der Ovarhormone. Ursprünglich entfernte man die Gebärmutter bei Hysterikerinnen, denn man glaubte, daß dies die Ursache der Krankheit sei. Erst viel später hat man bemerkt, daß die Gebärmutter in keinerlei Zusammenhang mit der Hysterie stand, denn letztere konnte ja auch bei Männern auftreten. Der Operationsschock reichte aus, um die hysterischen Symptome auszuschalten.

HYSTERIE: In den konventionellen psychiatrischen Schulen wird diese Krankheit im allgemeinen als Neurose betrachtet. Der Hysteriker kann jegliche funktionelle Krankheit nachahmen: Blindheit, Kopfschmerzen, Bauchschmerzen, Lähmung, Scheinschwangerschaften, usw. Platon beschrieb diese Krankheit als erster. Er war der Meinung, daß nur Frauen davon befallen werden könnten (Hysteron = Uterus = Gebärmutter).

IDENTIFIKATION: Projektionsbündel von einem Individuum auf ein anderes mit solcher Intensität, daß daraus eine völlige Gleichschaltung entsteht. Beispiele: Schmerzhafte Menstruation (Dysmenorrhoe) sind manchmal Anzeichen von Identifikation, männliche Homosexualität kann das Resultat einer Identifikation mit der Mutter sein.

INFUNDIBULUM: Spitze des dritten *Hirnventrikels.*

INKOERZIBLES ERBRECHEN: Jegliche eingenommene Nahrung wird unmittelbar wieder erbrochen. Unbehandelt führt das psychogene Erbrechen (psychischen Ursprungs) zu Kachexie und zum Tod. Es tritt ziemlich häufig bei der schwangeren Frau zu Beginn der Schwangerschaft auf. Es handelt sich im allgemeinen um eine physische Äußerung einer unbewußten psychischen Ablehnung der Schwangerschaft. Die Sophrologie ist dafür die Therapie der Wahl.

INKONTINENZ (HARN): Unmöglichkeit, die Miktion zu kontrollieren. Dieses Phänomen tritt häufig nach heftigen emotionellen Schocks auf (siehe Seite 239 , Fräulein M.F., 26 Jahre, Frankreich).

INSULIN: Von den Langerhans'schen Inseln des Pankreas produziertes Hormon, welches für das Gleichgewicht des Zuckergehalts im Blut (Glykaemie) verantwortlich ist.

INTROSPEKTION: Selbstuntersuchung, der guten und der schlechten Eigenschaften, in realistischer Weise. Die Psychoanalyse erlaubt eine Introspektion ins Unbewußte. Sie stellt uns unserer eigenen Realität gegenüber. Die Selbsterkenntnis gestattet eine bessere Kontrolle des eigenen psychischen Wesens und der Reaktion Anderer gegenüber.

INTUBIERT: Wer einer Intubation unterzogen wurde. Die Intubation besteht darin, entweder durch die Nase oder durch den Mund ein Rohr in die Luftröhre einzuführen, um die *künstliche Beatmung* zu ermöglichen. Die meisten Narkosen werden unter Intubation durchgeführt.

ISOTONISCH: Lösung, welche die gleiche Molekularkonzentration besitzt wie Blutplasma. Man kann eine solche Lösung in das Venensystem injizieren, um einen Blutverlust zu kompensieren (in Folge einer starken Blutung, beispielsweise). Kochsalzlösung ist die isotonische Lösung "par excellence".

JAMES BRAID (1795-1860): Englischer Arzt aus Manchester, der Bühnenaufführungen von tierischem Magnetismus beiwohnte (siehe Mesmer) und dieses Phänomen als psychologisch und schlafähnlich betrachtete. So schuf Braid das Wort "Hypnose", um diesen besonderen Bewußtseinszustand zu beschreiben.

JOHN ELLIOTSON: Berühmter englischer Chirurg, der in England das Stethoskop und die modernen Mittel der Bronchoskopie einführte. Als erster benützte er den Mesmerismus in London; er schuf die erste Klinik, welche systematisch den tierischen Magnetismus in der Chirurgie anwandte. Aus diesem Grunde wurde er von der Königlichen Medizinischen Akademie diskreditiert und verlor seinen Dozentenplatz. Später entstanden zwei andere mesmerische Krankenhäuser in Edinburg und in Dublin. Die Operations—Sterberate sank von 50 % auf 5 %.

KAFA: Spezieller Behälter mit Nasenadapter, der beim *"Neti-Kryia"* benützt wird.

KANT (1724 - 1804): Deutscher Philosoph. Autor der *"Kritik der Reinen Vernunft"*, der *"Kritik des Urteils"*, usw. Wir kennen die Dinge nur als Funktion des Zeit-Raum-Begriffs. Ausserhalb dieses Begriffs sind sie uns unverständlich.

KATALEPTISCHE HALTUNG: Haltung, in der ein hypnotisierter Mensch in einer ungewohnten Stellung bewegungslos verweilt. Die Katalepsie ist ein plötzliches Ausfallen der willkürlichen Bewegungen bei Fehlen von Muskelschädigung.

KATHARSIS: Reinigung der Seele. Das Wort ist gleichbeduetend wie *"Regression"* und Abreaktion.

KAUSALGIE: Schmerz, der den Eindruck von Brennen vermittelt. Die Haut enthält verschiedene Nervenendigungen, die den Schmerz leiten. 1) Stichempfindung, 2) Wärmeempfindung, 3) Kälteempfindung, 4) Kontaktempfindung. Die Schmerzempfindung gegenüber Brennen wird vornehmlich über sympathische Bahnen geleitet.

KETOSAEURE: Stoffwechsel-Zwischenprodukte, die mit Aceton verwandt sind und besonders bei der Zuckerkrankheit, beim Schwangerschaftserbrechen etc. im Harn ausgeschieden werden.

KONFUSION: Kommt vor allem bei Psychosen im Rahmen der Depersonalisation vor. Sehr häufig bei endotoxischen Psychosen.

KÖRPERSCHEMA: Form und Inhalt des Körpers, wie er psychisch erlebt wird. Es gibt im Gehirn eine Projektionszone des Körperschemas. Um zu einer völligen Beherrschung von Körper und Seele zu gelangen, ist die Wahrnehmung des Körpers unerläßlich. Die sophronischen Techniken sind ein bedeutender Weg zum Bewußtwerden dieses Körperschemas.

KOKZYGODYNIE: Schmerzen in der Gegend des Steiß- und Kreuzbeines (häufiger bei Frauen).

KORONARKREISLAUF: Blutkreislauf, welcher aus den Arterien besteht, die den Herzmuskel ernähren. Es gibt zwei Koronararterien. Der Verschluß eines Endteils einer solchen Arterie führt zum Herzinfarkt; ein Teil des Herzens wird nicht mehr ernährt und wird nekrotisch. Je nach Größe der betroffenen Fläche ist der Infarkt mehr oder weniger schlimm. Die häufigste Ursache davon ist die Arteriosklerose, welche ihrerseits auf übermäßigen Stress und auf das Rauchen zurückzuführen ist.

KREISSENDE FRAU: Schwangere Frau.

KRYIA: Reinigung durch das Wasser. Es gibt zahlreiche Kryias. In der Sophrologie haben zwei eine große Bedeutung: Das Neti-Kryia und das Varysara-Kryia, welche in der Dynamischen Relaxation benützt werden. Das Neti-Kryia besteht in einer Reinigung der Nase mit *isotonischer* Kochsalzlösung: der Kopf ist auf die Seite geneigt, man atmet durch den offenen Mund, man gießt den Inhalt des *"Kafa"* durch die obere Nasenöffnung. Das Wasser läuft aus dem anderen Nasenloch aus. Durch diese Behandlung kann man Schnupfen vorbeugen und Kiefernhöhlenentzündungen sowie Rhynitis vorbeugen. Es führt zu einer Reflexkette im Zentralnervensystem, die durch ihre Wirkung auf den Trigeminusnerv wohltuend ist. Das Neti—Kryia wird vor der Dynamischen Relaxation nach Caycedo, erst Stufe, durchgeführt.

Das Varyasara-Kryia ist komplizierter und besteht in einem vollständigen Darmreinigungsritual. Ohne auf metaphysische psychologische Einzelheiten einzugehen, besteht die Technik darin, daß man lauwarmes gesalzenes Wasser trinkt und daß man es allmählich durch angepaßte Übungen in den Verdauungstrakt einlaufen läßt. Zu Ende des Rituals wird das durch den After ausgeschiedene Wasser ebenso sauber wie das durch den Mund aufgenommene Wasser. Schon am Vortag dieses Rituals bereitet man sich durch eine spezielle Diät darauf vor.

KÜNSTLICHE BEATMUNG: Die einfachste und wirksamste Technik, die jedermann kennen sollte, ist die Mund-zu-Mund oder Mund-zu-Nase—Technik. Zuerst kontrolliert man, ob der Mund leer ist (Wasser, Nahrung, Prothese), dann bläst man in die Nase oder in den Mund des Patienten ungefähr 15 mal pro Minute Luft ein. Zuerst muß man aber den Kopf nach hinten neigen. Zwischen zwei Einatmungen läßt man das Ausatmen spontan geschehen. Bei Neugeborenen und Kleinkindern bläst man die Luft gleichzeitig in die Nase und in den Mund ein.

Unter Krankenhausbedingungen werden perfektionierte Geräte benützt, welche die künstliche Beatmung in präziser und autonomer Weise bewerkstelligen. Dazu ist eine *Intubation* nötig.

KULTISCHE TRANCEN: Diese Trancen werden in diesem Kapitel beschrieben. Ohne ihren ursprünglichen religiösen Charakter benützt man sie in der Psychotherapie unter dem Namen "Transterpsychotherapie" (TTT). Wir verdanken den Ärzten Donnars und Marchand das Einführen dieser Technik in Europa zu medizinischen Zwecken. Der Begründer dieser Technik ist Dr. D. Akstein aus Rio-de-Janeiro.

KYBERNETIK: Moderne Wissenschaft, die sich mit der Untersuchung und der Anwendung der Kommunikations- und Kontrollmechanismen von Maschinen und Lebewesen befaßt. Die Kybernetiker streben danach, die lebendigen Mechanismen nachzuahmen.

KYMOGRAPH: Röntgenapparat zur Darstellung von Organbewegungen. Durch Kymographie kann man die Krankheiten der großen Gefäße sowie der Lungen erfassen.

LABILES PHÄNOMEN: Wenig stabiles Phänomen.

LIBIDO: Die Erklärung desssen, was unter ''LIBIDO'' verstanden wird, ist verschieden je nachdem, ob man die Freudsche oder die Jungsche Theorie betrachtet. Für Freud ist ''Libido'' die sexuelle Energie. Für Jung handelt es sich um die psychische Energie als Ganzes.

LICHTJAHR: Distanz, welche ein Lichtstrahl in einem Jahr zurücklegt, d.h. 300'000 km pro Sekunde (Lichtgeschwindigkeit). In Kilometern beträgt dies 388'800.000.000 km. Der nächste Stern ist viele Lichtjahre von uns entfernt (Proxima). Gewisse Sterne sind von der Erde mehrere Millionen Lichtjahre entfernt. Das Bild, das wir von ihnen sehen, ist vielleicht schon längst erloschen. Versuchen Sie, sich kurz vorzustellen, daß Sie auf Proxima seien und mit einem Super-Teleobjektiv auf die Erde schauen würden. Dann sähen Sie die Ereignisse, die vor vier Jahren geschahen. Wenn Sie sich auf einen anderen, ziemlich weit entfernten Planeten setzen, könnten Sie alle Ereignisse der Geschichte in der Gegenwart erleben. Somit ist die Relativität der Zeit dargelegt.

LIEBAULT UND BERNHEIM (um 1870): Die Ärzte Liébault und Bernheim sind die Begründer der berühmten Hypnoseschule von Nancy. Liébault war ein bescheidener Landarzt, der durch Hypnose eine Patientin des Professors Bernheim aus Strassburg, die unter heftigem Ischias litt, in einer einzigen Sitzung heilte. Dank diesem Ereignis wurde Bernheim, der ein Gegner der Hypnose war, ein Anhänger. Die Schule von Nancy begründet ihre Hypnosetheorien auf der Psychologie und betrachtet sie als einen Normalzustand, in den jeder gelangen kann. Allein schon die Vorstellung und die Suggestion vermögen, diesen Zustand zu bewirken.

MAGERSUCHT: Krankheit, bei der jegliche Nahrungsaufnahme wegen schwerer psychischer Probleme verweigert wird. Medizinischer Fachausdruck: Anorexia mentalis.

MAMILLARKÖRPER: Die Mamillarkörper befinden sich im Zwischenhirn. Es handelt sich um birnenförmig hervortretende Organe mit großen Endstücken, die man auch Tuberkel nennt.

MANTRA: Singen oder Sprechen von Tönen, die man zahllose Male wiederholt. Diese Art Gesang benützt die Schallschwingungen mit dem Ziel, eine Veränderung des Bewußtseinszustandes zu bewirken. Die berühmtesten Mantras sind der Gesang des Aum oder Om und des Ram.

349

MARQUIS DE PUISEGUIR (1819 - 1859): Schüler Mesmers, der den provozierten Somnambulismus entdeckte. Er vereinfachte die Technik des tierischen Magnetismus. Er beobachtete, daß der Magnetismus einfacher und ohne Becken zustande kommen konnte. Er wandte seine Methode besonders bei Bauern an. Einer unter ihnen, Victor, ein 23-jähriger Mann, war in magnetisiertem Zustand viel intelligenter als sonst. Bei ihm entdeckte De Puiséguir den Somnambulismus.

MASOCHISMUS: Siehe "Masochist"

MASOCHIST: Wer die Lust im Schmerz sucht. Der Masochist leidet gerne, der Sadist läßt gerne leiden.

MENINGITIS: Hirnhautentzündung. Die Hirnhäute sind die drei fibrösen Membranen (Arachnoidea, Dura mater, Pia mater), welche die ganze Oberfläche des Gehirns und des Rückenmarks bedecken. Hirndurchblutung wird im Innern der Hirnhäute bewerkstelligt. Die Blutgefäße dringen nicht in das Innere der Nervengewebe ein.

MESENZEPHALISCH: Zum Zwischenhirn gehörig. Das Zwischenhirn ist der mittlere Teil des Gehirns, der im besondern aus den Pedunkuli und den Tuberkeln des Hirns besteht. Im Zwischenhirn befindet sich ein Teil der Schlaf-Wach-Zentren.

MESMER (1734-1815): Urheber der Theorie über den tierischen Magnetismus. Er führte ein aufregendes Leben, welches zu beschreiben den Rahmen dieses Werkes sprengen würde. Er wurde aus Wien vertrieben und ließ sich in Paris nieder, wo er das berühmte "Becken" erfand. Stellen Sie sich einen dunklen Saal vor, mit Stoffen behangen und mit Teppichen bedeckt. In der Mitte steht ein Holzbecken, in dem sich Wasser, Flaschen und zerstampftes Glas befinden. Lange Eisenstangen treten aus den Flaschenhälsen aus, und die Patienten (30-40) berühren damit die kranken Körperteile. Sie stehen unbeweglich, schweigend, und warten darauf, daß die "magnetischen Einflüsse" wirken. Nach einer sehr unterschiedlichen Zeit werden ein oder mehrere Patienten plötzlich von Krämpfen, Konvulsionen befallen, sie schreien, sie wälzen sich auf dem Boden. Andere werden davon angesteckt und tun dasselbe. Man kann richtige kollektive "Hysterie"-Szenen beobachten. Nach solchen Sitzungen befinden sich die Patienten manchmal besser oder sogar geheilt.

Der tierische Magnetismus machte später der Hypnose Platz. Man glaubt nicht mehr an die persönliche Macht. Man legt den Akzent auf die Vorstellung und auf die Suggestion. Es handelt sich also um ein psychologisches und nicht um ein physiologisches Phänomen.

METAPHYSISCH: Für die Chinesen besteht der Mensch aus drei Teilen, welche in Harmonie zueinander Gesundheit bedeuten: das Metaphysische, das Psychische und das Physische. Auf altchinesisch schreibt man Mensch 𢀸, im modernen Chinesischen 𡗕.

Der Kreis stellt symbolisch das Metaphysische, d.h. die Beziehung zum Kosmos, zum Universum, zum Himmel dar; das Kreuz ist Symbol des Lebens, welches auch das Psychische darstellt und schließlich stellt das Quadrat das Physische und die Erde dar. Der gesunde Mensch ist ein harmonisches Leben zwischen Himmel und Erde. Diese drei Elemente findet man im Symbol der Sophrologie wieder: Lotosblume und die beiden Äste der Stimmgabel.

MODERNE EMPFÄNGNISVERHÜTUNGSMITTEL: "Die Pille" (in Wirklichkeit gibt es zahlreiche verschiedene Pillen) ist ein sehr wirksames Mittel, aber gewissen Autoren zufolge soll sie zu sekundären Komplikationen führen. Es ist unerläßlich, periodisch in der Anwendung dieses Verhütungsmittels Pausen einzuschalten. Zur Zeit untersucht man eine Pille für den Mann. In jedem Fall ist die Benützung der Pille antiphysiologisch und unterbricht den natürlichen Rhythmus des Zyklus bei der Frau. Sie ist aber zur Regulierung der demographischen Kurven notwendig.

MONOIDEISMUS: Zustand des Bewußtseins, wenn es von einem einzigen Gedanken besetzt wird.

MONOTON: Eintönig, immer denselben Ton benützend.

MUSKELVERSTEIFUNG: Dieses Phänomen kennt man auch unter dem Namen "Hypertonische Katalepsie". Muskelversteifung ist ein schwer erklärbares Phänomen, welches unter Hypnose auftritt. Ein hypnotisierter Mensch kann beispielsweise zwischen zwei Stühlen starr hingelegt werden und kann lange und ohne Müdigkeit in dieser Stellung verharren. Im Wachzustand tritt die Müdigkeit nach wenigen Sekunden auf.

MUSKULUS GASTROCNEMIUS: Zweiteiliger Muskel, der die Hauptmasse des Unterschenkels bildet. Gegen die Ferse zu bildet er die Achillessehne, die stärkste und dickste Sehne des menschlichen Körpers.

MYALGIE: Muskelschmerz.

MYKOSE: Krankheit, welche durch parasitäre, mikroskopisch kleine Pilze verursacht wird. Diese können alle Organe befallen. Die am häufigsten befallenen Teile sind die Haut und die Vagina. Häufig sind öffentliche Bäder Quellen von Mykosen.

NARZISSMUS: Krankhafte Liebe der eigenen Person gegenüber. Allzu narzistische Menschen kommen häufig vor und sind unangenehm. Sie bewundern sich vor einem Spiegel, finden sich schön, intelligent, stehen im Mittelpunkt ihres Interesses. Narzißmus kann sich in der Sexualität durch häufiges Onanieren, der einzigen Möglichkeit zum Orgasmus zu gelangen, äußern.

NAUTILUS: Erstes amerikanisches Unterseeboot, welches unter dem Polareis fuhr. Es sollen telepathische Experimente zwischen dem Kapitän (Perzipienten) und einem in New York gebliebenen Induktor durchgeführt worden sein. Die Karten von Zenner wurden für diese Experimente gebraucht, und man sagt, daß die Resultate weit über der Wahrscheinlichkeit lagen. Auf die Publikation dieser Experimente hin wurde in Rußland die bekannte Reaktion ausgelöst: Gründung eines richtigen Zentrums für parapsychologische Forschung in Leningrad. Das Nautilus-Experiment wurde später dementiert, aber die wissenschaftliche Zeit der Parapsychologie hatte schon begonnen. Seither haben Amerikaner und Russen zahlreiche universitäre Forschungszentren auf diesem Gebiet gegründet.

NEBENNIERE: Sehr wichtige innersekretorische *(endokrine)* Drüse, die sich über den Nieren befindet. Sie wird unterteilt in Nebennieren-Rinde und Nebennieren-Mark. Unter anderem sezerniert sie *Kortison* und *Adrenalin.*

NEBENNIERENMARK: (Siehe Nebenniere). Innerer Teil der Nebenniere, die im besonderen Adrenalin ausschüttet.

NEOLOGISMUS: neues Wort.

NEURASTHENIE: Abschwächung der Nervenkraft, die sich in Form von Antriebsmangel, Kopfschmerzen, Rückenschmerzen, Schlaflosigkeit und eines besonderen seelischen Zustands äußert. Der Neurastheniker ist immer müde, deprimiert, mit schwarzen traurigen Gedanken. Der Wille und die Konzentrationsfähigkeit sind stark vermindert. Die Sophrologie kann diesen Patienten viel helfen.

NEUROSE: Reversible psychische Veränderung, die sich in Form eines Ungleichgewichts innerhalb des Ichs äußert. Es gibt zahlreiche Arten von Neurosen: Angstneurosen, Zwangsneurosen, depressive Neurosen, etc. Die Persönlichkeit des Patienten wird von diesem pathologischen Bewußtseinszustand nicht berührt. Die Sophrologie ist ein wirksames Behandlungsmittel.

NEUROVEGETATIVES SYSTEM: Automatisches Nervensystem, welches in orthosympathisches und parasympathisches System unterteilt wird. Das neurovegetative System steuert alle unsere Funktionen, bei denen der Wille nicht mitspielt. Es wird vom Zwischenhirn aus im Zusammenhang mit Emotionen gesteuert.

NIRVANA: Sanskritwort, welches etymologisch gesehen "Befreiung vom Schmerz" bedeutet. Das Nirvana ist das Schlußziel des Buddhismus, der Höhepunkt der Kontemplation, wo der Mensch völlig von seinen Sinnen befreit ist und die "Wahrheit", die völlige Befreiung kennenlernt.

NYKOTROP: von der Nacht angezogen.

ÖSTROGEN - PROGESTATIV - BEHANDLUNG: Behandlung, bei der man östrogene Hormone (follikulin) benützt, um eine normale Schwangerschaft zu ermöglichen.

OLIGOPHRENIE: Imbezilität, Idiotie. Die Oligophrenie ist angeboren. Sie ist eine unheilbare Krankheit, Oligophrene sind immer eine Last für die Gesellschaft. Ihr Bewußtsein ist völlig aufgelöst.

ORTHOSTATISCHE HALTUNG: Aufrecht stehende Haltung, Beine leicht auseinander, im Gleichgewicht zwischen dem Sturz nach vorn und dem Sturz nach hinten.

OSTEOSYNTHESE: Einschrauben von Metallplatten, um die verschiedenen Bruchstücke eines Knochens zusammenzuhalten.

PARANOIDER EFFEKT: Zur Paranoia führend. Paranoia ist eine *"Psychose",* welche sich durch einen übertriebenen Ehrgeiz und einen sehr großen Egoismus auszeichnet.

PARANOIKER: Von Paranoia befallene Person (siehe unter *Paranoider Effekt).*

P A S: Para-Amino-Salicylsäure. Basismedikament in Behandlung der Tuberkulose, zusammen mit Streptomycin und Rimifon.

PERISTALTIK: Kontraktionsbewegungen des Magens und des Darms, die von oben nach unten gehen, um die Nahrungsstoffe von Mund gegen den After zu bewegen. Der Verdauungstrakt ist mit einer dicken Muskelschicht (glatte Muskulatur) bedeckt, welche in ständiger Bewegung ist. Die Entspannungsmethode, im besonderen die fünfte Übung des Autogenen Trainings nach Schultz, haben gezeigt, daß durch Wärme-Suggestion in der Gegend des *Sonnengeflechts* eine starke Verlangsamung dieser Bewegungen stattfindet.

PERISTATISCHE KRANKHEITEN: Umweltbedingte Krankheiten. Verschmutzung und Lärm sind Ursachen zahlreicher Krankheiten. Die peristatische Medizin ist in voller Entwicklung begriffen.

PERSONA: Von Jung geprägter Name, der denjenigen Teil des Bewußtseins bezeichnet, der dem Animus — Anima entgegengesetzt ist. Die Persona stellte unser Verhalten anderen gegenüber dar, es ist die Maske, die wir dauernd tragen. Unsere Persona verändert sich ständig. Beispielsweise gehört die Art, wie wir uns kleiden, zur Persona.

PHÄNOMENOLOGE: Philosoph, der sich mit Phänomenologie befaßt, d.h. der sich darauf beschränkt, Phänomene zu beschreiben, ohne deduktiv Schlüsse zu ziehen. Die Phänomenologie wurde von Husserl begründet; sie ist die Grundlage der Philosophie von Binswanger und Heidegger. Die Sophrologie ist eine phänomenologische Schule.

PHOBIE: Übermässige Angst, die in keinem Verhältnis zur Ursache steht. Es gibt verschiedene Formen von phobischen (Angst-) *Neurosen.* Die Klaustrophie (Angst vor eingeschränkten Räumen, Platzangst) steht im Gegensatz zur Agoraphobie (Angst vor freien Räumen).

PHOTOSYNTHESE: Biologisches, pflanzliches Phänomen, welches für unseren Planeten lebenswichtig ist. Tagsüber zerstören die Pflanzen dank dem Chlorophyll (Pflanzengrün) und dem Sonnenlicht die Kohlensäure (Verschmutzung) und produzieren eine Menge Sauerstoff. Wegen dieses Phänomens ist es lebensnotwenig, auf der Erde eine möglichst große Grünfläche zu erhalten. Die Pflanzen sind die besten Verschmutzungszerstörer und dank ihnen haben wir genug Sauerstoff, um zu atmen. Der Amazonas-Urwald produziert alleine ungefähr 4/5 unseres Sauerstoffs. Die Vernichtung dieses Urwalds würde auch die Vernichtung der gesamten Menschheit bedeuten. Des Nachts atmen die Pflanzen wie wir, sie verbrauchen Sauerstoff und produzieren Kohlensäure. Aus diesem Grunde soll man während der Nacht keine Pflanzen in den Schlafzimmern lassen.

PHYSIOTHERAPEUT: Man nennt Physiotherapeuten, welche die Sophrologie anwenden, Emetrologen (Emetros = Körper). Die Physiotherapie ist in der Wiedereingliederung und Wiederanpassung der körperlich Behinderten unerläßlich. Darin ist die Sophrologie eine sehr wichtige therapeutische Ergänzung.

PICKSCHE KRANKHEIT: Atrophie der Temporal- und der Frontallappen des Gehirns; häufige Krankheit zwischen 40 und 60 Jahren, die aber auch schon zwischen 15 und 20 Jahren auftreten kann. Krankheit mit unklarer Ursache, die manchmal bis zu Demenz und Amnesie führen kann.

PITHIATISCH: Durch Suggestion hervorgerufen.

PLAZENTA—THERAPIE: Behandlung durch Injektion von Plazenta-Extrakten oder durch subkutanen oder submukösen Einschluß von Plazentagewebe. Die Plazenta ist die fibröse Masse, welche während der Schwangerschaft als Zwischenglied zwischen Uterus und Fötus wirkt. Diese Hülle wird nach der Geburt ausgestoßen. Ihr Gewicht beträgt ungefähr 500 Gramm.

PLETHYSMOGRAMM: Graphische Aufzeichnung des Plethysmographen. Letzterer besteht aus einer photoelektrischen Zelle, welche auf den Zeigefinger oder auf den Daumen gelegt wird, um die Volumenänderungen des Fingers bei jedem Herzschlag, d.h. die Pulswelle zu messen.

PLEXUS BRACCHIALIS: Verflechtung von Nerven des Zentralnervensystems im oberen Teil des Armes.

PNEUMOGRAMM: Aufzeichnung der Atembewegungen bezüglich Rhythmus und Amplitude.

POLLAKISURIE: Häufiger Harndrang.

POLYGRAPH: Elektronisches Meßgerät mit mehreren Kanälen, d.h. mit mehreren Elektroden, welches verschiedene physiologische Veränderungen messen kann.

POSTKRITISCHE AMNESIE: Vergessen nach der Rückkehr in den Normalzustand dessen, was während der "Besessenheitskrise" geschah. Wie bei der Hypnose bezweifeln wir, daß diese Amnesie reell und nicht simuliert ist.

PRESTIGE: Das Prestige ist im besondern in der Medizin sehr wichtig in der Behandlung von psychosomatischen Krankheiten. Vom Prestige hängt ein Großteil des Vertrauens des Patienten in seinen Arzt ab. Das Prestige verstärkt die Übertragung (siehe Vortrag VI) und verbessert die therapeutische Beziehung.

PROFESSOR JEAN MARTIN CHARCÔT (1825-1893): Berühmter Neurologe des Hopital de la Salpetrière in Paris. Seine Theorien über die Hypnose stehen in krassem Gegensatz zu denjenigen von Nancy (siehe Liébault und Bernheim). Sie beruhen auf der Physiologie, und der hypnotische Zustand ist eine Bewußtseinseigenheit, die nur Hysterikern zugänglich ist. Seine rein materialistische Theorie der Hypnose hat sich mit der Zeit als unrichtig erwiesen.

PROGESTATIV - BEHANDLUNG: Hormonbehandlung, welche die Schwangerschaft begünstigt, indem sie eine bessere Einnistung der Eizelle ermöglicht.

PROPHYLAKTISCH: Zur Prophylaxe gehörig. Was beschützt, was zuvorkommt. "Vorbeugen ist besser als Heilen" ist auch unser Leitsatz. Die in der Sophrologie unterrichteten Techniken erlauben jedem, den meist funktionellen Krankheiten zu entkommen.

PROSTRATION: Zustand tiefster Niedergeschlagenheit, welcher bis zur Bewegungsunmöglichkeit gehen kann. Auf Reize wird nicht mehr geantwortet.

PROTON: Positive Ladung im Kern, um welchen die Elektronen kreisen.

PRURIGINOESES SYNDROM: Gesamtheit der Symptome, die mit Juckreiz zusammen auftreten.

PSORIASIS: Hautkrankheit (Schuppenflechte). Man erkennt sie an weißen, trockenen Hautschuppen, die auf einer erythematösen (geröteten) Basis aufliegen. Nach Ausheilung bleiben braun gefärbte Spuren, die ziemlich lange verbleiben. Wie die meisten Hautkrankheiten liegt der Ursprung meist in einem emotionellen (psychosomatischen) Schock. Die sophrologische Behandlung ist wirksam, doch sie braucht viel Zeit. Es gibt häufig Rückfälle.

PSYCHASTHENIE: Geistige Abschwächung mit Folgen auf die Psyche und häufig auch auf das Soma (Körper). Je nach psychiatrischer Schule wird die Psychasthenie in verschiedener Weise klassifiziert; man spricht von Psychoneurose. Der Psychastheniker zeigt zwangshafte Verhaltensweisen, Ticks, krisenweise auftretende Triebe und tiefe Ängste. Diese Krisen treten in ausgeprägter Weise auf, wenn ein Entschluß gefaßt werden soll. Der Psychastheniker hat einen schwachen Willen, ist leicht ablenkbar und hat große Konzentrationsschwierigkeiten. Die Intelligenz wird von dieser Störung nicht betroffen. Häufig ist die Behandlung erfolglos. Manche Psychastheniker heilen spontan, andere begehen Selbstmord.

PSYCHOGENES ERBRECHEN: Erbrechen psychischen Ursprungs. Dieses Erbrechen ist häufig inkoerzibel (siehe *inkoerzibles Erbrechen*).

PSYCHOPATHIE: Angeborene und unheilbare Persönlichkeitsstörung. Die von Psychopathie befallene Person kann für die Gesellschaft nützlich oder gefährlich sein. Sie neigt dazu, Risiken einzugehen, ihr Leben aufs Spiel zu setzen: Autorennfahrer, Skirennfahrer, Stuntmen, Polizisten, Berufssoldaten, aber auch Diebe (Diebinnen) und eingefleischte Verbrecher(innen). *Neurose, Psychose* und *Psychopathie* sind die drei großen Gruppen von Geisteskrankheiten.

PSYCHOSE: Tiefgreifende psychische Veränderung, bei der die Persönlichkeit teilweise oder vollständig aufgelöst ist. Psychosen sind nur schwer reversibel. Nach Dr. R. Cahen ist die Sophrologie ein wichtiges Hilfsmittel in der Behandlung von Psychosen.

PSYCHOSOMATISCH: (Psyche = Seele; Soma = Körper) Psyche und Organismus stehen in ständiger Wechselwirkung. So führen häufig psychische Störungen zu körperlichen Veränderungen: funktionellen Krankheiten (Geschwüre, Asthma, Hautkrankheiten, etc.).

RAJA—YOGA: Königliches Yoga. Das königliche Yoga wird als die höchste Form des Yoga betrachtet. Der Schüler muß alle in diesem Kapitel beschriebenen Stadien durchschreiten, um schließlich, wie in der Dynamischen Relaxation, zu den drei Hauptstufen zu gelangen: Konzentration, Meditation, Kontemplation.

REGRESSION: In der Psychoanalyse spricht man auch von Abreaktion, von Katharsis. In der Freudschen Analyse ist die Regression sehr wichtig. Kurz erklärt handelt es sich um eine Rückkehr zu primitiven Formen, welche entweder in Folge von Frustrationen oder im Verlauf der Analyse auftritt. Nach Freud bewirkt die Hypnose eine Regression.

REINES, NICHT - ALKALISCHES WASSER: Die meisten Mineralwasser entsprechen nicht dem, was man in der Bioelektronik ein "reines Wasser" nennt. Man kann als solches ein Wasser betrachten, welches ein Säurepotential (pH) zwischen 6 und 7,07, einen Redox-Wert zwischen 21 und 23 (RH2), und einen bioelektrischen Widerstand von ungefähr 200 (Ro) hat (nach den Arbeiten von Prof. Claude-Louis Vincent). Es gibt wenige Wasser, welche diesen Anforderungen genügen. Wir können aber das Wasser von Volvic und die Hydroxidase nennen, welche beide aus vulkanischem Boden des französischen Zentralmassivs entspringen. Ersteres scheint uns ein ideales Tafelwasser zu sein und das zweite können wir als Kurwasser empfehlen. Mit Vorbehalt und nur bioelektronisch gesehen sind basische Mineralwasser gesundheitsschädigend. Es wäre zu weitschweifig, hier diese neue und spannende Wissenschaft der Bioelektronik zu erklären. Interessierte Leser können sich auf das Werk von Claude-Louis Vincent beziehen: "Le Paradis perdu de Mu", I und II, Editions La Source.

ROLAND'SCHE GEGEND: Tiefe Furche im Gehirn zwischen dem Gyrus frontalis ascendens nach vorne (motorisches Zentrum) und dem Gyrus parietalis ascendens nach hinten (sensorisches Zentrum). In dieser Zone befindet sich der "Homunculus", das umgekehrte kleine Männlein, das Abbild unseres sensiblen Körpers.

SCHAFÄHNLICHES WESEN: Der moderne Mensch ist, ohne es zu wissen, ein "Schaf" geworden. Er ist Sklave der Gesellschaft und der Gesetzgebung, völlig dem psychischen "Über-Ich" unterworfen. Der Intellekt wird durch die gesellschaftliche Konditionierung, durch Automatismen und durch den reinen Verstand überrumpelt und erstickt. Die so stolz vorgetragene Freiheit ist nur ein Hirngespinst, sie existiert nicht mehr, man stellt sie sich nur vor. Es ist das Drama der heutigen Zeit. In gewissen überpolitisierten Ländern hat der Bürger nicht einmal mehr das Recht, sich auszudrücken oder frei zu denken; er ist Sklave der Dogmen.

SCHARLATANE: Scharlatane findet man am häufigsten bei Nicht-Ärzten. Es gibt auch Heiler, die keine Scharlatane sind, und Ärzte, die es sind. Leider berechtigt manchmal der Doktortitel zur Ausübung des Scharlatanismus.

SCHATTEN: Nach Jung stellt der Schatten in der Psychologie den dunklen, unbewußten Teil in uns, die Ergänzung zum bewußten "ICH", dar.

SCHIZOPHRENIE: Form der Psychose, welche vor allem junge Leute befällt, und unter dem Namen "Dementia praecox" bekannt ist. Das Bewußtsein löst sich allmählich auf. Der Patient lebt schließlich völlig in seinem Unbewußten. Der Beginn der Krankheit verursacht Angstkrisen von großer Heftigkeit, die häufig zum Selbstmord führen.

SCHMERZLOSE GEBURT: Dies ist ein falscher Ausdruck. Es gibt keine schmerzlose Geburt. Doch mit einer guten Vorbereitung kann der Schmerz stark eingeschränkt und in den Hintergrund gedrängt werden.

SCHOPENHAUER (1788-1866): Deutscher Philosoph. Seine Philosophie beruht auf dem Gegensatz von Willen und Darstellung der Welt im Intellekt.

SCHWIMMEN: Das Schwimmen ist ein ausgezeichneter Sport, um die Rückenmuskeln zu festigen. Unser ständiges Sitzen bei der Arbeit, im Wagen, etc. bewirkt häufig schmerzhafte Störungen in den Lendenwirbeln (Lumbalgie). Diese Schmerzen treten heutzutage immer häufiger auf.

SELBST: Was Jung als "SELBST" bezeichnete, ist die Ganzheit der Person. Nach R. Cahen ist das "Selbst" "der Abriß der globalen und besser in sich selbst integrierten Persönlichkeit, die am Entstehen ist; die Frucht jeglicher psychologischen und analytischen Arbeit, die der Betreffende auf sich nimmt" (Jung: "Psychologie de l'inconscient", Ed. Georg & Co., Geneve - Bemerkung des Übersetzers).

SEMANTIK: Lehre vom Sinn der Wörter und ihrer Variationen.

SENILE DEMENZ: Abnahme der intellektuellen und moralischen Fähigkeiten, die mit einer definitiven Auflösung des Psychischen einhergehen und beim alternden Menschen auftauchen, häufig als Folge von Arteriosklerose. Hirnarteriosklerose führt zu diesem irreversiblen schweren Zustand.

70 %: Dieser Prozentsatz ist je nach Land verschieden. Je mehr sich die psychosomatische Medizin entwickelt, merkt man, daß ein Großteil der Krankheiten zumindest zu einem Teil funktionell (emotionell) sind. Heutzutage denken zahlreiche Wissenschaftler, daß Krebs zumindest teilweise als psychosomatisch betrachtet werden kann. Es wäre eine Folge unserer schlechten Lebensorganisation, des Stresses, einer unnatürlichen Ernährung, der Verschmutzung, alles Zivilisationsfaktoren.

SINNESREIZMITTEL: Jeder *Stimulus,* der von einem unserer fünf Sinne wahrgenommen werden kann, ist ein Sinnesreizmittel.

SONNENGEFLECHT: Anhäufung von Nervenzellen, welche sich rund um den ersten Teil des Dünndarms befinden (Duodenum). Topographisch gesehen befindet sich das Sonnengeflecht in halber Distanz zwischen dem unteren Ende des Brustbeins und dem Bauchnabel. Der Druck auf diese Gegend ist häufig schmerzhaft. Bei Angst oder Widerwärtigkeiten ist die Sensibilität erhöht. Man spricht oft vom "Angstknoten". Das Sonnengeflecht reguliert die Durchblutung in den inneren Organen des Bauches. Die fünfte Übung des Autogenen Trainings nach Schultz betrifft es.

SOPHROLOGE: Arzt oder Zahnarzt, der in der Anwendung der Sophrologie spezialisiert ist. Ein Physiotherapeut, welcher in seinem Gebiet Sophrologie anwendet, ist ein Emetrologe (emetros = Körper), und ein in dieser Disziplin spezialisierter Psychologe ist ein Keleologe (keleos = Psyche).

SOPHROMNESIE: Wort mit allgemeinem Sinn, welches spezielle Gedächtnisphänomene bezeichnet, welche während der Sophronisierung auftreten können (siehe *hypermnestisch).*

SOPHRONISIERTES AUTOGENES TRAINING: Durch Hetero-Suggestion durchgeführtes autogenes Training (Benützung des *Terpnos logos* mit einigen Veränderungen in den Formulierungen von Schultz).

SOPHRONISIERUNG, EINFACHE: Sophronisierungstechnik. Unter Benützung des Terpnos logos hilft man dem Patienten, sich allmählich zu entspannen, indem man bei den Gesichtsmuskeln beginnt, dann beim Hals, bei den Schultern usw. weiterfährt, um schließlich mit den Füßen zu enden. Das Ziel davon ist, zum sophroliminalen Niveau zu gelangen. Dieses Niveau entspricht einem Bewußtseinszustand zwischen Wachsein und Schlafen mit einer Alphawellen-Dominanz im Gehirn.

SPASMUS: Krampfhafte und unwillkürliche Kontraktion eines Muskels. Dieses Phänomen steht in Zusammenhang mit dem Kalziumgehalt im Blut. Das für diese Spasmen verantwortliche Zentrum ist das *Zwischenhirn.* Spasmen sind schmerzhaft, wenn sie in einem Hohlorgan auftreten (Magen, Gallenblase, Harnleiter, etc.). Die Entspannungsübung kann sie unverzüglich entkrampfen und den Schmerz aufheben.

SPERMAFLÜSSIGKEIT: Flüssigkeit, die bei der Ejakulation ausfließt. Sie wird in der Prostata produziert und in der Samenblase gespeichert. Die Hoden produzieren nur die Keimzellen (das Spermatozoid). Die Ligatur (Vasektomie) ändert also nichts an der Menge der Samenflüssigkeit.

SPIROGRAPH: Gerät, welches zur Messung des Atemvolumens und der sauerstoffbedingten chemischen Veränderung dient.

SPIROGRAPHISCHER WERT: Durch den *Spirographen* angezeigter Wert.

SPONTANE PERSÖNLICHKEITSSPALTUNG: Das Buch "Die drei Gesichter Evas", von zwei Ärzten [1] geschrieben, gibt einen sehr guten wissenschaftlichen Einblick in die Fälle von Persönlichkeitsspaltung. Dieser Roman stützt sich auf solide wissenschaftliche Grundlagen. Ein anderer Roman, der aber frei erfunden ist, ist das berühmte Buch von Stevenson: "Dr. Jekyll and Mr. Hyde".

SRAA: Aufsteigendes, aktivierendes retikuläres System. In unserem Gehirn steht jegliches aktivierende System in enger Gegenwirkung und Beziehung mit einem analogen hemmenden System. In diesem speziellen Fall steht das SRAA in Beziehung mit dem SRIA (mit dem aufsteigenden, inhibitorischen retikulären System).

---

[1] Checkles und Tighten

SRIA: Siehe unter *SRAA.* Das aufsteigende, inhibitorische retikuläre System steht im Gegensatz zum SRAA. Sie gleichen sich gegenseitig aus.

STÄRKUNGSMITTEL: Gewissen Autoren zufolge wäre die Mehrzahl der Vitamine, welche man in Apotheken kaufen kann, unwirksam, weil sie nicht resorbierbar sind. Anscheinend kann ein Vitamin vom menschlichen Organismus nur dann verwertet werden, wenn er durch einen lebendigen Organismus (tierisch oder pflanzlich) synthetisiert wurde. Wird es in der chemischen Industrie produziert, so wäre es dieser Theorie zufolge völlig unverwertbar für den Menschen. Stimmen die Angaben dieser Autoren, dann würden die Vitamine den Verdauungstrakt passieren, ohne ins Blut überzugehen; sie hätten dann nur eine Placebowirkung (psychische Wirkung).

STEREOTYPIE: Verhalten oder Sprache, welche durch automatisches Wiederholen eines früheren unpersönlichen und völlig unoriginellen Modells charakterisiert wird. Gewisse politische Parteien, gewisse Dogmen schaffen stereotypisierte Menschen ohne jegliche Persönlichkeit, die völlig unfähig sind, sich einer unvorhergesehenen Situation anzupassen.

STIMULUS: Kurzer elektrischer, chemischer oder physikalischer Reiz.

STÖRUNGEN DER KOENÄSTHESIE: Störungen im Erlebnis des *"Körperschemas"*, welches durch die Ganzheit unserer Organe dank intero- und propriozeptiven Rezeptoren außerhalb unserer gewöhnlichen Sinne hervorgerufen wird.

SUGGESTION: Siehe Seite 144: die von der experimentellen Psychologie abgeleiteten Theorien.

SYMBOL: Das Symbol ist ein abstraktes Bild, welches eine tiefgreifende psychische Wirkung hat. Der Traum drückt sich häufig in Symbolen aus, welche die unbewußte psychische Situation darstellen. Das Symbol hat eine starke emotionelle Wirkung und darf nicht mit dem Begriff "Signal" verwechselt werden, welches durch Bilder und Worte dargestellt wird, welche keine Folgen auf die Affektivität haben. Jung legte großen Wert auf die symbolische Interpretation der Träume, um die Elemente der tiefen Psyche zu entdecken wie der *Animus*, die *Anima*, der *Schatten*, das *Selbst*, das kollektive Unbewußte, usw. Das Symbol der psychischen Ganzheit ist das Mandala.

SYMPTOMATISCHE MEDIZIN (Allopathische Medizin): Materialistische Medizin, die sich nur auf das Symptom ausrichtet. Die Behandlung besteht im Verschreiben von Medikamenten; der Patient selber wird kaum oder gar nicht in Betracht gezogen.

SYSTOLISCHER BLUTDRUCK: Siehe *"Arterieller Blutdruck, diastolisch und systolisch".*

TELEPATHIE: Nicht-verbale Kommunikation, die auf Distanz zwischen zwei Lebenwesen bestehen kann.

TERPNOS LOGOS: Sanfte und eintönige Art zu sprechen. Die Sophrologen wenden sie während der Behandlung an. Der Terpnos Logos wurde schon zur Zeit Homers im 9. Jahrhundert v. Chr. benützt.

TRANSZENDENT: "Zum reinen Verstand gehörig, a priori, vor jeglicher Erfahrung und eine Vorbedingung zu dieser Erfahrung schaffend" (Larousse). Nach Kant sind Raum und Zeit transzendente Begriffe.

TRAUMA: Affektiver Schock, der funktionelle Symptome auslösen kann.

TRACHEOTOMIE: Chirurgischer Eingriff, bei dem die Luftröhre geöffnet wird und ein Tubus (Rohr) eingeführt wird, welches die Atemwege direkt mit der Außenluft in Kontakt bringt. Die Tracheotomie wird an Schockpatienten oder bei Verschluß der oberen Atemwege (Mund, Rachen) vorgenommen. Häufig ist es bei Dyphterie oder bei einem Ödem infolge eines Wespenstiches im Rachen notwendig. Manchmal wird unter klinischen Bedingungen die Tracheotomie zusammen mit *künstlicher Beatmung* durchgeführt.

ÜBERFLÜSSIGE CHIRURGISCHE EINGRIFFE: Zahlreiche chirurgische Eingriffe werden unnötigerweise und mißbräuchlich durchgeführt. Man hat es häufig zu eilig mit dem Operieren, und die persönlichen Interessen stehen manchmal vor denjenigen der Patienten. Häufig greift man zum Chirurgenmesser, wenn man die Ursache der Krankheit nicht findet, was in den meisten Fällen absolut unnötig ist und nur den Beweis erbringt, daß die Schmerzen funktionell sind. Patienten mit unheilbaren Krebstumoren werden trotzdem operiert, was nur noch zusätzliches Leiden schafft.

Die fantastischen Fortschritte der Chirurgie sollten von gewissen Leuten nicht kopflos benützt werden.

UPANISCHADEN: Heilige hinduistische Texte, die auf Sanskrit geschrieben sind und deren Zahl auf 108 bis 1180 geschätzt wird. Die Schriftweise ist ein Gemisch von Versen und Prosa, je nach Zusammenhang mit den Mythen.

UVEITIS: Entzündung der Chorioidea im Auge. Die Chorioidea ist eine der fibrösen Schichten, welche den Augapfel bildet und sich zwischen der Sclerosa und der Retina befindet.

VAGINISMUS: Kontraktur des Scheidenmuskels, welche jegliche sexuelle Penetration unmöglich macht. Die Ursache ist im allgemeinen mit einem unbewußten Problem verbunden (beispielsweise Ablehnung des Mannes). Die Behandlung durch die Fokalisationstechnik ist sehr wirksam (siehe Seite 234).

VASCULOPATHIE: Erkrankung des Kreislaufsystems, im besonderen der Blutgefäße.

VEGETATIVER KÖRPER: Teil des Organismus, der durch das vegetative Nervensystem kontrolliert wird. Der menschliche Körper besitzt zwei Nervensysteme:
1) das cerebro-spinale, welches vom Willen geleitet wird,

2) das neuro-vegetative Nervensystem, welches sich in ortho-sympathisches und para-sympathisches Nervensystem unterteilt, welche in autonomer Weise funktionieren und nicht dem Willen unterworfen sind.
Durch Training ist es trotzdem möglich, in gewissen Fällen direkt auf diese zwei Systeme Einfluß zu nehmen, um selber den größten Teil der Funktionen zu regulieren: Herzrhythmus, Atmung, Verdauung, endokrine Drüsenfunktionen, etc.

VENTRIKEL (HIRN—): Hohlgebilde innerhalb des Gehirns, welche mit Hirnflüssigkeit angefüllt sind.

VERWIRRUNG: Man spricht von geistiger Verwirrung. Sie äußert sich durch eine ausgesprochene Verlangsamung der psychischen Funktionen und durch eine starke Traumtätigkeit. Die Gedanken treten nur noch in Form von Bildern auf, wie in den Träumen. Diese psychischen Anzeichen werden häufig von physischen Anzeichen begleitet: Kopfschmerzen, chronische Verstopfung, Schlaflosigkeit, Appetitverlust, Abmagerung.

VITAMIN: Für das Leben unerläßliches organisches Produkt, welches aber vom Körper selber nicht produziert wird. Die Vitamine kommen durch die Nahrung. Es gibt zahlreiche Vitamine, unter denen die wichtigsten das Vitamin A (Carotin, zur Sehfunktion nötig); B (antineuritisch); C (antiskorbut); D (antirachitisch); E (sexuell); usw. sind.

WIEDERBELEBUNG: Siehe unter *"Herzmassage"* und *"Künstliche Beatmung"*.

ZEN: Das Zen ist eine buddhistische Sekte, welche vor allem in Japan verbreitet ist. Diese Religion ist vor allem auf die Meditation axiert, mit dem Ziel, zum "Satori-Zustand" zu gelangen (dieses gehört zu den sophronischen Zuständen). Man spricht auch vom Auftreten des "dritten Auges". Das Meditationsobjekt ist der Koan, eine für unseren rationalistischen Geist unbeantwortbare Frage. Beispiel: 1) Der Meister stellt seinen Schülern folgende Frage: Nennt ihr dies (er zeigt einen Stecken, das Symbol der Würde) "Stecken", so ist es ungebührlich; wenn ihr es nicht "Stecken" nennt, so ist es falsch. Wie also sollt ihr es nennen?
2) Der Meister hält die Hand vor seinen Schülern erhoben und gibt ihnen den Auftrag, auf den Ton zu hören, welche diese aussendet. Zen-Anhänger meditieren über diese antwortlosen Fragen tagelang und nächtelang, bis es zu einer psychischen Ruptur (Satori) kommt. Zen erfordert eine eiserne Disziplin und viel Zeit.

ZEREBRALSKLEROSE: Verhärtung der Arterien, die das Gehirn versorgen. Sie kann zu schweren psychischen Störungen führen.

ZIRKADIANE ZYKLEN: Zyklen, die mit der Natur zusammenhängen und einen eigenen Rhythmus besitzen.

ZU LANGES WARTEN: Eine gute Organisation der Arbeit erlaubt, das Warten in jeglichem Beruf zu vermeiden. Sogar bei einem Arzt, ganz besonders bei einem Allgemeinpraktiker, besteht kein Grund, den Patienten warten zu lassen. Es zeugt höchstens von einem Mangel an Organisation, Höflichkeit und Ernst. Nur gewisse Fachärzte, die jederzeit zu unvorhergesehenen Ereignissen gerufen werden können (Chirurgen, Geburtshelfer) sind zu entschuldigen. Das Warten beim Zahnarzt sollte nicht existieren. Es ist nur eine Frage der Organisation.

ZWANGSNEUROSE: Neurose, bei der parasitäre Gefühle und Gedanken dazu neigen, sich dem "ICH" aufzudrängen. Der Wille kann sich davon nicht befreien, kann sie nicht zurückstossen, was zu einer psychischen Dissoziation führt, die im Extremfall zur *Persönlichkeitsspaltung* führt. Der zwanghafte Gedanke ist unwiderstehlich und neigt dazu, das gesamte Bewußtseinsfeld zu erfassen, und vermindert dadurch stark die intellektuelle Tätigkeit. Fast immer wird die Zwangsneurose von Ängsten und von funktionellen Störungen begleitet: Durchfall, Kopfschmerzen, häufiges Wasserlassen, etc.

ZWISCHENHIRN (DIENZEPHALON): Teil des Gehirns, welches die automatischen Funktionen des Organismus steuert. Es besteht aus dem *Infundibulum, Chiasma opticum,* den optischen Schichten, aus dem *dritten Ventrikel,* aus der *Epiphyse* und aus der *Hypohyse.*

Dr. Raymond Abrezol wurde am 30. März 1931 in Lausanne geboren. Er besuchte die Primär- und Sekundärschulen in Lausanne und Montreux und bestand die eidgenössische Matura in Freiburg.

Nach drei Jahren Medizinstudium in Lausanne studierte er Zahnmedizin in Genf, wo er 1956 sein eidgenössisches Diplom erwarb. 1957 legte er seine Dissertation vor und erhielt den Doktortitel der Medizinischen Fakultät Lausanne.

Schon zu Beginn seiner Studienzeit interessierte sich Dr. Abrezol sehr für Mundchirurgie und Psychologie. Er verbrachte mehrere Aufenthalte in den USA und begeisterte sich seit 1962 für die Sophrologie. Er leistete eine umfassende Forschungs- und Experimentierarbeit und veröffentlichte zahlreiche Publikationen.

Zum Professor "ad meritum" der "Ecole Supérieure de Sophrologie" in Barcelona ernannt, macht er seit mehr als 14 Jahren Ärzte in Frankreich, Italien, Belgien, der Schweiz, Spanien und in den USA mit der Sophrologie vertraut.

1976 trennte er sich von Barcelona, um mit der Unterstützung von Mitgliedern des Ärztestandes ein Internationales Kollegium für medizinische Sophrologie zu gründen. Er ist Mitglied der amerikanischen Gesellschaft für klinische Hypnose und korrespondierendes Mitglied der Amerikanischen Gesellschaft für psychosomatische Medizin. Der Autor hat sich am C.G. Jung - Institut in Zürich in analytischer Psychologie ausgebildet und ist diplomiertes Mitglied des Internationalen Kollegiums für Chinesische Medizin. Seit 1967 ist er sophrologischer und psychologischer Betreuer der Skinationalmannschaft der Schweiz und seit 1969 mehrerer anderer internationaler Wettkampfmannschaften. Seine Erfolge sind unbestreitbar.

Seit 1973 bringt er die Sophrologie in breitere Kreise der Öffentlichkeit, indem er regelmäßig prophylaktische Seminare durchführt.

Dr. Abrezol hat als Redner aktiv an vielen Kongressen teilgenommen und ist Autor zahlreicher Artikel, die in amerikanischen und europäischen Fachzeitschriften erschienen sind.

Wenn Sie sich als Leser dieses Buches mit Namen und Adresse an uns wenden, schicken wir Ihnen gern regelmäßig unsere Informationsschriften zu, die über neueste Veröffentlichungen, über Kurse und Studienaufenthalte bezüglich der Sophrologie berichten.

Deutsches Kollegium für medizinische Sophrologie e.V.
Dr. Elena Baumann
Bichlerstr. 35
8000 München 71
Tel.: 089/79 41 01